专科技能培训教程

内科学分册

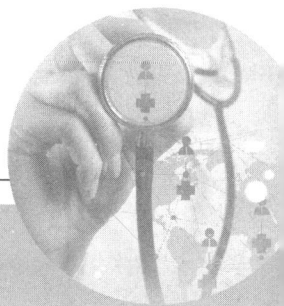

主　　编　吴　静　陈俊香　吕　奔

副 主 编　李新华　肖　力　蒋铁斌　李　敏　刘启明

编　　委（以姓氏笔画为序）

　　王　畅　王二华　邓彭博　吕　奔　伍　莎　刘启明
　　刘晶晶　刘颖望　李　芬　李　敏　李新华　李飑家
　　肖　力　肖　袁　吴　静　张　磐　张哲嘉　张浩晔
　　陆蓉莉　陈俊香　陈晓君　欧阳淼　周扬梅　贺若曦
　　贺理宇　徐美华　郭　敏　涂　涛　符　晓　彭　杰
　　蒋铁斌

编写秘书　赵盼盼

数字编委（以姓氏笔画为序）

　　马应旭　王　畅　刘启明　刘晶晶　李　颖　李园园
　　李新华　杨华平　肖　力　肖　茜　吴　宇　吴　静
　　张　磊　张哲嘉　陈俊香　赵盼盼　徐美华　涂　涛
　　彭　誉　蒋铁斌　粟敦涛

人民卫生出版社
·北　京·

图书在版编目（CIP）数据

专科技能培训教程.内科学分册 / 吴静，陈俊香，吕奔主编 . —北京：人民卫生出版社，2021.11

ISBN 978-7-117-32305-5

Ⅰ.①专… Ⅱ.①吴…②陈…③吕… Ⅲ.①内科学—技术培训—教材 Ⅳ.①R

中国版本图书馆 CIP 数据核字（2021）第 220741 号

人卫智网	www.ipmph.com	医学教育、学术、考试、健康，购书智慧智能综合服务平台
人卫官网	www.pmph.com	人卫官方资讯发布平台

专科技能培训教程
内科学分册

Zhuanke Jineng Peixun Jiaocheng
Neikexue Fence

主　　编：吴　静　陈俊香　吕　奔
出版发行：人民卫生出版社（中继线 010-59780011）
地　　址：北京市朝阳区潘家园南里 19 号
邮　　编：100021
E - mail：pmph @ pmph.com
购书热线：010-59787592　010-59787584　010-65264830
印　　刷：三河市延风印装有限公司
经　　销：新华书店
开　　本：787 × 1092　1/16　印张：22　插页：4
字　　数：535 千字
版　　次：2021 年 11 月第 1 版
印　　次：2021 年 12 月第 1 次印刷
标准书号：ISBN 978-7-117-32305-5
定　　价：65.00 元

打击盗版举报电话：**010-59787491**　E-mail：**WQ @ pmph.com**
质量问题联系电话：**010-59787234**　E-mail：**zhiliang @ pmph.com**

丛书前言

2020年国务院办公厅《关于加快医学教育创新发展的指导意见》明确提出要"深化住院医师培训和继续医学教育改革"。临床医师在完成住院医师规范化培训后，需要进一步完成专科医师规范化培训，才能成为能独立从事某一专科临床医疗工作的专科医师。而专科技能作为临床实践能力的一环，在专科医师规范化培训及医护人员的继续医学教育中尤为重要。

中南大学湘雅医学院是久负盛名的老校，创办于1914年，是我国第一所中外合办的医学院，具备医学本科生、研究生、进修生、住院医师规范化培训等完整的学位教育和继续教育教学体系。中南大学湘雅医学院素来治学严谨，坚持把培养具有扎实的临床实践能力和高尚的职业精神作为教学的根本任务；各附属医院历来重视住院医师规范化培训，尤其在专科医师规范化培训上投入大量的人力和物力，培养了一大批专科高端人才，积累了丰富的专科培训经验。

目前尚无一套涵盖临床医学各专科的专科技能培训教材，为了更好地帮助医护人员提高专科技能操作水平，中南大学湘雅医学院召集各附属医院的临床专科教师，讨论需要撰写的专科技能培训项目和内容，编写了这套《专科技能培训教程》系列教材。

《专科技能培训教程》系列教材涵盖范围广、系统性强，综合了各专科的临床技能培训内容。丛书包括临床各专科和护理共12分册，是一套系统的临床专科技能培训教材。内容不但包括常见的各专科技能操作的规范流程、评估标准及操作易犯错误分析，还列出了目前常用的训练方法和相关知识测试题。每一个分册均附有操作视频等数字化资源，生动直观地将专科技能操作全方位多角度展示给学员，让学员有更加身临其境的感受。

本丛书汇聚了湘雅医学院各附属医院临床专家的智慧，紧跟各专科新技术的前沿，对提高各专科医师的专业技能水平有很大的帮助。适用于住院医师及专科医师规范化培训，亦可以用作高等医学院校的专科技能教学的指导用书。

本套丛书由于首次编写，难免有遗漏或错误之处，敬请读者及同仁不吝赐教，予以斧正，以资完善。

陈　翔　吴　静　陈俊香

2021年10月

前　言

　　内科学是临床医学各科的基础学科,也是临床医学中的核心学科;临床医学的共性诊断与治疗思维,集中表达在内科学中,其阐述的内容在临床医学的理论和实践中有普遍意义,是学习和掌握其他临床学科的重要基础。

　　在内科专科医师规范化培训及医护人员的继续医学教育中,内科专科技能的培训显得尤为重要。《专科技能培训教程　内科学分册》是《专科技能培训教程》系列教材中的一册,内容包括呼吸、心血管、消化、肾病、血液、内分泌及感染七大专科常用的操作技能,如支气管镜检查、胃镜检查、无创机械通气操作等。

　　本分册从专科技能的概述到操作规范流程、从操作评估标准到常见操作错误及分析、常用训练方法简介到相关知识测试题等几个方面,详细介绍了内科每一个专科技能的操作技术及相关内容,对提高内科临床医师的专科技能水平有很大的帮助。

　　本分册的编委来自中南大学湘雅医学院各附属医院的内科临床专家,具有丰富的临床经验,并且也是多年的专科住院医师规范化培训的指导老师。本书的内容由编委们共同讨论而确定,定位精准、系统性强、涵盖面广,纸质内容与数字化资源紧密结合,多视角、多层次阐明需要掌握的专科技能,是国内第一部综合介绍内科各专科技能的创新融合教材,适用于内科住院医师及专科医师规范化培训,亦可以用作高等医学院校的内科技能教学的指导用书。

　　本分册由于首次编写,难免有遗漏或错误之处,敬请读者及同仁不吝赐教,予以斧正,以资完善。

吴　静　陈俊香　吕　奔

2021 年 10 月

目 录

第一章

呼吸专科技能培训

第一节　肺通气功能检查

一、概述

肺功能检查是运用呼吸生理知识和现代检查技术探索人体呼吸系统功能状态的检查。临床上常用的检查包括肺通气功能检查、肺容积检查、支气管激发试验、支气管舒张试验、肺弥散功能检查、气道阻力检查及运动心肺功能检查等。肺功能检查是临床上对胸肺疾病进行诊断，以及评估严重程度、治疗效果和预后的重要检查手段。呼吸功能检查的研究与临床应用在我国已有70多年历史，目前已广泛应用于呼吸内科、麻醉科、外科、儿科、流行病学，以及潜水和航天医学等领域。

肺通气功能是指单位时间随呼吸运动进出肺的气体容积，显示时间与肺容积的关系，并与呼吸幅度、用力大小有关，是一个能较好地反映肺通气能力的动态指标。肺通气功能检查是肺功能检查中最常用的方法，包括时间肺活量、每分钟最大通气量、慢肺活量等。肺量计是最常用的肺通气功能检查设备，通常采用流量型肺量计，其可测量气体流量，且呼吸阻力低、操作简单、体积小、清洁和维护方便，已逐渐取代容量型肺量计。

二、肺通气功能检查操作规范流程

(一) 适应证

1. 诊断

(1) 鉴别呼吸困难的原因。

(2) 鉴别慢性咳嗽的原因。

(3) 鉴别喘息的原因。

(4) 诊断支气管哮喘、慢性阻塞性肺疾病(chronic obstructive pulmonary disease, COPD)，以及进行患者胸腹部手术的术前评估等。

2. 监测

(1) 监测药物及其他干预性治疗的反应。

(2) 评估胸部手术后肺功能的变化。

(3) 评估心肺疾病康复治疗的效果。

1

(4)公共卫生流行病学调查。

(5)运动、高原、航天及潜水等医学研究。

3. 损耗／致残评价

(1)评价肺功能损害的性质和类型。

(2)评价肺功能损害的严重程度,判断预后。

(3)职业性肺疾病劳动力鉴定。

(二) 禁忌证

1. 绝对禁忌证

(1)近 3 个月患心肌梗死、脑卒中、休克。

(2)近 4 周严重心功能不全、严重心律失常、不稳定型心绞痛。

(3)近 4 周大咯血。

(4)癫痫发作需要药物治疗。

(5)未控制的高血压病(收缩压 >200mmHg、舒张压 >100mmHg)(1mmHg=0.133kPa)。

(6)主动脉瘤。

(7)严重甲状腺功能亢进。

2. 相对禁忌证

(1)心率 >120 次 /min。

(2)气胸、巨大肺大疱且不准备手术治疗者。

(3)孕妇。

(4)鼓膜穿孔(需先堵塞患侧耳道后测定)。

(5)近 4 周呼吸道感染。

(6)免疫力低下易受感染者。

(7)其他:呼吸道传染性疾病(如结核病、流行性感冒等)。

(三) 操作前的准备

1. 患者的准备

(1)如果检查目的是评价气道的反应性或可逆性,则应避免用药。但如果是为了观察某种药物或治疗方法的疗效,则可继续用药。药物包括:支气管舒张剂(如肾上腺素受体激动剂、胆碱能受体拮抗剂、黄嘌呤类药物);支气管收缩剂(如肾上腺素能受体抑制剂)、激素类药物、抗过敏类药物等。以上药物均应根据检查的目的、项目及药物的半衰期而停药。

(2)检查前 2 小时应禁止大量进食,检查当天禁止饮用可乐、咖啡、浓茶等,检查前 1 小时禁止吸烟,检查前 30 分钟禁止剧烈运动。

2. 物品(器械)的准备

(1)肺量计设备正常运行。

(2)定标筒。

(3)肺量计通过质量控制。

(4)鼻夹、咬合器、呼吸过滤器。

(5)身高体重测量仪。

(6)监护用品:包括听诊器、血压计、血氧饱和度仪等。

(7)抢救用品:①支气管扩张剂及雾化吸入装置,支气管扩张剂可选用沙丁胺醇、特布他林、异丙托溴铵等气雾剂或雾化溶液,雾化吸入装置可选用定量气雾剂、射流雾化装置;②氧气和吸氧设备(如氧气鼻导管、面罩等);③急救车及其他急救用品,如注射器、消毒液、肾上腺素、地塞米松等。

3. 操作者的准备

(1)在测试前,操作者需要进行肺量计质量控制,包括测试环境的校准及肺量计校准。肺量计检查时需将测试环境校准为生理条件,即正常体温(37℃)、标准大气压(760mmHg)及饱和水蒸气状态;肺量计校准,通过定标筒对容量计及流量计进行质量控制。

1)容量计的质量控制:①每天检查是否漏气,持续给予压力≥3.0cmH_2O(1cmH_2O=0.098kPa),维持1分钟;②每天用定标筒检查容积精确度,推荐用3L定标筒,误差范围应在±3%以内;③每个季度检查容积线性,用定标筒以1L的增量检查整个容积范围。

2)流量计的质量控制:①每次启动流量计均需经定标筒校准,误差范围应在±3%以内;②每天都应用定标筒在0.5~12.0L/s范围内以不同流量进行校准验证,至少操作3次,误差范围应在±3%以内;③线性验证:每周还需以低、中、高3种不同的流量(0.5~1.5L/s、1.5~5.0L/s和5.0~12.0L/s)进行流量线性验证,每种流量至少操作3次,每种流量对应的容积误差范围均应在±3%以内。

(2)核对患者信息,检查前应详细询问受试者的病史,判断肺功能检查的适应证,排除禁忌证,并了解患者的用药情况。

(3)准确测量患者身高和体重,便于计算肺功能预计值;胸廓畸形的患者,如脊柱后凸者,可通过测量指间距来估算身高。

(4)指导患者体位:取坐位,测试时应挺胸坐直不靠椅背,双脚着地不翘腿,头保持自然水平或稍微上仰,勿低头弯腰俯身。正确的坐姿有助于受试者获得最大的呼吸量。

(5)检查患者动作的练习:检查前应先向患者介绍及演示检查动作,并指导患者进行练习,也可播放演示录像,这有助于患者更快地掌握动作要领。

(6)操作者应掌握肺功能检查的质量控制方法。在检查过程中,操作者应对受试者的努力及配合程度作出迅速判断,最好能实时观察受试者的测试图形,判断测试是否达到质控标准。测试后,操作者应能迅速读取数据,并判断其变异,以了解测试的重复性,保证检查结果的准确性。

(四)操作步骤

1. 时间肺活量　时间肺活量是在用力呼气过程中各呼气时间段内发生相应改变的肺容积,检测程序见图1-1-1。

(1)潮式呼吸:患者取坐位,测试前休息片刻,夹上鼻夹,口含咬嘴连接肺量计,先进行4~6次均匀平静地呼吸。

(2)最大吸气:在潮式呼气末再深吸气至肺总量(total lung capacity,TLC)位。

(3)用力呼气:尽最大努力、以最快的速度呼气,并持续呼气至残气量(residual volume,RV)位。

(4)再次最大吸气:从RV位快速深吸气至TLC位。

(5)重复进行第2、3次检查:待患者休息1~2分钟后,再重复检查2次;若3次测试均未达标准,则应再测试,但通常不超过8次。

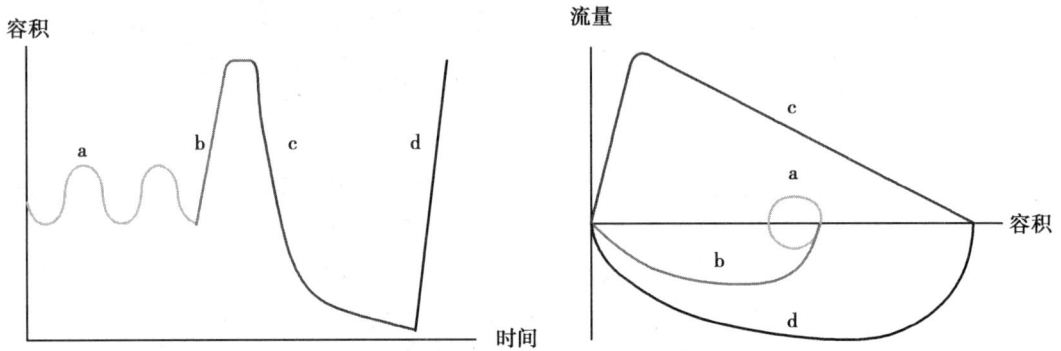

a—潮气呼吸：均匀平静地呼吸；b—最大吸气：在潮气呼气末深吸气至肺总量位；
c—用力呼气：暴发呼气并持续呼气至残气量位；d—再次最大吸气：从残气量位快速深吸气至肺总量位。

图 1-1-1　时间肺活量检查的程序

(6) 按照用力肺活量测量标准，选择其中 3 次结果用于计算，测量标准包括：①试验起始标准，呼气起始无犹豫、流速 - 容量曲线显示呼气峰流量值尖峰出现；外推容量 <5% 用力肺活量（forced vital capacity，FVC）或 150ml（取较大值）。②试验结束标准，受检者不能或不应继续呼气；呼气时间 >3 秒（10 岁以下儿童）或 ≥6 秒（10 岁以上受试者），或时间 - 容积曲线显示呼气平台出现（容积变化 <0.025L）持续 1 秒以上。③可接受的呼气标准，达到满意的试验开始标准、无影响结果的咳嗽、达到满意的试验结束标准、没有声门关闭、没有漏气、牙齿或舌头无堵塞咬口器、呼气期间没有再吸气。④可重复性，在 3 次可接受的测试中，FVC 和第 1 秒用力呼气容积（forced expiratory volume in one second，FEV_1）的最佳值与次佳值之间的差异应 ≤0.15L；若 FVC ≤1.0L，则差异应 ≤0.10L；多次测试时可将流速 - 容量曲线和时间 - 容积曲线重叠打印，如曲线重叠，说明测试的重复性佳。

(7) 时间肺活量检查结果的选择：FVC 和 FEV_1 均取所有符合可接受标准的测试中的最大值，可来自不同的测试。FVC 与 FEV_1 总和最大的曲线为最佳测试曲线。3 秒用力呼气容积（FEV_3）、6 秒用力呼气容积（FEV_6）、最大呼气中期流量等指标均从最佳测试曲线上取值。

(8) 按照规范发报告：①描述检查的过程是否符合规范，可根据检查过程的实际情况分别选择以下用语，受检者检查配合程度：配合佳、配合较佳、配合欠佳。②检查质量评级（表 1-1-1），FVC：A~F，FEV_1：A~F。如检查结果为 E，需补充"结果仅供临床参考"；如质量评级为 F，需说明检查结果不可接受，建议另行培训，待患者达到配合要求后重新检查，或改用其他方法检查。③评估肺功能检查结果是否正常。④评估异常的肺功能检查结果的严重程度。⑤检查结果提示临床需要注意的问题，如提示大气道阻塞、治疗前后的结果对比等。

2. 最大自主通气量（maximal voluntary ventilation，MVV）　是指 1 分钟内以尽可能快的速度和尽可能深的幅度重复最大自主努力呼吸所得到的通气量。

MVV 检查的程序：

(1) 患者取坐位，测试前休息片刻，夹上鼻夹，口含咬嘴连接肺量计，先进行 4~6 次均匀平静的呼吸。

(2) 待呼气容量基线平稳后，以最大呼吸幅度、最大呼吸速度持续重复呼吸 12 秒或 15 秒。休息 5~10 分钟后重复 2 次。

表 1-1-1 成人或儿童的 FVC 或 FEV₁ 测量的质量评估分级标准

分级	可接受的检测 次数 / 次	>6 岁儿童及成人重复性 差异 /L	3~6 岁儿童重复性
A	≥ 3	≤ 0.150	≤ 0.100L 或 10% 最佳值(取大者)
B	≥ 2	≤ 0.150	≤ 0.100L 或 10% 最佳值(取大者)
C	≥ 2	≤ 0.200	≤ 0.150L 或 10% 最佳值(取大者)
D	≥ 2	≤ 0.250	≤ 0.200L 或 10% 最佳值(取大者)
E	1	—	—
F	0	—	—

注:临床可采用 A 级、B 级及 C 级的检查数据;D 级数据存疑,综合临床资料判断部分结果仍可被接受;E 级数据仅可用于说明个体的结果为"最佳得值",不保证重复性,如"处于正常范围"尚可说明肺功能无障碍;F 级数据则不可采用。

FVC,用力肺活量;FEV₁,第 1 秒用力呼气容积。

(3)MVV 的测试曲线和质量控制:MVV 的时间 - 容积曲线可直观地反映呼吸的速度和深度。正常人最大呼吸频率为 60~120 次 /min,所测得的 MVV 值差异小。一般测定的呼吸频率宜在 60 次 /min 以上,理想频率为 90~110 次 /min,每次呼吸的容量为 50%~60% 肺活量(vital capacity,VC)。至少进行 2 次可接受的测试,误差应 <8%。

(4)MVV 检查结果的选择:选择呼吸幅度基本一致、呼吸速度均匀的曲线。将 12 秒或 15 秒的通气量乘以 5 或 4,即为 MVV。重复测试应当选取 MVV 的最大值进行报告。

(五) 并发症及处理

1. 呼吸性碱中毒　是肺量计检查中最常见的不良反应,多由反复用力深大呼吸、过度通气后呼出 CO₂ 过多所致;可出现头晕、手足指端和面部口周麻木或针刺感、轻微手颤等过度通气症状,严重者可出现晕厥。此时应让受试者安静休息,一般 5~10 分钟后可自行缓解;若仍未恢复,可将硬纸做成喇叭状,罩在患者的口鼻部,使呼出的 CO₂ 部分回吸。

2. 其他少见并发症　包括气胸、咯血、心律失常、下颌关节脱臼、癫痫发作、腹部肌肉抽搐、低血糖症等。当发生这些情况时,应及时对症处理。

(六) 操作注意事项

1. 预防交叉感染　肺量计检查时,患者的呼吸道需与肺功能仪的呼吸测试管道相连接,患者用力呼气或咳嗽时的唾液、飞沫、口腔分泌物等极易黏附及沉积在检查仪器的表面或呼吸回路中,造成仪器污染。当患者用力吸气时,又有可能把沉积在仪器内部的病原微生物吸入呼吸道,这就可能导致交叉感染的发生。因此,应要求操作者提高防护意识,加强工作环境的清洁与消毒,肺功能室应设置在通风良好之处,最好有窗户,打开窗户透气是最简便而有效的通风方法;另外也可选用一些通风设备,如排气扇、空气过滤净化消毒器等;用肺功能检查专用的呼吸过滤器可有效减少交叉感染的发生。

2. 特殊患者的处理　对患有已知感染疾病的患者,应在以下条件下接受检查:①隔离检查;②检查安排在每个工作日相应科室人员工作结束前的最后一段时间进行;③使用一次性呼吸过滤器;④检查后患者使用过的呼吸管道和阀门应该进行消毒,并应采用有效的消毒剂对肺量计内表面进行消毒。

3. 环境因素　室内的温度、湿度应当相对恒定,检查室环境宜保持安静,避免情绪紧张因素。

4. 指导技巧　操作者应有良好的服务态度,耐心地向受试者解释,以取得受试者的信任与配合。良好的示范也是检测成功的关键之一,操作者可向受试者演示完全吸气和用力连续呼气动作,让受试者正确掌握动作要领,并在指导受试者测试的过程中适当运用肢体语言来不断提示和鼓励受试者完成测试动作,也可让受试者等候检查时观看肺功能检查视频。

(七) 相关知识

1. 潮气容积(tidal volume,VT)　在平静呼吸时,每次吸入或呼出的气量,亦称为潮气量。

2. 残气量(RV)　呼气后肺内不能呼出的残留气量。

3. 肺总量(total lung capacity,TLC)　深吸气后肺内所含有的总气量。

4. 用力肺活量(forced vital capacity,FVC)　指最大吸气至肺总量位后以最大的努力、最快的速度作呼气直至残气量位的全部肺容积。

5. 第一秒用力呼气容积(forced expiratory volume in one second,FEV_1)　指最大吸气至肺总量位后 1 秒之内的快速呼出量。

6. 一秒率(FEV_1/FVC): 是 FEV_1 与 FVC 的比值,常用百分比(%)表示。

7. 3 秒用力呼气容积(forced expiratory volume in three seconds,FEV_3)　指最大吸气至肺总量位后 3 秒之内的快速呼出量。

8. 6 秒用力呼气容积(forced expiratory volume in six seconds,FEV_6)　指最大吸气至肺总量位后 6 秒之内的快速呼出量。

9. 最大呼气中期流量(maximal mil expiratory flow,MMEF)　指用力呼出气量为 25%~75% 肺活量间的平均流量。

三、肺通气功能检查规范检查表

肺通气功能检查操作核查内容见表 1-1-2 ;肺通气功能检查评估见表 1-1-3。

表 1-1-2　肺通气功能检查操作核查表

项目	内容	是	部分	否
仪器校准	校准环境参数,并准确读数、录入软件			
	单流量容量校准,完成推拉动作,结果判断			
	三流量线性验证,完成推拉动作,结果判断			
患者的准备	一般资料的记录,准确测量并正确录入患者姓名、性别、年龄、身高、体重			
	询问病史,评估适应证及禁忌证、询问用药史			
	解释并示范检查动作,表达清楚、示范正确、能纠正患者错误体位			
通气操作	用力肺活量检查,口令清晰、运用肢体语言、与患者呼吸相配合			
	检查质量控制,包括可接受性和重复性			
报告判读	报告质控分析,包括质控评级、不合格曲线及原因			
	检查结果分析,包括通气障碍类型及障碍程度			

表 1-1-3　肺通气功能检查等级评估表

项目	5分	3分	1分
操作过程流畅度			
操作检查熟练度			
人文关怀			

评分标准：

好：检查过程完整,检查熟练,过程清晰流畅,无卡顿;人文关怀到位,有正确引导及示范,表达清楚,且能运用肢体语言,在检查过程中鼓励患者;能纠正患者的错误体位。

一般：检查过程能整体完成,检查欠熟练,有卡顿(次数≤3);人文关怀不足,表达欠清楚,但有引导及示范;能纠正患者的错误体位。

差：操作过程只能完成部分,检查不熟练,频繁卡顿(次数>3);缺少人文关怀,表达不清楚,引导及示范不足;没有纠正患者的错误体位。

四、常见操作错误及分析

1. 检查前的准备流程中,没有询问患者用药史,患者检查前使用的药物产生干扰,导致结果出现偏差。检查前应询问患者是否使用干扰药物,并要求患者在检查前停用并达到要求的时间。

2. 检查前没有按照要求进行肺功能仪校准,因仪器偏差导致数据不准确。检查前应按照规定流程进行肺功能仪校准并保存数据。

3. 检查过程中,若因患者错误的体位或不正确的口含咬合器导致结果不准确,操作者应进行正确的引导。

4. 检查过程中,操作者不能快速判断患者测试结果是否达到质控标准;检查后,操作者不能迅速读取数据并判断测试的重复性。操作者应具备呼吸生理的基础理论知识,并接受继续教育,熟练掌握质控标准及操作流程,以保障数据的准确性。

五、目前常用训练方法简介

目前尚无适宜的模拟训练方法,临床上多采用实际操作进行培训。

六、相关知识测试题

1. 阻塞性通气功能障碍的判断标准为
   A. FEV_1/FVC 低于预计值 80%
   B. FEV_1/FVC 低于预计值 92%
   C. FEV_1/FVC 低于预计值 90%
   D. FEV_1/FVC 低于预计值 70%
   E. FEV_1/FVC 低于预计值 95%

2. 以下选项中**不是**肺功能检查的禁忌证的是
   A. 10 年前曾因支气管扩张症咯血住院,已治愈出院
   B. 2 个月前曾因心肌梗死住院治疗,已治愈出院

C. 妊娠 30 周,因反复咳嗽 2 周于门诊就诊

D. 因突发胸痛、呼吸困难 2 小时于急诊就诊,经胸部 X 线片检查诊断为气胸

E. CT 检查发现多发性肺大疱,其中最大的约 11cm×6cm,薄壁,贴近胸膜

3. 支气管舒张试验前,吸入剂型 β_2 受体激动剂(如福莫特罗、沙美特罗、茚达特罗等)需停用的时间为

A. 1~2 小时

B. 6~8 小时

C. 8~12 小时

D. 12~24 小时

E. 24~48 小时

4. 对诊断阻塞性通气功能障碍最有价值的指标是

A. 一秒率(FEV_1/FVC)下降

B. 潮气量(VT)下降

C. 肺总量(TLC)下降

D. 肺活量(VC)下降

E. 用力肺活量(FVC)下降

5. 患者在进行肺通气功能检查时,出现头晕、手足指端和面部口周麻木感,体格检查:脉搏 25 次/min、呼吸 93 次/min、血压 130/80mmHg,SaO_2 96%,双肺呼吸音对称,未闻及干啰音。以下处理中,最正确的是

A. 安静休息,监测症状变化

B. 吸氧

C. 吸入沙丁胺醇气雾剂

D. 肾上腺素皮下注射

E. 肌内注射地塞米松

答案:1. B 2. A 3. E 4. A 5. A

（贺若曦 吴 静 李 敏）

第二节 肺弥散功能检查

一、概述

肺弥散功能是指某种肺泡气通过肺泡-毛细血管膜(由肺泡上皮及其基底膜、肺泡毛细血管内皮及其基底膜,以及 2 个基底膜之间的结缔组织所构成)从肺泡向毛细血管扩散到血液,并与红细胞中的血红蛋白结合的能力。一氧化碳(CO)是测定气体弥散功能的理想气体。1915 年,Krogh 根据弥散原理,最先提出用一氧化碳测定肺弥散量,即肺一氧化碳弥散功能(diffusing capacity of the lung for carbon monoxide,D_LCO)。利用一氧化碳进行肺弥散功能检查有许多不同的方法,包括一口气呼吸法、一氧化碳摄取法、恒定状态法、重复呼吸法等。但以一口气呼吸法测量 D_LCO 最为常见。

二、肺弥散功能检查操作规范流程

(一) 适应证

1. 辅助诊断、定量评价和随访累及肺间质的疾病,如间质性肺疾病、肺气肿、肺水肿、肺部肿瘤等引起肺泡 - 毛细血管膜间弥散障碍或通气 - 血流比率失衡的疾病。

2. 鉴别肺气肿是否合并弥散功能障碍。

3. 呼吸困难或活动后气促查因、不明原因低氧血症、怀疑有肺损伤或毁损肺的患者,尤其是有肺总量减少者;限制性肺通气功能障碍者应进一步了解肺弥散功能。

4. 对胸部外科手术或有呼吸系统相关疾病的手术患者行术前风险评估及术后变化监测。

5. 评价系统性疾病的肺部受累,如结缔组织病、糖尿病、血液系统疾病等。

6. 评价化疗药物及其他药物对肺的影响,监测药物及其他干预性治疗的反应,评估心肺疾病康复治疗的效果。

7. 运动、高原、航天及潜水等医学研究。

8. 公共卫生流行病学调查。

9. 职业性肺疾病劳动力鉴定。

(二) 禁忌证

1. 严重呼吸困难、剧烈咳嗽、配合欠佳等不能配合屏气者,最大屏气时间 <7 秒者。

2. 肺活量(VC)过小,如 <1L。

3. 重度贫血(血红蛋白 <30g/L)。

(三) 操作前的准备

1. 检查仪器的准备

(1)检查仪器的质量控制标准:选用能满足一定技术质控标准的肺功能仪,包括肺量计、呼出气体采集系统、呼出气体分析系统和记录仪系统。

(2)配备标准测试气体:在海平面水平,测试气体成分一般为包括 0.3% 一氧化碳(CO)、10.0% 氦气(He)、21.0% 氧气(O_2),以及氮气(N_2)的平衡气;若超过海平面水平,则应提高 O_2 的浓度,使吸入气氧分压(partial pressure of inspired oxygen,PiO_2)达到 150mmHg。

(3)检查仪器校准

1)在每次检查之前,气体分析仪必须进行零点校正。

2)每天开机后都必须进行环境、容积校准:①仪器预热后先进行室温、室压、湿度、环境大气压、水蒸气饱和气体状态的环境校准;②容积校准,推荐用 3L 定标筒,确认该肺功能仪容积或流量测试正常,无漏气。

(4)气体校准:检查前需进行检测气体(CO)和指示气体(He)浓度的标化 / 确证分析,气体浓度的自检同时对气体阻力、阻断阀相应敏感度、计时器等进行自检,只有通过仪器的自检后才能对患者进行弥散功能检查。

2. 物品的准备

(1)肺量计、呼出气体采集系统、呼出气分析系统和记录仪系统等设备正常运行。

(2)定标筒。

(3)鼻夹、咬合器、呼吸过滤器。

(4) 身高体重测量仪。

(5) 监护用品：包括听诊器、血压计、血氧饱和度仪等。

(6) 抢救用品：①支气管扩张剂及雾化吸入装置，支气管扩张剂可选用沙丁胺醇、特布他林、异丙托溴铵等气雾剂或雾化溶液，雾化吸入装置可选用定量气雾剂、射流雾化装置；②氧气和吸氧设备，如氧气鼻导管、面罩等；③急救车及其他急救用品，如注射器、消毒液、肾上腺素、地塞米松等。

3. 患者的准备

(1) 应于餐后 >2 小时进行检查，避免饱餐，同时避免大运动量，至少停止吸烟 24 小时，至少停止喝酒 4 小时；对于吸氧的患者，在情况许可的范围内，建议检查前至少停止吸氧 5 分钟，如果病情不允许停止吸氧，应在检查报告中注明吸氧情况。

(2) 肺弥散功能检查前一般先进行肺通气功能检查，以了解肺活量。

(3) 肺弥散功能检查前应完善血常规，获得血红蛋白值，以备用于 Hb 校正。

(4) 注意操作者介绍的检查动作，顺次练习呼气、深吸气、屏气、呼气等动作，待正式检查时能按照操作者的指令正确完成上述动作。

(5) 取坐位，检查前休息 5 分钟，检查的过程中保持坐位，应挺胸坐直不靠椅背，双脚着地不跷腿，头保持自然水平或稍微上仰，勿低头弯腰俯身。

4. 操作者的准备

(1) 在测试前，操作者需要进行检查仪器环境、容积校准，以及气体校准的工作。

(2) 核对患者信息，检查前应详细询问受试者的病史，判断肺弥散功能检查的适应证，排除禁忌证，并了解患者的吸烟、饮酒情况。

(3) 准确测量患者身高和体重，以便于计算肺功能预计值；胸廓畸形的患者，如脊柱后凸者，可通过测量指间距来估算身高。

(4) 指导患者体位：取坐位，测试时应保持正确的坐位，勿低头弯腰俯身。

(5) 检查患者动作的练习：检查前应先向患者介绍及演示检查动作，并指导患者进行练习，也可播放演示录像，以帮助患者更快地掌握动作要领。

(6) 操作者应掌握肺弥散功能检查的质量控制指标，主要包括快速均匀吸气，吸气容积应 ≥90% VC，吸气时不超过 2.5 秒（健康人）或不超过 4 秒（气道阻塞者），屏气时间 8~12 秒，均匀中速呼气至残气位，无犹豫或中断，呼气时间控制在 2~4 秒内。在检查过程中，操作者应对受试者的努力及配合程度作出迅速判断，实时观察受试者的测试图形，判断测试是否达到质控标准。

(四) 操作步骤

1. 患者夹上鼻夹，口含咬嘴连接呼吸过滤器。

2. 进行平静呼吸 4~5 个周期，待潮气末基线显示平稳。

3. 指导患者呼气至完全（残气量位），接着让患者快速均匀吸气至完全（肺总量位，TLC），再屏气 10 秒。

4. 最后均匀中速呼气至完全（残气量位）。

5. 休息至少 4 分钟后进行第 2 次检测，一般小于 5 次，最佳为 2 次间 D_LCO 相差 <3ml/(min·mmHg)，或在最大值的 10% 之内，取 2 次测定值的平均值。

（五）并发症及处理

呼吸性碱中毒是肺量计检查中最常见的不良反应,具体病因、症状、处理方法参见第一章第一节的"并发症及处理"内容。

（六）操作注意事项

1. 整个检查过程必须保证无漏气,特别需注意口角和呼气阀无漏气。

2. 患者吸气流速过低、时间过长可使 D_LCO 下降,患者快速均匀吸气,吸气容积应 $\geqslant 90\%$ VC,吸气时不超过 2.5 秒(健康人)或不超过 4 秒(气道阻塞者)。

3. 屏气方法不当对 D_LCO 也有较大影响,平稳地屏气 10 秒,深吸气后提醒受试者应放松声门或继续保持吸气动作,无 Valsalva 呼吸(在声门关闭情况下用力呼气,胸腔内正压增加)或 Muller 动作(在声门关闭情况下用力吸气,胸腔内负压增加)。

4. 在整个吸气、屏气及呼气动作中注意连续,不要出现顿挫或梯级样的呼吸动作。

5. 吸氧浓度的影响　持续吸氧使吸入氧浓度增加可造成 D_LCO 下降,在患者状态允许的情况下,建议检查前至少停止吸氧 5 分钟。

6. 重复测量　至少重复测量 2 次,不超过 5 次,重复检查至少应间隔 4 分钟,气道阻塞受试者可能需要更长的时间(>10 分钟),检查间隔中应尽量保持坐位,避免运动。

7. 若患者多次尝试仍达不到检查质控标准,则应在结果报告中详细说明不符合检查标准的情况(如不能屏气 10 秒、不能停止吸氧等),提醒医生调整对结果的判断。

（七）相关知识

血红蛋白(Hb)、吸入气氧分压(PiO_2)等异常可影响肺弥散功能的结果,因而需进行校正,应以 D_LCO 校正值来判读正常与否,并在检查报告中注明。

1. 血红蛋白(Hb)校正　有影响 Hb 倾向的因素(如血液病或慢性肾功能不全及大出血等引起的贫血、恶病质等)均可导致 D_LCO 下降。这是由于血液中 Hb 下降,使吸入气体在弥散过程中不能充分与其结合,造成红细胞膜内外血液与肺泡中气体分压差下降。这种情况并不是真正的肺泡 - 毛细血管膜气体交换效率降低,因此 Hb 的校正特别重要。

(1)15 岁以上男孩和成年男性的 D_LCO–Hb 校正预计值:
$$D_LCO\text{–Hb 校正预计值} = D_LCO \text{ 预计值} \times [1.76Hb/(10.22+Hb)]$$

(2)15 岁以下男孩和成年女性的 D_LCO–Hb 校正预计值:
$$D_LCO\text{–Hb 校正预计值} = D_LCO \text{ 预计值} \times [1.76Hb/(9.38+Hb)]$$

2. 吸入气氧分压(PiO_2)校正　对于需要吸入高浓度氧的患者,或者在高原状态下吸入气氧分压水平较低等情况下,进行的 D_LCO 检查都要校正。动脉血氧分压(partial arterial oxygen pressure,PaO_2)每改变 1mmHg,D_LCO 改变约 0.35%;PiO_2 每改变 1mmHg,则 D_LCO 改变约 0.31%。

假设海平面肺泡氧分压为 100mmHg,D_LCO 校正预计值公式如下:
$$D_LCO\text{–}PaO_2 \text{ 校正预计值} = D_LCO \text{ 预计值} / [1.0+0.003\ 5(PaO_2-100)]$$

假设海平面的吸入氧分压为 150mmHg,对于高原地区 D_LCO 校正预计值公式如下:
$$D_LCO\text{–}PiO_2 \text{ 校正预计值} = D_LCO \text{ 预计值} / [1.0+0.003\ 1(PiO_2-150)]$$

三、肺弥散功能检查规范检查表

肺弥散功能检查规范核查见表 1-2-1;肺弥散功能检查规范评估见表 1-2-2。

表 1-2-1 肺弥散功能检查规范核查表

项目	内容	是	部分	否
仪器校准	环境参数的校准,准确读数并录入软件			
	容量校准,完成推拉动作,结果判断			
	气体校准,气瓶压力准确,传感器、采样线的正确连接			
患者准备	一般资料的记录:准确测量并正确录入患者姓名、性别、年龄、身高、体重			
	询问病史,询问饮酒史、吸烟史,评估适应证、禁忌证,确认血红蛋白			
	解释并示范检查动作、表达清楚、示范正确、能纠正患者错误体位			
测试操作	正常值校正			
	肺弥散功能检查,口令清晰、运用肢体语言、与患者呼吸相配合			
	检查质量控制,包括可接受性和重复性			
报告判读	检查结果分析,包括结果是否有异常及异常分级			

表 1-2-2 肺弥散功能检查规范评估表

项目	5分	3分	1分
操作过程流畅度			
操作检查熟练度			
人文关怀			

评分标准:

好:检查过程完整,检查熟练,过程清晰流畅,无卡顿;人文关怀到位,有正确引导及示范,表达清楚,且能运用肢体语言,在检查过程中鼓励患者;能纠正患者的错误体位。

一般:检查过程能整体完成,检查欠熟练,有卡顿(次数≤3);人文关怀不足,表达欠清楚,但有引导及示范;能纠正患者的错误体位。

差:操作过程只能完成部分,检查不熟练,频繁卡顿(次数>3);缺少人文关怀,表达不清楚,引导及示范不足;没有纠正患者的错误体位。

四、常见操作错误及分析

1. 检查前准备过程中没有询问患者饮酒史、吸烟史,干扰试验结果。应询问病史,并要求患者停止吸烟 24 小时、停止喝酒至少 4 小时再进行检查。

2. 检查前没有询问患者是否贫血以及血红蛋白检查结果,没有对正常值进行校正,导致结果偏差。应该根据患者血红蛋白情况调整正常值后再进行肺弥散功能检查。

3. 检查前没有按照要求进行气体校准。检查前均需进行检测气体(CO)和指示气体(通常为 He、CH_4 等)浓度的标化分析。

4. 检查过程中,患者屏气时间应在 10 秒左右,屏气时间过短则弥散气体在肺内的弥散时间不够,导致弥散量下降,屏气时间过长则可能导致患者不适。

5. 检查过程中,操作者不能快速判断患者测试结果是否达到质控标准;检查后,操作者不能迅速读取数据并判断测试的重复性。操作者应具备呼吸生理的基础理论知识,并接受继续教育,熟练掌握质控标准及操作流程,以保障数据的准确性。

五、目前常用训练方法简介

目前尚无适宜的模拟训练方法,临床上多采用实际操作进行培训。

六、相关知识测试题

1. **不属于**肺弥散功能测定方法的是

    A. 一氧化碳摄取法

    B. 一口气呼吸检查法

    C. 恒定状态法

    D. 重复呼吸法

    E. 一氧化氮测定法

2. 以下患者中**不宜**行肺弥散功能检查的是

    A. 活动后呼吸困难2年

    B. 发现肺部结节,拟行手术治疗

    C. 呼吸困难且无法屏气患者

    D. 关节疼痛4年,肺部发现间质改变的患者

    E. 中度贫血患者

3. 肺弥散功能下降最常出现在以下哪种疾病的患者中

    A. 支气管哮喘   B. 肺结核

    C. 慢性阻塞性肺疾病   D. 肺癌

    E. 间质性肺疾病

4. 以下选项中,**不属于**肺弥散功能检查质控指标的是

    A. 吸气时间≤2.5秒

    B. 呼气到残气位,呼气时间-容量曲线显示呼气容积达到平台位

    C. 屏气时间约10秒

    D. 呼气时间控制在2~4秒内

    E. 呼气外推容积<150ml

5. 关于肺弥散功能,以下说法中正确的是

    A. 血红蛋白与弥散量呈负相关,即血红蛋白水平越低弥散量越大

    B. 肺弥散功能的障碍可明显影响动脉血氧水平

    C. 肺弥散功能检查需要吸入沙丁胺醇气雾剂

    D. 有长期吸烟史、慢性咳嗽病史的患者应定期进行肺弥散功能检查

    E. 肺弥散功能障碍的患者通常动脉血气分析可以出现 PaO_2 下降,动脉血二氧化碳分压($PaCO_2$)上升

答案: 1. E　2. C　3. E　4. E　5. B

(贺若曦　吴　静　李　敏)

第三节　运动心肺功能测试

一、概述

心肺运动试验（cardiopulmonary exercise test，CPET）也称运动心肺功能测试，是指伴有气体代谢测定［静息每分钟通气量（VE）、摄氧量（VO_2）、二氧化碳排出量（VCO_2）等］的心电图（electrocardiogram，ECG）运动负荷试验在运动状态下综合评价受试者器官系统整体功能的检测方法，是一种具有无创性，能相对客观地评价心肺储备功能和运动耐力的检测方法，也是世界各国的体质研究和健康体能评价系统中的重要内容之一。

心肺运动试验通过运动激发受试者，增加 O_2 吸入和 CO_2 排出，增强肺通气（吸进 O_2、呼出 CO_2）、肺与血液间 O_2 和 CO_2 交换（外呼吸）、O_2 和 CO_2 通过血液转运、毛细血管与周围肌肉组织进行 O_2 和 CO_2 交换（内呼吸）四个血液和气体交换过程。

人体运动时的生理学反应表现在外呼吸与内呼吸的耦联过程。人体对氧摄取量的增加是通过心输出量（cardiac output，CO）和肺通气量的增加来实现的。心输出量增加是通过每搏输出量增加和心率增加共同完成的。人体最大运动时心输出量可达到静息状态下的 5~7 倍。运动早期心输出量的增加主要是表现在每搏输出量的增加，每搏输出量的增加可使心输出量增加到静息状态下的 2 倍；运动后期的心输出量增加主要由心率的上升实现，心率上升平行于运动强度（氧耗量），心率上升带动的心输出量增加可达到静息状态下的 2.5~3.5 倍。

每分通气量的增加由每次潮气量和呼吸频率增加所决定，运动早期通气量的增加由潮气量决定，后期的通气量随着运动强度增加，由呼吸频率增加决定通气量的增加程度，最大运动时通气量可达到静息状态下的 15 倍。静息时通气量 6~9L，最大运动强度时可达到 30~80L，静息时呼吸频率约为 12 次 /min，最大运动时的呼吸频率可达到 40~50 次 /min。可见，呼吸系统的储备能力大于循环系统，最终导致运动中止的原因往往不是呼吸系统，而是循环系统。

二、运动心肺测试操作规范流程

（一）适应证

1. 常规心肺检查呼吸困难原因不明者。
2. 运动不耐受功能障碍的判断。
3. 心肺移植术前评估。
4. 运动性支气管痉挛的评估。
5. 肺、心脏、腹腔手术术前评估。
6. 心、肺康复运动处方。
7. 心肺治疗干预反应评估。
8. 运动医学、运动计划、训练方案的制订。
9. 劳动力评定。

（二）禁忌证

病情不稳定属于禁忌证。临床上稳定与不稳定是相对的，其判定取决于医生和技师的经验水平,以及实验室的设备和设施条件。一般认为可以把禁忌证分为绝对禁忌证和相对禁忌证。

1. 绝对禁忌证

(1)急性心肌梗死 2 天内。

(2)高危不稳定型心绞痛。

(3)症状性血流动力学不稳定的心律失常。

(4)活动性心内膜炎。

(5)急性心包炎、心肌炎、心内膜炎。

(6)严重的有症状的主动脉瓣狭窄。

(7)未控制的心力衰竭。

(8)急性肺栓塞或肺梗死。

(9)下肢静脉血栓形成。

(10)可疑夹层动脉瘤。

(11)未控制的哮喘。

(12)肺水肿。

(13)呼吸衰竭。

(14)静息 $SaO_2 < 85\%$。

(15)影响运动能力或运动导致恶化的非心肺疾病(如感染、肾衰竭、甲状腺功能亢进)。

(16)精神障碍不配合者。

2. 相对禁忌证

(1)$FEV_1 < 30\%$ 预计值。

(2)冠状动脉粥样硬化性心脏病(简称"冠心病")左主干狭窄或相当程度病变。

(3)中度瓣膜狭窄性心脏病。

(4)未控制的严重高血压(休息时高于 200/110mmHg)。

(5)快速性或缓慢性心律失常。

(6)高度房室传导阻滞。

(7)肥厚型心肌病。

(8)中度以上肺动脉高压。

(9)晚期或有并发症的妊娠。

(10)电解质异常。

(11)影响运动的骨科疾病。

(三) 操作前的准备

1. 患者准备

(1)试验当天避免参加较大强度运动。

(2)避免睡眠不足。

(3)避免空腹或饱餐:当天应吃少量早餐或午餐。受试前 2 小时禁食。空腹患者可吃少量流质饮食,半小时后进行测试,受试前安静休息 15 分钟以上;禁止烟、酒、浓茶、咖啡、槟榔,以及高糖高碳酸饮料摄入;测试前 8 小时禁烟。避免穿化纤及尼龙上衣,夏天男性可脱去上衣以减少图像干扰;着衣宽松,最好穿全棉衣裤和运动鞋。

（4）最好停用钙通道阻滞剂等影响心率的药物。

（5）签署知情同意书。

（6）准确测量身高（精确到 1cm）和体重（精确到 0.1kg）。

2. 物品（器械）的准备

（1）开机预热 15~20 分钟。

（2）环境定标：调节温度 20~24℃、湿度 40%~50%、气压海拔、室内空调风力稳定、限制人员频繁流动、使用定标筒进行容量流量定标。

（3）气体定标：标准混合气（接近呼出气的浓度），每天上午、下午各 1 次。

（4）生物定标：正常人（每月 1 次）。

（5）功率车、平板机定标（每半年 1 次）。

（6）备抢救设备和药品。

3. 操作者的准备

（1）了解患者的检查目的。

（2）掌握受试者的临床资料，包括病史、用药史、体格检查、排除心肺运动试验的禁忌证。

（3）了解患者用药情况，预估药物对试验的影响，如 β 受体阻滞剂、降血糖药物等。

（4）对患者进行基线评估：静息心电图无明显 ST 段偏移、无严重心律失常等，测静息血压无过高或过低。

（5）需要 2 位工作人员合作，一人观察测试参数并记录，另一人观察患者状况，人工复测血压等。

（6）向受试者讲解和演示运动试验的过程，强调受试者的最大努力是运动试验成功的关键。

（四）操作步骤（踏车运动为例）

1. 安放电极　胸毛应剔除，以酒精棉球擦拭皮肤污垢及汗渍，待干燥后安放电极，平板四肢电极安放体前，踏车四肢电极安放在背部，以减少运动干扰。

2. 连接心电图机、血压计、血氧饱和度计、桡动脉导管；佩戴面罩：擦拭面部，选择合适的面罩和头带，确保舒适、不漏气。

3. 各管路连接紧密，通畅无折叠，确保采样管向上且清洁干燥，连接传感器。

4. 调整合适的踏车高度，绑紧脚踏，患者保持均匀呼吸，试蹬车。

5. 静态肺功能　操作同肺通气功能检查。

6. 选择运动方案　斜坡式或阶梯式。

7. 制订运动流程　①静息状态（≥3 分钟）；②无功率负荷热身运动（≥3 分钟）；③以预计最大功率的十分之一作为每分钟功率递增速率至运动受限；④无功率负荷恢复运动（≥3 分钟）；⑤继续记录大于 10 分钟的恢复情况。

8. 终止运动指征

（1）达到预计最大心率。

（2）受试者极度疲劳。

（3）受试者呼吸困难、明显乏力、蹬车速度低于 40r/min。

（4）耗氧量不再增加（差值 <150ml/min）。

（5）严重低血氧饱和度（<80%,伴随症状和重度低氧体征）。

（6）受试者出现胸痛、头晕眼花、面色苍白、头晕头痛、神志模糊、动作不协调。

（7）心电图出现缺血性改变及较严重心律失常,或出现电轴明显偏移。

（8）运动过程中收缩压从基线下降 >20mmHg 或功率增加血压不升,或高血压反应（收缩压 >210mmHg 或舒张压 >100mmHg）。

（9）快速性心律失常:室性心动过速、室上性心动过速。

（10）缓慢心律失常:二度以上的窦房传导阻滞、房室阻滞、窦性停搏等。

（11）运动产生或加重的多源性室性期前收缩。

（12）运动产生的严重室内传导阻滞。

（13）跛行、明显下肢痛。

（14）喘鸣。

（15）患者要求停止试验。

9. 运动后的提问和再评估。

10. 对递增试验的评价。

11. 报告准备　相关临床资料及用药的简短摘要、与运动相关的特殊主诉、肺功能测试结果、方法和过程的简要介绍、主要气体交换变量的表格和叙述性的分析和解释。

（五）不良反应及处理

1. 若受试者出现胸闷、胸痛,伴或不伴缺血性心电图改变,应立即终止运动,严密监测患者的生命体征,继续心电监测。给予吸氧,予硝酸甘油片舌下含服,3~5 分钟无效可重复一次。如症状无缓解或加重,即刻开通静脉通道予硝酸甘油静脉滴注,并通知上级医生,送急诊科。

2. 若受试者出现血压异常升高（收缩压 >220mmHg,舒张压 >110mmHg）,应立即终止试验,逐渐停止运动,严密监测患者的生命体征,继续心电监测,通常经休息后血压会逐渐下降,不需要其他处理。如无缓解,则平卧吸氧。如达高血压危象（收缩压 >260mmHg,舒张压 >150mmHg）,可予硝酸甘油静脉滴注,不宜将血压降得过低;并应及时通知上级医生,送急诊科。

3. 若受试者出现低血压,应立即终止运动,使其平卧,并继续心电监测,严密监测患者的生命体征,给予吸氧。若经休息后无好转（收缩压 60~80mmHg,脉压 <20mmHg）应鉴别引起低血压的原因,予对症升压治疗（多巴胺）同时予病因治疗,并及时通知上级医生,送急诊科。

4. 若出现多源性室性期前收缩、室性二联律、室性心动过速,应立即终止运动,严密监测患者的生命体征,继续心电监测,给予吸氧。予稀释的利多卡因静脉推注,如无效,每 5~10 分钟可重复,直至期前收缩消失,总量不超过 300mg,起效后予以利多卡因维持静脉滴注,并及时通知上级医生,急送急诊科。

5. 若出现房性快速性心律失常（阵发性房性心动过速、心房扑动、心房颤动）,应立即终止运动,严密监测患者的生命体征,继续心电监测,吸氧。如患者合并有心功能不全,经观察后无好转,心率仍大于 150 次 /min,则给予稀释后去乙酰毛花苷（又称西地兰、毛花苷 C）缓慢静脉推注,如无效可用稀释后胺碘酮缓慢静脉推注,20 分钟后可重复一次,起效后予以胺碘酮维持静脉滴注,并及时通知上级医生,急送急诊科。

6. 若受试者出现心室颤动,应立即终止运动,使其平卧,头取侧位,给予电除颤(200~400J),若无效则给予利多卡因静脉注射,再除颤;如为细颤,给予肾上腺素 1mg 静脉推注后,重复除颤。继续心电监测,严密监测患者的生命体征,给予吸氧,并及时通知上级医生,急送急诊科或重症监护室。

7. 若出现二度或三度房室传导阻滞、窦性心动过缓(心率小于 40 次 /min),应立即终止运动,严密监测患者的生命体征,继续心电监测,使其平卧,给予吸氧。予阿托品 0.5~1.0mg,静脉注射或肌内注射,并通知上级医生或送急诊科。

8. 若发生运动性哮喘,应立即终止运动,严密监测患者的生命体征,继续心电监测,给予吸氧。予以沙丁胺醇气雾剂吸入处理,若症状不缓解,可予支气管扩张剂持续雾化治疗,必要时予激素治疗。若患者出现重度或危重度发作,应尽早静脉应用激素,待病情得到控制和缓解后改为口服给药。经过上述治疗,临床症状和肺功能无改善甚至继续恶化,应及时给予机械通气治疗转重症监护室继续治疗。

9. 若出现心搏骤停,应立即终止运动,使其平卧,头取侧位,继续心电监测,严密监测患者的生命体征,给予吸氧,开放气道,立即进行胸外心脏按压,并气管插管建立人工通气。立即给予静脉推注肾上腺素,并通知上级医生,急送急诊科或重症监护室。

(六) 操作注意事项

1. 热身期操作注意事项

(1)交代受试者测试过程中保持呼吸均匀,避免说话、咳嗽、憋气等。

(2)采用无负荷功率踏车持续约 3 分钟,交代测试过程中的交流手势:大拇指朝上表示无不适,自我感觉良好;大拇指朝下或者按铃表示出现不适,应调整适应踏车转速到 60 转 /min 左右,可用节拍器的节奏引导。

2. 功率递增期操作注意事项

(1)密切观察 “九宫图” 各参数走势(图 1-3-1)、心电血压反应。

(2)多询问受试者主观感受、观察面部表情。

(3)随着运动量增加,出现轻度腿酸、气促、心悸等属于正常反应,应鼓励受试者继续测试。

(4)随着运动的继续,大部分受试者到运动中期会出现无氧阈(anaerobic threshold,AT),达到无氧阈,特别是呼吸代偿点后会出现运动风险增加,应加强监护,必要时可终止试验。

3. 恢复期注意事项

(1)继续无负荷踏车 3~5 分钟,避免突然停止运动。

(2)再次询问受试者测试过程中有无不适,继续观察 6~10 分钟,血压、心率基本达静息水平,方可结束监测。

(3)测试结束后,受试者应休息 30 分钟,无特殊不适后方可离开。

三、运动心肺测试规范检查表

运动心肺测试规范核查见表 1-3-1;运动心肺测试规范评估见表 1-3-2。

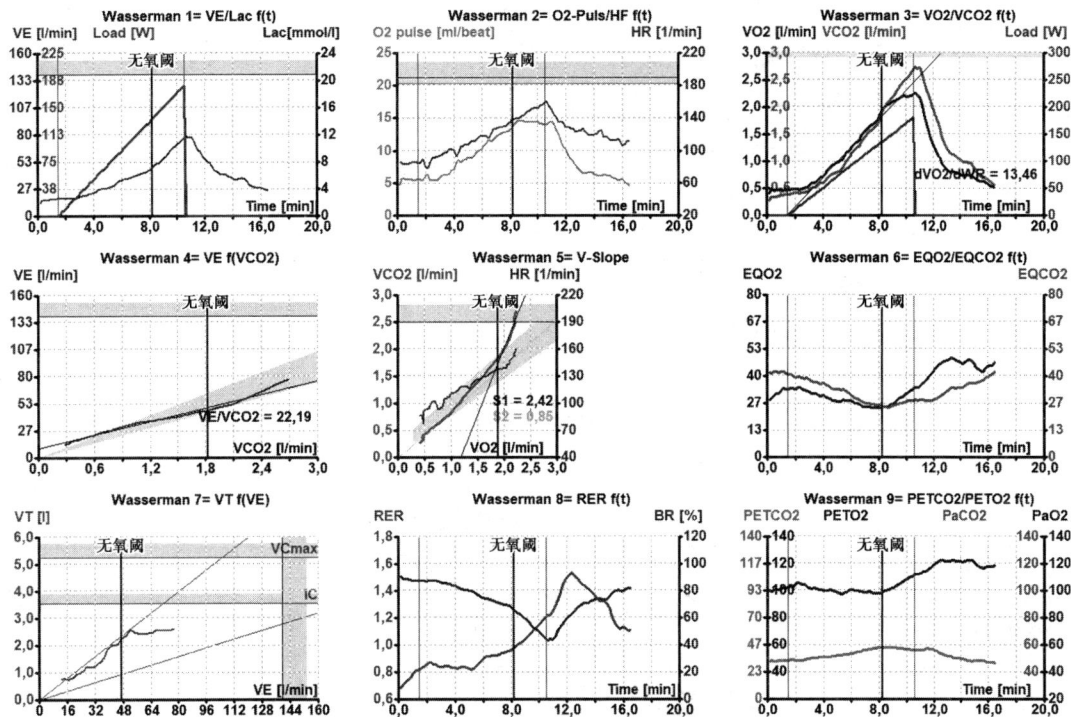

图 1-3-1　运动心肺测试"九宫图"

"九宫图"是体现在运动心肺测试过程中重要指标趋势变化和相互之间的关系的曲线图集。

表 1-3-1　运动心肺测试规范核查表

项目	内容	是	部分	否
操作前准备	核对患者信息：包括患者姓名、性别、年龄、主诉			
	向患者宣教，签署知情同意书			
	测量身高、体重			
	告知患者检查注意事项			
	基线评估：心电图、血压、心率、动脉血气（必要时）			
	仪器预热和定标			
	选择合适的面罩和头带并试戴			
	抢救设备及药品备用状态			
操作过程	皮肤准备：清洁、打磨			
	正确贴好电极并连接			
	调整座椅高度至合适，试踏车			
	佩戴面罩并连接传感器			
	静态肺功能测定			
	最大自主通气量测定			

续表

项目	内容	是	部分	否
操作过程	制订运动方案			
	按流程踏车运动并监护			
	停止试验			
	运动后的提问和再评估			
	报告准备			
操作后处置	监控并处理不良反应			
	再次询问患者有无不适并处理			
	测试结束后,受试者应休息30分钟,无特殊不适后方可离开			

表 1-3-2　运动心肺测试规范评估表

项目	5分	3分	1分
操作过程流畅度			
操作检查熟练度			
人文关怀			

评分标准:

好:检查过程完整,检查熟练,过程清晰流畅,无卡顿;人文关怀到位,正确且完整进行操作前交流,并交代操作后注意事项,表达清楚。

一般:检查过程能整体完成,检查欠熟练,有卡顿(次数≤3);人文关怀不足,有操作前交流,并交代操作后注意事项,但不完整,表达欠清楚。

差:操作过程只能完成部分,检查不熟练,频繁卡顿(次数>3);缺少人文关怀,缺乏操作前交流,未交代操作后注意事项,表达不清楚。

四、目前常用训练方法简介

目前尚无适宜的模拟训练方法,临床上多采用实际操作进行培训。

五、相关知识测试题

1. 慢性阻塞性肺疾病的典型运动心肺功能变化**不包括**下列哪项
   A. 最大氧耗量下降
   B. 无氧阈下降
   C. 最大运动通气量下降
   D. 最大运动负荷下降
   E. 极量运动时呼吸频率下降
2. 左心功能不全的典型运动心肺功能变化**不包括**下列哪项
   A. 最大氧耗量下降
   B. 无氧阈下降
   C. 每千克体重的最大氧耗量下降
   D. 最大做功量下降
   E. 极量运动时心率达不到预计值
3. 关于无氧阈(AT)的说法,下列选项中**不正确**的是

A. 人体在递增负荷强度时,AT 是有氧代谢开始向无氧代谢转变的临界点

B. 支气管哮喘患者的 AT 下降

C. 二尖瓣狭窄患者的 AT 下降

D. 贫血患者的 AT 下降

E. 左心功能不全患者的 AT 下降

4. 每搏氧耗量(氧脉搏)下降,常见于下列哪类人群

A. 慢性阻塞性肺疾病患者　　　　B. 支气管哮喘患者

C. 左心功能不全患者　　　　　　D. 运动员

E. 健康人

5. 每搏氧耗量(氧脉搏)下降,**不常见**于下述哪种情况

A. 贫血　　　　　　　　　　　　B. 右心功能不全

C. 左心功能不全　　　　　　　　D. 低氧血症

E. 慢性阻塞性肺疾病

答案:1. B　2. E　3. B　4. C　5. E

（贺若曦　吴　静　李　敏）

第四节　支气管镜检查术

一、概述

支气管镜检查术,是将支气管镜经由鼻腔或口腔进入气管及支气管内的检查,此种检查可以在直视下观察气道情况、留取支气管分泌物,必要时还可以进行病变部位的病理学和细胞学检查。1897 年,德国医生 Gustav Killia 开创了使用硬质内镜对气管和支气管进行检查和治疗的先河。其后,支气管镜的发展经历了从硬质支气管镜到纤维支气管镜,再到电子支气管镜的三个阶段。随着呼吸内镜技术的不断发展,支气管镜已经成为呼吸道疾病诊断与治疗的重要工具,显著提升了临床医生对呼吸道疾病的认识及其诊疗水平。

二、支气管镜检查操作规范流程

(一) 适应证

1. 疑诊气管、支气管、肺部肿瘤或肿瘤性病变,需要确定病理分型或确定浸润范围及分期时,应行支气管镜检查术。

2. 不明原因咯血持续 1 周以上的患者,尤其是年龄在 40 岁以上者,即使影像学未见明显异常,仍应行支气管镜检查术以明确出血部位及出血原因。

3. 不能明确诊断、进展迅速、抗菌药物治疗效果欠佳、病变持续存在或吸收缓慢、临床诊断为下呼吸道感染或伴有免疫功能受损的患者,应行支气管镜检查术,并采样行相关病原学检查及某些病原标志物检测,有助于临床的正确诊断或病原学诊断。

4. 器官或骨髓移植后新发肺部病变,或者疑诊移植物抗宿主病、移植肺免疫排斥时,建议行支气管镜检查术协助明确病因。

5. 临床上难以解释、病情进展或治疗效果欠佳的咳嗽患者,怀疑气管、支气管肿瘤、异物或其他病变者,建议行支气管镜检查术。

6. 原因不明的突发喘鸣、喘息,尤其是固定部位闻及鼾音或哮鸣音,需排除大气道狭窄或梗阻时,建议行支气管镜检查术。

7. 原因不明的弥漫性肺实质疾病,如间质性肺炎、结节病、肺泡蛋白沉积症,以及职业性肺病等,建议行支气管镜检查术进行诊断和鉴别诊断。

8. 可疑气道狭窄的患者,支气管镜检查术是重要的诊断和评价其气道狭窄程度、长度、病变类型及病因的方法,可为进一步治疗提供依据。

9. 任何原因引起的单侧肺、肺叶或肺段不张,均建议行支气管镜检查术以明确诊断。

10. 外伤后可疑气道损伤的患者,推荐行支气管镜检查术,以利于明确诊断并评估损伤部位、性质和程度。

11. 临床症状及影像学表现怀疑各种气管、支气管瘘,如气管食管瘘、支气管胸膜瘘等,均推荐行支气管镜检查术,以确定其病因、部位、大小及类型。

12. 临床怀疑气道异物者,建议行支气管镜检查术,以确定诊断,评估取出难度,决定治疗方案。

13. 原因不明的纵隔淋巴结肿大、纵隔肿物等,应行支气管镜检查术,获取病理学标本,进行诊断。

(二) 禁忌证

可弯曲支气管镜检查术应用至今,已积累了丰富的临床经验,目前无绝对禁忌证,其相对禁忌证范围亦日趋缩小。但下列情况者行支气管镜检查术时发生并发症的风险仍显著高于一般人群,检查前应慎重权衡利弊。

1. 急性心肌梗死后 4 周内,不建议行支气管镜检查术;急性心肌梗死后 4~6 周内,若需行支气管镜检查术,建议请心内科医生会诊,充分评估其发生心脏病的风险。

2. 活动性大咯血时,行支气管镜检查术风险较高,若必须行支气管镜检查术,应做好建立人工气道及急救的准备,以应对出血加重可能导致的窒息。

3. 血小板计数 $<20 \times 10^9/L$ 者,不推荐行支气管镜检查术。血小板计数 $<60 \times 10^9/L$ 者,不推荐行支气管镜下黏膜活检或经支气管肺活检。

4. 妊娠期间不推荐行支气管镜检查术,若病情需要,除非紧急情况,不然都应尽量推迟至分娩或妊娠 28 周以后进行,并提前与妇产科医生充分沟通,评估风险。

5. 恶性心律失常、不稳定型心绞痛、严重心肺功能不全、高血压危象、严重肺动脉高压、颅内高压、急性脑血管事件、主动脉夹层、主动脉瘤、严重精神疾病,以及全身极度衰竭等,并发症风险通常较高,若必须行支气管镜检查术,需权衡利弊,应做好抢救准备。

(三) 操作前的准备

1. 患者的准备

(1)患者的告知及知情同意

1)针对支气管镜检查术过程中可能出现的问题,向患者提供口头或书面指导,适宜的指导可以提高患者对操作的耐受性。

2)所有患者在接受检查前需书面告知相关风险,并签署知情同意书。

（2）术前准备

1）检查前根据病情，必须拍摄正位胸部 X 线片，或者正侧位胸部 X 线片，或者胸部 CT。推荐行胸部 CT 检查，以便于更精准地确定病变部位，有助于决定采样部位及方式。

2）若无胃肠动力异常或梗阻，局部麻醉时应在支气管镜检查术前 4 小时开始禁食，术前 2 小时开始禁水；全身麻醉应在支气管镜检查术前 8 小时开始禁食，术前 2 小时开始禁水。

3）检查前建议建立静脉通道，以方便术中给予镇静及其他药物，并保留至术后恢复期结束。

4）在检查前不应常规应用抗胆碱能药物（如阿托品等）。该类药物缺乏临床获益证据且存在导致血流动力学不稳定的潜在风险。

5）对于拟行支气管镜检查术的患者，建议行凝血酶原时间（prothrombin time，PT）、部分凝血活酶时间、血小板计数检查，以除外严重凝血功能异常。

6）根据"中华人民共和国传染病防治法""艾滋病防治条例"及"软式内镜清洗消毒技术规范"等相关法律法规及规范文件，检查前患者应筛查血源性传播疾病，防止医源性感染。

7）对于有心脏病病史及其危险因素的患者，检查前应行心电图检查。

8）对于拟行活检的患者，推荐提前 5~7 天停用氯吡格雷，提前 3~5 天停用替格瑞洛，小剂量阿司匹林可继续使用。

9）对于需提前停用氯吡格雷或替格瑞洛的患者，若植入冠状动脉药物涂层支架未满 12 个月或植入冠状动脉金属裸支架未满 1 个月，则应与心内科医生沟通，共同权衡抗血小板药物使用的利弊；若抗血小板药物治疗方案为氯吡格雷或替格瑞洛联合小剂量阿司匹林，则改为单用小剂量阿司匹林；并于操作第 2 天晨起，恢复氯吡格雷或替格瑞洛的使用。

10）对于拟行活检的患者，推荐提前 5 天停用华法林。若术后无明显活动性出血，可在支气管镜检查术后 12~24 小时恢复使用，即操作当天夜里或第 2 天晨起恢复使用。

11）对于需提前停用华法林的患者，可评估停药期间血栓形成风险，若为低风险（表 1-4-1），则停药期间无须替换为低分子肝素；否则，应替换为低分子肝素抗凝，并于支气管镜操作前 24 小时停药。恢复华法林使用后仍应继续同时使用低分子肝素直至国际标准化比值（international normalized ratio，INR）达到治疗范围。

12）对于拟行活检的患者，达比加群酯及利伐沙班需提前 24 小时停药，不需要用低分子肝素替换。

表 1-4-1　血栓形成低风险情况

病症	状态
下肢深静脉血栓或肺栓塞	下肢深静脉血栓或肺栓塞形成已超过 12 个月，且无易栓症或恶性肿瘤等其他血栓形成的高危因素
心房颤动	CHADS2 评分为 0~2 分且无脑卒中或短暂性脑缺血发作病史
心脏机械瓣置换术后	主动脉瓣置换术后，且无心房颤动及其他脑卒中高危因素（如糖尿病、高血压、年龄 >75 岁等）

注：CHADS2 评分为心房颤动血栓风险评分，其中充血性心力衰竭（C）、高血压（H）、年龄（A）>75 岁、糖尿病（D）各为 1 分，脑卒中（S）为 2 分。

（3）特殊患者的处理

1）对疑诊慢性阻塞性肺疾病的患者,推荐进行肺功能检查,若通气功能重度减退(FEV_1占预计值 <40%),建议进行动脉血气分析。

2）慢性阻塞性肺疾病及支气管哮喘患者在支气管镜检查术前应预防性使用支气管舒张剂。

3）吸氧可能升高 $PaCO_2$,因此对于支气管镜检查术前 $PaCO_2$ 已升高者,操作中吸氧可能进一步提高 $PaCO_2$,应警惕,但不需要术前常规进行吸氧试验来确定呼吸中枢的敏感性。

4）$PaCO_2$ 升高并非静脉应用镇静剂的绝对禁忌证,支气管镜检查医生和麻醉医生应全面评估可能存在的潜在风险,充分告知患者及其家属,并谨慎用药且进行密切监测。

5）$PaCO_2$ 升高的患者接受支气管肺泡灌洗术可能导致 $PaCO_2$ 进一步升高,但术后多可自行恢复,应将相关可能性充分告知患者及其家属。

2. 物品(器械)的准备

（1）支气管镜相关检查设备正常,包括吸引器正常。

（2）图像采集系统及图文报告系统操作正常。

（3）监护设备、氧气准备妥当。

（4）配备气管插管及心肺复苏(cardiopulmonary resuscitation,CPR)等急救药品、器械及设备。

（5）消毒巾分别垫于患者头部后方,消毒巾上放置卫生纸用于擦拭患者口腔流出的唾液。

3. 操作者的准备

（1）核对患者信息:包括患者姓名、性别、年龄、主诉。

（2）确定患者已签署支气管镜检查知情同意书。

（3）确认禁食禁饮时间。

（4）询问患者既往有无高血压,心、肺、脑疾病等病史;有无服用抗血小板药物、抗凝药物(如阿司匹林、氯吡格雷等)的情况;有无出凝血异常疾病史。

（5）需询问有无麻醉药物过敏史。

（6）查看患者血常规、凝血功能、心电图及肺部影像学资料。

（7）明确患者有无支气管镜检查禁忌证。

（8）核实心电监护仪上患者的基础生命体征。

（四）操作步骤

1. 进镜方法　术者一般左手持操作部,右手持先端部插镜(图1-4-1)。在插入支气管镜之前,先用 2% 利多卡因喷雾局部麻醉患者的鼻咽和口咽。可弯曲支气管镜的插入途径一般有 3 种:①经鼻孔插入法;②经口插入法;③经人工气道插入法。

支气管镜检查术(视频)

（1）经鼻插入法:将镜体先端部送入较宽侧鼻腔,并选择好合适的鼻道插镜。在插入时沿着鼻道空隙缓慢推进,鼻甲肥大时可事先滴入麻黄素,切忌盲目乱插,以防鼻黏膜擦伤出血。调整方向,以看清鼻腔底部及下鼻甲,缓慢深入鼻咽部。

鼻咽部检查结束后,将镜体摆正,使其先端部上翘,缓慢推进镜体,越过鼻咽部进入口咽部。一般插到 15cm 左右的深度时,可见会厌及咽后壁(图1-4-2,见文末彩色插图);若看不

见会厌时,切勿盲目向前插入,否则易误插到食管或口腔等处。靠近会厌时,可见会厌后下方的喉腔及声门,此时可嘱患者深呼吸或发出"啊"的声音,观察声门活动情况。注意喉部的观察,包括平静呼吸和发声 2 种状态。对麻醉良好者,待声门开放时,即可顺利将支气管镜先端部插入气管内。若麻醉不足,喉部稍受刺激后声门即会紧闭,可稍待片刻后再行试插;如通过有困难,可加喷麻药少许,待麻醉充分后再行试插。

(2)经口直接插入法:有假牙者应先摘除,再在患者口部置入咬口器,直接将支气管镜从口腔插入口咽部,后续找到会厌,通过声门进入气管等过程同经鼻插入法。操作中一定要注意防止咬口器滑脱造成患者咬坏支气管镜。

(3)经人工气道插入法:人工气道包括喉罩、气管插管、气管切开套管等。随着全身麻醉下介入性肺脏病学技术的不断开展,选择经喉罩/气管插管插入法的情况越来越多。麻醉师将喉罩/气管插管置入后,支气管镜可以通过喉罩直接到达会厌,再过声门进入气管;或者通过气管插管直接进入气管。在三、四级呼吸内镜操作时,支气管镜需要反复的拔出和再插入,有了这一通道,可以减少对患者上呼吸道的刺激与损伤。另外,部分喉源性呼吸困难、呼吸功能失常或下呼吸道分泌物潴留的患者,行气管插管/气管切开后,支气管镜可以通过气管插管、气管切开套管直接进入气管。为了减少支气管镜在人工气道内的摩擦力,可在先端部涂以 2% 利多卡因凝胶。

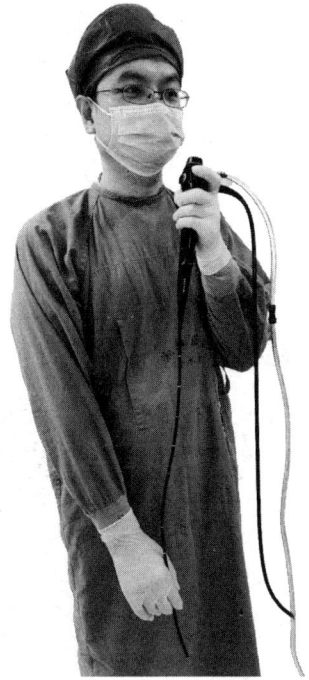

图 1-4-1 支气管镜的握持

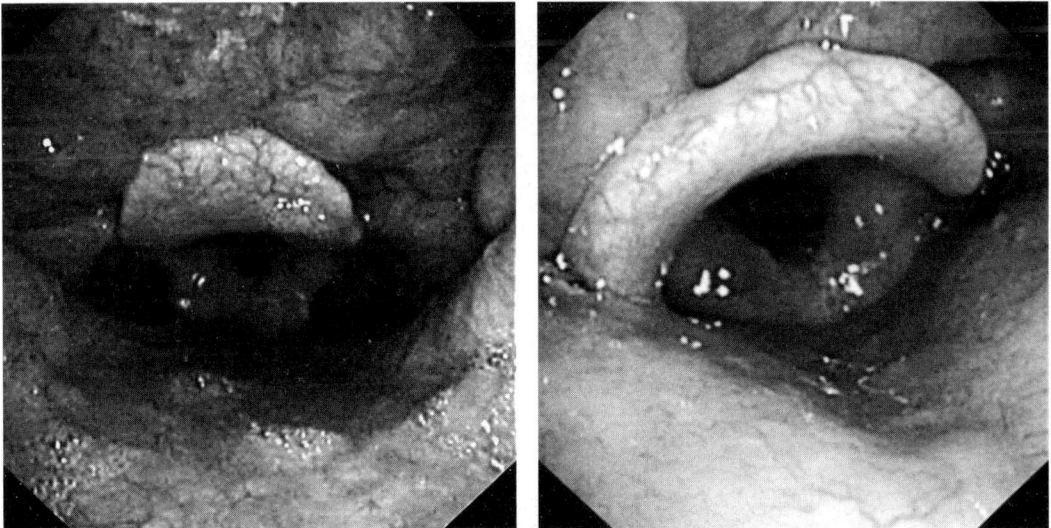

图 1-4-2 会厌及声门

2. 退镜观察 一般应先检查健侧支气管,再检查患侧。由上而下循序观察气管、隆突、主支气管、叶段支气管(图 1-4-3,见文末彩色插图),主要检查气道的形态(是否有变异)、黏膜的色泽(充血、苍白)、黏膜的光滑度(是否有病变),以及管腔的通畅程度(是否有狭窄)。

在检查过程中,要求支气管镜在气道的中间移动,保证被观察的支气管一直处于视野正中,避免在支气管镜前进时刮擦气道壁,减少咳嗽和出血。对于较远端的支气管(段或亚段支气管),支气管镜前进时可能会遇到阻力和出现视野模糊,此时可适当后退、调整角度,再稍前进即可。千万不能用力转动调整角度或用力推送支气管镜。

(1)气管:当支气管镜通过声门后即可进入气管,主要观察气管的形态、黏膜的色泽、软骨环的清晰度等。正常的气管黏膜呈粉红色,间以白色的软骨环,色泽光亮,表面无血管可见。

(2)隆突:自鼻孔至隆突的长度约为 28~30cm,隆突边缘锐利,随呼吸活动,随心搏而搏动。

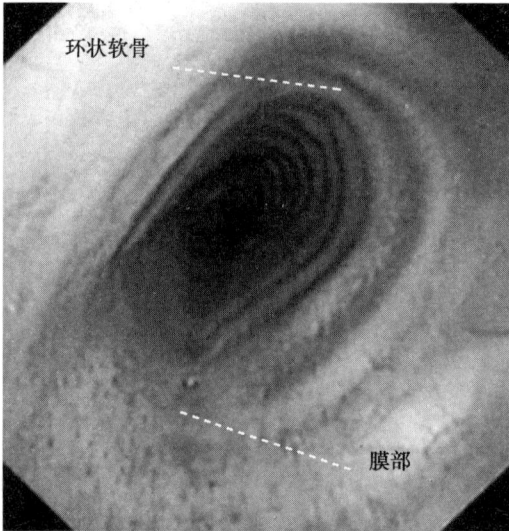

气管

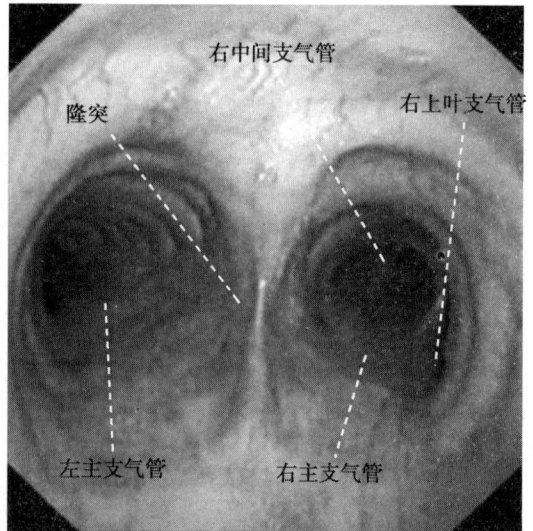

隆突

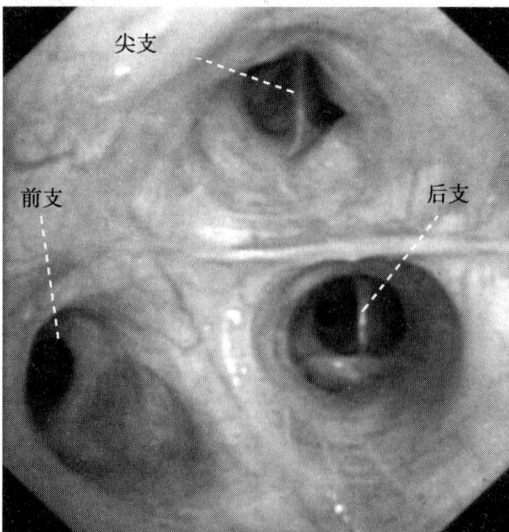

右上叶

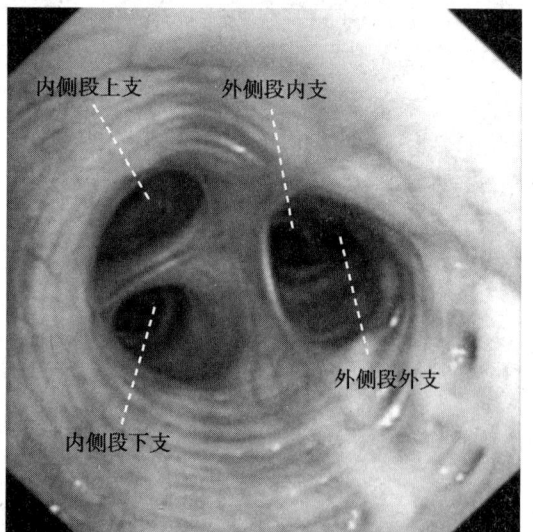

右中叶

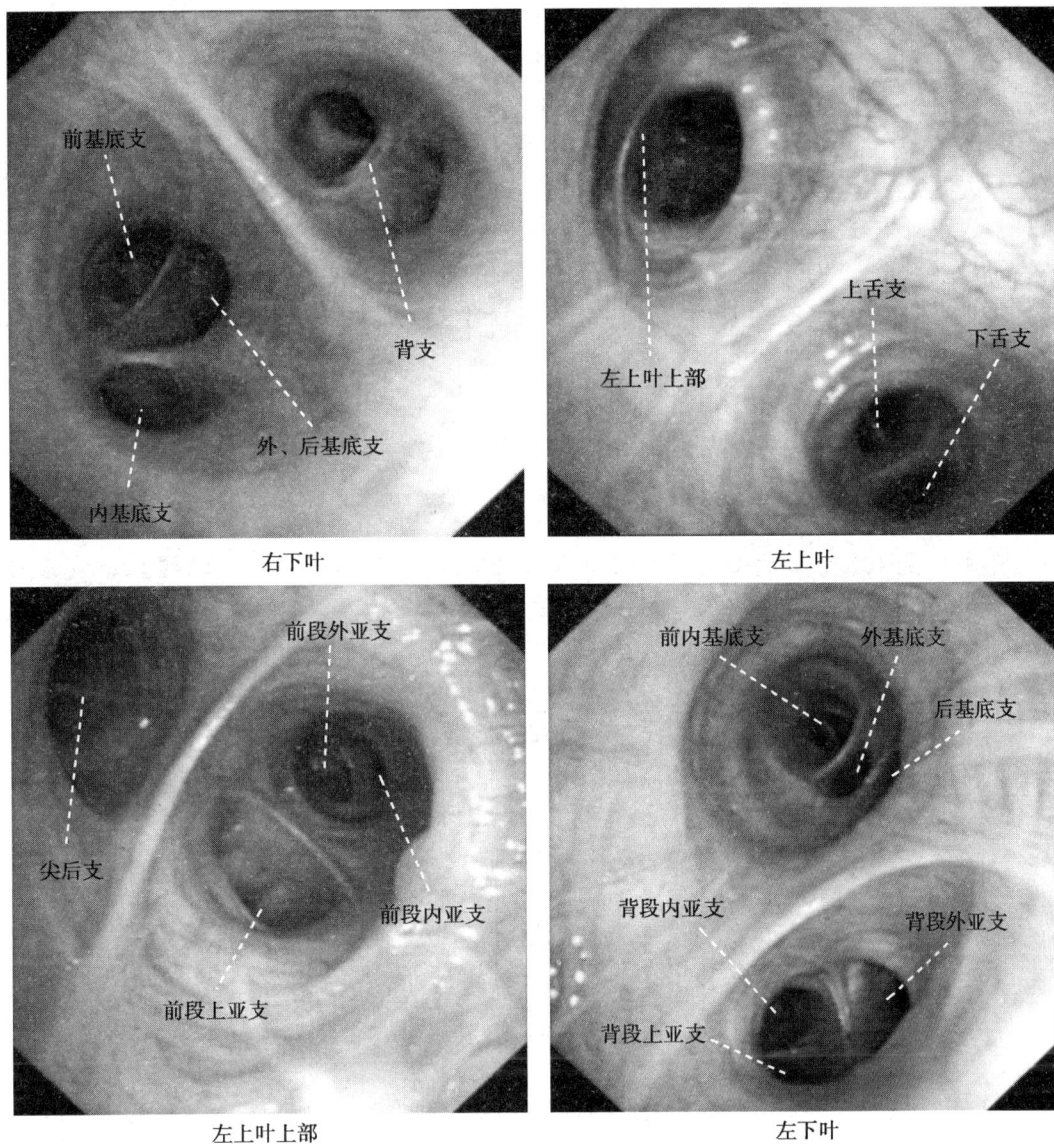

图 1-4-3　支气管镜检查顺序

（3）右侧支气管

1）右主、右中间支气管：观察隆突全貌后，将支气管镜的操作部向患者右侧转 90°~130°，缓慢推进即可进入右主支气管。右主支气管粗、短而陡直（长 1.5~2.0cm），向下延伸为右中间支气管（长约 2.5cm），气道异物多坠入此处。

2）右上叶支气管：在右主支气管内将支气管镜先端部往上方抬起 90° 左右，即可看见右上叶支气管开口，向内伸入，即可看到右上叶各段支开口，必要时可进一步插入段口内观察亚段支气管的情况。

3）右中叶支气管：支气管镜在右中间支气管的左下侧，可见右中叶支气管开口，其内 1.0~1.5cm 处又分出 2 个段支气管（内侧段、外侧段）。此处的右肺动脉干穿行、叶间淋巴结压迫，均可导致右中叶支气管外压狭窄。

4）右下叶支气管：支气管镜在右中间支气管下段，可看见三个开口从左向右排列，即中叶、下叶基底干及下叶背支。在右下叶支气管外侧壁有下叶背支开口，内侧壁有下叶内基底支开口。内基底支外下方约 0.5cm 处，又分出前、外、后 3 个基底支。

（4）左侧支气管

1）左主支气管：细长而倾斜，长 4~5cm，其末端分出上叶和下叶支气管。

2）左上叶支气管：左上叶支气管开口在左主支气管前外侧壁，相当于 8 点钟~2 点钟部位，距气管隆嵴约 4.0cm。距离上叶开口 1.0~1.5cm 处又分为 2 支，即上支和舌支。上支继续呈弧形弯曲向上方，不到 1.0cm 处发出前支，相继又发出尖后支。舌支位于前下方，相当于右肺中叶，又分出上舌支和下舌支。

左上叶支气管分支可有下列各种异常情况：①上叶的上支和舌支各单独由左主支气管分出；②由于上支前支的移位，使上叶支气管形成三分支型；③由于前支的分裂或尖后支的分裂，使上支形成三分支型。

3）左下叶支气管：左下叶支气管开口在左主支气管下后侧壁，沿其开口向下、外侧后方走行不到 1.0cm 处后壁有下叶背支开口。下叶支气管继续下行 1.0~2.0cm 又形成 2 个分支，一为前内基底支，另一为外后基底支。内基底支与前基底支起自前方的共同支，合称为前内基底支；外基底支与后基底支起自后方的共同支，分别为外基底段和后基底段。

左下叶支气管也可以有下列各种异常情况：①有背下支或内基底支存在；②偶尔只有外基底支和后基底支存在而缺少前内基底支。

3. 摄片留图　支气管镜下应观察管腔的大小、形态，黏膜的色泽、光滑度，黏膜下血管及支气管分泌物性状。对可疑部位行摄片、采样活检、刷取细胞涂片等操作处理。

（1）声门：喉室内声门关闭状态摄片 1 张。

（2）气管：气管开口向下摄片 1 张，需展示气管全程，包括气管上、中、下三段。

（3）隆突：气管下段向下摄片 1 张，需完整展示隆突的隆脊与基底部。

（4）右主支气管：右主支气管开口向下摄片 1 张，需展示右上叶支气管开口、右侧次隆突。

（5）右上叶支气管：右上叶支气管开口摄片 1 张，需展示右上叶尖、后、前三支开口。

（6）右中间支气管：右中间支气管开口向下摄片 1 张，需展示右中、下叶支气管开口。

（7）右中叶支气管：右中叶支气管开口摄片 1 张，需展示内、外侧支开口。

（8）右下叶支气管：右下叶支气管开口摄片 1 张，需展示内、前、外、后四基底支及背支开口。

（9）左主支气管：左主中段向下摄片 1 张，需展示左上、下叶支气管开口。

（10）左上叶支气管：左上叶支气管开口摄片 1 张，需展示固有上部（尖后支、前支）、下部（舌支）开口。

（11）左下叶支气管：左下叶支气管开口摄片 1 张，需展示前内、外、后三基底支及背支开口。

（12）病灶的追加拍摄：若发现病灶，则需要通过更多的观察和摄片了解关于病灶的情况。通常情况下，至少拍摄 3 张照片：①体现病灶所在部位的远距离照片；②中距离拍摄；③近距离观察。

（五）并发症及处理

支气管镜检查通常是安全的,但也确有个别病例因发生严重的并发症而死亡。并发症的发生率约为 0.3%,较严重的并发症的发生率约为 0.1%,导致死亡的概率约为 0.01%。支气管镜检查室必须配备有效的抢救药品和器械,常见的并发症及其预防和处理措施如下。

1. 低氧　为支气管镜检查术的常见并发症,产生原因如下。

（1）支气管镜机械性刺激可致气道平滑肌收缩、气道变窄;同时,支气管镜进入气道,本身造成了气道部分阻塞、通气功能障碍,引起 PaO_2 下降,这对原有慢性呼吸系统疾病及气道狭窄的患者尤为明显。

（2）支气管肺泡灌洗时,支气管平滑肌痉挛、黏膜水肿、肺泡弥散面积减少,均可导致血氧下降。

（3）支气管镜下黏膜活检时出血,未被及时清除的积血可堵塞部分气道,引起血氧下降。

短暂轻度的血氧下降对机体影响不大,但较长时间持续低氧血症可诱发心律失常、心绞痛,甚至心搏骤停。但低氧多数呈一过性,通过吸氧易于纠正。推荐术中通过鼻、口或人工气道吸氧。当脉搏氧饱和度明显下降,即经皮动脉血氧饱和度（SpO_2）绝对值下降 >4%,或 $SpO_2<90$%,并持续超过 1 分钟时,应积极提高吸氧浓度,必要时停止支气管镜操作,以减少低氧相关损伤的发生。因此,术前应注意患者是否存在不能用吸氧纠正的低氧血症,并分析低氧血症的原因;注意支气管镜检查可能对患者血氧产生的影响,以及患者对低氧血症的耐受性。

2. 出血　支气管镜检查术中,施行组织活检者均有出血,应监测镜下出血情况,可根据表 1-4-2 判断出血程度,并给予相应处理。必要时同时经全身给予止血药物:垂体后叶激素首先以 5~10U 加入 5% 葡萄糖注射液 20~40ml 稀释后静脉缓慢推注 5~10 分钟;必要时再予 10~20U 加入 5% 葡萄糖注射液 250~500ml 中,缓慢静脉滴注维持。但有严重高血压、冠心病,或者妊娠期者,禁忌使用。

表 1-4-2　支气管镜操作中出血程度分级及相应处理方式

出血程度	相应处理
轻度出血	需持续吸引,出血可自发停止
中度出血	需以支气管镜阻塞活检的叶段支气管,局部使用肾上腺素或冰盐水止血
重度出血	需放置支气管阻塞球囊或导管、外科介入,使用全身凝血剂
极重度出血	需输血,可导致窒息、插管、心肺复苏或者死亡,需进入重症监护室

3. 心律失常　偶发房性、室性期前收缩多为非器质性的,一般不引起血流动力学改变,但快速性心房颤动、持续性室上性心动过速、室性心动过速等可导致心力衰竭,甚至出现心搏骤停。支气管镜检查时,持续的低氧血症可诱发或使原有心律失常加重。因此,对原有高血压、心脏病、冠心病等器质性心脏病合并心律失常患者,应注意心律失常的潜在风险,并在检查前加以控制。

4. 左心衰竭　在支气管镜检查时,患者的紧张情绪可导致血压升高、心动过速;低氧血症可导致心肌缺血,诱发心律失常;还会有出血等应激状况;以上问题均可导致慢性心功能不全患者术中出现心力衰竭加重。心功能不全患者对低氧的耐受能力差,其治疗风险明显高于心功能正常的患者。对于术前评估心功能 3 级的患者,应谨慎选择支气管镜介入治疗;对于心功能 4 级的患者,一般要在心功能改善后才考虑行支气管镜检查。

5. 继发性肺部感染　是由支气管镜及医疗器械清洗、消毒不彻底,以及上呼吸道感染时分泌物被带入气道内、肺部感染行支气管肺泡灌洗术后感染加重等引起的医源性感染。预防措施:严格支气管镜及医疗器械的清洗、消毒,经过上呼吸道时尽量不抽吸分泌物,肺泡灌洗术应尽可能将灌洗的生理盐水回收,减少灌洗液在气道内的扩散。

6. 气胸　支气管镜检查术后气胸的总体发生率约为 0.1%。但经支气管肺活检(transbronchial lung biopsy,TBLB)后气胸发生率可达 1%~6%,不过 TBLB 术后无须常规行胸部 X 线片检查;若患者出现相关症状,临床怀疑气胸时,则应尽快拍摄胸部 X 线片以确定或排除诊断。

7. 发热　支气管镜检查术所致菌血症的发生率约为 6%。术后部分患者可因肺泡巨噬细胞释放的某些炎性介质出现一过性发热,其发生率为 5%~10%,通常不需要进行特殊处理,但应与术后感染进行鉴别。

8. 药物副作用　因术前、术中药物过敏引起头晕、恶心、头痛、手指麻木,甚至呼吸困难、血压下降,以及过敏性休克等。预防措施:术前仔细询问药物过敏史,出现过敏症状时应立即停止检查并给予抗过敏处理,对心跳停止者进行人工心肺复苏,喉头水肿阻塞气道者立即行气管切开等。

9. 低血糖反应　因患者长时间禁食禁饮,可出现心悸、乏力、出汗、饥饿感、面色苍白、震颤、恶心呕吐等低血糖反应;较严重者可出现意识模糊、精神失常、肢体瘫痪,甚至大小便失禁、昏睡、昏迷等。预防措施:术前仔细询问病史,出现低血糖症状时应立即给予静脉滴注 5% 或 10% 葡萄糖溶液,必要时行高糖治疗。

(六) 操作注意事项

1. 在学习内镜操作前,需学习有关支气管镜检查的相关理论,包括内镜操作的适应证、禁忌证;熟悉呼吸道及相关脏器的解剖结构,掌握常见气道疾病及相关疾病的内镜表现及处理原则,保持轻柔操作,避免暴力进镜。

2. 操作过程中,需保持视野居中、清晰,如气道内有分泌物附着,需要抽吸干净,尽量不留盲区,以免影响对病变的观察。特别注意:重点检查肺部影像学提示的病变部位。

3. 如需活检,应保证视野清晰,在直视下对病变部位进行钳取,根据相关指南和共识意见进行活检,并注意向患者交代活检后注意事项。

4. 局部麻醉结束 2 小时后或全身麻醉结束 6 小时后才可进食、饮水,以避免因咽喉仍处于麻醉状态而导致误吸。

5. 应通过口头或书面形式告知已行 TBLB 的患者,离院后仍可能发生气胸,如出现憋气、胸疼等症状时应及时就诊。

6. 对使用镇静剂的患者,应口头或书面告知其在 24 小时内不要驾车、签署法律文件或操作机械设备。

7. 使用镇静剂的门诊患者,应有人陪伴回家,避免自行驾车。对于老年人或行 TBLB 的高危患者,当天应有人在家中陪同。

8. 部分患者(特别是有肺功能损害和镇静后的患者)在支气管镜检查后仍需要持续吸氧一段时间。

9. 支气管镜检查术后,若为局部麻醉下操作,推荐至少观察 30 分钟;若为全身麻醉下操作,推荐至少观察 6 小时;在判断患者生命体征平稳,且无意识异常、呼吸困难、胸痛及咯血等情况后,方可离院。

(七) 相关知识

目前临床应用的电子支气管镜主要有以下 3 种类型。

1. 支气管检查镜　视野角度 120°(直视),视野方向 0°(直视),观察深度 3~100mm,照明方式为导光束方式,先端部外径 4.9mm,活检钳道内径为 2.0mm,有效工作长度约为 600mm,弯曲部弯曲角度:向上 180°,向下 130°,最小可视距离 3mm。

2. 支气管治疗镜　先端部外径 5.9mm,活检钳道内径为 2.8mm,其余参数同支气管检查镜。支气管治疗镜的特点是活检钳道孔径较大,便于通过各种治疗器械,但由于该镜的镜身较粗,操作时患者常有不适感。

3. 细支气管镜　先端部外径 4.0mm,活检钳道内径为 2.0mm,观察深度 3~50mm,其余类同支气管检查镜。该类内镜由于镜身细小,适合于老人、儿童及有气道狭窄的患者检查。

三、支气管镜检查术规范检查表

支气管镜检查术规范核查见表 1-4-3;支气管镜检查术规范评估见表 1-4-4。

表 1-4-3　支气管镜检查术规范核查表

项目	内容	是	部分	否
操作前准备	核对患者信息:包括患者姓名、性别、年龄、主诉			
	向患者宣教,签署知情同意书			
	确认患者是否有检查禁忌证(如血小板计数检查、凝血功能检查、心电图等)			
	停用有关药物(如抗凝及抗血小板药物等)			
	根据患者情况选择合适麻醉方式(局部麻醉、全身麻醉等)			
	局部麻醉术前 4 小时禁食,2 小时禁水;全身麻醉术前 8 小时禁食,2 小时禁水			
	查看肺部影像学资料,明确病变部位			
	佩戴手术帽、口罩、手套、手术衣、防护镜等相关防护用品			
	支气管镜消毒备用,准备活检钳、毛刷、培养瓶等			
	抢救设备及药品备用状态			
操作过程	选择进镜途径(经鼻或口进镜方式)及相应操作准备(经鼻需局部麻醉、经口需应用咬口器等)			
	经鼻进镜的注意事项(鼻腔清洁、局部麻醉)			
	术中局部麻醉药品使用规范(分阶段麻醉,利多卡因总量不超过 7mg/kg)			
	观察声门活动,进入声门动作正确,无损伤声带及邻近组织动作			

续表

项目	内容	是	部分	否
操作过程	检查正确顺序：先健侧，后患侧			
	同侧检查正确顺序为主支气管 - 上叶支气管 - 中叶支气管 - 下叶支气管			
	检查必须完整，要求在规定的时间内完成所有叶段的支气管镜检查			
	支气管镜下解剖结构辨认准确，并在规定部位、病变部位摄片留图			
	内镜操作流畅，无卡顿			
	进、退镜时保持轻柔操作，保持视野清晰，且位于支气管管腔中央			
	术中密切观察患者反应及生命体征情况			
	支气管镜握持规范			
	支气管镜操作动作灵活，身体重心稳定			
操作后处置	检查报告能准确描述病变部位、范围、性质、周围黏膜情况等			
	嘱局部麻醉患者术后 2 小时、全身麻醉患者术后 6 小时禁食、禁饮			
	如行活检，应告知患者活检部位，观察咯血、胸痛、呼吸困难等情况			

表 1-4-4　支气管镜检查术规范评估表

项目	好（5分）	一般（3分）	差（1分）
操作过程流畅度			
操作检查熟练度			
人文关怀			

评分标准：

好：操作过程清晰流畅，无卡顿，检查熟练，进镜及退镜方法正确；人文关怀到位，有术前交流、术中安慰及术后饮食和注意事项的交代。

一般：操作过程能整体完成，有卡顿（次数 <3），检查进镜及退镜中方法基本正确，支气管镜反复触及气道壁（次数 <3）；人文关怀不足，但能有部分的术前交流、术中安慰及术后饮食和注意事项的交代。

差：操作过程有卡顿（次数 >6），操作粗暴，支气管镜反复触及气道壁（次数 ≥3）；缺乏人文关怀。

四、常见操作错误及分析

1. 过声门时误入食管　因为气管、食管前后呈毗邻的解剖关系，患者在情绪紧张时声门活跃度增加，或者操作者技术欠熟练造成刺激使患者咳嗽，均可能导致支气管镜被杓状会厌襞推挤至梨状隐窝误入食管。

2. 操作时支气管镜反复触及气道壁　在操作过程中，没有保持支气管镜位于管腔中央，导致视野缺失而碰壁；右手频繁离开镜身去辅助左手控制支气管镜操作部，导致先端部不稳而碰壁；患者欠合作、操作者操作技术欠熟练、手法粗暴。

3. 活检后不观察出血情况　由于操作者操作欠规范,活检后直接退镜。

五、目前常用训练方法简介

(一) 模型训练

目前支气管镜训练常用训练模型:支气管树模型(图 1-4-4A)、整体肺模型(图 1-4-4B)。

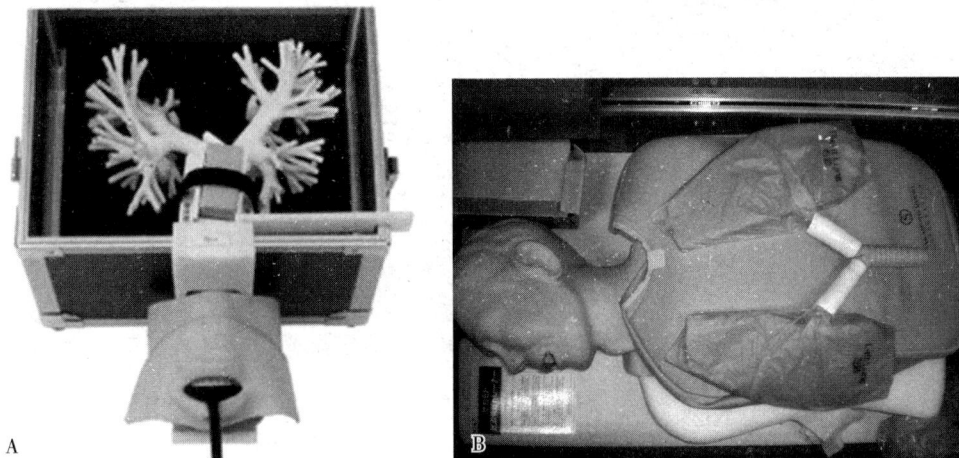

图 1-4-4　支气管镜训练常用训练模型
A. 支气管树模型;B. 整体肺模型。

模型结构:安装有头部模型,向下移行为声门 - 气管 - 主支气管 - 叶支气管 - 段支气管 - 第 5 级支气管;气管上附着有穿刺部,可用于经支气管针吸活检术(transbronchial needle aspiration,TBNA)的训练。支气管由专用的硅橡胶制成,管壁的超薄结构由特殊方法制作而成(共包括 5 级支气管),与人体支气管仿真度极高。

优点是用真镜真机进行训练,触觉反馈、立体感觉与真实操作相近;但不足是相对操作变化较少,仅适合于熟悉流程和基本操作手法的训练。

(二) 虚拟训练

呼吸内镜虚拟训练器(图 1-4-5)通过模拟支气管镜操作环境,使内镜学习过程可视化,并具备可参与性,让内镜学员能更好地学习到支气管镜的操作技能。

呼吸内镜虚拟训练器以高端计算机技术为基础,运用人体解剖学视觉重建和力反馈技术,做到:①可真实模拟临床手术器械、患者情况、操作手感与手术步骤;②可提供互动图及立体图提示目前窥镜所处的状态;③可及时发现训练者出现的操作问题并提供问题的解决方法;④可编排不同难度、进度及内容的课程。操作完成后,虚拟训练系统会自行针对学员的操作过程以及操作步骤进行详尽分析,供导师和学员了解自身学习进度。该系统给内镜学员提供了一个安全的教学环境,可以安全有效地进行全方位训练,提高其方向认知能力、手眼协调能力和操作诊断能力。

(三) 其他

支气管镜角度钮训练,也可以利用离体动物模型(猪肺)及活体动物模型(活体猪)来训练。

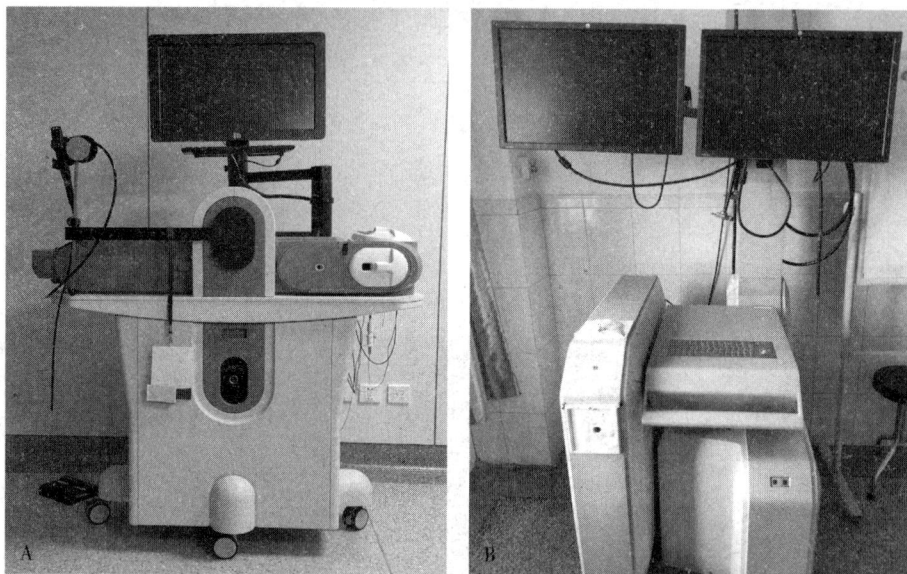

图 1-4-5 呼吸内镜虚拟训练器

六、相关知识测试题

1. 患者,女,62 岁,因"咳嗽、气促 3 年,急性加重 10 天"就诊,既往有心脏病史,具体用药不详。下列处理中,**不恰当**的是

　　A. 告知支气管镜检查风险并签字。

　　B. 心电图检查

　　C. 测量血压,不需要行肺功能、血气检查

　　D. 血常规检查

　　E. 凝血常规检查

2. 患者,男,35 岁,因"发作性喘息 10 年,急性加重 7 天"就诊。下面术前准备中,对诊断最必要的是

　　A. 心电图检查

　　B. 病情稳定,术前给予硫酸沙丁胺醇溶液雾化

　　C. 告知支气管镜检查风险,患者签字后完善术前相关检查

　　D. 血常规检查

　　E. 凝血常规检查

3. 患者,43 岁,支气管镜检查后觉心慌、出汗。下列处理中,最有效的是

　　A. 测量血压　　　　　　　　　　　　B. 吸氧

　　C. 心电图检查　　　　　　　　　　　D. 静脉滴注 10% 葡萄糖溶液

　　E. 给予抗过敏治疗

4. 患者因咳嗽、气促 2 个月就诊,既往有进食呛咳史。下列检查中,**不适当**的是

　　A. 胸部 X 线片检查　　　　　　　　　B. 支气管镜检查

　　C. 肺部 CT 检查　　　　　　　　　　D. 心电图检查

　　E. 血常规、凝血功能检查

5. 患者,53 岁,1 年前因甲状腺肿瘤压迫气管,行气管硅酮支架置入术,此次因痰多、气促就诊。下列检查中,必须进行的是

    A. 血常规检查   B. 凝血常规检查   C. 心电图检查

    D. 胸部 B 型超声检查   E. 支气管镜检查

答案: 1. C　2. B　3. D　4. A　5. E

（李　敏　刘晶晶　吴　静）

第五节　经支气管镜活检术

一、概述

经支气管镜活检术(transbronchial biopsy,TBB)是在支气管镜检查中应用频率最高、最重要的一种操作技术,大部分的肺部疾病,比如肿瘤、肉芽肿性疾病、肺间质疾病,以及某些感染性疾病等都需要通过毛刷、活检钳、细针等取样器械对病灶进行采样活检,留取标本以进一步完善细胞学、病理学检查,从而获得最终的诊断。

通常用可弯曲支气管镜检查,其外径为 4.9mm,能够到达 85% 的第五级支气管和 55% 的第六级支气管;外径更小的新型可弯曲支气管镜(4.0mm、2.8mm)则可将我们镜下直接观察的范围扩大到第七级甚至更远端的支气管。通过支气管镜的操作孔道送入活检器械在直视下进行的活检,临床上称之为经气管 - 支气管腔内病变活检;对于六级支气管及其远端的病变,一般可以通过超声、X 线透视、导航系统引导,结合活检器械在非直视状态下进行采样,也被称为经支气管肺活检(transbronchial lung biopsy,TBLB),该方法可获得肺泡组织和气道外其他组织的小块标本,将诊断范围扩大到外周肺组织。本节主要介绍通过活检钳进行的活检术。

二、经支气管镜活检术操作规范流程

(一) 适应证

1. 经气管 - 支气管腔内病变活检术适应证

(1)镜下观察到局部黏膜增厚、有新生物,需要活检明确病理诊断。

(2)荧光、窄谱等支气管镜下成像设备提示局部黏膜病变,需要活检明确病理诊断。

(3)临床上怀疑某些疾病的可能,需对气管 - 支气管黏膜进行活检,以明确病理诊断,比如结节病、纤毛不动综合征。

(4)镜下观察到局部黏膜病变,考虑感染性疾病,需要活检送培养等病原学检查。

2. 经支气管肺活检适应证

(1)肺内局灶性病变,支气管镜难以窥及的肺部周围性肿块、结节、浸润性病灶。

(2)肺部弥漫性病变。

(3)免疫缺陷患者、危重患者(包括机械通气患者)肺部浸润阴影的病原学诊断。

(4)肺移植排斥反应的监测随访。

(二) 禁忌证

开展支气管镜检查至今,临床上相关医务人员已经积累了丰富的操作经验,其绝对禁忌

证范围逐渐缩小,但有下列情况的患者,行支气管镜检查及活检发生并发症的风险仍然显著高于一般人群,需慎重权衡利弊并将相关风险充分告知患者及其家属后再共同决定是否进行检查。

1. 严重的、不能纠正的凝血功能障碍或活动性大咯血者。

2. 未停用抗血小板聚集药物及抗凝药物者。

3. 有严重心肺功能不全、严重心律失常者。

4. 近期新发过心肌梗死或有不稳定型心绞痛发作者。

5. 严重的上腔静脉阻塞综合征。

6. 严重的肺动脉高压。

7. 疑有主动脉瘤者。

8. 患者极度衰弱不能耐受者、患者无法配合、有无法控制的咳嗽者。

9. 多发肺大疱。

10. 病变疑为肺包虫囊肿。

(三) 操作前准备

1. 患者的准备

(1)患者的告知及知情同意

1)针对支气管镜检查术过程中可能出现的问题,向患者提供口头或书面指导,适宜的指导可以提高患者对操作的耐受性;嘱其平静呼吸、不要剧烈咳嗽,以避免出现大出血。

2)对所有接受检查前的患者进行相关风险的书面告知,并让其签署知情同意书。

(2)术前准备:见第一章第四节对应的"术前准备"内容。

(3)特殊患者的处理:见第一章第四节对应的"特殊患者的处理"内容。

2. 物品(器械)的准备

(1)支气管镜相关检查设备正常,包括吸引器正常。

(2)图像采集系统及图文报告系统操作正常。

(3)建立静脉通路,并保留至术后恢复期结束。

(4)监护设备、氧气、负压吸引装置及急救药品(镜下止血药物:1:10 000 肾上腺素、凝血酶、冰 0.9% 生理盐水;静脉止血药物:垂体后叶激素;静脉补液药物:林格液等)准备妥当。

(5)准备好合适的活检器械(如活检刷、活检钳),并准备好留取标本的标本瓶及保存液。

(6)消毒巾垫于患者头部后方,消毒巾上放置卫生纸用于擦拭患者口腔流出的唾液。

3. 操作者的准备

(1)核对患者信息:包括患者姓名、性别、年龄、主诉。

(2)再次告知患者及其家属活检术的必要性及风险,签署知情同意书。

(3)确认禁食、禁饮时间。

(4)确认患者有无咯血病史及咯血量、停止咯血时间。

(5)询问患者既往有无高血压,心、肺、脑疾病或出凝血异常等病史;有无服用抗血小板药物、抗凝药物(如阿司匹林、氯吡格雷等)。

(6)需询问有无麻醉药物过敏史。

(7)查看患者血常规、凝血功能、心电图及肺部影像学资料。

(8)明确患者有无支气管镜检查禁忌证。

(9) 核实心电监护仪上患者的基础生命体征。

(四) 操作步骤

1. 经气管 - 支气管腔内病变活检术

(1) 准备工作完成后先进行常规支气管镜检查,在支气管镜抵达病变部位或准备活检部位上方后,先通过轻柔抽吸,去除表面覆盖的分泌物及血迹,充分暴露活检目标。

(2) 观察病变的性质,估计其可能的出血风险及程度,对于预估出血量可能较大的病灶,需准备好活检后的止血及抢救预案,根据风险大小酌情准备气管插管、喉镜及套管、高频电刀或氩气刀、激光、压迫止血球囊等止血手段。

(3) 使用侧翻枕协助患者转为患侧卧位。

(4) 活检前在活检目标局部喷洒 2% 利多卡因 1~2ml,避免患者剧烈咳嗽;喷洒 1:10 000 肾上腺素 1~2ml,或者 0.9% 冰生理盐水、凝血酶溶液预防出血。

(5) 根据病变部位和性质,选择最佳的活检器具。一般在一次检查中使用 2 种或 2 种以上器械(如毛刷、活检钳、穿刺针及刮匙等),可以提高诊断阳性率。通常取材 5 块,对于高度怀疑恶性肿瘤,需要进一步完善免疫组化及基因检测等检查的病变,酌情取到 8 块。

(6) 活检过程中及结束后密切观察患者心率、血压、指动脉血氧饱和度,以及活检处出血情况、患者咳嗽情况,酌情补充局部喷洒止血及麻醉药物,及时清理气道分泌物、药物及血液,保持气道通畅。

(7) 拍照留图,分别对活检部位的活检前后状态予以拍照留存。

(8) 活检结束后,确定活检部位无活动性出血后,边清理气道边退镜。

(9) 将患者送至复苏休息区继续观察生命体征及咯血情况,嘱患者留院观察 0.5 小时,无异常后方可离开;若有咯血量增多,请及时就诊。

2. 肺内局灶性病变的经支气管肺活检　TBLB 有不同的定位方法,根据病灶的特点和操作者水平、医院设备情况、患者经济状况等,可选择不同的引导方法进行 TBLB,以提高诊断率。

(1) 根据术前患者的胸部 CT 片,确定病变所在的准确部位,条件允许时,可以通过虚拟导航系统或者手绘来确认气管、支气管到达病变部位的路径。

(2) 需准备好活检后的止血及抢救预案,根据风险大小酌情准备气管插管、喉镜及套管、高频电刀或氩气刀、激光、压迫止血球囊等止血手段。

(3) 使用侧翻枕协助患者转为患侧卧位。

(4) 活检前在活检目标支气管注入 2% 利多卡因 1~2ml,避免患者剧烈咳嗽;注入 1:10 000 肾上腺素 1~2ml,或者冰 0.9% 生理盐水、凝血酶溶液预防出血;抽吸清除气道内分泌物。

(5) 将可弯曲支气管镜伸至病变所在的第五级支气管开口,并将活检钳通过工作孔道送入相应的支气管管腔内。

(6) 对局灶性病变进行盲检时,活检钳要推进直到抵达肿块边缘,此时可以感到阻力,并且无法再推动活检钳,将活检钳向后退 0.5~1.0cm,要求助手张开活检钳尖端,稳定地将张开的活检钳尖端向前推送并合上活检钳,轻轻后退。

(7) 条件允许时,可利用 C 臂 X 线透视机在透视下定位和调整活检钳与肿块的位置。当透视机旋转时,活检钳和肺肿块同时发生转动,则提示活检钳位置合适,将活检钳向后退 0.5~1.0cm,要求助手张开活检钳尖端,稳定地将张开的活检钳尖端向前推送,通过透视屏确认活检钳尖端推向肿块,然后合上活检钳,轻轻后退。退出活检钳时,应重新通过透视屏观察肺肿块的活动来预计取样是否成功。

(8) 对于局灶性肺外周肿块和感染性病变,至少留取 6 块活检标本,可能的话留取 10 块。

(9) 活检过程中及活检后,应尽可能维持支气管镜尖端顶住活检支气管管腔可及的最远端,形成远端支气管的封闭,以此来填塞出血源,防止血液溢出并帮助止血。活检结束后,确定活检部位无活动性出血后,边清理气道边退镜。

(10) 将患者送至复苏休息区继续观察生命体征及咯血情况,嘱患者留院观察 1.5 小时,无异常后方可离开;若咯血量增多,请及时就诊。

(五) 并发症及处理

1. 经支气管镜活检通常比较安全,但是偶尔也会出现严重的,甚至危及生命的手术相关并发症;在进行普通支气管镜检查时常见的并发症包括喉痉挛、支气管痉挛,以及低氧血症;在活检时最常见的 2 个并发症是出血和气胸。因此,对于病情危重,以及具有凝血功能障碍或者血液病的患者,应尽可能避免行此类检查。应该注意的是,即使是凝血功能正常者,亦可发生严重、致命的大出血。

2. 出血　经支气管镜活检出现大出血的概率约为 0.7%;TBLB 的概率高于腔内活检,发生明显出血($>50ml$)的概率为 1.6%~4.4%。

3. 常见原因　①麻醉不佳、咳嗽剧烈或操作粗暴,支气管镜或活检钳损伤支气管黏膜或者血管丰富的病变组织;②活检损伤病灶及其周围血管;③对于某些患者(如尿毒症、肺动脉高压、肝病、凝血功能障碍、血小板减少症、免疫抑制等),发生出血的概率增加。

4. 预防方法

(1) 严格把握血常规、凝血功能指标,需血小板计数 $>60 \times 10^9/L$,PT 延长 <1.5 秒。

(2) 详细询问病史,抗血小板聚集药物(如氯吡格雷)需停药 1 周,口服抗凝药物(如华法林)需停药 3 天,并酌情使用维生素 K 拮抗;必须使用抗凝药物时,需将 INR 降至 <2.5,并应用肝素替代过渡,在检查前 24 小时停药。

(3) CT 或镜下表现怀疑血管瘤的病变,不要轻易钳夹;条件允许的情况下,应完善增强造影,明确病变血运情况;镜下注意观察病变波动情况,可在活检前用穿刺针试探病灶有无明显出血。

(4) 充分完成表面麻醉,温柔操作,嘱患者配合尽量减少剧烈咳嗽。

(5) 对于中央气道病变尽量选择远端进行钳夹。

(6) 活检前局部喷洒 1 : 10 000 肾上腺素 1~2ml,待病变颜色变浅后再尝试钳夹。

5. 治疗方法

(1) 大多数出血为小量出血($<20ml$),一般只需让患者安静休息,出血会自行停止,也可在局部滴入 1 : 10 000 肾上腺素、冰 0.9% 生理盐水、凝血酶辅助止血,出血停止后轻柔抽吸清理远离出血部位的积血,尽量不触碰出血部位,以防血栓挪动导致再次出血。

(2) 出血量大时,首要任务的是要保证气道通畅,一方面让患者转为患侧卧位,另一方面持续经支气管镜抽吸清除气道血液,鼓励患者尽量把血块咳出,同时予以吸氧、补液,密切观察生命体征,必要时予以合血监测;切忌术中停止抽吸且拔出支气管镜,这样会导致出血凝固成血块,引起窒息。

（3）药物止血，常用药物有垂体后叶激素、维生素 K、氨甲苯酸、卡络磺钠、血凝酶，必要时配合血管舒张药物（如酚妥拉明）治疗。

（4）若上述治疗无效，则需考虑尽快行气管插管，选用双腔气管导管或者延长气管导管插入健侧，使双侧支气管隔离，保证健侧通气。

（5）出血部位明确时还可采用球囊压迫止血。

（6）另外还有血管介入栓塞止血和紧急外科手术。

6. 气胸 气胸常见于 TBLB，经支气管活检时没有控制咳嗽会大大增加气胸的风险。接受正压机械通气、存在大泡性肺气肿和肺孢子虫肺炎的患者在经支气管活检后气胸发生率更大。经支气管镜活检时合理使用透视引导会减小气胸的风险。透视检查能在活检后立刻发现气胸，部分患者会在术后出现迟发型气胸。对于无透视引导的 TBLB，术者根据触觉及患者胸痛的反应情况来控制活检钳深度，亦可在一定程度上减少气胸的发生。临床上没有透视条件，或者透视正常者，一般也建议在活检后 0.5~1.0 小时进行胸部 X 线片检查。大部分轻度气胸患者通过吸氧和住院观察即可自行吸收修复，中重度气胸可以留置胸腔穿刺引流管或者闭式引流。

（六）操作注意事项

1. 在开始活检术前，需先充分掌握常规支气管镜操作的方法，掌握经支气管镜活检术的适应证、禁忌证；熟悉活检器械与内镜配合操作的手法，避免在支气管镜操作孔道内打开活检钳，导致内镜损伤。

2. 掌握并发症的处理方法并熟悉应急预案。

3. 充分告知患者活检的必要性及风险，签署知情同意书。

4. 术中保持轻柔操作，减少因术者操作不当而引起的并发症。

5. 术后处理 检查后需禁食、禁饮 2 小时，进行全身麻醉下支气管镜检查的患者术后 24 小时内禁止驾车、高空作业等危险性操作。注意观察咯血情况，若有活动性咯血，需及时急诊就诊。

（七）相关知识

目前常用的活检钳有四种（图 1-5-1）。

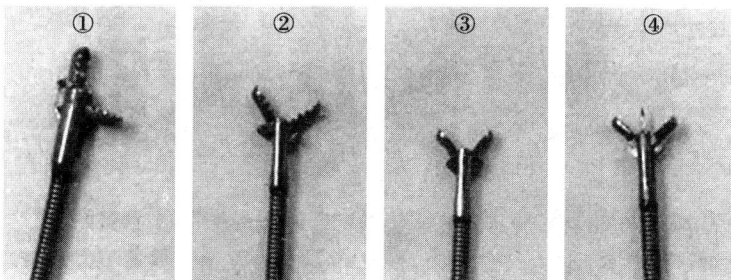

①—鳄口侧转式活检钳；②—普通锯齿缘鳄口活检钳；
③—标准活检钳；④—带针活检钳。

图 1-5-1 四种常用活检钳

1. 鳄口侧转式活检钳 2 个叶片均可侧转 90°，可灵活的取到支气管侧壁上的病变组织，尤其适用于易滑黏膜上的或较硬的组织。

2. 普通锯齿缘鳄口活检钳　可用于大多数能看到的病变,尤其适用于较硬的病变组织。

3. 标准活检钳　带侧孔的圆形环状钳,用于穿透支气管壁病变的肺活检,对组织损伤轻,发生出血并发症的风险相对较低。

4. 带针活检钳　针可固定于支气管壁,协助准确定位,不易打滑,用于取支气管侧壁组织,可获取较大的组织样本。

三、经气管 - 支气管腔内病变活检术规范检查表

经气管 - 支气管腔内病变活检术规范核查见表 1-5-1;经气管 - 支气管腔内病变活检规范评估见表 1-5-2。

表 1-5-1　经气管 - 支气管腔内病变活检术规范核查表

项目	内容	是	部分	否
操作前准备	核对患者信息:包括患者姓名、性别、年龄、主诉			
	熟悉患者病史,向患者交代操作配合注意事项,术前安抚患者			
	佩戴手术帽、口罩、手套、手术衣、防护镜等相关防护用品			
	向患者宣教,签署知情同意书			
	局部麻醉术前 4 小时禁食,2 小时禁水;全身麻醉术前 8 小时禁食,2 小时禁水			
	确认患者是否有检查禁忌证(如血小板计数检查、凝血功能检查、心电图等)			
	停用有关药物(如抗凝及抗血小板药物等)			
	根据患者情况,选择合适的麻醉方式(包括局部麻醉、全身麻醉等)			
	使用侧翻枕协助患者转为患侧卧位			
	活检钳、病理标本瓶及保存液等			
	止血、麻醉药品(肾上腺素、凝血酶、利多卡因等)及抢救物品设备			
操作过程	选择进镜途径(经鼻或口进镜方式)及相应操作准备(经鼻需局部麻醉、经口需应用咬口器等)			
	气道局部喷洒麻醉,药品使用规范(分阶段麻醉,利多卡因总量不超过 7mg/kg)			
	先完善常规支气管镜检查,先健侧后患侧			
	合理预防及处理活检所致病变出血			
	禁止活检钳在工作孔道中打开导致内镜损伤			

续表

项目	内容	是	部分	否
操作过程	钳夹手法准确、轻柔,由远及近,能避开血管丰富处等出血风险高的部位			
	进退镜时保持轻柔操作,保持视野清晰,位于支气管管腔中央,前端与病灶保持一定距离(1~2cm)			
	获取满意标本			
	术中密切观察患者反应及生命体征情况			
	退镜前需确认活检部位无活动性出血			
	支气管镜握持规范			
操作后处置	检查报告能准确描述病变部位、性质及初步诊断			
	嘱局部麻醉患者术后 2 小时,全身麻醉患者 6 小时禁食、禁水			
	如行活检,应告知患者活检部位,并观察咯血、胸痛、呼吸困难等情况			

表 1-5-2 经气管 - 支气管腔内病变活检规范评估表

项目	好(5 分)	一般(3 分)	差(1 分)
操作过程流畅度			
操作检查熟练度			
人文关怀			

评分标准:

好:操作过程清晰流畅,无卡顿,检查熟练,进镜及退镜方法正确;人文关怀到位,有术前交流、术中安慰及术后饮食及注意事项的交代。

一般:操作过程能整体完成,有卡顿(次数 <3),检查进镜及退镜中方法基本正确,支气管镜反复触及管壁(次数 <3);人文关怀不足,但能有部分的术前交流、术中安慰及术后饮食及注意事项的交代。

差:操作过程有卡顿(次数 >6),操作粗暴,支气管镜反复触及管壁(次数 ≥3);缺乏人文关怀。

四、常见操作错误及分析

1. 活检钳在工作孔道内打开,或者活检钳未闭合即从工作孔道内拖出,这种情况会造成内镜的严重损伤,需要增强防范意识,避免发生这种操作。

2. 操作时内镜及活检钳反复触及呼吸道壁,造成黏膜或病变处损伤出血;可能是由于局部麻醉不到位、操作者操作技术欠熟练、患者欠合作,以及操作粗暴引起。

3. 行肺外周病变活检时,患者出现胸痛,但操作者没有回退活检钳,而是予以直接钳夹,这样极易引起气胸;患者出现胸痛多因为活检钳已经触及胸膜。

4. 活检后不观察出血情况,由于操作者操作欠规范,活检后直接退镜。

五、目前常用训练方法简介

1. **模型训练**　目前支气管镜训练常用训练模型为支气管镜检查模型(图1-4-4A)。模型支气管壁上附着有硅胶模拟病变组织,可以进行支气管腔内病变的活检。优点是用真镜、真机进行训练,触觉反馈、立体感觉与真实操作相近,而且可以反复使用;但不足是相对操作变化较少,仅适合于进行流程和基本操作手法的训练。

2. **虚拟训练**　呼吸内镜虚拟训练器(图1-4-5)通过模拟支气管镜操作环境,可进行腔内病变活检、肺活检、经支气管镜针吸活检术等多种活检操作。

3. **其他**　还可以使用离体动物模型(猪肺)及活体动物模型(活体猪、狗)来训练。

六、相关知识测试题

1. 以下选项中,**不是**经支气管镜活检术适应证的是
   A. 左上叶支气管开口新生物
   B. 间质性肺炎
   C. 右下叶支气管开口黏膜白斑
   D. HIV患者双肺弥漫性病变
   E. 左下叶支气管搏动性外压性病变

2. 以下选项中,**不是**经支气管镜活检术的禁忌证的是
   A. 阿司匹林停药3天
   B. 主动脉瘤患者
   C. 检查前一天有200ml咯血
   D. 一个月内发作4次不稳定型心绞痛
   E. Ⅱ型呼吸衰竭

3. TBLB **不能**通过以下哪种方式进行
   A. X线透视引导
   B. 虚拟导航引导
   C. 超声小探头协助定位
   D. 直视下活检
   E. 手绘建立气管支气管树路径引导

4. 经支气管镜下活检出血时,以下药物使用**错误**的是
   A. 镜下喷洒血凝酶
   B. 静脉使用垂体后叶激素
   C. 静脉使用酚妥拉明
   D. 镜下喷洒冰0.9%生理盐水
   E. 镜下喷洒1:10 000肾上腺素

5. 关于TBLB,下列选项中**不正确**的是
   A. 活检钳推进遇到阻力时,提示已经抵达病变组织边缘,开钳继续推进0.5~1.0cm后,合上活检钳进行钳夹完成活检
   B. 对于外周肿块和感染性病变,至少留取6块活检标本

C. 术前检查需血小板计数高于 $60×10^9/L$,PT 延长 <1.5 秒

D. 一旦患者出现心律失常,须立即停止操作,及时抢救

E. 术中一旦出现大咯血,切忌停止抽吸且拔出支气管镜,以免引起窒息

答案:1. E 2. A 3. D 4. A 5. A

（邓彭博 吴 静 李 敏）

第六节 气道内超声技术

一、概述

传统的支气管镜,只能对气道表面的病变进行观察,对于管腔外的病变只能通过支气管黏膜、管腔形状等间接征象来进行推断。随着超声技术的发展,气道内超声(endobronchial ultrasound,EBUS)将内镜的视野范围由腔内扩展到了腔外,由大气道扩展至外周内径 1.4~2.0mm 的小气道,从而拓宽了内镜的工作范围。EBUS 通过超声支气管镜或者是微型超声探头(ultrasonic probe,USP)经过支气管镜操作孔道进入气管及支气管,通过实时扫描获取 4cm 范围内的气管、支气管壁及相邻组织的超声影像,包括纵隔淋巴结、气管旁肿块、大血管等,清楚显示其相互关系,进而进行安全、高效、精确的超声引导下经支气管针吸活检(endobronchial ultrasound-guided trans-bronchial needle aspiration,EBUS-TBNA),协助经支气管镜的介入治疗。本节主要介绍 EBUS-TBNA 的操作应用。

二、气道内超声技术操作规范流程

EBUS 是一种创伤性极小的检查方法,凡适合常规支气管镜检查者,均适合于 EBUS 检查。但鉴于 EBUS 存在操作时间长、费用昂贵,以及需要更深麻醉等问题,在常规支气管镜检查能满足诊断需求的情况下,不建议首选 EBUS。

(一) 适应证

1. 气管、支气管黏膜下病变。

2. 气管、支气管狭窄。

3. 表面黏膜正常而疑有管壁或管外浸润性病变者。

4. 周围支气管小结节病灶。

5. 肺门与纵隔肿物或肿大淋巴结需要进一步明确诊断及性质。

6. 进行肺癌分期。

7. 了解病灶与纵隔结构的关系,决定是否有手术指征。

8. 气管、支气管病变治疗后诊断与疗效评估。

9. 气管、支气管内高疑血管瘤样病变,协助明确病变血运,协助评估活检风险。

10. 纵隔良性囊性病灶(如囊肿及脓肿等)的诊断及引流。

11. 经典 TBNA 穿刺未获阳性结果者。

(二) 禁忌证

1. 常规支气管镜检查的禁忌证均为 EBUS 的禁忌证,如严重心肺功能不全、有出血倾向等。

2. 严重的气管狭窄,在进行腔内超声操作是有窒息风险者。

3. 麻醉药过敏,且不能用其他药物替代者。

4. 所选穿刺点有明显感染者。

(三) 操作前准备

1. 患者的准备

(1)患者的告知及知情同意

1)向患者及其家属告知 EBUS 及 EBUS-TBNA 的必要性、费用及风险,并签署知情同意书。

2)向患者告知术中操作流程及其注意事项,以增强患者依从性及对检查的耐受性。

(2)术前准备:术前常规行胸部高分辨率 CT 或者正电子发射计算机断层显像(positron emission tomography CT,PET-CT)检查,明确病变的大小、位置,拟定目标病灶。

其余内容同第一章第四节相应的"术前准备"内容。

(3)特殊患者的处理:见第一章第四节相应的"特殊患者的处理"内容。

2. 物品(器械)的准备

(1)超声支气管镜相关设备调试正常,包括超声系统主机、超声探头、超声支气管镜等。

(2)图像采集系统及图文报告系统操作正常。

(3)监护设备、氧气、负压吸引装置及急救药品(镜下止血药物:1:10 000 肾上腺素、凝血酶、冰 0.9% 生理盐水;静脉止血药物:垂体后叶激素;静脉补液药物:林格液等)准备妥当。

(4)安装水囊:用水囊安装器钳住水囊前端,将水囊反套固定于安装器根部,由安装器将水囊套在超声支气管镜前端凸面探头上,前后调整使水囊与水囊槽紧密结合;向水囊内注入 0.9% 生理盐水,挤压排气并确认无漏水;抽尽其中 0.9% 生理盐水,备用。

(5)准备好专用的 EBUS-TBNA 穿刺针套装,将负压注射器调至 20ml 真空负压状态,备用。

(6)准备好留取标本的滤纸、玻片、标本瓶及保存液。

(7)消毒巾垫于患者头部后方,消毒巾上放置卫生纸,用于擦拭患者口腔流出的唾液及血液。

3. 麻醉方法

(1)局部麻醉联合清醒镇静:超声支气管镜可选择经口或者经鼻进入,大部分患者可以在使用利多卡因局部麻醉的基础上联合清醒镇静(静脉使用咪达唑仑或丙泊酚镇静,芬太尼或舒芬太尼镇痛)下完成。

(2)全身麻醉:部分患者难以耐受清醒下操作,或者由于操作者的操作习惯,也可采用全身麻醉(静脉复合麻醉)下插入喉罩、气管插管或硬镜,建立操作通道后进行;其优点是全身麻醉下患者咳嗽反射减弱,穿刺操作定位更准确,支气管镜前端及穿刺针不易移动,且易于气道管理,增加了患者的舒适度。尤其适用于气道严重狭窄的患者。

4. 操作者的准备

(1)同常规支气管镜术前准备。

(2)确定已告知患者家属 EBUS 及 EBUS-TBNA 的必要性、费用及风险,并签署知情同意书。

（四）操作步骤

1. 使用检查镜完善常规支气管镜检查,明确腔内病变情况,确定穿刺点,气道内及穿刺点利多卡因喷洒局部麻醉,充分清理气道内分泌物。

2. 转换为连接超声支气管镜,开机。

3. 确定水囊无漏水、无气泡,切换主机内镜与超声图像均显示正常。

4. 按照制订好的进入路径,将超声支气管镜送入气道,可选择经鼻、经口、经喉罩、气管插管或硬镜。因超声支气管镜视角非平视,在进镜时支气管镜前端需抬高呈 35° 上仰,尤其是在过声门时;且需要与目标保持一定距离(前端有超声探头)。

5. 到达目标位置后,根据检查部位管腔大小以及前端与管壁贴合程度,酌情向水囊注入 0.9% 生理盐水(气管内约 0.5ml,支气管内约 0.3ml,一般不超过 1ml)。

6. 调整支气管镜前端与目标穿刺点的位置,使水囊轻柔且紧密贴合于管壁,切换为超声扫描模式,以获取管壁及周围结构的超声图像,交替观察超声图像及光镜图像,一般按照上气管旁、气管旁、隆突下、肺门淋巴结的顺序依次寻找目标病灶。

7. 找到目标病灶后,微调内镜前端,选取目标病灶最大直径层面测量病灶大小(最大直径及垂直短径)和穿刺距离;再切换多普勒模式观察病灶内部及周围血运情况;对以上图像均拍照留图。之后选择穿刺目标直径较大及最少血运的层面作为进针层面。

8. 替换操作通道的开口阀为接头活检阀,安装在操作通道开口处并确认牢固。

9. 将穿刺套件取出,将鞘管调节旋钮向近手端移动到头,顺时针旋转鞘管调节旋钮并拧紧,确认针芯滑动把手拉出到头,直到听到"咔嗒"声并被针芯调节器锁定,稍稍向外拔出穿刺针内芯。

10. 放松支气管镜前端,将活检针装置前端通过接头活检阀插入口送入工作孔道,将手柄向接头活检阀推进到头,滑动连接卡锁,直至听到"咔嗒"声,确认手柄牢固的连接至内镜的操作部。

11. 轻柔调节鞘管位置,切换为光镜图像观察,当观察到鞘管尖端稍微露出视野呈"月牙"样时,顺时针锁紧鞘管调节旋钮。

12. 再次切换超声图像,调节前端角度,微调找到穿刺层面,并使鞘管嵌于上下软骨环之间。

13. 根据目标病灶大小,设置针尖目标穿刺深度后锁紧,将穿刺针内芯稍微外拔、开锁,推动针芯滑动把手,从鞘管前端伸出针尖,在超声引导下采用突刺法进针,穿入目标病灶,嘱助手协助在患者口部固定支气管镜,并协助轻轻推送。若穿刺成功,可在超声视野内看到穿刺针强回声,根据影像调整穿刺针深度,切换多普勒模式观察穿刺针道与病灶血运及周围血管的关系,并拍照留图。

14. 将穿刺针内芯向下反复轻推数次以清理针腔,拔出内芯,连接并开启负压吸引阀,在超声图像实时观察下,反复上下移动针芯的滑动把手进行穿刺,来回 15~25 次。

15. 采样结束后,保持活检针位于目标病灶内,关闭并取下负压针筒,再将针芯收回鞘管中,然后拔出穿刺针套件。

16. 留取样本　可通过再次连接负压针筒,推进活塞来将样本排出,再将内芯插入穿刺针,以将样本推出,小部分样本置于玻片上进行抹片,大部分样本直接置于过滤纸上,待血性成分被吸收后,将滤纸上的组织用甲醛溶液固定送检;还可用 20ml 注射器抽取生理盐水冲洗针道并收集冲洗液,富集于 50ml 锥形标本管后离心,取凝结物送病理学及细胞学检查。

17. 可在同一穿刺目标或者不同穿刺目标间进行反复穿刺,一般每个目标淋巴结穿刺 3次,尽量选不同的穿刺角度进针。

18. 穿刺完成后,切换光镜视野,观察穿刺点有无出血。

19. 将患者送至复苏休息区继续观察生命体征及咯血情况,嘱患者留院观察 0.5 小时,无异常后方可离开;若有咯血量增多,则及时就诊。

(五) EBUS 报告书写

一般分为内镜描述和超声描述,超声描述包括:①探查病变位置,是第几组淋巴结或者是肿块;②病变的大小、形状、边界、回声(高低及是否均匀);③病变与气管壁、周围组织的关系,多普勒超声下观察到的病变内的血运及病变与周围血管的关系。每个穿刺部位穿刺的次数,留取的标本是否满意。每个病灶分别留取最典型、最大层面超声图像,穿刺进针后再次留取穿刺针在病变内的图像。

(六) 并发症及处理

EBUS 检查因为有超声的实时监测指导,是相对安全的操作,一般无严重并发症发生,目前尚未有报道因行 EBUS 检查致死的案例。可能发生的并发症除常规支气管镜常见的并发症外,可能有以下几种。

1. 窒息 主要是与水囊注入过多相关。避免方法是向水囊注水时一定要逐渐增加,气管内操作时应严格把握注水量,操作过程中注意监测 SpO_2;对于一侧主支气管明显狭窄的患者,在另一侧探查不宜使用水囊。

2. 器械损伤 超声支气管镜的外径较粗(6.9mm),且视野角度与实际前进角度不平行,因此在过声门、进入气道,以及气道内探查时容易引起钝性挫伤;这需要操作者在模型和模拟器上多加练习,以熟练掌握合适的进镜角度和手法;同时因为 EBUS-TBNA 穿刺针的角度难以与预计进针角度完全一致,可能会造成支气管壁的损伤,或者穿破软骨环,这同样需要操作者熟练且轻柔地操作来避免损伤发生。

3. 出血 多普勒超声探查可以显示血管与气管、肿块或淋巴结的相对位置,并在穿刺过程中实时监测,从而避免损伤血管等重要结构,出血较少。对于穿刺部位黏膜病变严重,触之易出血的患者,应慎行 EBUS 检查,必要时在操作前后腔内局部喷洒止血药物。

4. 心血管意外 水囊压迫支气管壁可能引起神经反射,导致心律失常,甚至心搏骤停,一旦发生需要立即停止操作,及时抢救。

5. 纵隔脓肿、败血症 一般为术中工作孔道受到上呼吸道定植菌污染,或者穿刺点、穿刺病灶为感染性病灶,穿刺加重了感染的播散所致。预防处理对策包括:发热患者需经过抗感染治疗、体温控制后再行检查,优先挑选感染可能性较小的病灶进行穿刺,一般穿刺囊性病灶及坏死性病灶更易引起感染,并且尽量减少穿刺进针次数,并在术前术后予以抗感染治疗,及时根据穿刺标本病原学结果调整用药。

(七) 操作注意事项

1. 术前务必确认水囊无漏水及水泡,注水量一般为 0.5~1.0ml,过多易引起水囊破裂;气道狭窄患者需严格控制注水量;切记不可带水囊进退声门,避免引起声门撕裂、声带水肿、窒息。

2. 由于超声支气管镜视野方向为前斜 30°,扫描范围为 50°,为获得正前方直视视野,需将内镜前端轻度抬高。

3. 切记要在将活检针套件送入及退出工作孔道前,把活检针收入针鞘,并且保持内镜前端平直状态,只有在鞘管露出在光镜视野下时,才能将活检针送出,避免针头划伤工作孔道内壁,如遇阻力,切不可强行推送。

4. 一般穿刺深度不大于 20mm,因为大于该深度可能穿刺针工作范围会超出超声扫描范围,增大出血风险。

5. 若穿刺时负压针筒内观察到血液回流,需立即停止穿刺并退针。

6. 助手需在实时 EBUS-TBNA 时,协助在患者口边固定内镜,并稍稍用力推送内镜协助穿刺进针突破气管、支气管壁。

(八) 相关知识

1. EBUS 的分类　根据超声探头的不同,可将 EBUS 分为 2 类:环扫探头 EBUS 和凸面探头 EBUS。二者各有所长,在临床上起到互补的作用。

(1) 环扫探头 EBUS(radial probe EBUS):是把超声探头经可弯曲支气管镜工作孔道送入气道内,通过 360° 旋转扫描成像,一般微型探头直径为 1.7~2.6mm,用于探查肺外周(亚段以下支气管)病变;带囊性探头注水后球囊外径为 15~20mm。环扫探头 EBUS可以观察病变侵犯管壁的深度,鉴别气道内病变的良恶性,并协助进行肺外周病变的活检,但是该探头不能实时监控对于病灶的活检,这一定程度上影响了活检的准确性和安全性。

(2) 凸面探头 EBUS(convex probe EBUS,CP-EBUS)(图 1-6-1):是在可弯曲支气管镜前端配置了一个凸面传感器,可沿着支气管镜插入方向的垂直角度进行扫描;同时保留了内镜的操作孔道,可经该孔道送入专用的穿刺活检套件,在超声扫描图像的实时监控下进行穿刺。可弯曲支气管镜的顶端外径为 6.9mm,可弯曲部外径为 6.7mm,光镜视像方向为前倾30° 的扇形区域,超声扫描范围为 50°,工作孔道内径为 2.0mm,可配合送入专用的 22 号穿刺针。

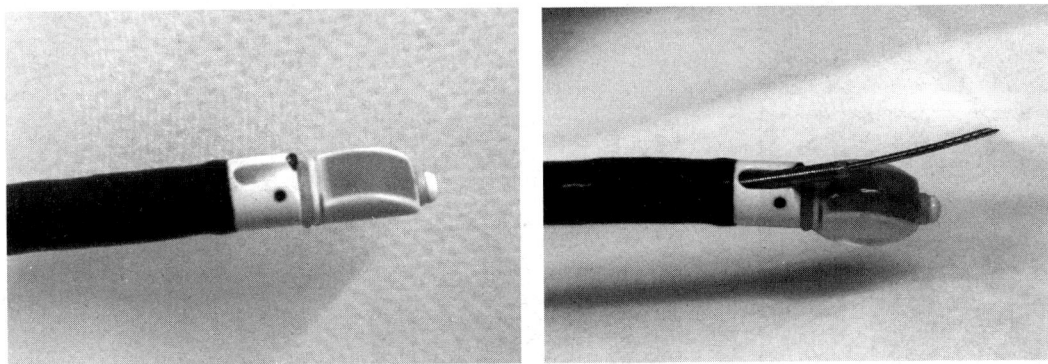

图 1-6-1　凸面探头 EBUS

2. EBUS 可探查到的各组淋巴结及图像(图 1-6-2,见文末彩色插图)。

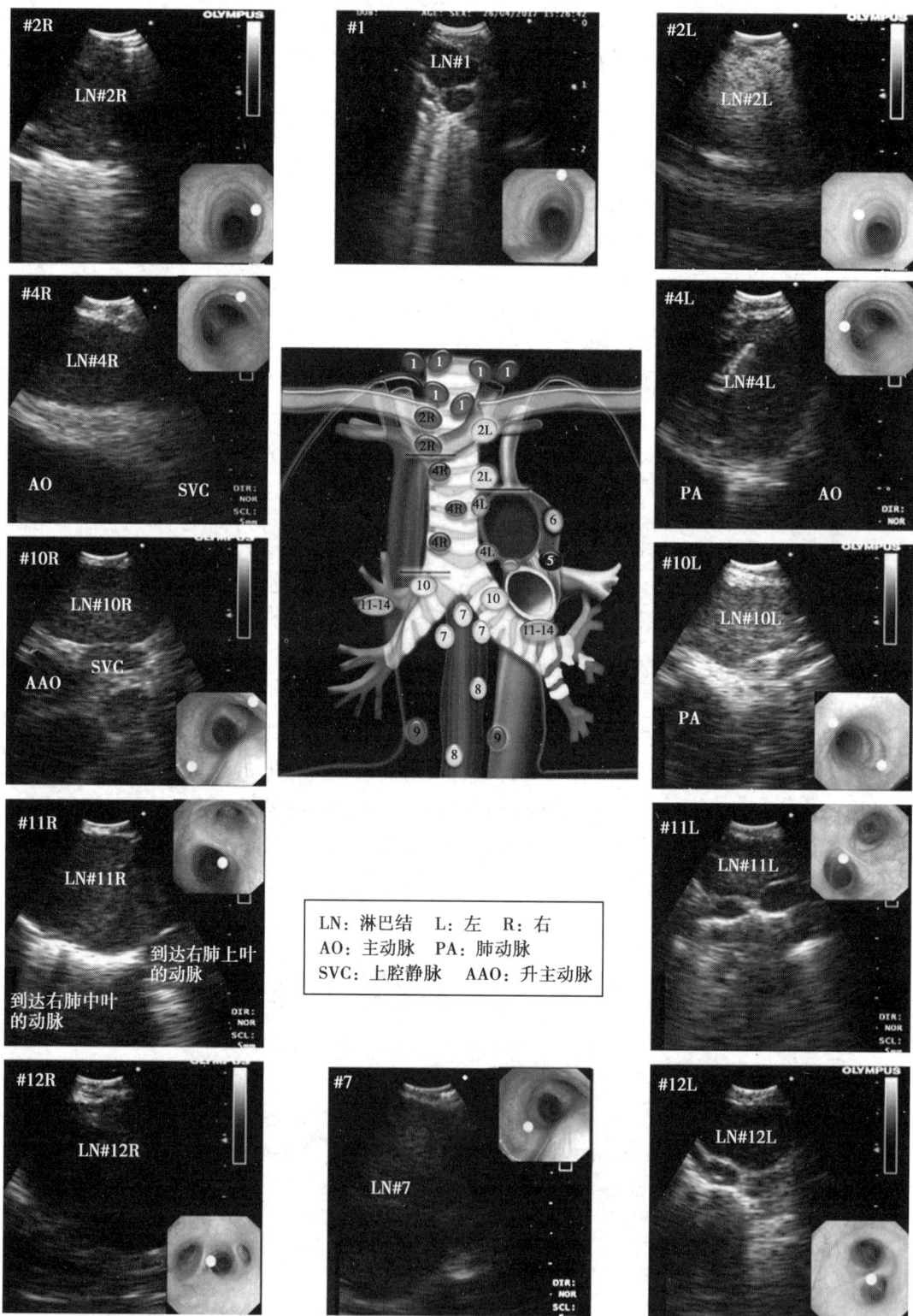

图 1-6-2 EBUS 可探查到的各组淋巴结及图像

三、超声引导下经支气管针吸活检规范检查表

超声引导下经支气管针吸活检规范核查见表 1-6-1；超声引导下经支气管针吸活检规范评估见表 1-6-2。

表 1-6-1　超声引导下经支气管针吸活检规范核查表

项目	内容	是	部分	否
操作前准备	核对患者信息：包括患者姓名、性别、年龄、主诉			
	熟悉患者病史，向患者交代操作配合注意事项，术前安抚患者			
	佩戴手术帽、口罩、手套、手术衣、防护镜等相关防护用品			
	向患者宣教，签署知情同意书			
	局部麻醉术前 4 小时禁食，2 小时禁水；全身麻醉术前 8 小时禁食，2 小时禁水			
	确认患者是否有检查禁忌证（如血小板计数检查、凝血功能检查、心电图等）			
	停用有关药物（如抗凝及抗血小板药物等）			
	根据患者情况选择合适麻醉方式（包括局部麻醉、全身麻醉等）			
	查看肺部影像学资料，明确病变部位			
	准备玻片、滤纸、标本瓶及保存液等			
	准备止血、麻醉药品（肾上腺素、凝血酶、利多卡因等）及抢救物品设备			
	安装水囊			
	EBUS-TBNA 穿刺针套装及负压注射器			
	超声支气管镜相关设备调试正常，包括超声系统主机、超声支气管镜			
操作过程	选择进镜途径（经鼻或口进镜方式）及相应操作准备（经鼻需局部麻醉、经口需应用咬口器等）			
	气道局部喷洒麻醉，药品使用规范（分阶段麻醉，利多卡因总量不超过 7mg/kg）			
	进入声门保持动作正确，支气管镜前端抬高呈 35° 上仰，与声带保持一定距离（1~2cm）			
	探查顺序按照上气管旁、气管旁、隆突下、肺门淋巴结的顺序依次，准确找到目标病灶			
	对目标病灶留取超声图片			
	熟练准备及装入穿刺套件，避免穿刺针针尖直接暴露于穿刺孔道			
	穿刺准确进入目标病灶，熟练来回进针，不损伤软骨及病变周围血管，全程在规定时间内完成			

续表

项目	内容	是	部分	否
操作过程	获取满意标本			
	内镜操作流畅,始终保持内镜位于支气管管腔中央,视野距目标病灶保持一定距离(1~2cm),避免反复碰撞气管、支气管壁			
	术中密切观察患者反应及生命体征情况			
	退镜前需确认穿刺点无活动性出血			
	支气管镜握持规范			
操作后处置	检查报告能准确描述病变部位、性质(肿块、淋巴结)大小、形状、边界、回声、病变与周围组织关系、病变血运及与周围血管的关系情况等,并确定穿刺部位,拍照留图			
	嘱局部麻醉患者术后 2 小时,全身麻醉患者 6 小时禁食、禁水			
	如行活检应告知患者活检部位,观察咯血、胸痛、呼吸困难等情况			

表 1-6-2　超声引导下经支气管针吸活检规范评估表

项目	好(5分)	一般(3分)	差(1分)
操作过程流畅度			
操作检查熟练度			
人文关怀			

评分标准:

好:操作过程清晰流畅,无卡顿,检查熟练,进镜及退镜方法正确;人文关怀到位,有术前交流、术中安慰及术后饮食及注意事项的交代。

一般:操作过程能整体完成,有卡顿(次数 <3),检查进镜及退镜中方法基本正确,内镜反复触及管壁(次数 <3);人文关怀不足,但能有部分术前交流、术中安慰,以及术后饮食和注意事项的交代。

差:操作过程有卡顿(次数 >6),操作粗暴,内镜反复触及管壁(次数 ≥3 次);缺乏人文关怀。

四、常见操作错误及分析

1. 难以将超声支气管镜送入气道　亚洲人群中部分体格、鼻腔较小,粗大的超声支气管镜难以经鼻腔送入,此时可考虑改经口或经喉罩、气管插管进镜;过声门困难多是由于操作者不能熟练掌握合适的内镜前端的上抬角度,需多加练习。

2. 将穿刺针暴露于穿刺孔道　这样容易损伤内镜,需要操作者反复练习,熟练掌握穿刺针套件与超声支气管镜的配合使用技巧。

3. 穿刺标本不满意　标本的获取受到穿刺层面及角度选择、穿刺深度选择、操作者穿刺手法的综合影响。因进针时可能会出现层面下移,所以可在最合适的穿刺层面确定后,稍微将内镜退出 2.0~5.0mm。穿刺深度不宜过短,过短会缩小针尖切割范围;但也不宜过长,否则会扩大穿刺针活动范围,使损伤风险增加。1.0~2.0mm 是常用的穿刺深度;操作者穿刺时可采用进针速度快,退针速度慢的交替手法,增加针尖对组织的切割力度。

五、目前常用训练方法简介

1. 模型训练　目前支气管镜训练常用训练模型：支气管树模型(图 1-4-1A)，其气管上附着有穿刺部，可用于支气管内超声引导的经支气管针吸活检(EBUS-TBNA)训练。优点是用真镜真机进行训练，触觉反馈、立体感觉与真实操作相近；但不足是相对操作变化较少，仅能穿刺 24 组淋巴结，超声显像与实际淋巴结有差距，适合于进行基本操作手法的训练。

2. 虚拟训练　呼吸内镜虚拟训练器(图 1-4-5)通过模拟支气管镜操作环境，除了可以练习常规支气管镜、肺活检的操作，还可以进行 EBUS-TBNA 的训练。

3. 其他　还可以使用离体动物模型(猪肺)及活体动物模型(活体猪、狗)来训练。

六、相关知识测试题

1. 下列选项中，**不属于**超声支气管镜适应证的是
   A. 气管、支气管黏膜下病变　　　　　B. 7 组纵隔淋巴结肿大
   C. 进行肺癌分期　　　　　　　　　　D. 纵隔囊肿
   E. 不明原因咯血

2. 下列关于超声支气管镜的描述中，**错误**的是
   A. 凸面超声支气管镜探查视野与光镜视野平行
   B. 凸面超声支气管镜的外径最粗为 6.9mm
   C. 凸面超声支气管镜可配合使用 22 号专用穿刺针进行穿刺
   D. EBUS 探查纵隔淋巴结一般按照上气管旁、气管旁、隆突下、肺门淋巴结的顺序进行探查
   E. EBUS-TBNA 单次穿刺一般建议反复上下移动针芯 15~25 次

3. 下列选项中，**不是**超声支气管镜常用的进入气道途径的是
   A. 喉罩　　　　　　　　　　　　　　B. 经鼻气管插管
   C. 经口气管插管　　　　　　　　　　D. 经鼻
   E. 硬镜

4. 下列选项中，**不符合** EBUS-TBNA 操作流程的是
   A. 超声支气管镜过声门时需保持前端视野压低 35°
   B. 超声视野下观察并测量目标病灶，然后切换多普勒模式观察病灶及周围血运
   C. 穿刺前，穿刺鞘管尖端、稍微露出的光景视野呈"月牙"状
   D. 穿刺采样结束后，需先关闭负压针筒，再将穿刺针拔出病变组织
   E. 穿刺结束后，抽空超声支气管镜水囊，确定穿刺点无活动性出血后再退出气管

5. 下列关于预防 EBUS-TBNA 并发症的措施中，**错误**的是
   A. 气管内操作时需严格把握注水量，尤其是在有气道狭窄的情况下，以防发生窒息
   B. 穿刺深度尽量不超过 3cm，以免尖端超出超声实时监控范围，穿刺损伤病灶邻近血管，导致出血
   C. 患者发热时不能进行检查，需经过抗感染治疗，使体温得到控制后再行 EBUS-TBNA 检查

D. 一旦患者出现心律失常,须立即停止操作,及时抢救

E. 若穿刺针在工作孔道内前进受阻,切不可强行推送,以避免损坏内镜

答案:1 .E　2. A　3. B　4. A　5. A

(邓彭博　吴 静　李 敏)

第七节　内科胸腔镜检查术

一、概述

内科胸腔镜检查术是一项侵入性操作技术,将光学内镜通过穿透胸壁的戳卡(Trorca)套管,从而在直视下观察胸膜腔的变化,并可进行胸膜壁层和/或脏层疾病的诊断与治疗。1910 年,瑞典医生 Jacohaeus 发明并使用金属硬质胸腔镜来诊治胸膜疾病,开创了胸腔镜诊治胸膜疾病的先河。近年来,随着内科胸腔镜的发展,大大简化了操作程序,使该检查具备视野更为清晰、观察范围更全面、操作更简单、可局部麻醉下操作、检查费用低等优点,成为了临床对肺胸膜疾病诊治的重要手段。

二、内科胸腔镜检查操作规范流程

(一) 适应证

1. 诊断方面

(1)不明原因胸腔积液。

(2)弥漫性恶性胸膜间皮瘤。

(3)肺癌分期。

2. 治疗方面

(1)恶性或复发性胸腔积液。

(2)早期脓胸。

(3)自发性顽固性气胸。

(二) 禁忌证

1. 绝对禁忌证

(1)无胸膜空间,要进行内科胸腔镜操作,患者需要至少 300ml 的局部气胸或 2~4cm 深的胸膜腔空间。

(2)晚期脓胸。

(3)不明原因胸膜增厚。

(4)疑似间皮瘤(脏层胸膜与壁层胸膜粘连融合)。

(5)胸膜广泛粘连,如胸膜纤维化、感染后;或者此前进行过胸膜固定术,致胸膜腔闭塞,缺乏空间来进行内科胸腔镜操作。

2. 相对禁忌证

(1)不能耐受侧卧位。

(2)心脏和血流动力学状况不稳定。

(3)出现严重的非氧疗不能纠正的低氧血症。

(4)有出血倾向。

(5)肺动脉高压。

(6)难治性咳嗽。

(7)药物过敏。

(8)预期生存期较短,全身状况较差。

(三)操作前的准备

1. 患者的准备

(1)术前 24 小时行胸部 X 线片、CT、B 型超声(简称"B 超")等检查,了解胸腔积液、积气、胸膜粘连等情况。

(2)术前常规心电图、血常规、凝血系列、血型、肝炎系列、梅毒、艾滋抗体、心肺功能、血气分析等检查。

(3)根据患者情况及检查结果,对患者进行手术评估,决定是否可以进行内科胸腔镜检查或治疗。

(4)一旦决定进行内科胸腔镜操作,医生应与患者及其家属进行术前谈话,并取得患者及其家属同意,签署知情同意书。

(5)术前 24 小时行影像学(X 线、CT、B 超等)定位穿刺点或行胸腔穿刺抽水,并向胸腔内注入过滤空气 300~500ml,以形成人工气胸。

(6)根据情况,术前可肌内注射盐酸哌替啶 50~100mg,咳嗽剧烈者可口服复方可待因溶液 10ml 止咳。

(7)术前,建立好静脉通路,连接好心电监测。

(8)患者采取的体位应是健侧卧位,患侧朝上,协助患者脱下上衣,松开裤带,身体放松,双腿屈曲。

(9)内科胸腔镜通常采用局部麻醉配合适度镇静,最常用的镇静剂是异丙酚,其镇静作用与咪达唑仑相似,但却能更快地起效或复苏。镇痛药的使用可以减轻疼痛,减少患者因疼痛导致的烦躁和不适;镇痛药物可选用吗啡、哌替啶或芬太尼。

(10)建立术前访视制度及讨论制度,给予患者充分的告知与解释,消除患者的恐惧感。

2. 物品(器械)的准备

(1)场地准备:无论是在专用的内科胸腔镜室,还是在气管镜室或者手术室操作,都必须按照手术室的要求标准进行,术前对操作的场地环境进行严格的消毒灭菌。

(2)仪器准备

1)可弯曲内科电子胸腔镜(图 1-7-1)。

2)内镜主机与内镜工作站。

3)负压引流系统。

4)图像采集处理系统。

5)电脑与彩色打印机等设备。

(3)器材药品准备

1)内科胸腔镜穿刺套管或戳卡。

2)内科胸腔镜专用活检钳。

3)外科切开包。

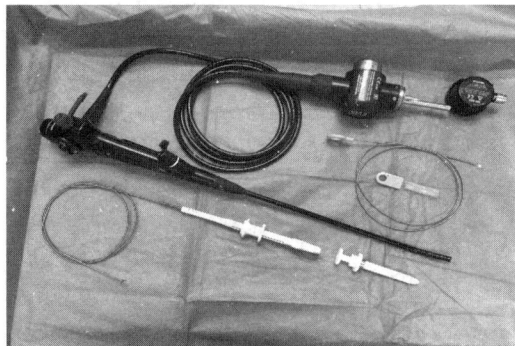

图 1-7-1 可弯曲内科电子胸腔镜与附件

53

4)闭式引流管及引流瓶等相关设备。

5)心电监护系统。

6)输液泵、血气分析仪。

7)抢救药品、器材与设备,包括除颤仪、插管、复苏气囊及不同容量的注射器等。

8)消毒用品、布巾、手套及手术衣等。

其中,前3项均必须于术前严格灭菌备用,后5项可以用一次性或再次消毒灭菌的设备(特殊感染者除外)。

3. 操作者的准备

(1)核对患者信息:包括患者姓名、性别、年龄、主诉。

(2)确认禁食、禁饮时间。

(3)询问患者既往有无高血压,以及心、肺、脑疾病等病史;有无服用抗血小板药物、抗凝药物(如阿司匹林、氯吡格雷等);有无出凝血异常疾病史。

(4)询问患者有无麻醉药物过敏史。

(5)查看患者血常规、凝血功能、心电图及既往结果。

(6)明确患者有无内科胸腔镜检查禁忌证。

(7)确定患者是否已签署内科胸腔镜检查知情同意书。

(四)操作步骤

1. 确定穿刺点 患者保持健侧卧位,患侧朝上,双腿屈曲。穿刺点选择在腋窝三角区内近腋中线的位置(图1-7-2)。该区域大块肌肉较少,较易进入胸腔;该区域前端毗邻胸大肌下缘,后方是背阔肌前缘,下方是膈肌膨隆部,尖端触及第2肋间。

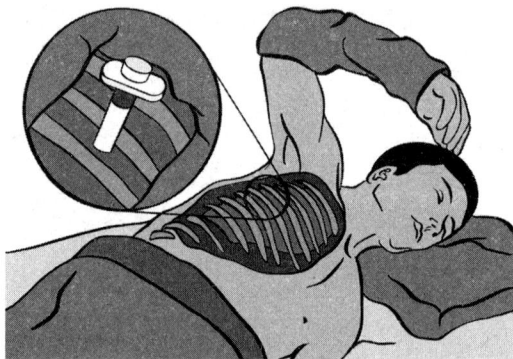

内科胸腔镜
检查术(视频)

图 1-7-2　患者体位与穿刺点选择

穿刺点确定依赖以下因素:①胸腔积液最常见于第5、6、7肋间,而转移性肿瘤和弥漫性恶性间皮瘤较易侵犯第6、7肋间;②由于气胸通常好发于肺上叶,因此出现自发性气胸时,穿刺点应选择在第3或第4肋间,从而为检查肺尖部创造条件;③对于一些特殊情况,需依据临床特征,胸部影像学或超声检查结果来确定穿刺点。

2. 消毒铺巾

(1)内科医生和助理医生或护士按照标准手术清洁技术清洁双手后,穿无菌手术服和戴无菌手套。

（2）患者从胸骨到锁骨，经腋窝到肩胛骨，在经棘突向下到胸廓底部的皮肤都需要备皮和消毒处理。

（3）患者健侧卧位，常规皮肤消毒后，铺无菌单，内镜医生面对患者，助手在操作台对面。

3. 局部麻醉　用 2% 利多卡因局部浸润麻醉，在选择好的穿刺点处进针，从皮肤、皮下组织、肋间肌和壁层胸膜依次深入，从而麻醉肋间神经和肋骨骨膜，并通过反复吸引，避免针尖触碰附近的肋间动静脉。

4. 切开分离

（1）沿肋间走向切开皮肤 1~2cm，血管钳逐层钝性分离皮下、肌肉至胸腔，再用手掌紧握穿刺鞘管柄，以螺旋运动的方式插入，直到有落空感为止。

（2）操作者可用伸出的拇指来限制到达胸膜腔后插入的深度，以防肺损伤。

（3）穿刺鞘管进入胸膜腔后即可拔除，套管应再继续深入胸腔 1~3cm 后由助手用手固定。

5. 插入胸腔镜　内科胸腔镜操作的前提是可以自由进出胸膜腔，在不损伤肺或其他器官的前提下置入穿刺鞘管和胸腔镜。为了确保胸腔镜安全地进入胸膜腔，在置入胸腔镜前应考虑以下几个方面：①询问病史，如是否有胸膜炎或进行过胸部外科手术；②用胸部影像学技术（X 线、CT、MRI、超声等）判断是否有胸膜粘连；③胸内已有气体 >200ml 者，可顺利完成胸腔镜检查；④气胸伴有胸膜粘连者，应在胸部影像学技术引导下进行检查；⑤若有大量胸腔积液，穿刺鞘管可直接插入或在影像学引导下插入；⑥若有少量胸腔积液，可用特殊气胸针在压力控制下诱导气胸；⑦若无胸腔积液或气胸，应借助手指钝性分离或气胸诱导技术制造人工气胸来完成。具体方法选择见表 1-7-1。

在直视下沿着套管进入胸腔镜，根据需要和病情状态可经吸引管或工作通道吸出大部分胸腔积液，但不宜过快，以防止复张后肺水肿。空气可进入胸膜腔并代替原有空间，从而维持正常的胸膜腔内压。

表 1-7-1　各种不同情况下的插入胸腔镜方法

临床情况	插入胸腔镜方法
有气胸时	至少要有 100~200ml 胸膜腔空间，穿刺鞘管应直接置入
大量胸腔积液	穿刺鞘管直接置入
少量胸腔积液	在超声或 X 线透视引导下行穿刺鞘管置入，空气可通过穿刺鞘管自行进入胸腔。如果吸引胸液困难，可在压力控制下用特殊气胸针进行诱导气胸
胸膜粘连而出现人工气胸困难	可使用 Kelly 钳和手指进行钝性分离
胸膜腔完全闭塞	禁忌内科胸腔镜

6. 退镜观察　胸腔镜进入后，按顺序观察前胸壁、前纵隔、胸膜顶、后胸壁、侧胸壁，以及已经部分萎缩的整个肺叶、膈肌与后肋膈窦。若术前胸腔病变通过 X 线等检查已定位，可先检查其他部位，再检查病变部位。胸腔积液多时，可先将胸腔积液抽净再观察。注意检查过程中要分清胸腔内解剖结构，右方可以通过找到 3 片肺叶汇聚之处的一斜裂和水平裂的

连接部位来定位,左方则可通过斜裂来定位。

(1)膈肌:由呼吸运动进行识别。膈肌顶部较窄,像一个圆锥体,可以观察到脏层和壁层胸膜之间的各种粘连带。

(2)脏层胸膜:正常肺脏表面呈粉红色,质软,可见网状分布的肺小叶,黑色的炭黑样色素沉着散布在肺表面;肺不张区域表面透明,呈紫红色,边界清楚。

(3)壁层胸膜:贴附于胸膜内面、膈上面和纵隔表面。正常肋层胸膜表面呈粉红色,表面光滑,黏膜下肋骨清晰可见。结核性胸膜炎可见充血、水肿,弥漫性粟粒样分布的小结节(图 1-7-3,见文末彩色插图);恶性结节(图 1-7-4,见文末彩色插图)及其他典型病理改变非常容易识别。

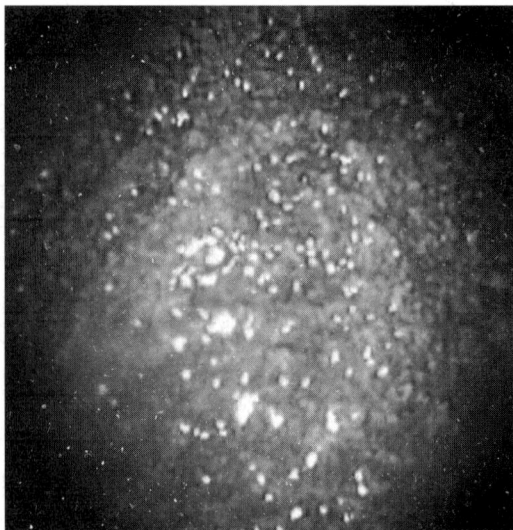

图 1-7-3　胸膜弥漫性粟粒样小结节

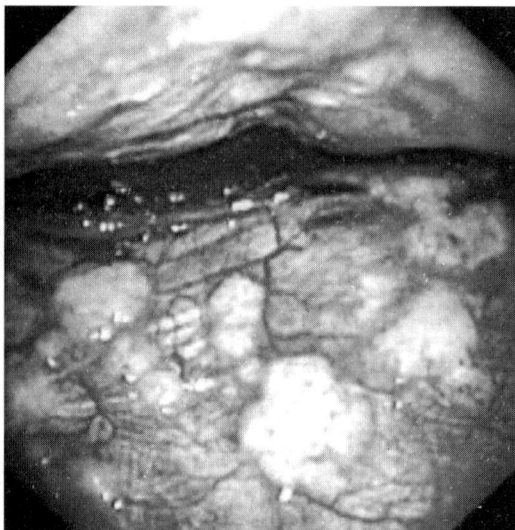

图 1-7-4　胸膜恶性结节

对于观察到的病变,要记录其部位、形状、大小、质地、色泽、硬度,以及表面是否光滑、有无坏死组织及分泌物覆盖、有无血管怒张、触之是否容易出血,还有活动度、基底大小及与周围关系等信息。对于气胸,应注意观察破裂口的大小、是否漏气,以及胸膜粘连情况。对于脓胸,应观察脓腔有无分隔、脓苔及粘连情况等。对特征性的病变应摄片保留,必要时进行录像。

7. 拍照留图　胸腔镜下应观察胸腔的大小、形态,胸膜的色泽、光滑度、黏膜下血管,以及膈肌的运动情况。对可疑部位行拍照、活检,通常必须进行多部位的活检。

(1)脏层胸膜:摄片 1 张,需清楚展示上、中、下三段的情况。

(2)前肋胸膜:摄片 1 张。

(3)后肋胸膜:摄片 1 张。

(4)顶胸膜:摄片 1 张。

(5)膈顶:摄片 1 张。

(6)肋膈角:摄片 2 张。

(7)病灶的追加拍摄:若发现病灶,则需要通过更多的观察和摄片了解关于病灶的情况。通常情况下,至少拍摄 3 张照片:①体现病灶所在部位的远距离照片;②中距离拍摄;③近距离观察。

8. 胸膜活检 为防止肺撕裂伤发生出血、漏气等并发症,活检部位以壁层胸膜为主(图 1-7-5,见文末彩色插图),通常避开血管及病灶坏死部位,如有出血,可局部灌注凝血酶 2 000~4 000U。活检组织以 3~6 块为好,如有特殊需要,可增加至 10~12 块,如基因检测。如果肺脏表面有明显的病变,亦可进行活检,但一定要防止过度牵拉和撕裂肺脏,以免造成气胸、支气管胸膜瘘。

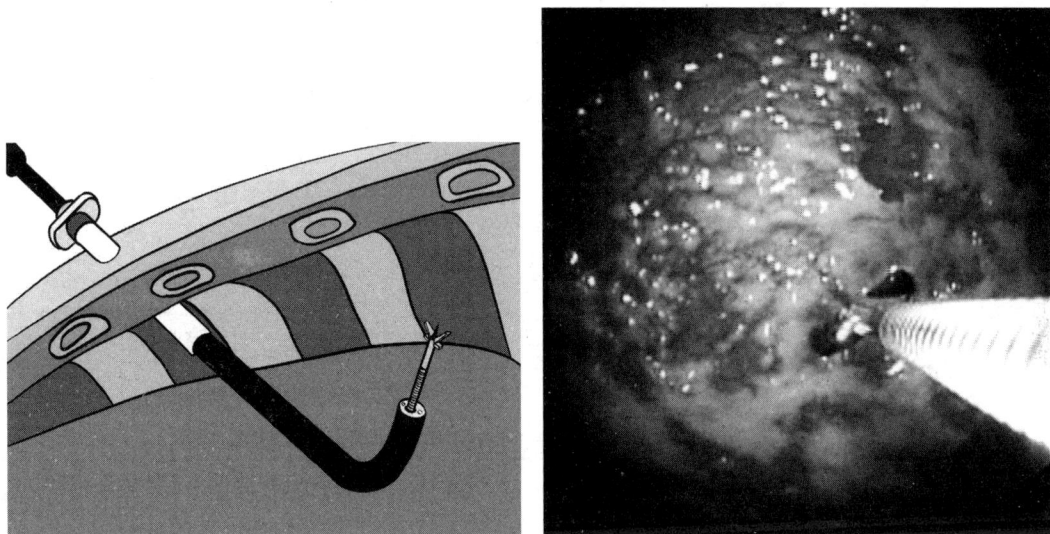

图 1-7-5 内科胸腔镜下壁层胸膜活检

9. 关胸置管 手术完成后,退出胸腔镜及其他附属设备,缝合胸腔穿刺点切口,无菌纱布覆盖,在穿刺点切口留置引流管接水封瓶引流残余空气和液体,从而使肺复张。最后,留取胸腔积液 60~150ml,送常规、生化、细菌培养及脱落细胞学等检查。

(五) 并发症及处理

并发症可发生于术前准备、术中和术后的每一个环节,常见并发症,见表 1-7-2。

1. 术前并发症

栓塞:尤其是气体栓塞是人工气胸最为严重的并发症。但很少发生(发生率 <0.1%),且可以通过适当的措施预防。主要原因是对包裹性胸腔积液患者注气时,没有注意胸腔内压力的变化,致使胸腔内压力过高,气体进入血管。

临床表现:突发感觉器官障碍,方向感、局部运动障碍,严重的心肺功能障碍(中心静脉),以及昏迷、血压下降、脉搏消失、呼吸衰竭、非心源性肺水肿等症状。

处理措施:立即停止注气,迅速抽出气体,立即使患者"头低脚高"。高压氧治疗的减压阶段:6 个大气压,30 分钟;然后 2.8 个大气压,舱内面罩纯氧 4 小时,每吸 20 分钟,停 5 分钟,防氧气中毒,严重者根据情况延长时间。

2. 术中并发症

(1)胸膜反应:是术中常见的并发症,临床表现为迷走神经反射症状,如心率减慢、血压下降、出冷汗等。

表 1-7-2 内科胸腔镜常见的并发症

术前并发症	术中并发症	术后并发症
1. 人工气胸时空气栓塞、皮下气肿和疼痛	1. 疼痛	1. 复张性肺水肿
2. 人工气胸后通气不足,呼吸困难	2. 低氧血症	2. 疼痛
3. 对局部麻醉的过敏反应	3. 通气不足	3. 发热
	4. 心律失常	4. 伤口感染
	5. 低血压	5. 低血压
	6. 出血	6. 脓胸
	7. 损伤肺或其他器官	7. 皮下气肿
		8. 持续性气胸
		9. 长时间气体泄漏
		10. 持续胸腔积液
		11. 滑石粉喷洒后并发症
		12. 肿瘤细胞胸壁播散
		13. 死亡

处理措施:术前保证充分的沟通与告知,消除患者的心理恐惧;术中充分麻醉,操作时动作轻巧,以减少刺激。

(2)疼痛:穿刺鞘管或局部麻醉穿透壁层胸膜时,患者会有短暂的疼痛。

处理措施:做好术前镇痛,壁层胸膜病灶活检时在镜下局部喷洒利多卡因,以充分麻醉,减少疼痛。

(3)低氧血症:麻醉导致的呼吸抑制或操作时气胸导致的肺萎陷会引起低氧血症,故操作过程中患者应采取鼻导管吸氧,并进行心电、血氧饱和度和 $PaCO_2$ 监测。

处理措施:可暂时停止检查操作,给予吸氧并加大吸氧流量。

(4)心律失常:偶有轻度的窦性心动过速,心律失常比较少见。

(5)低血压:大量引流胸腔积液,可导致体液丢失而发生血压下降。推荐使用阿托品来抑制血管迷走反射。但术前不推荐常规使用阿托品。

(6)出血:是内科胸腔镜操作者最担心的并发症之一,因此需考虑外科手术作为备选方案。穿刺点的浅表出血,会因穿刺管置入后压迫而止住。如果出血不止或穿刺活检时不慎伤及肋间血管,应及时压迫止血或用电凝止血;损伤肺或其他器官,尤其是脏壁两层胸膜粘连或脏层胸膜活检时,最可能撕裂肺组织,造成气胸或血胸。

处理措施:麻醉进针、选择切口切开皮肤、顿性分离组织、进入戳卡时,均应明确解剖结构,保持轻柔操作,以避免损伤肋间动脉,活检或治疗时应避免撕裂、损伤血管等。

3. 术后并发症

(1)复张性肺水肿:主要原因是胸腔镜抽吸胸腔积液速度过快。

处理措施:术中缓慢吸取胸腔积液,量多时可在术前引流或行穿刺抽液术;发生肺水肿时,可采用吸取 500~800ml 胸腔积液后引入等体积气体,或者直接注入气体 300~500ml 的方法。

（2）疼痛：广泛的胸膜粘连在进行剥离时也会带来疼痛。行滑石粉胸膜固定术时，也会有较剧烈的疼痛，因此喷洒滑石粉时应对患者加用止痛药或向胸腔注入利多卡因注射液。

（3）发热：吸收热或反应性发热通常在38℃，一般24~48小时自行吸收，可观察，多由操作不当感染所致。

预防及处理措施：严格无菌操作及器械的消毒灭菌；可加强局部引流、消毒，更换敷料并对症处理。

（4）伤口感染：多发生于术后48小时，应严格无菌操作，有效引流、合理应用抗生素，以及加强局部冲洗和引流等治疗。

（5）脓胸：与操作时及术后管理等因素相关。

预防措施：加强管理，规范每一个环节，严格遵守消毒、灭菌及无菌操作原则。

处理措施：一旦发生脓胸，应积极引流、冲洗，及时更换敷料、消毒，保持局部干燥，加强局部处理及全身抗生素使用。

（6）皮下或纵隔气肿：与患者的皮下组织疏松、切口过大、分离皮下组织时操作粗乱且不垂直、引流不畅，以及缝合过松等有关。应有效引流、中流量吸氧，纵隔气肿时紧急置管引流，必要时进行外科处理。

（7）漏气：气体持续由肺脏进入胸膜腔。

预防及处理措施：避免脏层胸膜活检及插入戳卡时的损伤，可行负压引流及局部对症治疗。

（8）胸腔闭式引流术后的并发症：伤口疼痛时，可对症处理、细管引流，增加舒适性；引流管脱出者，可加强固定缝合，以稳固引流管，水封瓶连接紧密，防止引流管脱落和气体进入胸膜腔，必要时可重新放置。

（9）胸腔粘连术和硬化剂的不良反应/并发症：胸痛较为剧烈、常见，约1/3的硬化剂对胸膜组织有刺激作用，从而产生无菌性炎症，可给予对症处理；少见的并发症有肺炎、呼吸衰竭、继发性肺脓肿、滑石粉间接性肺炎及急性呼吸窘迫综合征（acute respiratory distress syndrome，ARDS）；其中ARDS在滑石粉使用量大时容易发生，其机制目前不明，可能与滑石粉用量、颗粒大小及类型有关；使用滑石粉2~5g的作用与大剂量使用效果相当，但严重的并发症明显减少；ARDS一旦发生，可采用激素冲击治疗及相应的救治措施。

（10）肿瘤细胞胸壁播散：可逐渐发展成疼痛性包块，采取对引流部位预防性放疗可降低发生率，一旦发生，放疗效果差。

（六）操作注意事项

1. 学习有关内科胸腔镜检查的相关理论，包括操作的适应证、禁忌证；熟悉胸腔及相关脏器的解剖结构，掌握常见胸膜疾病的镜下表现及处理原则，保持轻柔操作，避免暴力进镜。

2. 检查过程中，若有粘连带及包裹积液，可直接用活检钳分离，也可用电刀或氩气刀进行切割分离。

3. 活检组织应置于冷却的戊二醛固定液中，由病理科经验丰富的医生进行诊断。

4. 标本评估　对于胸腔积液，应进行胸腔积液常规、细胞学肿瘤标记物、分子基因检测，以及感染性病原体检测和培养。

5. 对于不明原因的胸腔积液，应该对前胸壁、后胸腔和膈肌等不同区域的微小病变进行活检；如果考虑为感染，还应留取组织和分泌物，进行常规细菌培养；如考虑结核者，应进行分枝杆菌培养。

6. 如有可疑肺结核或其他感染，应采集壁层胸膜的结核组织和纤维蛋白组织，进行结核分枝杆菌、真菌和/或厌氧微生物培养。

7. 自荧光和窄谱成像支气管镜技术亦可通过套管进入胸腔，有助于识别良、恶性病变。

8. 在胸腔镜下，除诊断外，还可进行多种疾病的镜下治疗，如对结核性胸膜炎和脓胸患者粘连带的剥离术；胸膜良、恶性疾病的电切、氩气刀、冷冻、激光、光动力治疗术；胸膜恶性疾病的放射性离子植入术；胸腔镜下肺大疱穿刺引流术；顽固性气胸治疗术以及胸膜固定术等。

9. 胸管拔除指征因人而异，一般情况下，胸管内不再有气体排出和液体停止流动时可以拔除引流管。

(七) 相关知识

目前使用的胸腔镜主要有 2 种类型，硬质胸腔镜和半硬质胸腔镜。

1. 硬质胸腔镜　多用于外科。

2. 半硬质胸腔镜　多用于内科，目前应用于临床的主要为日本生产的半硬质胸腔镜（Olympus LTF-240 型），其与标准电子支气管镜相似，由操作柄和操作杆组成。操作杆外径为 7mm，长度为 27cm，其由两部分构成，22cm 长的近端硬质部分和 5cm 长的可弯曲前端，操作柄上有开关可以控制可弯曲前端的活动，使其能进行双向角度的转换（上转 160°，下转 130°）；操作杆上还有直径为 2.8mm 的工作孔道，可用于插入活检钳、针吸活检和其他附属装置，并与电外科手术器械（如氩气刀、激光等）相兼容。这套设备借助于一次性塑料可弯曲穿刺鞘管（内径为 8mm）实现单点穿刺技术。新的 LTF-240 型工作模式可以实现高压灭菌以避免出现病原菌交叉感染。

与硬质胸腔镜相比，半硬质的内科胸腔镜还具有一个明显的优势，它可以与同一厂家生产的可弯曲支气管镜或胃肠镜的操作器和光源很好地兼容，故而不会带来额外成本。

三、内科胸腔镜检查术规范检查表

内科胸腔镜检查术规范核查见表 1-7-3；内科胸腔镜检查术规范评估见表 1-7-4。

表 1-7-3　内科胸腔镜检查术规范核查表

项目	内容	是	部分	否
操作前准备	核对患者信息：包括患者姓名、性别、年龄、主诉			
	询问患者既往有无高血压，心、肺、脑疾病等病史			
	询问有无服用抗血小板药物、抗凝药物（如阿司匹林、氯吡格雷）等的情况；有无出凝血异常疾病史，有无麻醉药物过敏史			
	查看患者血常规、凝血功能、心电图及既往检查结果			
	明确患者有无胸腔镜检查禁忌证			
	向患者宣教，签署知情同意书			
	行人工气胸，并完成胸部 X 线片			

续表

项目	内容	是	部分	否
操作前准备	认真阅读术前胸部 X 线片,确认穿刺点			
	物品(器械)准备:确定胸腔镜室、胸腔镜消毒完成,胸腔镜主机等相关设备正常,包括吸引器、图像采集系统及图文报告系统操作正常。监护设备、氧气及急救药品准备妥当			
操作过程	确定穿刺点			
	消毒铺巾			
	局部麻醉			
	切开分离			
	插入胸腔镜			
	按顺序观察脏层胸膜、前肋胸膜、后肋胸膜、膈顶、顶胸膜、肋膈角			
	在规定部位、病变部位摄片留图			
	胸膜活检			
	关胸置管			
	术中密切观察患者反应及生命体征情况			
	操作过程流畅、轻柔			
操作后处置	在检查报告中准确描述病变情况			
	向患者简要介绍检查情况			
	密切观察并发症,及时处理			
	根据气胸吸收情况,适时拔除胸腔引流管			

表 1-7-4　内科胸腔镜检查术规范评估表

项目	好(5分)	一般(3分)	差(1分)
操作过程流畅度			
操作检查熟练度			
人文关怀			

评分标准:

好:操作过程清晰流畅,无卡顿,检查熟练,进镜及退镜方法正确;人文关怀到位,有术前交流、术中安慰及术后饮食及注意事项的交代。

一般:操作过程能整体完成,有卡顿(次数 <3),检查进镜及退镜中方法基本正确;人文关怀不足,但能有部分的术前交流、术中安慰及术后饮食及注意事项的交代。

差:操作过程有卡顿(次数 >6),操作粗暴;缺乏人文关怀。

四、常见操作错误及分析

1. 包裹性胸腔积液误入包裹腔内　多由于包裹性胸腔积液可能存在多个小分隔腔,而术者未仔细阅读人工气胸后的胸部 X 线片,盲目制订穿刺点;或术者操作技术欠熟练、经验不足,穿刺点移位,均可能误入包裹腔内。

2. 术中漏诊病变部位 因为胸膜腔大而空旷,术者没有按照固有顺序观察,漏查了肋膈角、顶胸膜等隐匿部位;或术者经验不足,没有能力发现细微胸膜病变。

3. 返回病房后,未能及时将胸腔闭式引流管打开 患者在返回病房前,为防止引流瓶内液体回流,术者会将胸腔闭式引流管关闭;患者返回病房后,助手未能及时访视患者,或者经验不足,不知道引流管已关闭。

五、目前常用训练方法简介

1. 模型训练 目前内科胸腔镜训练常用的训练模型见图1-7-6。该模型包括可交换器械皮肤通道、胸膜腔及肺,可以进行胸腔镜插入术、胸膜腔探查术、镜下胸膜活检术等训练。优点是可模仿立体感觉;缺点是仿真度不足,没有明确的触觉反馈,只适合于操作流程的熟悉和基本操作手法的训练。

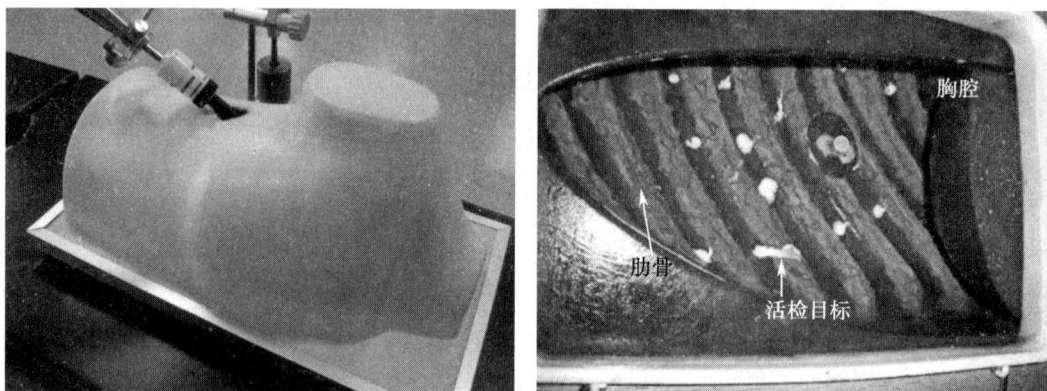

图 1-7-6 胸腔镜模型

2. 其他 内科胸腔镜角度钮训练、利用活体动物模型(活体猪)来训练。

六、相关知识测试题

1. 患者,女,65岁,因"发现右侧胸腔积液1周"就诊。已留置胸腔引流管4天,并引流胸腔积液1 000ml,拟行内科胸腔镜检查。下列选项中**不恰当**的是

    A. 不用行人工气胸

    B. 告知胸腔镜风险,并签署知情同意书

    C. 输血前四项检查

    D. 血常规检查

    E. 凝血常规检查

2. 患者,男,20岁,因"突发气胸1周"就诊。已行胸腔闭式引流,拟行内科胸腔镜检查。下列选项的检查中,对诊断最为必要的是

    A. 心电图检查   B. 血常规检查

    C. 行术前胸片,核实穿刺点   D. 凝血功能检查

    E. 胸部B超检查

3. 患者,43岁,行内科胸腔镜检查。刚打开胸腔,准备放置穿刺鞘管,突然出现心率减慢、血压下降、出冷汗、呼之不应的状况。此时应考虑出现的并发症是

  A. 低血压   B. 低血糖   C. 心肌梗死

  D. 胸膜反应   E. 空气栓塞

4. 某患者因胸腔积液在外院多次行胸膜固定术,目前胸膜广泛粘连。下列选项的检查中**不恰当**的是

  A. 肺部 CT 检查   B. 内科胸腔镜检查   C. 胸部 B 超检查

  D. 血常规检查   E. 心电图检查

5. 患者,53岁,行内科胸腔镜术后2小时,出现复张性肺水肿。应考虑造成该状况的原因是

  A. 胸腔引流管移位   B. 胸膜活检损伤肺组织

  C. 水封瓶连接不紧密   D. 引流瓶内液体回流

  E. 术中将胸腔积液完全抽吸干净

答案:1. A　2. C　3. D　4. B　5. E

(邓彭博　吴　静　李　敏)

第八节　无创机械通气

一、概述

无创机械通气是一种在不使用气管内插管的情况下提供通气支持的方式。历史上第一次使用的机械通气方式就是无创通气。最早的无创通气设备采用负压通气技术,早在19世纪后半叶,人们就认为:如在胸腹部周围产生负压,空气即可从口鼻吸入到肺;而当胸壁周围的压力恢复到大气压时,肺和胸壁的弹性回缩力可发生被动呼气。

1928年,Drinker设计了"铁肺"(坦克型)的改进形式,在之后的30年中,因脊髓灰质炎的流行而被广泛应用。另一负压通气的类型为"盔甲式",因为结构比"坦克型"简单、轻便,也曾被广泛应用。1950年,出现了"夹克衫式"负压呼吸机,该机的构造分两部分:硬体部分是靠金属或塑料内架支撑,外套为密封的"夹克衫式"外衣,在颈、臂和腰部周围进行捆绑,以免漏气,然后将"夹克"连接于负压泵,使其和患者胸壁之间产生负压。该款式被广泛用于治疗与脊髓灰质炎流行相关的呼吸衰竭。

现代无创呼吸机均采用无创正压通气(non-invasive positive pressure ventilation,NPPV)技术,不需要建立人工气道(气管插管或气管切开),而是通过鼻面罩(或头盔、全脸面罩、鼻罩、鼻枕等)将呼吸机与患者相连接,由呼吸机提供正压支持而完成通气辅助的人工通气方式。无创机械通气使患者避免了气管插管或气管切开等有创操作及相关并发症,对于保留患者正常生理解剖结构及功能、改善治疗舒适感方面有很大益处,同时也为临床医生提供了新型、有效的治疗手段。NPPV通过改善通气及气体交换、降低呼吸功的消耗,对呼吸衰竭患者提供有效的呼吸支持,其适用范围包括从急性呼吸衰竭到慢性呼吸衰竭的多种疾病。NPPV的治疗效果除了与疾病和NPPV技术的特点有关外,也受实施人员、操作程序和监护条件等因素影响。接受过规范培训的实施者,依据规范的操作流程进行操作,对提高依从性、临床疗效、减少不良反应和并发症具有重要的意义。

二、无创机械通气操作规范流程

(一) 适应证

1. 急性呼吸衰竭

(1) 疾病的诊断和病情的可逆性评价适合使用 NPPV。

(2) 有需要辅助通气的指标: ①中至重度的呼吸困难, 表现为呼吸急促 (COPD 患者的呼吸频率 >24 次 /min, 充血性心力衰竭患者的呼吸频率 >30 次 /min); ②动用辅助呼吸肌或有胸腹矛盾运动; ③血气异常: pH<7.35, $PaCO_2$>45mmHg (1mmHg=0.133kPa), 或氧合指数 <200mmHg。

(3) 其他: 慢性阻塞性肺疾病急性加重期 (acute exacerbation of chronic obstructive pulmonary disease, AECOPD) 患者的高碳酸血症型呼吸衰竭、心源性肺水肿所致急性呼吸衰竭、免疫缺陷患者急性低氧性呼吸衰竭、序贯撤机、社区获得性肺炎、术后或外伤后急性呼吸衰竭、胸部钝器伤、拒绝插管患者, 以及排除有应用 NPPV 禁忌证。

2. 慢性呼吸衰竭　慢性呼吸衰竭使用 NPPV 治疗的适应证见表 1-8-1。

表 1-8-1　慢性疾病使用 NPPV 治疗的适应证、症状和纳入标准

适应证	症状	标准
限制性胸廓疾病	疲劳	$PaCO_2$>45mmHg
肌肉萎缩	呼吸困难	夜间 SpO_2 ≤ 88%, 持续 5 分钟
多发性硬化症	晨起头痛	—
肌萎缩性脊髓侧索硬化症	嗜睡	MIP<60cmH$_2$O
脊柱侧后凸	认知功能障碍	FVC<预计值的 50%
脊髓灰质炎后综合征	—	—
稳定的脊髓损伤	—	—
重度 COPD 的稳定期	经过支气管扩张剂、吸氧和其他治疗后, COPD 患者出现疲劳、呼吸困难、晨起头痛、嗜睡	$PaCO_2$>55mmHg $PaCO_2$ 50~54mmHg, SpO_2 ≤ 88%, 持续 5 分钟 $PaCO_2$ 50~54mmHg, 因高碳酸血症型呼吸衰竭反复住院 (在 12 个月内住院 >2 次)
夜间通气不足	疲劳	—
阻塞性睡眠呼吸暂停	晨起头痛	—
肥胖低通气	嗜睡	—
特发性通气不足	—	—

MIP. 最大吸气压; FVC. 用力肺活量; COPD. 慢性阻塞性肺疾病; SpO_2. 经皮动脉血氧饱和度; $PaCO_2$. 动脉血二氧化碳分压。

(二) 禁忌证

1. 心搏、呼吸骤停。

2. 其他器官衰竭　神经系统格拉斯哥昏迷评分 (Glasgow coma scale, GCS) <10 分; 严

重的上消化道出血；血流动力学不稳定。

3. 头面部创伤、烧伤、畸形致面罩佩戴困难。

4. 大气道阻塞。

5. 患者过度紧张或无法配合。

6. 气道保护功能丧失。

7. 痰液清除障碍。

8. 高误吸风险。

9. 未引流的气胸。

(三) 操作前的准备

1. 患者准备

(1) 患者教育：NPPV需要患者的配合，并且强调患者的舒适性和依从性，对患者的教育可以消除恐惧、争取配合、提高依从性和安全性。教育的内容包括：①操作者的自我介绍和呼吸机的功能介绍；②介绍应用NPPV的必要性；③介绍上机的过程和时间，强调长时间持续使用无创呼吸机；④讲解在治疗过程中可能会出现的各种感觉，以及可能的评估措施（动脉血气、血氧饱和度监测等），以帮助患者正确区分和客观评价所出现的症状；⑤介绍面罩连接和拆除的方法（尤其是紧急情况下的迅速拆除法），以及呼吸机暂停和重启的方法；⑥介绍NPPV治疗过程中可能出现的问题及相应措施，如鼻/面罩可能使面部有不适感、使用鼻罩时要闭口呼吸，以及注意咳痰和减少漏气等；⑦指导患者有规律地放松呼吸，鼓励主动排痰，并介绍吐痰的方法；⑧嘱咐患者及其家属，若出现不适及时通知相关医务人员等。

(2) 协助患者取舒适的半卧位，床头抬高，必要时协助排痰；清理头、面部及口、鼻腔，确保口、鼻腔通畅；准备并粘贴好鼻梁部减压贴。

2. 物品（器械）的准备

(1) 选择合适的无创呼吸机及其配件：我国目前医用无创呼吸机主要有两大类：①具有完善监测和报警功能的大型多功能呼吸机（即危重症多功能呼吸机）；②专用无创呼吸机。其特点见表1-8-2。

表1-8-2 两类无创呼吸机特点对比

危重症多功能呼吸机	专用无创呼吸机
存在独立的呼气阀和双回路，可有效减少重复呼吸	单回路，没有专门的呼气阀，通过面罩与管路之间连接一个呼气装置实现呼气
呼吸机内部有电脑控制的空氧混合器，可控制吸氧浓度21%~100%	除个别特殊呼吸机外，单回路呼吸机需要额外的氧源接入；无空氧混合器，实际吸入氧浓度不可精确调整，且容易受患者呼吸及漏气的影响
一般不具备补偿功能，漏气时容易出现通气不足和假触发。因此，需要选用无漏气孔的面罩，并采取措施，尽量减少漏气	有漏气补偿，在一定范围内允许漏气
需要高压氧源，不适用于家庭或社区使用	不需要高压氧源

随着科技的发展,部分危重症呼吸机通过加装"漏气补偿"软件,使其在允许的漏气范围内仍能维持较为准确的触发和切换,也可用于无创通气。部分特殊的专用无创呼吸机需要接高压氧源,其吸氧浓度在21%~100%范围内可精确控制,不受漏气的影响。因此,对于重度低氧性呼吸衰竭的患者来说,宜选用危重症无创呼吸机或部分特殊的专用无创呼吸机;而以通气支持为主要需求的低通气患者,则可选用专用无创呼吸机。

由于专用无创呼吸机采用漏气通气方式,无论吸气还是呼气,呼吸机回路都有气体漏出,漏气量的大小与管路内压力及呼气阀的种类都有关系,呼吸机设计时会通过精确计算并对其进行补偿,以利于监测和触发。由此可知,不同品牌的呼吸机呼气阀最好不要混用。很多无创呼吸机采用面罩上的漏气孔代替呼气阀,因此,不同品牌的呼吸机面罩也最好不要混用。

(2)连接方式的选择:NPPV与有创正压通气相区别在于其采用鼻罩、口鼻罩、全脸面罩等无创性的方式,将患者与呼吸机相连进行正压通气。因此,面罩作为呼吸机与患者之间的"连接点",其对患者感官的舒适性至关重要。面罩不合适是造成人机不协调的常见因素,面罩过大或过小都将使漏气增加,导致患者触发呼吸机困难、呼吸机终止送气或频繁报警。不同的患者的脸型和对面罩的偏好不一样,因此需要根据各种连接方式的特点(表1-8-3)选用不同的面罩。为患者选择合适面罩的原则:①非故意漏气量最小化;②舒适度最大化;③治疗效果最优化。

表1-8-3 不同类型连接方式的对比

类型	优点	缺点
鼻罩	可以说话、喝水,允许咳嗽,降低呕吐危险、窒息风险小	张口时漏气、鼻部皮肤损伤、需要鼻腔通畅
口鼻罩	漏气少、需要较少配合、可以调整到舒适	呕吐风险高、幽闭恐惧者不适用、鼻部皮肤损伤、说话咳嗽困难
鼻枕	鼻罩的优点、没有鼻部皮肤损伤	呼吸时漏气、呼出潮气量监测不可靠、鼻部黏膜刺激
接口器	没有鼻部皮肤损伤	漏气、呕吐与唾液分泌、胃胀气、说话咳嗽困难
全脸面罩	漏气少、需要较少配合、容易适应和接受	呕吐窒息风险、幽闭恐惧、说话咳嗽困难、无效腔量较大
头盔	漏气少、需要较少配合、无鼻面部皮肤损伤	重复呼吸、呕吐窒息风险、噪声、易出现人机不协调

应针对不同的患者和病情状况,选用合适的连接方式:①轻症的患者可先试用鼻罩、鼻囊管或接口器;②比较严重的呼吸衰竭患者多数需用口鼻罩;③老年或无牙的患者口腔支撑能力较差,主张用口鼻罩;④口鼻部有特殊情况的低氧性呼吸衰竭的患者可以使用全脸面罩。另外,建议根据患者的脸型和口鼻大小选择面罩的尺寸,一般面罩有S、M、L型号,中国南方女性大多适用S型号面罩,男性多适用M型号面罩。选择面罩型号时可以采用面罩试戴的方式,也可以使用量鼻器。为了提高人机协调性,原则上选用与呼吸机同一品牌的配套面罩。

3. 操作者的准备

(1)核对患者信息:包括患者姓名、性别、年龄、主诉。

(2)核对适应证及禁忌证。

(3)心肺体格检查,评估腹胀情况。

(4)查看患者相关辅助检查:如血常规、血气分析、胸部X线片及心电监护状态。

(四) 操作步骤

1. 无创呼吸机备用于床旁　连接无创呼吸机电源及气源后启动,呼吸机一般会自检,然后根据患者病情设置初始参数,待机。

2. 佩戴鼻/面罩

(1) 协助患者摆好体位(保持半坐位,上身抬高 30°~45°),连接氧源。

(2) 将适合患者脸型的鼻/面罩正确置于患者面部,要求面罩与面部平行,覆盖鼻梁区域、嘴角两侧及下唇下方,鼓励患者扶持鼻/面罩,用头带将面罩固定。

(3) 启动呼吸机。

(4) 调整好鼻/面罩的位置和固定带的松紧度,头带下可插入 1 或 2 根手指,松紧合适,非故意漏气量最小。

3. 通气参数的设置和调节　针对患者病情设置个体化的治疗参数至关重要,通常给予比较低的吸气压力,当患者逐渐适应正压通气后,采取适应性调节方式,直至达到满意的通气水平,如潮气量达 8~10ml/kg,或患者可能耐受的最高水平;当然,整个 NPPV 治疗过程还需要根据患者病情的变化随时调整通气参数。最终以达到缓解气促,减慢呼吸频率,增加潮气量和改善动脉血气为目标。以下为 NPPV 参数设置的一些建议。

(1) 在参数设置之前,首先要明确使用 NPPV 的目的是解决什么问题:急性高碳酸血症? 低氧性呼吸衰竭? 或两者均有?

1) 如果仅表现为急性高碳酸血症,治疗上宜选用双相气道正压(bi-level positive airway pressure,BiPAP)并设置较低的呼气相压力(expiratory positive airway pressure,EPAP)水平,因为此时最主要的目的是增加通气。

2) 如果仅是低氧血症,并且无呼吸肌疲劳表现,说明此时通气支持不是主要问题,首选持续气道正压通气(continuous positive airway pressure,CPAP)模式。经动脉血气证实,对于慢性呼吸衰竭的患者来说,低氧血症常导致过度通气,给予双水平通气则可能进一步加重 $PaCO_2$ 的下降。

3) 如果既有低氧血症又有急性高碳酸血症,则应选用 BiPAP 并设置较高水平的 EPAP,此时治疗目的为既需通气支持又需提高氧合。

(2) 参数设置时要兼顾患者舒适性和人机协调性;同时,需要根据患者病情变化而调整参数。以下为初始设置及参数调整的一些建议。

1) 低氧血症 CPAP/EPAP 的设置:①初始吸氧浓度 100%,后期逐步下调,尽量使持续吸氧浓度低于 60%;② CPAP/EPAP 初始设为 4cmH₂O,根据患者的耐受程度和目标氧饱和度,每 5 分钟增加 2cmH₂O。如果需要高于 14cmH₂O 水平的 CPAP/EPAP 来维持目标氧合,则需要向主管的医生汇报,以采取其他措施:增加 CPAP/EPAP、药物治疗、插管等。

2) 急性高碳酸血症 BiPAP 设置:①根据目标氧合,设置初始吸氧浓度在 21%~50%;② EPAP 从 4~6cmH₂O 开始设置,如合并低氧血症则根据患者的耐受程度和目标氧饱和度,每 5 分钟增加 2cmH₂O;③吸气相压力(inspiratory positive airway pressure,IPAP)从 EPAP 水平上 6~12cmH₂O 开始设置,根据患者的需要和静息每分钟通气量、潮气量、呼吸频率、患者的呼吸状态,以及血气来进行调整,每 5 分钟增加/降低 2cmH₂O,直至达到满意的通气水平,如潮气量达 8~10ml/kg,或患者可能耐受的最高水平。

3) 报警参数的设置:后备通气频率一般设置在 10~12 次/min,根据患者的参数设置报警参数,如高压报警参数 =IPAP+5cmH$_2$O、低压报警参数 =IPAP−5cmH$_2$O、窒息 20 秒报警等。

针对患者病情设置个体化的治疗参数至关重要,整个 NPPV 治疗过程还需要根据患者病情的变化随时调整通气参数。最终以达到缓解气促、减慢呼吸频率、增加潮气量和改善动脉血气为目标。注意:S 模式下要设置后备通气频率,建议初始设置在 10 次 /min,从而在一定程度上保障患者在出现睡眠呼吸暂停时的通气安全。对于那些难以触发呼吸机送气的患者,如神经肌肉疾病、严重 COPD 患者等,建议直接选用 S/T 模式。

4. 湿化 NPPV 虽然保留了上气道功能,但因其气流流速往往较大,依靠自然气道湿化难以满足需求,易导致痰液黏稠排出困难,应注意保证患者足够的液体量,鼓励其间断、多次饮水,鼓励拍背及主动排痰(断开呼吸机),应用功能较强的主动加温湿化器,并根据患者的耐受程度调整湿化器温度,以保证痰液的引流。

5. 监测和评估 密切监测是判断疗效、调节合理的参数,以及发现不良反应和问题的重要措施,是提高患者耐受性和疗效的重要因素,也是避免因 NPPV 治疗无效而延误气管插管的重要环节(表 1-8-4)。

表 1-8-4 NPPV 治疗时的监测内容

一般状况	神志、精神状态等
临床表现	呼吸困难程度、呼吸运动情况、呼吸音、人机协调性 心率、血压、呼吸频率
通气参数	潮气量、压力、频率、静息每分钟通气量、漏气量等
血气分析	pH、PaCO$_2$、PaO$_2$、SpO$_2$
呼吸机及配件	面罩的合适程度、漏气、头带的松紧、系统的完整性、湿化等
不良反应	胃肠胀气、误吸、口鼻干燥、皮肤压伤、排痰困难、气压伤

pH. 酸碱值;PaCO$_2$. 动脉血二氧化碳分压;PaO$_2$. 动脉血氧分压;SpO$_2$. 经皮动脉血氧饱和度。

评估程序:①上机 30~120 分钟,意识状态是否好转、呼吸过快是否纠正、氧合是否改善、动脉血气中 pH 和 PaCO$_2$ 是否改善、心动过速是否改善、心电图有无异常、临床表现是否恶化;②上机 12~24 小时重复以上评估,之后每 24 小时进行一次评估。如果患者的以上评估均有好转,则可进入撤机评估;如无明显改善,需要进一步调整参数或检查面罩和漏气情况,重新进入评估程序;若仍无改善,则需考虑停止 NPPV,插管行有创通气。

6. NPPV 的撤除 尽管给予 NPPV 治疗后可能仅 15 分钟患者情况就会有所好转,但血气和其他方面的改善可能需要 1 小时或更长时间。因此,一般急性呼吸衰竭的患者,如果能耐受无创通气,症状无恶化且无其他并发症发生时,应上机数小时至 24 小时。若患者情况改善,进行相关评估后可考虑撤离 NPPV,撤机条件包括:意识清醒、呼吸频率小于 30 次 /min、血流动力学稳定、在吸入气氧浓度(FiO$_2$)≤ 40% 及 PEEP<5cmH$_2$O 时 PaO$_2$/FiO$_2$>200mmHg、无酸中毒或 PaCO$_2$ 上升、临床表现好转。多数文献报道慢性呼吸衰竭治疗 >4h/d,2 个月后进行疗效评价,如果有效,可以长期应用。NPPV 每天的治疗时间和总体疗程因人而异,可以允许间歇进行其他治疗和进食等。总体疗程主要取决于患者病情的改善。

NPPV 撤除的方法有:①逐渐降低压力支持水平;②逐渐减少通气时间(先减少昼间通气时间,再减少夜间通气时间);③以上两者联合使用。

NPPV 撤除具体操作：①EPAP，保持目标 SaO_2，逐渐降低 EPAP，每次降低 $2cmH_2O$，直至其 $<8cmH_2O$；然后下调 FiO_2，每次下调 10%，待 FiO_2 下调至 50% 后，再进一步降低 EPAP。②IPAP，根据患者耐受及血气目标，逐渐降低 IPAP，每次降低 $2cmH_2O$，直至支持压 $<6cmH_2O$；间断撤离 NPPV，观察患者生命体征、临床表现及血气。

撤机后 4~6 小时内仍要密切观察患者情况，复查血气分析，如有恶化，则继续上机。

(五) 不良反应及处理

无创通气常见不良反应及处理见表 1-8-5。

表 1-8-5　无创通气常见不良反应及处理

常见问题	可能的原因	解决办法
漏气	①鼻面罩型号不适合 ②固定带过松 ③管道接头脱落、集液瓶未拧紧	①更换鼻面罩，有假牙者戴上假牙 ②调整固定带 ③检查各连接是否密闭
鼻面部压伤	①鼻面罩固定带过紧 ②长时间受压	①以能放一横指为宜 ②垫鼻梁垫，间断放松鼻面罩，使用硅胶或气垫面罩 ③鼻面部贴水胶体敷贴以预防破皮
口鼻咽干燥	①湿化不良 ②使用鼻罩又有经口漏气	间断喝水，调节湿化器，避免张口呼吸
胃肠胀气	①气道压力高（$>25cmH_2O$ 时，可能超过食管贲门的压力） ②张口呼吸，反复咽气	①适当减小吸气压 ②使用鼻罩，闭嘴呼吸，必要时行胃肠减压
人机对抗	①患者紧张 ②模式不适合或参数设置不合理 ③漏气过大 ④机器故障	①有效的心理护理 ②选择合理通气模式，正确设置参数 ③处理漏气 ④维修呼吸机
呼吸困难不改善或加重	①精神紧张恐惧 ② EPAP 过高，影响血流动力学；或支持压力不足；氧浓度过低 ③可能存在未发现的禁忌证 ④连接错误	①辅导训练呼吸技巧，过度焦虑的患者，少量使用镇静剂 ②调节参数和氧浓度 ③排除禁忌证，如未经引流的气胸 ④检查所有连接
潮气量过小	①自主呼吸努力不够，IPAP 与 EPAP 的 PS 不够 ②管道漏气	①增加 PS：6~8cmH_2O ②密闭管道
CO_2 潴留改善不理想	①压力支持过低，潮气量过小 ② EPAP 过小 ③漏气率不够 ④分泌物过多 ⑤氧浓度过高 ⑥呼吸抑制	①加大 PS ②适当提高 EPAP 并保持足够的 PS ③适当增大漏气量：打开鼻罩的所有开口或适当松动鼻罩 ④吸痰 ⑤合理给氧 ⑥必要时加用呼吸兴奋剂

EPAP. 呼气相压力；IPAP. 吸气相压力；PS. 压差。

(六) 操作注意事项

1. 在学习无创机械通气操作前,需学习呼吸生理及呼吸治疗相关理论。

2. 无创通气参数设置过程中,需密切观察呼吸机呼吸周期是否与患者呼吸运动协调一致,询问患者感觉并进行参数调整。参数调整后注意评估通气情况,观察患者生命体征变化及复查血气分析。

3. 无创通气并非呼吸支持的最终形式,若评估效果欠佳,应及时调整,如可改有创通气、体外膜氧合(extracorporeal membrane oxygenation,ECMO)治疗等。

4. 无创机械通气的成功与否受很多因素的影响:①操作者,对 NPPV 的认识程度、应用经验和水平、及时解决相关问题的能力、责任心;②仪器设备,呼吸机、面罩、主动加温湿化器;③治疗环境,监测、护理;④患者,病情、理解和配合;⑤家属,理解、支持等。NPPV 实际应用于临床仅数十年,人们对其在应用经验上还有不足,很多领域尚未深入;而 NPPV 应用和疗效非常个体化,具有不确定性。对于呼吸衰竭或呼吸肌疲劳的患者,只要没有禁忌证,均可尝试短时间使用,但应注意密切监测,一旦失败,应及时转换为有创通气。推荐各医疗机构根据自己的经验及患者病情,个体化合理使用。

三、无创机械通气规范检查表

无创通气规范核查见表 1-8-6;无创通气规范评估见表 1-8-7。

表 1-8-6 无创通气规范核查表

项目	内容	是	部分	否
操作前准备	核对患者信息:包括患者姓名、性别、年龄、主诉			
	洗手			
	向患者宣教,签署知情同意书			
	选择无创呼吸机			
	检查呼吸机连接无问题			
	选择合适的面罩			
	查看患者血气分析,影像学资料			
	根据病情初步设置无创呼吸机参数			
操作过程	将设置好的呼吸机暂停			
	协助患者坐位或 30°~45° 半卧位			
	为患者试戴面罩			
	迅速启动呼吸机			
	正确佩戴面罩(松紧为可容纳 1 指)			
	检查面罩非故意漏气情况			
	开启湿化罐(检查水量)			
	观察潮气量、静息每分钟通气量、血氧饱和度、患者主观感觉等指标			
	根据评估情况进一步调整参数至目标水平			

续表

项目	内容	是	部分	否
操作后处置	告知患者及其家属紧急情况下的脱面罩方式,以及可能出现的不适和处理办法			
	0.5~2.0 小时复查血气分析,评估上机疗效,以便下一步处理			
	告知患者,若出现特殊不适,及时呼叫医护人员处理			

表 1-8-7　无创通气规范评估表

项目	好(5分)	一般(3分)	差(1分)
操作过程流畅度			
操作检查熟练度			
人文关怀			

评分标准:

好:操作过程清晰流畅,无卡顿,操作熟练;人文关怀到位,有操作前交流及操作后注意事项的交代。

一般:操作过程能整体完成,有卡顿(次数 <3);人文关怀不足,但能有部分的操作前交流及操作后注意事项的交代。

差:操作过程有卡顿(次数 >6),操作粗暴,不顾及患者感受;缺乏人文关怀。

四、常见操作错误及分析

1. 上机后患者氧饱和度下降　氧源未连接或脱落或氧气流量过低。上机前检查氧源,氧源连接满意则增加吸氧浓度。

2. 非故意漏气量过大　环路漏气、功能孔未封闭、面罩佩戴问题、张口呼吸等。上机前检查环路、行环路测试、面罩试戴可以提前解决该问题。

3. 面罩易移位或非故意漏气,无法通过以上办法改善　面罩型号不配,可经过试戴后选择合适面罩;头带型号有大、中、小号,根据患者头围选择,如果头带弹性减退变形,应予以及时更换;头带上下倒置,正确的头带方向见图 1-8-1。

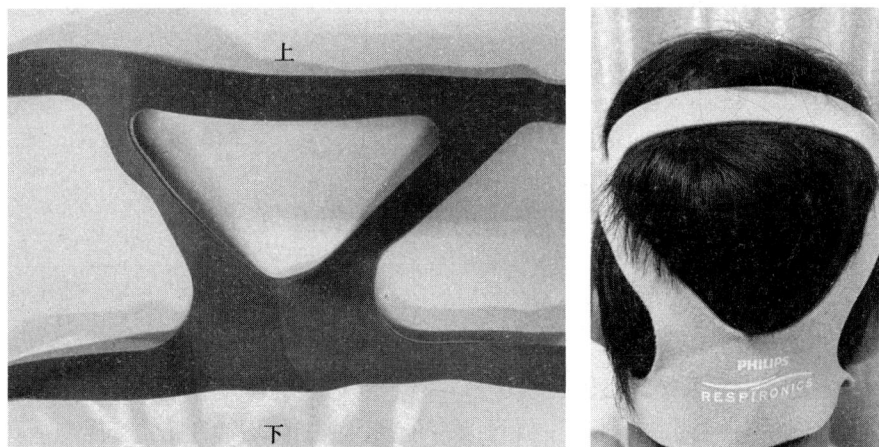

图 1-8-1　头带方向及佩戴方向

五、目前常用训练方法简介

目前尚无适宜的模拟训练方法,临床上多采用实际操作进行培训。

六、相关知识测试题

1. 关于无创机械通气应用的基本条件,下列选项中**错误**的是

    A. 清醒能够合作　　　　　　　　　B. 呼吸道里有大量脓痰

    C. 血流动力学稳定　　　　　　　　D. 不需要气管插管保护

    E. 能耐受鼻 / 面罩

2. 以下选项中,**不是**指南中强推荐的无创呼吸机使用适应证的是

    A. AECOPD　　　　　　　　　　　B. 免疫抑制患者

    C. 心源性肺水肿　　　　　　　　　D. 上气道狭窄

    E. 序贯撤机

3. 下列选项中,**不是**通过面罩使用 CPAP 治疗的适应证的是

    A. 胸部手术术后肺不张

    B. 卡氏肺囊虫肺炎所致的难治性低氧血症

    C. 夜间阻塞型睡眠呼吸暂停

    D. 急性高碳酸血症型呼吸衰竭

    E. 急性心源性肺水肿

4. 关于 COPD 机械通气,下列应注意的事项说法中,**错误**的是

    A. 初始时应用小潮气量或低压力通气

    B. 应根据 pH 是否在正常水平来判断通气量是否合适

    C. PCO_2 下降速度不能过快

    D. 选择使 PaO_2 达到 60~80mmHg 时的最低氧浓度

    E. 应根据 PCO_2 是否在正常水平来判断通气量是否合适

5. 下列选项中,**不属于** CPAP 模式优点的是

    A. 增加功能残气量　　　　　　　　B. 易于监测通气状态

    C. 改善 V/Q 比例,改善氧合　　　　D. 对心血管系统有兴奋作用

    E. 增加肺泡内压

答案:1. B　2. D　3. D　4. E　5. D

(陆容莉　李　敏　吴　静)

第九节　有创机械通气

一、概述

有创机械通气指需要经过气管插管(经口或经鼻)或气管切开导管进行的人工辅助呼吸的方法。临床应用有创机械通气的主要目的在于:①通过改善肺的气体交换来纠正严重的呼吸性酸中毒和严重低氧血症,进而缓解组织缺氧;②通过呼吸支持,降低呼吸氧耗和逆转

呼吸肌疲劳来缓解呼吸窘迫的症状;③通过对肺压力 - 容积关系的改善来预防和治疗肺不张,改善肺的顺应性,以避免更大的损失;④一些特殊情况也需要有创机械通气支持,如保障应用镇静药和肌松药的安全时;⑤降低颅内压;⑥维持胸壁的稳定性;⑦有利于肺和气道的愈合;⑧避免呼吸相关并发症等。

二、有创机械通气操作规范流程

(一)适应证

不同基础疾病情况下,应用气管插管和机械通气的适应证有很大不同,在临床实际应用中,应根据患者通气治疗的目的、呼吸衰竭发展趋势、机械通气的益处和害处的利弊权衡、患者的病情是否可逆、有无撤机可能,以及医院重症监护治疗病房(intensive care unit,ICU)的设备和技术等因素综合考虑。各种不同病因所致的成人急性呼吸衰竭患者,其有创机械通气适应证如下。

1. 呼吸骤停或即将呼吸停止 出现呼吸骤停时,及时行气管插管有创通气将对挽救患者生命产生极大的作用,这是毋庸置疑的。"即将呼吸停止"的判断比较困难,一般以突然发生"叹气"样呼吸、抽泣样呼吸、呼吸节律不规整、呼吸暂停伴昏迷、呼吸微弱、极度烦躁难以控制、心率缓慢、严重的低血压等情况作为预示呼吸即将停止的征兆,是紧急行气管插管有创通气的适应证。

2. 急性低氧性呼吸衰竭 纠正低氧血症可以用氧疗、经鼻高流量氧疗、无创通气和有创通气。根据现有的研究资料,还不能够明确急性低氧血症患者何时需要行气管插管,也没有证据表明 PaO_2/FiO_2 或其他指标的阈值可以指导启动有创机械通气。但如果出现急性低氧性呼吸衰竭伴呼吸窘迫、呼吸急促,并经高流量氧疗系统给予高 FiO_2,仍持续低氧血症或存在急性心血管功能不稳定、意识改变或持续无法配合、不具有下气道保护能力这 3 种情况之一,则需要启动有创机械通

3. 神经肌肉疾病致急性通气功能不全伴有下列任一情况 ①急性呼吸性酸中毒(高碳酸血症和动脉血 pH 降低);②肺活量进行性下降至 10~15ml/kg 或以下;③最大吸气压进行性下降至 $-20\sim-30cmH_2O$ 或以下。

4. 需要气管插管或气管切开来维持气道通畅和气道保护或吸引分泌物的呼吸衰竭患者 气管插管内径 ≤7.0mm,而所需静息每分钟通气量 >10L/min 时,或气管插管内径 ≤8.0mm,而所需分钟通气量 >15L/min 时,需要启动有创机械通气予以支持。

5. 已经试用了其他治疗后仍未见效 呼吸困难合并急性呼吸窘迫、COPD 急性加重、急性严重哮喘、免疫缺陷患者发生急性低氧性呼吸衰竭、孤立的低氧血症、颅脑创伤或连枷胸。

(二)禁忌证

1. 绝对禁忌证 机械通气真正的禁忌证是未经引流的气胸,但如果放置了胸腔引流导管则机械通气可照常进行。

如果患者及其家属坚决拒绝气管插管,也是不宜直接给予有创机械通气。

2. 相对禁忌证 部分教材将肺大疱、肺气囊肿、急性心肌梗死、休克、咯血等列为机械通气的禁忌证,但如这些患者也有强烈的机械通气适应证,例如:发生致命性缺氧和严重的呼吸性酸中毒,经其他治疗措施未能奏效,可采用有创机械通气。只要采取相应的防治措施和合理的通气策略,仍可取得良好的治疗效果。

（三）操作前的准备

1. 患者准备

（1）明确患者基本情况：包括年龄、性别、体重、身高、诊断、病情、既往病史和对呼吸机支持的特殊要求等。

（2）向清醒患者解释使用呼吸机的目的、注意事项。

（3）根据患者病情和治疗需求建立合适的人工气道，如气管插管（经口或经鼻）和气管切开等。

（4）评估人工气道的位置：①建立人工气道后应立即检查导管位置，可通过手控人工通气观察双侧胸廓起伏，听诊双肺呼吸音；②连接麻醉机观察呼吸囊有无张缩；③进行呼出气 CO_2 监测鉴定；④拍摄胸部 X 线片或进行支气管镜检查等，床旁重症超声也可用于评估气管导管位置。在证实气管插管位置是恰当的以后，应在导管的中切牙或鼻中隔处做好标记并记录，定时核对。

（5）评估神志：有创通气患者 Richmond 躁动 - 镇静评分（Richmond agitation-sedation scale，RASS）一般需要在 −1~0 分，根据患者情况使用镇静、镇痛药，必要时使用神经肌肉阻滞剂；危重病患者在机械通气过程中，由于焦虑、恐惧、烦躁等问题，常需要应用镇静药和镇痛药。在为了有利于机械通气时的人机协调，去有意抑制患者的自主呼吸、让呼吸肌休息，或者实施特殊的治疗目的和策略时，也可以应用神经肌肉阻滞剂。

（6）选择合适体位：如无禁忌证，应予以床头抬高 30°~45°。

2. 物品（器械）的准备

（1）有创呼吸机

1）根据患者基本情况选择合适的呼吸机、呼吸机管路、过滤器和湿化装置。

2）正确连接呼吸机管路，连接高压氧源、高压空气源、电源。

3）呼吸机完成自检，并用模拟肺来测试呼吸机功能是否正常。

4）设置初始模式参数及报警参数后待机备用于床旁，在呼吸机醒目处标记"待用"。

（2）其他物资准备：床旁常规备听诊器、吸引装置、给氧装置和简易呼吸器，以备紧急吸痰、给氧和人工呼吸。

3. 操作者的准备

（1）生命体征评估：评估患者呼吸循环情况，用以指导呼吸机参数设置。

（2）血气分析：查看患者最近的血气分析，明确呼吸衰竭情况，评估机械通气指征和通气目标。

（3）胸部 X 线片：明确呼吸衰竭病因，排除未引流的气胸。

（4）团队准备：建立包括医生、护士、呼吸机治疗师、营养师等在内的治疗小组，严密观察和判断患者疾病状态，动态调整治疗方案和机械通气方案，及时、正确地处理机械通气过程中出现的突发情况。

（四）操作步骤

1. 呼吸机的选择及管路连接　一般有创呼吸机连接管路为：吸入端→吸入端过滤器（非必须）→管路→湿化罐→加热管路→"Y"形接口吸气支→患者人工气道→"Y"形接口呼气支→管路→积水杯→管路→呼出端过滤器（非必须）→呼出端。

2. 呼吸机自检并进行模肺通气测试，设置初始参数，床旁待用　所有有创呼吸机均有自己的自检程序,按程序完成自检;在模肺容量控制通气(volume-controlled ventilation, VCV)模式下检查呼吸机送气情况,要求吸气与呼气的潮气量相差小于 50ml;设置初始参数 (表 1-9-1),使呼吸机处于床旁待机状态。

表 1-9-1 初始参数设置

参数	初始值	备注
潮气量	6~8ml/kg(理想体重)	以保证平台压 30~35cmH$_2$O,驱动压 ≤ 15cmH$_2$O 为目标
呼吸频率	12~20 次 /min	在某些特殊疾病,如 COPD 可 <12 次 /min,ARDS 可 >20 次 / min
峰流速	40~100L/min	—
吸气时间	0.8~1.2s	吸呼比(1:2)~(1:3)
触发灵敏度	流量触发 1~5L/min	—
	压力触发 0.5~2.0cmH$_2$O	
PEEP	3~6cmH$_2$O	不同疾病个体化调节,有食管压监测时,以高于呼气末食管压 1~2cmH$_2$O 为宜
氧浓度	初始给予 100%	根据指动脉血氧饱和度及氧疗目标调节,维持指动脉血氧饱和度 90%~95%
后备通气	自主呼吸模式需要设置	—

COPD. 慢性阻塞性肺疾病;ARDS. 急性呼吸窘迫综合征;PEEP. 呼气末正压。

3. 建立人工气道,确认人工气道位置准确。

4. 连接患者。

5. 镇痛与镇静。

6. 严密监测

(1)监测呼吸机呼出潮气量和峰压:根据病情可监测平台压、驱动压、呼气末正压 (positive end expiratory pressure,PEEP)、气道阻力顺应性、内源性呼气末正压(intrinsic positive end expiratory pressure,PEEPi)等。

(2)疗效监测:上机或调整呼吸机参数 30 分钟,及每天均需监测动脉血气分析,病情变化随时监测,评估患者氧合及通气情况。

7. 机械通气的撤离。

8. 拔管。

(五)不良反应及处理

1. 常见不良反应 与有创通气相关的不良反应及处理见表 1-9-2。

2. 呼吸机相关性肺炎(ventilator-associated pneumonia,VAP) 其定义是患者在机械通气 48 小时以后发生的肺炎。气管插管后 48~72 小时发生的 VAP 通常称为早发性肺炎;气管插管 72 小时后发生的 VAP 称为晚发性肺炎。

(1)VAP 诊断标准:当机械通气患者的影像学提示新出现的或者持续性的炎性渗出超过 48 小时,或至少出现发热、白细胞升高、气管 / 支气管有脓性分泌物这 3 种表现中的 2 种,就应该怀疑患者发生了呼吸机相关肺炎(表 1-9-3)。

表 1-9-2　有创通气相关不良反应及处理

并发症	预防及处理
呼吸机相关肺损伤	平台压 30~35cmH_2O,吸气跨肺压 ≤25cmH_2O,呼气跨肺压 0~2cmH_2O
呼吸机相关肺炎	床头抬高 30°~45°,实施每天唤醒,实施声门下吸引,及时更换污染及破损管路,维持气囊压 25~30cmH_2O,医务人员及护理员严格手卫生,病原菌监测及合理使用抗生素,消化道去污染,避免误吸,尽早撤机
氧中毒	维持指动脉血氧饱和度 90%~95%
呼吸机相关的膈肌功能不全	尽可能保留自主呼吸,加强呼吸肌锻炼,加强营养支持、早期康复
低血压与休克	快速补液或调整通气模式降低胸腔内正压
消化功能不全	对症处理
精神障碍	心理护理,必要时应用镇静镇痛或抗焦虑药物

表 1-9-3　呼吸机相关性肺炎的临床诊断标准

指标	评分		
	0	1	2
体温 /℃	36.1~38.4	38.5~38.9	≤36 或 ≥39
白细胞计数 /($10^9 \cdot L^{-1}$)	4~11	<4 或 >11	—
分泌物	无	有,非脓性	有,脓性
PaO_2/FiO_2/mmHg 以及是否有 ARDS	>240 或 ARDS	—	≤240 且无 ARDS
胸部 X 线片	无渗出	弥散状或片状渗出	局部的炎性渗出
微生物	无或轻度生长	中度或重度生长;革兰氏染色阳性时再加 1 分	—

注:评分大于 6 分,即可诊断为呼吸机相关性肺炎。ARDS,急性呼吸窘迫综合征。

(2)VAP 预防策略

1)非药物性方法:①尽量采用无创通气;②洗手及采用公认的感染控制步骤与实践;③患者采用半卧位;④合理的管道更换(在被严重污染时);⑤尽可能使用热湿交换器;⑥抽吸声门下分泌物;⑦合理的消毒灭菌技术;⑧使用动力学病床;⑨指定专门对 VAP 发生率进行监控的人员或小组;⑩使用闭合性吸引管道及无菌吸痰技术;⑪避免饱胃;⑫根据临床指征拔除鼻胃管;⑬避免呼吸回路冷凝水污染;⑭检测探头、O_2 分析器、呼吸气囊等物品单人单用;⑮谨慎使用小剂量喷雾器;⑯使用呼气管道中气体潴留或过滤器;⑰经口插管而非经鼻插管。

2)药物性方法:①使用硫糖铝而非 H$^+$ 受体拮抗剂,以预防应激性溃疡(仍存在争议);②预防性消化道去污(抗生素管理);③避免中枢神经系统抑制药物的使用。

3)增加宿主免疫功能的方法:①维持良好营养状态;②避免使用破坏肺部防御能力的药物(氨茶碱、麻醉药、某些抗生素、皮质类固醇、镇静麻醉性止痛药、抗肿瘤药等);③尽可能减少有创操作;④去除或者治疗影响宿主防御能力的疾病,尽可能纠正患者状态(酸中毒、脱水、低氧血症、乙醇中毒、酸吸入、应激、热损伤、糖尿病酮症酸中毒、肝衰竭、肾衰竭、心力衰竭)。

(六) 操作注意事项

上机过程中密切观察病情变化。

1. 呼吸功能监测　观察呼吸节律,呼吸深度,评估有无呼吸困难,人机对抗等。机械通气患者缺氧时可出现脉搏、呼吸增快,需要严密观察。注意气道压力、呼出潮气量,评估通气与氧合状况。观察患者皮肤黏膜、口唇和甲床;二氧化碳潴留时可出现皮肤潮红、多汗和浅表静脉充盈。口唇和甲床青紫提示低氧血症。当患者病情严重到必须给予高浓度氧时,应避免长时间吸入,氧浓度尽量不超过 60%,同时密切观察有无氧中毒所致的肺损伤出现。加强营养支持可以增加或改善呼吸肌功能。

2. 循环功能观察　机械通气可使胸腔内压升高,静脉回流减少,心脏前负荷降低和后负荷增加,出现心输出量降低,组织灌注不足,表现出低血压、心律失常、末梢循环灌注不良、尿量减少等。

3. 意识状态评估　缺氧和二氧化碳潴留所致意识障碍患者,若呼吸机支持适当,患者意识状况应逐渐好转。若意识障碍程度加重,应考虑呼吸机支持是否适当或患者病情发生变化。因此,应严密观察患者意识状况,出现异常及时处理。

4. 血气分析　机械通气 0.5~2.0 小时后应进行动脉血气分析,以评估机械通气的效果和是否需要调整呼吸机的模式和参数。若患者血气分析结果趋于正常,表示治疗有效;若血气分析结果显示无改善或继续恶化,表示治疗无效。在机械通气治疗过程中,需根据患者病情严密监测动脉血气状况。

5. VAP 监测　观察气道分泌物的量、色、性状和气味,评估肺部感染变化情况。患者出现 VAP 和原有肺部感染恶化时,可出现体温异常改变,应严密监测,及时调整治疗。

6. 呼吸环路的管理　妥善固定呼吸环路;积水杯应处于环路最低点,方向向下,便于收集冷凝水;翻身、活动时预先固定呼吸环路,避免压闭呼吸环路或牵拉引起人工气道移位;及时清除呼吸环路和积水杯内的积水,避免重力牵拉呼吸环路或引起误触发;无须定期更换呼吸环路,但当管路破损或污染时,应及时更换。

7. 运动与活动　若病情许可,每 1~3 小时翻身一次,翻身时配合拍背,促进肺部分泌物排出。对卧床且不能自行翻身的患者使用气垫床、减压敷料和采取翻身等措施,预防压疮发生。病情稳定后,尽早进行被动或主动运动,改善呼吸肌的肌力,降低谵妄、肌肉萎缩、深静脉血栓和压疮等的发生率。

8. 关注患者心理状况　由于对机械通气的不理解,以及有沟通交流障碍,患者容易出现焦虑、恐惧、缺乏安全感等情绪。应根据其原因,给予相应的心理干预。

9. 其他　观察有无消化道出血、腹胀,评估肠鸣音变化情况;严密监测尿量,准确记录出入量;观察有无水肿、黄疸,监测肝脏转氨酶有无异常;评估心理状况,如有无紧张、焦虑和谵妄等。

三、有创机械通气规范检查表

有创通气规范核查见表 1-9-4；有创通气规范评估见表 1-9-5。

表 1-9-4 有创通气规范核查表

项目	内容	是	部分	否
操作前准备	核对患者信息：包括患者姓名、性别、年龄、主诉			
	洗手			
	向患者宣教，签署知情同意书			
	选择呼吸机			
	正确连接呼吸机并自检			
	查看患者血气分析，影像学资料			
	根据病情初步设置呼吸机			
	将设置好的呼吸机待机床旁备用			
操作过程	建立人工气道，确认人工气道位置准确			
	正确连接患者			
	镇痛与镇静			
	严密监测：监测呼吸机呼出潮气量峰压，根据病情可监测平台压、驱动压、PEEP、气道阻力顺应性、PEEPi 等			
	疗效监测：上机或调整呼吸机参数 30 分钟，每天均需监测动脉血气分析，病情变化随时监测，评估患者氧合及通气情况			
	机械通气的撤离			
	拔管			
操作后处置	监控并处理不良反应			
	报警处理			

表 1-9-5 有创通气规范评估表

项目	好(5分)	一般(3分)	差(1分)
操作过程流畅度			
操作检查熟练度			
人文关怀			

评分标准：

好：操作过程清晰流畅，无卡顿，操作熟练；人文关怀到位，有操作前交流及操作后注意事项的交代。

一般：操作过程能整体完成；人文关怀不足，但能有部分的操作前交流及操作后注意事项的交代。

差：操作过程混乱，不顾及患者感受；缺乏人文关怀。

四、常见操作错误及分析

1. 呼吸机未自检，使用时出现无法通气。建议所有呼吸机更换管路或更换流量传感器时均重新自检，自检通过方可使用。

2. 呼吸机管路积水未及时倾倒，导致误触发，甚至窒息。及时倾倒管路冷凝水，及时吸痰，建议使用加热管路并放置积水杯。

3. 管路连接错误，吸入端及呼出端混淆，导致湿化问题。可将湿化功能预先开启，若连接错误则会出现低温报警，仔细检查可发现并解决此类问题。

五、目前常用训练方法简介

（一）应用模拟肺开展机械通气培训

使用真实的呼吸机，连接仿真模拟肺或机械模拟肺，适用于呼吸力学的学习，以及对机械通气和处理机械通气相关问题的能力进行培训与考核，包括：①规范评估呼吸系统顺应性、气道阻力、PEEPi；②机械通气模式和参数的建立和调节；③压力上升时间/流速设置不合理、不能触发、误触发、气道压增高等机械通气常见问题的处理等。

1. 培训的大致过程　①教师要根据培训目的设计脚本，设定模拟肺参数，如肺顺应性、气道阻力，以及自主呼吸等参数，模拟各种呼吸系统疾病。②学员通过显示器能看到该模拟患者的各项呼吸监控指标，如呼吸形式、呼吸机的波形、血气分析等，并据此对该模拟患者进行评估。③学员根据自己的判断和老师的要求对呼吸力学作出判断、提出自己的处理意见、自己调节呼吸机；然后开展治疗，并观察呼吸机调节后处理的效果，进行再调整，并就教师提出的特定问题，口头回答或操作呼吸机应对。以下通过"机械通气波形分析"介绍训练方法。

2. 机械通气波形分析仿真模拟培训方法

（1）训练目的：训练学员进行基础机械通气波形及异常波形的识别。

（2）操作步骤

1）设置模拟肺参数：肺顺应性（compliance）为 30ml/cmH_2O，气道阻力（resistance）为 6cmH_2O/（L·s），呼吸努力的强度及自主呼吸频率均设为 0 次/min。

2）连接医用呼吸机，设置容量控制模式、方波，可见呼吸机波形（图 1-9-1）。

3）调整模拟肺参数：肺顺应性（compliance）为 30ml/cmH_2O，气道阻力（resistance）为 50cmH_2O/（L·s），呼吸努力的强度及自主呼吸频率均设为 0 次/min；观察呼吸机波形变化（图 1-9-2）。

4）学员根据波形变化，评估患者呼吸力学的变化（气道阻力增高）。

5）调整模拟肺参数：肺顺应性（compliance）为 20ml/cmH_2O，气道阻力（resistance）为 6cmH_2O/（L·s），呼吸努力的强度及自主呼吸频率均设为 0 次/min；观察呼吸机波形变化（图 1-9-3）。

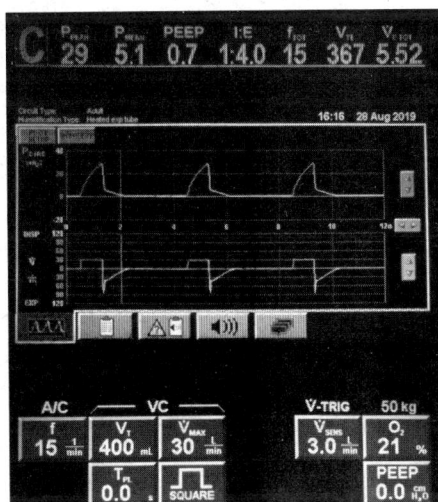

图 1-9-1　容量控制模式、方波，
呼吸机的波形显示

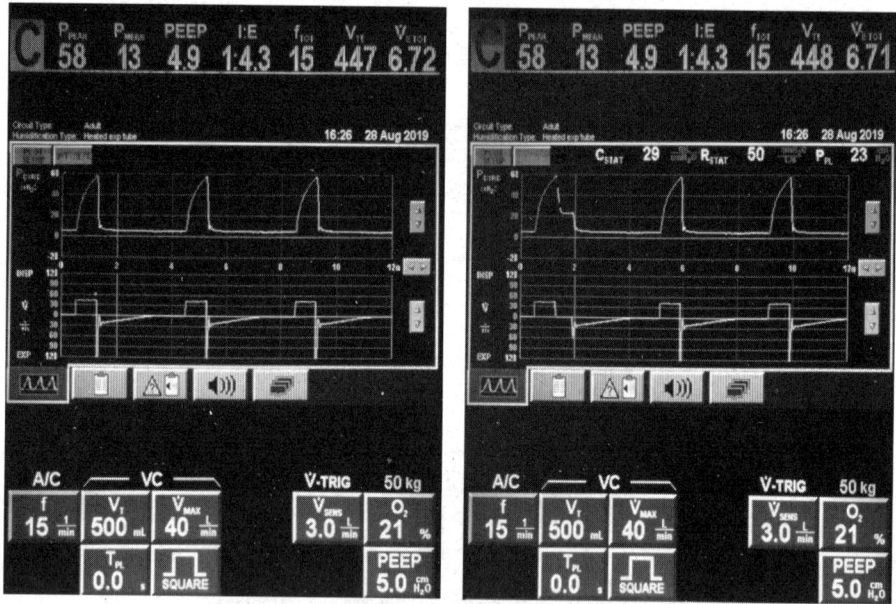

图 1-9-2 气道阻力增高后,呼吸机的波形变化

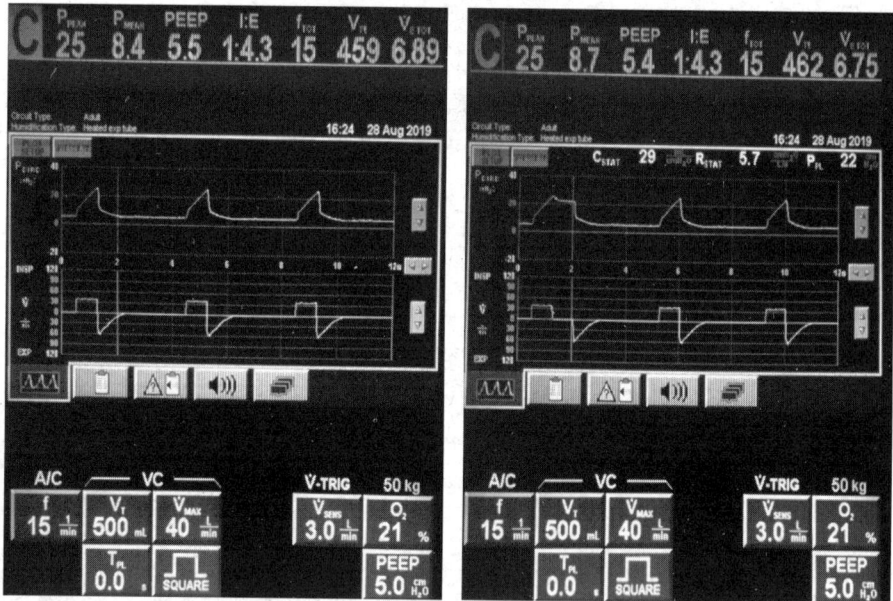

图 1-9-3 顺应性下降后,呼吸机的波形变化

6)学员根据波形变化,评估患者呼吸力学的变化(肺顺应性下降)。

7)调整模拟肺参数:肺顺应性(compliance)为 30ml/cmH$_2$O,气道阻力(resistance)为 50cmH$_2$O/(L·s),自主呼吸频率设为 30 次/min;观察呼吸机波形(图 1-9-4)。

8)学员根据波形变化,评估患者呼吸力学变化(PEEPi 存在),并调整呼吸机参数(延长呼气时间)。

(二)应用虚拟模拟器开展机械通气培训

近年来,随着计算机和网络信息技术的发展,已经开发出了虚拟模拟机械通气培训系统,只需访问网络就可轻松获得并用于教学。这种技术资源成本低,获取容易,便于向全球广大医学生、教师和医疗保健专业人员提供基于网络的虚拟机械通气培训。

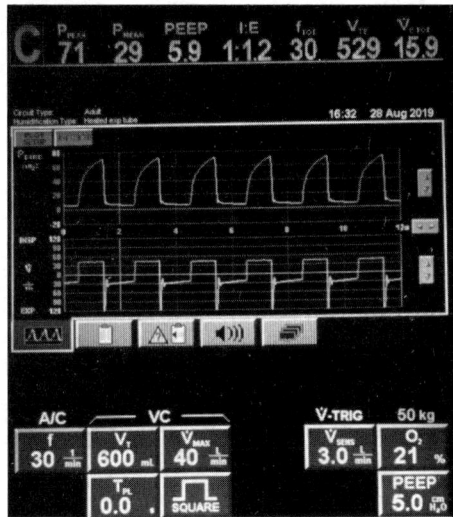

图 1-9-4　呼气不完全,产生 PEEPi 时
呼吸机的波形变化

　　虚拟模拟机械通气可以模拟各种疾病情况下的呼吸生理变化,并允许操作者据此设置呼吸机,以及修改呼吸力学参数,如阻力、顺应性、潮气量、呼吸频率、吸气和呼气暂停。呼吸变量的任何变化,包括压力、流量和容积曲线,都会显示在计算机屏幕上。这使得操作者只需按下工作面板上的吸气暂停或呼气暂停按钮,就可以练习计算动态和静态顺应性、阻力和 PEEPi。

六、相关知识测试题

1. 对于机械通气时左心功能不全患者,最可能导致撤机失败的原因是
    A. 患者肌力不足
    B. 患者左心室后负荷增加,心血管功能失代偿
    C. 肺水减少
    D. 感染未控制好
    E. 呼吸做功减少

2. 实施自主呼吸试验时,下列指标异常中**不能**提示其失败的是
    A. 呼吸频率 > 基础值的 30%
    B. 心率 >140 次 /min 或大于基础值的 30%,或者烦躁
    C. VE 比基线值增加 >30%
    D. 体温 >38℃
    E. 烦躁、恐慌、大汗

3. 关于传统呼吸力学测定,下列操作中**错误**的是
    A. 充分镇静　　　　　　　　　　B. 选用 PSV 模式
    C. 选用 VCV 模式　　　　　　　　D. 选用方波

E. 给予一定时间的吸气暂停

4. 下列关于波形的说法,正确的是

    A. 方波比减速波产生的气道平均压低

    B. 方波较递减波的气体分布更均匀

    C. 测定呼吸力学参数时,应该选用递减波

    D. 正常人平静呼吸时是递减波

    E. 同样的潮气量和峰流速,方波的送气时间是递减波的 2 倍

5. 下列模式选择中,**错误**的是

    A. 自主呼吸无或弱用 A/C

    B. AECOPD 用 CPAP

    C. 撤机用 PSV

    D. 自主呼吸较强用 PSV

    E. 术后病情较轻用 PSV

答案:1. B　2. D　3. B　4. D　5. B

(陆蓉莉　吴　静　李　敏)

第十节　经鼻高流量氧疗

一、概述

(一) 经鼻高流量氧疗

经鼻高流量氧疗(high-flow nasal cannula,HFNC)是指一种通过高流量鼻塞持续为患者提供可以调控并相对恒定的吸氧浓度(21%~100%)、温度(31~37℃)和湿度的高流量(8~80L/min)吸入气体的治疗方式。该治疗设备主要包括:空氧混合装置、湿化治疗仪、高流量鼻塞,以及连接呼吸管路。国际主流的 HFNC 装置都是采用无创呼吸机的工作原理:用空氧混合器进行空氧混合,FiO_2 为 21%~100%,应用涡轮提供高流量的气体,采用呼吸机应用的加温加湿器和管路加热导丝对吸入气体进行全程加温加湿,并通过患者端实时监测温度和氧浓度,进行动态调控。另外,部分呼吸机厂家在有创呼吸机和无创呼吸机上设置了 HFNC 功能,进一步拓展了呼吸机的临床适用范围,这也是未来的发展方向。国内开始使用 HFNC 的时间虽然不长,但在前期仿制国外 HFNC 设备的基础上进行了创新,在很短的时间内形成了自己的特色,如可自动调节和精确调控 FiO_2(21%~100%)、温度控制精度可达到 1℃以内、呼吸管路采用免消毒气路的技术等。

(二) HFNC 的结构特点

HFNC 可分为 3 大组成部分。

1. 气体的空氧混合部分　其作用是将空气和氧气按预设的氧浓度在涡轮前进行混合。氧浓度调控有 2 种方法:①通过浮标式氧气流量计调节氧气流量,以实现对氧浓度的控制,该方法无法预设氧浓度,只能通过调节氧气流量来调控实际的 FiO_2;②使用微型比例阀和超声氧浓度传感器,以实现对氧浓度的控制,该方法可以预设 FiO_2。

2. 气体的加温湿化部分　其作用是将空氧混合后的气体进行加温湿化。

3. 气体的输送部分 其作用是保证已完成加温湿化的空氧混合气体以恒温、恒湿、恒流速的方式输送至患者端。高流量湿化氧疗仪与患者连接部分为高流量鼻塞,高流量鼻塞的尖端是一个呈斜面形的出口,质地柔软,用一个具有弹性且可调节的过耳头带固定于患者面部。

(三) HFNC 治疗呼吸衰竭的生理机制

1. PEEP 效应 HFNC 通过输送高流速气体的方式,可以维持一定水平的 PEEP,维持肺泡开放,有利于呼气末肺泡复张和气血交换。

2. 生理无效腔冲刷效应 HFNC 通过为患者提供恒定的、可调节的高流速空氧混合气体,冲刷患者呼气末残留在鼻腔、口腔及咽部中的解剖无效腔内气体,可明显减少患者下一次吸气时吸入气体中的 CO_2 含量。

3. 维持黏液纤毛清除系统功能 HFNC 主要关注于提供相对精确的恒温和恒湿的高流量氧疗,因而能够更符合人体生理情况下,呼吸道的气体温度及湿度,降低医用干冷气体对上下呼吸道黏液纤毛系统功能和黏膜的影响,有助于稀释痰液和排痰,以及修复和维持人呼吸道上皮细胞和纤毛的结构和功能,从而提高患者的舒适度,降低下呼吸道感染的发生率。

4. 降低患者上气道阻力和呼吸功 HFNC 可以提供满足患者吸气流速需求且恒温、恒湿的高流量气体;患者在吸气时,不需要用力吸气也不需要在体内对吸入气体进行加温湿化,这样不仅能降低吸气阻力,同时也可避免患者对吸入气体进行加温湿化所需的代谢消耗,减少患者的呼吸做功。

二、经鼻高流量氧疗操作规范流程

(一) 适应证

(1) 轻~中度 I 型呼吸衰竭($100mmHg \leqslant PaO_2/FiO_2 < 300mmHg$)。

(2) 轻度呼吸窘迫(呼吸频率 >24 次 /min)。

(3) 轻度通气功能障碍($pH \geqslant 7.3$)。

(4) 对传统氧疗或无创正压通气不耐受或有禁忌证者。

(二) 禁忌证

1. 绝对禁忌证

(1) 心搏、呼吸骤停,需紧急行气管插管有创机械通气。

(2) 自主呼吸微弱、昏迷。

(3) 极重度 I 型呼吸衰竭($PaO_2/FiO_2 < 60mmHg$)。

(4) 严重通气功能障碍($pH < 7.25$)。

2. 相对禁忌证

(1) 重度 I 型呼吸衰竭($PaO_2/FiO_2 < 100mmHg$)。

(2) 通气功能障碍($pH < 7.30$)。

(3) 矛盾呼吸。

(4) 气道保护能力差,有误吸高危风险。

(5) 血流动力学不稳定,需要应用血管活性药物。

(6) 面部或上呼吸道手术不能佩戴 HFNC 者。

(7) 鼻腔严重堵塞。

(8) HFNC 不耐受。

(三) 操作前的准备

1. 患者准备

(1)患者教育：告知患者经鼻高流量氧疗的必要性，以及可能有鼻部压痛、鼻干口干，注意闭口呼吸等。

(2)检查并清理患者鼻道。

(3)患者取坐位或床头抬高至少 20°。

2. 物品(器械)的准备 已消毒备用状态高流量湿化治疗仪一台、无菌棉签若干、灭菌注射用水 500ml，以及与仪器配套的一次性加热氧气管路、湿化罐及适合患者的鼻塞(S/M/L型号)。

3. 操作者的准备

(1)生命体征评估：评估患者呼吸循环情况，用以指导高流量仪参数设置。

(2)血气分析：查看患者最近的血气分析，明确呼吸衰竭情况。

(3)胸部 X 线片：明确呼吸衰竭病因。

(四) 操作步骤

1. 连接高流量湿化治疗仪的氧源和电源。

2. 安装湿化罐，将灭菌注射用水与湿化罐连接，在主机出气口处安装加热氧气管。

3. 选择患者连接界面，根据患者实际情况，选择鼻塞导管、气切导管或是面罩。

4. 开机预热。

5. 初始参数设置，根据临床需求选择工作模式和初始参数(表 1-10-1)。

表 1-10-1 经鼻高流量湿化氧疗仪初始设定

疾病分类	流量 /(L·min^{-1})	温度 /℃	氧浓度
轻到中度低氧血症的呼吸衰竭	35~40(初始设置:40)	经鼻:31~34	根据目标血氧饱和
心脏手术后	35~50(初始设置:35)	经气道:37	度及监测数据评估
拒绝插管的缺氧性呼吸衰竭	30~60(初始设置:40)	并根据患者的舒适度及	调整
急性呼吸衰竭	40~60(初始设置:55)	气道分泌物性质调整	

6. 将鼻塞导管等患者连接界面佩戴好，开始治疗。

7. 观察患者生命体征及呼吸形式的变化，询问患者舒适度，进一步调整参数。

8. 2 小时后复查动脉血气分析，根据血气分析变化，调整参数或继续治疗；如病情恶化，则可更换其他呼吸支持方式，如无创通气或有创通气等。HFNC 参数设置如下。

(1) Ⅰ 型呼吸衰竭：气体流量(flow)初始设置 30~40L/min；滴定 FiO$_2$ 维持 SpO$_2$ 在 92%~96%，结合血气分析动态调整；若没有达到氧合目标，可以逐渐增加吸气流量和提高 FiO$_2$，最高至 100%；温度设置范围 31~37℃，依据患者舒适性和耐受度，以及痰液黏稠度适当调节。

(2) Ⅱ 型呼吸衰竭：气体流量(flow)初始设置 20~30L/min，根据患者耐受性和依从性调节；如果患者二氧化碳潴留明显，流量可设置在 45~55L/min 或更高，达到患者能耐受的最大流量；滴定 FiO$_2$ 维持 SpO$_2$ 在 88%~92%，结合血气分析动态调整；温度设置范围 31~37℃，依据患者的舒适性、耐受度,以及痰液黏稠度适当调节。

9. HFNC 撤离标准　原发病控制后逐渐降低 HFNC 参数,如果达到以下标准即可考虑撤离 HFNC:吸气流量 <20L/min 且 FiO_2<30%。

(五) 不良反应及处理

1. 面部与鼻塞导管接触部位发红、鼻部压疮　给予减压贴保护。

2. 头带过紧　调整头带松紧度。

3. 鼻塞导管型号与患者不匹配　选择合适型号,更换鼻塞导管。

4. 对鼻塞材料过敏　暂停使用,或选择其他连接界面。

5. 口干　适量饮水。

6. 鼻干　予以降低流速,或定时维生素 E 涂抹。

(六) 操作注意事项

1. 上机前应和患者充分交流,说明治疗目的,取得患者配合;建议半卧位或头高位(>20°)。

2. 选择合适型号的鼻塞,建议选取小于鼻孔内径 50% 的鼻导管。

3. 严密监测患者生命体征、呼吸形式运动,以及血气分析的变化,及时进行针对性调整。

4. 张口呼吸患者需嘱其配合闭口呼吸,如为不能配合者且不伴有二氧化碳潴留,可应用转接头将鼻塞转变为鼻 / 面罩方式进行氧疗。

5. 舌后坠伴 HFNC 效果不佳者,先予以口 / 鼻咽通气道,打开上气道,后将 HFNC 鼻塞与口 / 鼻咽通气道开口处相连通;如呼吸仍不能改善,可考虑无创通气或其他呼吸支持方式。

6. 避免湿化过度或湿化不足,密切关注气道分泌物性状变化,按需吸痰,防止痰堵窒息等紧急事件的发生。

7. 注意管路积水现象并及时处理,警惕误入气道引起呛咳和误吸,应注意患者鼻塞位置高度高于机器和管路水平,一旦机器发出警报,应及时处理管路冷凝水。

8. 若出现患者无法耐受的异常高温,应停机检测,避免灼伤气道。

9. 为克服呼吸管路阻力,建议最低流量最好不小于 15L/min。

10. 注意调节鼻塞固定带松紧,避免固定带过紧引起颜面部皮肤损伤。

11. 使用过程中如有机器发出警报,应及时查看并处理,直至警报消除。

12. 使用过程中若出现任何机器故障报错,应及时更换故障器件,并记录报错代码提供给厂家进行售后处理,严禁报错机器继续使用。

13. 感染预防控制　为避免交叉感染,每次使用完毕后都应为 HFNC 装置进行终末消毒:①装置内部,连接仪器自带的消毒回路进行仪器内部消毒即可。②装置表面,应用 75% 乙醇溶液或 0.1% 有效氯溶液进行擦拭消毒。③更换器件:HFNC 鼻导管、湿化罐及管路为一次性物品,按医疗垃圾丢弃;HFNC 的空气过滤纸片应定期更换,建议每 3 个月或每 1 000 小时更换一次。

三、经鼻高流量氧疗规范检查表

经鼻高流量氧疗规范核查见表 1-10-2 ;经鼻高流量氧疗规范评估见表 1-10-3。

表 1-10-2 经鼻高流量氧疗规范核查表

项目	内容	是	部分	否
操作前准备	核对患者信息:包括患者姓名、性别、年龄、主诉			
	洗手			
	向患者宣教,签署知情同意书			
	检查并清理患者鼻道			
	查看患者血气分析,影像学资料			
	评估患者适应证和禁忌证			
操作过程	连接高流量湿化治疗仪的氧源和电源			
	安装湿化罐,将灭菌注射用水与湿化罐连接,在主机出气口处安装加热氧气管			
	选择患者连接界面:根据患者实际情况,选择鼻塞导管、气切导管或是面罩			
	开机预热			
	初始参数设置:根据临床需求选择工作模式和初始参数			
	将鼻塞导管等患者连接界面佩戴好,开始治疗			
	观察患者生命体征及呼吸形式的变化,询问患者舒适度,进一步调整参数			
	2 小时后复查动脉血气分析,根据血气分析变化调整参数或继续治疗			
操作后处置	告知患者及家属可能出现的不适及处理办法			
	评估上机疗效,以便下一步处理			
	告知患者出现特殊不适时及时呼叫医护人员处理			

表 1-10-3 经鼻高流量氧疗规范评估表

项目	好(5分)	一般(3分)	差(1分)
操作过程流畅度			
操作检查熟练度			
人文关怀			

评分标准:

好:操作过程清晰流畅,无卡顿,操作熟练;人文关怀到位,有操作前交流及操作后注意事项的交代。

一般:操作过程能整体完成;人文关怀不足,但能有部分的操作前交流及操作后注意事项的交代。

差:操作过程机械、卡顿,不顾及患者感受;缺乏人文关怀。

四、常见操作错误及分析

1. 高碳酸血症患者使用 HFNC 后 $PaCO_2$ 升高　可能因为流量设置过低或 FiO_2 设置过

高。建议流量逐步上调,直到患者能耐受的最大流量;滴定 FiO_2 维持 SpO_2 在 88%~92%,结合血气分析动态调整;温度设置范围 31~37℃,依据患者舒适性、耐受度,以及痰液黏稠度适当调节。

2. 上机后氧饱和度降低　可能是氧源连接问题,重新连接氧源可解决;部分高流量仪通过浮标式氧气流量计调节氧气流量,实现对氧浓度的控制,该方法无法预设氧浓度,只能通过调节氧气流量产生实际的 FiO_2;在增加流量时,如未相应增加氧气流量,则会导致患者端实际的 FiO_2 下降。因此,此类高流量仪为保持恒定的 FiO_2,应将氧气流量与吸入气流量同步上调或下调。

五、目前常用训练方法简介

目前尚无适宜的模拟训练方法,临床上多采用实际操作进行培训。

六、相关知识测试题

1. 下列关于加热湿化器说法中,**错误**的是
   A. 是唯一不需要增加额外呼吸功的湿化器类型
   B. 一般温度设置在 32~35℃
   C. 成人每天湿化量约 500ml
   D. 机械通气时只能短期应用
   E. 使用时,应使患者气体到达隆突时的绝对湿度水平达到 44mg/L

2. 下列选项中,可定义高流量吸氧装置的是
   A. 氧流量达到 10L/min
   B. 氧浓度可达到 60%
   C. 可产生一定的气道正压
   D. 患者吸氧浓度恒定
   E. 氧气温度可达 37℃

3. 正常人静息状态下通气血流比值为
   A. 0.5
   B. 0.8
   C. 1.5
   D. 1.8
   E. 无固定值

4. 下列选项中,**不属于**高流量氧疗仪结构的是
   A. 空氧混合装置
   B. 加温湿化治疗仪
   C. 高流量鼻塞
   D. 连接呼吸管路
   E. 储氧面罩

5. 下列选项中,**不属于**高流量氧疗设备的是
   A. 经鼻高流量
   B. 简易呼吸球囊
   C. 文丘里装置
   D. 部分重复呼吸面罩
   E. 无创呼吸机

答案:1. D　2. D　3. B　4. E　5. D

（陆蓉莉　吴　静　李　敏）

第二章

心血管专科技能培训

第一节 普通／运动负荷心电图检查

一、概述

心脏机械收缩之前,先产生电激动,心房和心室的电激动可经人体组织传到体表,利用心电图机从体表记录心脏每一个心动周期所产生电活动变化的曲线图,即形成心电图(ECG)。

运动负荷心电图检查是一种心脏负荷试验,通过改变运动时的速度和坡度,逐级增加运动负荷量,从而增加心肌耗氧量,并对患者进行心电图记录(必要时进行心功能评定)。作为一种无创性检查手段,目前运动负荷心电图检查的临床应用已从单纯判断心肌缺血,逐渐发展到分析病情及评价疗效和预后等方面,具有重要的临床价值。

二、普通／运动负荷心电图操作规范流程

(一) 适应证与禁忌证

1. 普通心电图

(1) Ⅰ类适应证

1) 有胸痛、胸闷、上腹不适等因素的可疑急性心肌梗死、急性肺栓塞者。

2) 心律失常,怀疑期前收缩、心动过速、传导阻滞者。

3) 黑矇、晕厥、头晕可疑窦房结功能降低或病态窦房结综合征者。

4) 了解某些药物对心脏的影响,如洋地黄、奎尼丁及其他抗心律失常药物。

5) 了解某些电解质水平异常对心脏的影响,如血钾、血钙。

6) 心肌梗死的演变与定位。

7) 心脏手术或大型手术的术前、术后检查及术中监测。

8) 心脏起搏器植入前、植入后及随访。

9) 各种心血管疾病的临床监测、随访。

(2) Ⅱ类适应证

1) Ⅱa类适应证:①高血压、先天性心脏病、风湿性心脏病、肺心病;②心血管以外其他

系统危重症患者的临床监测;③对心脏可能产生影响的疾病,如急性传染病,以及呼吸、血液、神经、内分泌、肾脏疾病等;④运动医学及航天医学检查;⑤正常人群体检;⑥心血管疾病的科研与教学。

2)Ⅱb类适应证:①大面积的皮肤感染、烧伤;②某些全身性皮肤疾病,如全身性重症银屑病、中毒性表皮坏死松解症、恶性大疱性红斑等。

(3)禁忌证

无绝对禁忌证,患者吵闹不安、无法配合为相对禁忌证。

2. 运动负荷心电图

(1)适应证

1)冠心病的辅助诊断检查,对不典型胸痛或可疑冠心病的患者进行鉴别诊断。

2)冠心病患者危险分层,估计冠状动脉狭窄的严重程度(如运动中出现广泛前壁 ST 段改变,可提示左前降支近端狭窄),筛选高危患者以便进行手术治疗。

3)评定心功能(如连接心功能仪,测射血分数、心输出量、每搏输出量),测定冠心病患者心脏功能和运动耐量,以便合理地安排患者的生活和劳动强度,为康复训练提供依据。

4)冠心病患者药物或介入手术治疗效果前后对比。

5)心肌梗死患者预后评估。

6)特殊人群(飞行员、宇航员、航海员等)的体格检查。

7)其他:如进行冠心病易患人群的流行病学筛查。

(2)禁忌证

1)绝对禁忌证:①5 天内的急性心肌梗死;②药物治疗未控制的不稳定型心绞痛;③引起症状或血流动力学障碍且未控制的心律失常(快速性房性或室性心律失常、严重房室阻滞等);④有症状的严重主动脉瓣狭窄;⑤未控制且有症状的心力衰竭;⑥急性肺栓塞或肺梗死;⑦急性心肌炎、心内膜炎或心包炎;⑧急性主动脉夹层;⑨严重的高血压(收缩压 >200mmHg 和 / 或舒张压 >110mmHg)或低血压;⑩急性或严重疾病;⑪严重的运动能力障碍;⑫患者拒绝检查。

2)相对禁忌证:①冠状动脉左主干狭窄;②中度狭窄的心脏瓣膜病;③电解质紊乱;④肥厚梗阻性心肌病及其他形式的流出道梗阻;⑤导致不能充分运动的身心障碍,如肢体残疾、体弱及活动不便等;⑥一般的心律失常(频发多源性室性期前收缩、成串室性期前收缩、缓慢性心律失常);⑦妊娠、贫血、甲状腺功能亢进、肺气肿及患有其他严重疾病者;⑧酒后,或是服用止痛药、镇静药、雌激素等药物者。

3)不适宜运动负荷心电图:①心室显性预激;②完全性束支传导阻滞;③起搏器停搏等。

(二) 操作前的准备

1. 患者的准备

(1)患者平静休息 5~10 分钟,测量血压。

(2)运动负荷心电图检查前一天禁酒,检查当天吃早餐,检查前 2 小时禁食;检查前不得饮浓茶、咖啡、酒类,不能吸烟、剧烈运动。

(3)检查前一天停服 β 受体阻滞剂、钙通道阻滞剂,以及硝酸酯类等药物。

(4)运动负荷心电图检查前,应签署检查知情同意书。

(5)运动负荷心电图检查前,应记录患者卧位及立位心电图。

(6)检查前应向患者进行充分的告知与解释,消除患者的恐惧感,嘱患者放松,不要紧张,清除全身所有金属物品。

2. 物品及环境的准备

(1)确认电源及地线、心电图机、各导联电缆、探查电极、心电图记录纸、导电糊或导电膏均准备完好;确认心电图机工作正常,运动平板机工作正常。

(2)准备好心肺复苏设备及急救药品,防止检查过程中意外情况的发生。检查药品,确认其均在有效期内。

(3)周围环境宽敞明亮,拉好屏风,保护患者隐私,注意保暖。

3. 操作者的准备

(1)穿好工作服,戴好口罩、帽子,戴好手套,按"七步洗手法"洗好手。

(2)核对患者信息:包括患者姓名、性别、年龄、主诉及相关病史,必要时进行相应的体格检查;阅读患者各种临床检查资料。

(3)告知患者此次检查目的,并交代检查时需如何配合;运动负荷心电图检查时应告知患者若在运动过程中出现胸闷、头晕等不适应及时告知医生,指导患者学会运动方法。

(4)评估患者皮肤情况,确认有无酒精过敏史,明确患者有无检查禁忌证。

(5)明确患者已签署知情同意书。

(三) 操作步骤

1. 接好电源,使用交流电的心电图机必须连接可靠地线,打开心电图机(及运动平板机)开关。

2. 检查记录纸是否充足,检查各导联记录的同步性、灵敏性。

3. 让患者取平卧位,进行告知与解释工作,消除患者紧张心理。放松肢体,解开上衣,露出胸前皮肤及两上肢腕关节和两下肢踝关节的皮肤,保持平稳呼吸。

4. 皮肤应用导电糊(或导电膏)涂于放置电极处的皮肤上,以减少皮肤阻抗。应尽量避免使用生理盐水或自来水处理皮肤。肢体导联电极应选择两上肢内侧腕关节和两下肢内踝关节上方 5~6cm 处,因为内侧皮肤较外侧皮肤细腻、阻抗小。

对运动负荷心电图的电极安放部位:若胸毛多者应剃除,用电极片携带的小砂片打磨患者局部皮肤,再用酒精棉球擦拭脱脂。待酒精挥发皮肤干燥后,再用酒精擦拭脱脂。

5. 严格按照统一标准,准确安放探查电极:

(1)普通心电图

1)肢体导联:①R_A,右上肢(红色);②L_A,左上肢(黄色);③R_L,右下肢(黑色);④L_L,左下肢(绿色)。

2)胸前导联:①V_1,胸骨右缘第四肋间;②V_2,胸骨左缘第四肋间;③V_3,V_2 与 V_4 连线中点;④V_4,左锁骨中线第五肋间;⑤V_5,左腋前线与 V_4 同一水平处;⑥V_6,左腋中线与 V_4 同一水平处。

3)若病情需要记录 18 导联心电图,需加行如下导联:①V_7,左腋后线与 V_4 同一水平处;②V_8,左肩胛线与 V_4 同一水平处;③V_9,左脊柱旁线与 V_4 同一水平处;④V_{3R},右胸与 V_3 相对应处;⑤V_{4R},右胸与 V_4 相对应处;⑥V_{5R},右胸与 V_5 相对应处。

(2)运动负荷心电图:胸部导联的电极的位置与普通心电图的相同,肢体导联的电极置于躯干上,通常右手的电极放在右锁骨下窝,左手的电极放在左锁骨下窝,左下肢的电极放在左肋弓下缘,右下肢的电极放在右肋弓下缘。在进行运动负荷心电图检查时,V_1、V_2 导联的电极位置通常下移一个肋间,这样容易记录运动中的心电图。同时将血压感应电极置于肱动脉搏动最强处,绑好袖带,用于运动过程中测量血压。

6. 记录心电图

(1) 普通心电图

1) 纸速放置于 25mm/s,每个导联记录长度不少于 3~4 个完整的心动周期。

2) 怀疑或已有急性心肌梗死的患者,首次心电图检查必须加做 V_7、V_8、V_9、V_{3R}、V_{4R}、V_{5R} 的检查,并将胸导联各导联放置部位用彩色笔标记,以便以后进行动态比较。

3) 记录的心电图标明患者姓名、性别、年龄、检查日期、时间,不能取平卧位的患者应注明体位。

(2) 运动负荷心电图

1) 患者站在运动平板机上,双手扶杆,开始运动。运动分极量或次极量,一般选择次极量运动量(极量运动量的 80%~90%),运动量是由改变平板转速和坡度而逐渐增加,达到所要求的目标心率[最大心率 =(220- 年龄) × 0.8 或(220- 年龄) × 0.9]。运动过程中和运动结束 10 分钟以内必须有 2 名医生在场:记录心电图的医生连续监护 12 导联心电图,每分钟记录一次 12 导联心电图,每 2 分钟测量一次血压;观察患者情况的医生应注意患者运动过程中的姿态,指导患者尽快进入正确的运动方式。运动过程中若发生心律失常,应连续描记心电图,直至满意为止。

2) 达到终止运动负荷的标准时,一般要停止运动。若为身体素质较好、平时运动量大、无缺血性胸痛又能耐受的患者,可继续运动,直至不能坚持为止。

终止运动负荷的标准:①运动心率达目标心率持续 2 分钟以上;②运动心率 ≥ 最大心率;③运动负荷增加但收缩压下降 ≥ 20mmHg,或收缩压低于运动前;④收缩压 >230mmHg 和 / 或舒张压 >115mmHg;⑤胸部不适加重或出现心绞痛症状;⑥严重心律失常,如频发室性期前收缩(多形性)、室性心动过速、二度或三度房室传导阻滞、运动引起室内传导阻滞;⑦严重末梢循环灌注不足,如发绀、喘息、面色苍白、恶心等;⑧出现神经系统症状,如运动失调、眩晕等;⑨心率对于运动反应不良;⑩患者要求终止运动。

结束运动试验 8 分钟内,要连续检测心电图,每分钟记录一次,每 2 分钟记录一次血压。注意,与运动有关的心脏停搏,多发生在运动结束后 5 分钟内,因此要特别重视运动结束后的病情变化。停止运动 8 分钟后,恢复至运动前心电图,心绞痛缓解后,可结束运动负荷试验。

3) 工作结束后,去除导联线,清洁电极,关闭开关、拔掉电源,协助患者穿好衣物。运动负荷心电图检查应及时书写报告,出具运动负荷心电图阳性 / 可疑阳性 / 阴性结论报告,报告单首页注明患者姓名、检查日期及具体时间。

整理衣物,再次按"七步洗手法"洗手。

(四) 并发症及处理

1. 酒精过敏 酒精棉球擦拭处的皮肤出现发红发痒,严重者可出现头晕、呼吸困难等情况。预防措施:仔细询问患者有无酒精过敏史,轻者可予以观察,必要时可予以抗过敏药物。

2. 心绞痛　立即终止运动,使患者平卧,测量血压,舌下含服硝酸甘油 0.5mg(在无低血压的情况下),给予吸氧,严密监测患者心电图及血压变化,安慰患者,解除其紧张情绪,必要时静脉用药等进一步处理。

3. 急性心肌梗死　立即终止运动,舌下含服硝酸甘油 0.5mg,给予吸氧,予以心电监护,建立静脉通路,安慰患者,解除其紧张情绪,镇痛,尽早进行再灌注治疗,防治并发症。

4. 室性心动过速　立即终止运动,不伴有血流动力学改变的患者应及时应用药物治疗处理,伴有血流动力学障碍,如低血压、休克、脑血流灌注不足等症状时,应立即实施直流电复律。

5. 心室扑动、心室颤动　立即终止运动,立即进行心肺复苏:胸外按压、电除颤、开放气道呼吸支持,及时进行高级生命支持。

(五) 操作注意事项

1. 在学习普通 / 运动负荷心电图操作前,需学习心电图相关理论:包括心电图产生原理、心电图各波段的组成及意义、心电图导联体系、正常心电图及各种异常心电图,以及普通 / 运动负荷心电图检查的适应证、禁忌证。还需熟悉心脏解剖结构,掌握常见心血管疾病及相关疾病的心电图表现和处理原则,保持轻柔操作,避免暴力检查行为。

2. 对于运动负荷心电图检查,最好配备两名经验丰富的心内科医生:一人以操作仪器及记录心电图为主;另一人以观察患者情况为主。应学会判断运动负荷心电图结果,书写规范的运动负荷试验报告。

(六) 相关知识

运动负荷心电图检查多采用 Bruce 方案(表 2-1-1)。

表 2-1-1　运动负荷心电图检查 Bruce 方案

分级	速度 /(mp·h⁻¹)	速度 /(km·h⁻¹)	坡度 /%	代谢当量 /METs	时间 /min
1	1.7	2.7	10	4	3
2	2.5	4.0	12	7	6
3	3.4	5.4	14	9	9
4	4.2	6.8	16	13	12
5	5.0	8.0	18	16	15
6	5.5	8.8	20	19	18
7	6.0	9.6	22	22	21

mp. 英里(1mp=1.6km);METs. 代谢当量,1METs 相当于机体在休息状态时,每千克体重,每分钟消耗 3.5ml 氧,即 1METs=3.5ml/(min·kg)。

三、普通 / 运动负荷心电图检查规范检查表

普通 / 运动负荷心电图规范核查见表 2-1-2;普通 / 运动负荷心电图规范评估见表 2-1-3。

表 2-1-2 普通 / 运动负荷心电图规范核查表

项目	内容	是	部分	否
操作前准备	穿好工作服,戴好口罩、帽子,戴好手套,按"七步洗手法"洗好手			
	核对患者信息:包括患者姓名、性别、年龄、主诉及相关病史,必要时进行相应的体格检查,阅读患者各种临床检查资料			
	告知患者此次检查目的,并交代检查时需如何配合;清除所有金属物品			
	评估患者皮肤情况,有无酒精过敏史,明确患者有无检查禁忌证,明确患者已签署知情同意书			
	环境准备:周围环境宽敞明亮,拉好屏风,保护患者隐私,注意保暖			
	物品准备:电源及地线、心电图机、各导联电缆、探查电极、心电图记录纸、导电糊或导电膏、心电图机、运动平板机、心肺复苏设备及急救药品,检查药品均在有效期内			
操作过程	接好电源,使用交流电的心电图机必须连接可靠地线,打开心电图机(及运动平板机)开关			
	检查记录纸充足,检查各导联记录的同步性、灵敏性			
	让患者取平卧位,进行详细解释、说明,消除患者紧张心理。放松肢体,解开上衣,露出胸前皮肤及两上肢腕关节和两下肢踝关节的皮肤,保持平稳呼吸			
	皮肤应用导电糊(或导电膏)涂于放置电极处的皮肤上,以减少皮肤阻抗。应尽量避免使用生理盐水或自来水处理皮肤。肢体导联电极应选择两上肢内侧腕关节和两下肢内踝关节上方 5~6cm 处,因为内侧皮肤较外侧皮肤细腻、阻抗小(运动负荷心电图在电极安放部位,胸毛多者剃除,用电极片携带的小砂片打磨患者局部皮肤,再用酒精棉球擦拭脱脂)			
	严格按照统一标准,准确安放探查电极: 普通心电图 肢体导联:R_A- 右上肢(红色)、L_A- 左上肢(黄色)、R_L- 右下肢(黑色)、L_L-左下肢(绿色) 胸前导联:V_1- 胸骨右缘第四肋间、V_2- 胸骨左缘第四肋间、V_3-V_2 与 V_4 连线中点、V_4- 左锁骨中线第五肋间、V_5- 左腋前线与 V_4 同一水平处、V_6- 左腋中线与 V_4 同一水平处 若病情需要记录 18 导联心电图,需另行如下导联:V_7- 左腋后线与 V_4 同一水平处、V_8- 左肩胛线与 V_4 同一水平处、V_9- 左脊柱旁线与 V_4 同一水平处、V_{3R}- 右胸与 V_3 相对应处、V_{4R}- 右胸与 V_4 相对应处、V_{5R}- 右胸与 V_5 相对应处 运动负荷心电图 胸部导联的电极置于普通心电图胸部导联相同的位置,肢体导联的电极置于体干上,通常右手的电极放在右锁骨下窝,左手的电极放在左锁骨下窝,左下肢的电极放在左肋弓下缘,右下肢的电极放在右肋弓下缘同时将血压感应电极置于肱动脉搏动最强处,绑好袖带,用于运动过程中测量血压			

续表

项目	内容	是	部分	否
操作过程	记录心电图 1. 普通心电图 纸速放置于 25mm/s,每个导联记录长度不少于 3~4 个完整的心动周期 怀疑或已有急性心肌梗死的患者,首次心电图检查必须加做 V_7、V_8、V_9、V_{3R}、V_{4R}、V_{5R} 检查,并将胸导联各导联放置部位用彩色笔标记,以便以后进行动态比较 记录的心电图标明患者姓名、性别、年龄、检查日期、时间,不能平卧位的患者应注明体位 2. 运动负荷心电图 患者站在运动平板机上,双手扶杆,开始运动。记录心电图的医生连续监护 12 导联心电图,每分钟记录一次 12 导联心电图,每 2 分钟测量一次血压。观察患者情况的医生应注意患者运动过程中的姿态,指导患者尽快进入正确的运动方式 达到终止运动负荷的标准,应停止运动 结束运动试验 8 分钟内,要连续检测心电图,每分钟记录一次,每 2 分钟记录一次血压。停止运动 8 分钟,恢复至运动前心电图,心绞痛缓解后,可结束运动负荷试验			
	操作结束,去除导联线,清洁电极,关闭开关、拔掉电源,协助患者穿好衣物。运动负荷心电图检查应及时书写报告,报告单首页注明患者姓名、检查日期及时间			
	整理衣物,再次七步洗手法洗手			
操作后处置	向患者简要介绍检查情况			
	交代患者操作后注意事项			

表 2-1-3　普通/运动负荷心电图规范评估表

项目	好(5分)	一般(3分)	差(1分)
操作过程流畅度			
操作检查熟练度			
人文关怀			

评分标准:

好:操作过程清晰流畅,无卡顿,检查熟练,各导联连接正确;人文关怀到位,有操作前交流、操作中安慰及操作后注意事项的交代。

一般:操作过程能整体完成,有卡顿(次数<3),各导联连接基本正确;人文关怀不足,但能有部分的操作前交流、操作中安慰及操作后注意事项的交代。

差:导联位置或连接错误,运动终止标准不清楚,操作粗暴;缺乏人文关怀。

四、常见操作错误及分析

1. 导联接错　在心电图连接导联的过程中很容易把导联给连接错误,从而导致临床医生作出错误的判断,使疾病漏诊或误诊。该错误主要与操作者对各导联连接部位不熟悉、操作不娴熟有关。

2. 行动态心电图时未能全面、及时获取心电图改变情况 大部分医生为了减轻工作量、加快工作速度,存在截取的心电图图案与实际情况不同步、心电图偏差等问题,最终影响心电图质量,给临床医生诊断造成极大的影响,甚至延误患者病情治疗。

3. 未使用酒精或导电糊 可导致干扰太大,心电图难以判读;或是导联电极与皮肤之间的电阻增大,造成心电图的干扰,影响临床医生的诊断。

五、目前训练方法

主要通过在人体上进行实际操作训练熟悉操作流程。

六、相关知识测试题

1. 患者,男,65岁,因"胸骨后疼痛5小时"入院。既往有高血压病史10余年,未规律服用降压药。下列检查中,对诊断最为必要的是

　　A. 血常规、肝肾功能、电解质等检查　　　B. 心电图检查

　　C. 测量血压　　　　　　　　　　　　　　D. 胃镜检查

　　E. 胸部 X 线片及肺部 CT 检查

2. 关于心电图的价值,下列选项中**不正确**的是

　　A. 能诊断心律失常　　　　　　　　　　　B. 能诊断心肌梗死

　　C. 辅助诊断房室肥大　　　　　　　　　　D. 辅助诊断电解质紊乱

　　E. 能反映心功能状态

3. 关于胸导联电极的安放,V_9 安放的正确位置是

　　A. 左第五肋间腋中线处　　　　　　　　　B. 左平 V_4 水平腋中线处

　　C. 左脊柱旁线平 V_4 水平处　　　　　　D. 左肩胛线平 V_4 水平处

　　E. 左第五肋间腋后线处

4. 患者,女,53岁,在行运动平板试验时出现胸部隐痛,无头晕、大汗等不适。下列处理中**不恰当**的是

　　A. 立即停止操作,取平卧,给予吸氧

　　B. 降低运动量,继续进行平板运动

　　C. 立即舌下含服硝酸甘油 500mg

　　D. 测量血压

　　E. 安慰患者,消除其紧张情绪

5. 在记录心电图时,若出现 aVR 导联 R 波向上,最有可能提示

　　A. 心室肥厚　　　　　　　　　　　　　　B. 心房肥大

　　C. 心肌缺血或梗死　　　　　　　　　　　D. 导联接错

　　E. 电轴偏移

答案:1. B　2. E　3. C　4. B　5. D

　　　　　　　　　　　　　　　　　　　　　　　　　　　　　　　　（刘启明　陈俊香）

第二节　心脏电复律术

一、概述

心脏电复律术是让一定强度的电流脉冲瞬间通过心脏,使全部或大部分心肌在瞬间除极,然后心脏在自律性最高的起搏点重新主导心脏节律的治疗方法,最高起搏点通常是窦房结(若窦房结功能正常)。根据电复律时是否识别到 R 波,分为同步电复律和非同步电除颤。心脏电复律术对快速性心律失常,或者持续时间长、药物治疗无效、引起血流动力学障碍、严重的,甚至是危及生命的恶性快速性心律失常,都是一种快速、安全、有效和不可缺少的治疗措施。

二、心脏电复律术操作规范流程

(一) 适应证

1. 非同步电除颤　心室颤动(包括心室扑动)和无脉性室性心动过速。

2. 同步电复律

(1)室性心动过速:室性心动过速不伴有血流动力学障碍,且经药物治疗后无效;室性心动过速伴有血流动力学严重影响时。

(2)阵发性室上性心动过速:常规物理或药物治疗无效,或伴有血流动力学障碍时。

(3)心房颤动:①心房颤动病史在 1 年内,既往窦房结功能正常,心脏无明显扩大,心功能 Ⅰ ~ Ⅱ 级(NYHA 分级),无左心房血栓者;②心房颤动时心室率快且药物控制不佳者;③心房颤动时伴有血流动力学严重影响,如心绞痛恶化、心力衰竭恶化和不易控制者;④预激综合征伴发心室率快的心房颤动者;⑤去除、纠正或有效控制基础病因(如甲状腺功能亢进、二尖瓣病变纠正 3~6 个月或以上、先天性心脏病修补术后 2~3 个月或以上)后心房颤动仍持续存在者。

(4)心房扑动:心房扑动经药物治疗无效或伴有心室率快,致血流动力学严重影响者。心房扑动的电复律成功率高,所需电能较小,是同步电复律的最佳适应证。

(二) 禁忌证

1. 绝对禁忌证

(1)洋地黄中毒引起的快速性心律失常。

(2)室上性心律失常伴高度或完全性房室传导阻滞。

(3)心房颤动在无药物影响时心室率已缓慢者。

(4)伴有病态窦房结综合征者。

(5)发现心房内存在血栓且未接受足够抗凝治疗者。

2. 相对禁忌证　若有心房颤动或者下列情况,为同步电复律的相对禁忌证。

(1)基础病危急或未纠正者:如严重电解质紊乱和酸碱失衡、严重心功能不全、风湿活跃、甲状腺功能亢进未正规治疗。

(2)心脏明显扩大,转复后估计难以维持窦性心律者。

(3)转复后不能耐受预防复发的抗心律失常药物者。

（4）拟近期接受外科心脏手术者。

（5）心房颤动发作次数少、持续时间短，预期可自动转复者。

（三）操作前的准备

1. 患者的准备

（1）对心室颤动（心室扑动）或伴有严重血流动力学障碍的快速性心律失常患者，需紧急行非同步电除颤或同步电复律，在准备及操作的同时，应向患者家属交代相关情况。

（2）对于其他快速性心律失常患者，应向患者及家属解释同步电复律的目的和风险，签署知情同意书。

（3）电复律前纠正电解质紊乱和酸碱失衡，控制心力衰竭。

（4）同步电复律前：如心房颤动持续时间 >48 小时或不清楚者，电复律前抗凝治疗 3 周；或经食管超声心动图检查无左心房血栓者，可考虑电复律，转复后继续抗凝 4 周。如心房颤动持续时间 <48 小时，可以直接电复律，建议转复前静脉给予肝素治疗；对于需紧急复律的心房颤动患者，建议转复前也静脉给予肝素治疗。

（5）择期同步电复律前应禁食 6~8 小时。

（6）择期同步电复律者，如果正在服用洋地黄类药物，建议复律前停用 24 小时。

（7）择期同步电复律前，应对患者进行全面体格检查及相关实验室检查，完成心电图记录及分析。

（8）电复律前，让患者仰卧于硬板床上，不接触任何金属物品，给予吸氧，建立静脉通路，松开上衣及裤带，充分暴露胸部，除去活动性假牙及义齿。

（9）同步电复律前应向患者充分解释说明，消除其恐惧感，嘱平静呼吸，连接血压和心电监护（注意连接地线）。对于清醒患者电复律前需要麻醉。如果患者已处于麻醉或意识丧失状态，则不需要麻醉。

2. 物品（器械）的准备

（1）电除颤器：使用前检查功能完好，充电完全，同步性能良好。

（2）配备各种抢救设备：气管插管、吸引器、抢救车、吸氧装置、静脉输液装置等。

3. 操作者的准备

（1）核对信息，包括：患者姓名、性别、年龄等。

（2）阅读患者心电图，掌握患者病情，再次判断电复律的适应证和禁忌证。

（3）按"七步洗手法"洗好手，工作服穿戴整齐。

（4）同步电复律前，应向患者及其家属充分告知、解释操作目的与风险，签署知情同意书。

（四）操作步骤

1. 非同步电除颤

（1）患者仰卧于硬性绝缘物体表面，不与任何金属物体接触。

（2）在准备除颤器时，给予持续胸外按压和人工呼吸。

（3）打开除颤器电源开关（必要时接通除颤器电源）。

（4）设置为"非同步"状态，选择电极板（paddles）示波。

（5）将两个电极板均匀涂上导电糊，或裹上 4~6 层浸有生理盐水的纱布。

（6）选择除颤能量：单相波选择 360J；双相波选择制造商推荐能量，通常为 120~200J；不知制造商推荐能量时,使用最大能量(200J)。

(7)按下"充电"按钮,充电完毕。

(8)将两电极板分别放置于患者胸骨右缘第 2~3 肋间及胸前部心尖区,两电极板间相距超过 10cm,用力按压电极板,使其紧贴皮肤。

(9)观察患者心电波形,若适合除颤,确保术者及其他人员与患者身体、床、连接设备无接触,按下"放电"按钮,除颤器放电后再放开按钮。

(10)除颤后立即继续进行胸外按压和人工呼吸,5 个循环后再评估,并根据心电情况决定是否再次除颤。

(11)除颤过程中和除颤成功后均应监测记录患者心律、心率、呼吸、血压及神志变化情况。

(12)除颤成功后,关闭除颤器电源,复原旋钮,清理电极板归位。

2. 同步电复律

(1)患者仰卧于硬板床,不接触任何金属物体,充分暴露胸部。

(2)再次识别患者心电图,进行生命体征、心肺听诊检查。

(3)建立静脉通路,给予吸氧 5~15 分钟。

(4)判断患者意识是否清醒。若患者清醒,给予静脉缓慢推注地西泮 10~40mg 至患者报数不清,意识至镇静状态,睫毛反射消失。

(5)连接好除颤器和监护仪,开启除颤器电源开关,确定选择为"同步"模式,选择 R 波最高导联或电极板(paddles)示波,以利于 R 波同步。

(6)选择正确能量:心房颤动 100~200J,心房扑动 50~100J,阵发性室上性心动过速 100~200J,室性心动过速 100~200J。

(7)将两个电极板均匀涂上导电糊,或裹上 4~6 层浸有生理盐水的纱布。

(8)安放电极板;电极板分别放置于胸骨右缘第 2~3 肋间及胸前部心尖区,两电极板间相距超过 10cm,用力按压电极板使其紧贴皮肤。

(9)观察患者心电波形,观察除颤器心电示波是否良好,观察除颤器 R 波同步功能是否良好,再次判断患者心电情况是否适合同步电复律。

(10)按下"充电"按钮,充电完毕。

(11)确保术者及其他人员与患者身体、床、连接设备无接触。

(12)按下放电按钮,确定除颤器放电后再放开按钮。

(13)再次观察患者心电示波,若复律成功,记录心电图、生命体征及心脏体格检查。如未转复,可增加能量,间隔 2~3 分钟再次进行电复律,观察患者意识情况,必要时追加麻醉;如反复电击 3 次或能量达 200~300J 或以上仍未复律成功,应停止电复律治疗。

(14)复律成功后,继续监测患者心电、心律、呼吸、血压等生命体征变化,直至病情稳定。

(15)整理患者衣物,唤醒患者,观察局部皮肤有无灼伤。告知患者及家属治疗效果。

(16)关闭除颤器电源,复原旋钮,清理电极板归位。

(五) 并发症及处理

1. 诱发各种心律失常

(1)期前收缩:电复律后各种期前收缩的发生率高,可能与电刺激或原发病相关。大多数期前收缩在电复律后短时间内自行消失,不需要特殊处理。

（2）室性心动过速、心室颤动：可因电复律时同步装置不良、放电能量不足、原发心脏疾病或电解质酸碱失衡所致。注意纠正电解质酸碱失衡,静脉辅助应用抗心律失常药物（如胺碘酮、利多卡因等）,同时再行电复律。

（3）缓慢性心律失常：如窦性心动过缓、窦性停搏、房室传导阻滞。常与电刺激引起迷走神经兴奋、复律前应用抗快速心律失常药物,以及原有窦房结功能不良和房室传导障碍有关。多在短时间内恢复,若持续不消失或症状严重,可静脉应用阿托品或异丙肾上腺素,必要时起搏器治疗。

2. 低血压　可能与原发疾病、高能量电击后心肌损伤相关。严密观察下,常在数小时内自行恢复,不需特殊处理。若血压持续下降、症状明显,需补液、静脉应用升压药等。

3. 栓塞　多发生于慢性心房颤动、心房扑动电复律成功后,心房恢复节律收缩使心房内附壁血栓脱落,引起动脉栓塞。因此,心房颤动和心房扑动患者复律前后应充分考虑抗凝指征,复律前行食管心脏超声检查排查血栓形成。一旦发生栓塞事件,积极采取抗凝或溶栓治疗。

4. 急性肺水肿　常发生在电复律后数小时内,可能与复律后左心功能不良有关,基础心功能差的患者更易发生。发生肺水肿后,应立即给予吸氧、利尿、扩血管等相应处理。

5. 呼吸抑制　电复律后出现呼吸抑制可能与麻醉、基础肺部病变有关。应注意及时给氧,必要时行人工呼吸、气管插管、呼吸机辅助呼吸等。

6. 皮肤灼伤　皮肤灼伤或烧伤是电复律后较常见并发症。主要与导电糊涂抹过少或不均、电击时电击板与皮肤接触不紧密有关。常不需要特殊处理,可自行缓解。若烧伤严重,则需对症治疗。

（六）操作注意事项

1. 在进行电复律前,需学习电复律的相关理论知识,掌握电复律的适应证、禁忌证及并发症,熟悉电复律操作流程。

2. 对心搏骤停患者,电除颤器应尽快到位,一旦识别为心室颤动、心室扑动或无脉性室性心动过速,应立即除颤。在心肺复苏过程中,注意电除颤和胸外心脏按压、人工呼吸的有效配合,尽可能使停止按压和执行除颤之间的间隔时间减少到最小。

3. 同步电复律时,一定要核实选择了同步模式,检查电除颤器同步功能良好。

4. 心房颤动及心房扑动选择同步电复律时,注意抗凝指征,防止栓塞事件发生。

5. 电除颤器作为重要的抢救设备,必须专人负责定期检测,确保设备状态良好。

（七）相关知识

1. 电除颤器根据电流脉冲通过心脏的方向分为 2 类：单相波除颤器和双相波除颤器。与单相波除颤器相比,双相波除颤器更安全,终止心室颤动的效率也更高。

2. 根据使用人群,电除颤器又可分为以下 3 种类型。

（1）手动除颤器：又称医用专业除颤器,仅供专业医务人员使用,具备同步和非同步两种电复律模式。

（2）自动体外除颤仪：可放置在公共场所,具有便携、操作简单特点,有声音和视频提示指引普通施救者和 / 或医务人员对心室颤动、心室扑动和无脉性室性心动过速性心搏骤停患者安全进行除颤。

（3）植入型心律转复除颤器（implantable cardioverter defibrillator, ICD）：埋藏于患者胸壁

皮下囊袋中,经静脉置放心内膜除颤电极,同时具备抗心动过缓起搏、抗心动过速起搏、低能电复律和高能电除颤多种功能。适用于因非可逆原因引起的心室颤动或血流动力学不稳定的持续性室性心动过速导致的心搏骤停幸存者,以及具有心脏性猝死高危因素患者的一级预防。

三、电复律规范检查表

电除颤规范核查见表 2-2-1;心脏同步电复律规范核查见表 2-2-2;电复律规范评估见表 2-2-3。

表 2-2-1　电除颤规范核查表

项目	内容	是	部分	否
操作前准备	患者仰卧于硬性绝缘物体表面,不与任何金属物体接触			
	在准备电除颤器时,给予持续心肺复苏胸外心脏按压和人工呼吸			
操作过程	打开电除颤器开关			
	将两个电极板均匀涂上导电糊,或裹上 4~6 层浸有生理盐水的纱布			
	选择模式,确定为"非同步"状态,选择电极板(paddles)示波			
	选择除颤能量: (1)单相波除颤器选择 360J (2)双相波除颤器选择制造商推荐除颤能量(120~200J);不知制造商推荐能量的,使用最大能量 200J			
	按下"充电"按钮,充电完毕			
	停止胸外心脏按压和人工呼吸,将两电极板分别放置于患者胸骨右缘 2~3 肋间和胸前部心尖区,相距不少于 10cm,用力按压电极板紧贴皮肤			
	观察患者心电波形,判断是否是心室颤动、心室扑动或无脉性室性心动过速,适合除颤			
	确保术者及其他人员与患者身体及同患者相连接的设备无接触			
	按下"放电"按钮,至除颤器放电后再放开按钮			
	除颤后立即继续进行胸外心脏按压			
	胸外心脏按压中断时间小于 10 秒			
	5 个周期胸外心脏按压和人工呼吸后,再评估			
	电除颤器再次准备			
	根据患者心电波形决定是否再次除颤			
	除颤过程中和成功后均应监测记录心律、心率、呼吸、血压及神志变化情况			
	心肺复苏成功后,复原旋钮,关闭除颤器,电极板擦净归位			
	患者进一步转高级生命支持			

表 2-2-2　心脏同步电复律规范核查表

项目	内容	是	部分	否
操作前准备	核对患者信息：包括患者姓名、性别、年龄、主诉			
	测量患者呼吸、血压、心肺部重点体格检查			
	复查心电图，判读患者心电活动，评估是否需同步电复律			
	排除禁忌证			
	若为心房颤动或心房扑动需要同步电复律，注意抗凝是否充分： 择期电复律：心房颤动发作 <48 小时，不需要抗凝；心房颤动发作 >48 小时或时间不明，复律前要充分抗凝 3 周，或经食管超声心动图检查无左心房血栓，复律成功后继续抗凝 4 周 紧急电复律：复律前使用肝素抗凝，复律成功后视心房颤动发作时间、病程等决定继续抗凝策略			
	告知患者和 / 或家属患者病情及需给予的救治措施，签署知情同意书			
	工作服穿戴整齐，按"七步洗手法"洗好手			
	物品(器械)准备：电除颤器、导电糊、安定、静脉输液装置、吸氧装置、气管插管设备、吸引器、抢救车			
	连接电除颤器和心电监护仪，开启电除颤器，选择 R 波最清晰高耸的导联或电极板示波，检测同步功能良好			
	建立静脉通路，吸氧 5~15 分钟			
	患者仰卧于硬板床，不接触任何金属物体，充分暴露胸部			
	静脉缓慢推注安定 10~40mg，重新评估患者意识至镇静状态，报数不清或消失，睫毛反射消失；若患者已处于麻醉或神志不清状态，不用再麻醉			
操作过程	电除颤器选择同步模式，确定为"同步"状态			
	将两个电极板均匀涂上导电糊，或裹上 4~6 层浸有生理盐水的纱布			
	选择正确能量：心房颤动 100~200J，心房扑动 50~100J，阵发性室上性心动过速 100~200J，室性心动过速 100~200J			
	安放电极板；电极板分别放置于胸骨右缘 2~3 肋间和胸前部心尖区，相距不少于 10cm，用力按压电极板紧贴皮肤			
	再次观察患者心电活动是否适合电复律，观察除颤器心电示波是否良好，同步功能是否良好			
	按下"充电"按钮，充电完毕			
	确保术者及其他人员与患者、及同患者相连接的设备无接触			
	按下放电按钮，至除颤器放电后再放开按钮			
	再次观察患者心电示波，复律是否成功，是否恢复窦性心律			
	如未转复，可增加能量，间隔 2~3 分钟再次复律，必要时需追加麻醉 如反复电击 3 次或能量达 200~300J 以上仍未恢复窦性心律，应停止电复律治疗			

续表

项目	内容	是	部分	否
操作过程	若复律成功,继续监测患者心电、心律、呼吸、血压等生命体征变化,重点心肺体格检查,复查心电图、血常规、电解质			
	复原旋钮,关闭除颤器,电极板擦净归位			
	擦净患者身上的导电糊,观察局部皮肤有无灼伤,整理其衣物			
	唤醒患者,告知治疗效果,及下一步处理措施			

表 2-2-3　电复律规范评估表

项目	好(5分)	一般(3分)	差(1分)
操作过程流畅度			
操作检查熟练度			
人文关怀			

评分标准:

好:操作过程清晰流畅,无卡顿,熟练;人文关怀到位,有术前交流、术中安慰及术后注意事项的交代。

一般:操作过程能整体完成,有卡顿(次数 <3),操作方法基本正确;人文关怀不足,但能有部分的术前交流、术中安慰及术后注意事项的交代。

差:操作过程有卡顿(次数 >6),操作方法错误多(次数 >3 次);缺乏无人文关怀。

四、常见操作错误及分析

1. 复律模式选择错误　同步电复律时忘记选择同步模式。

2. 复律能量选择不当　电复律理论知识掌握不够,电复律时能量选择过小或过大。

3. 皮肤灼伤　常因电极板导电糊涂抹过少或不均,或未用力按压电极板贴紧皮肤。

4. 对心搏骤停患者的电除颤不及时　抢救心搏骤停患者时,未及时呼救让多人参与、除颤器到位不及时,或者电除颤和胸外心脏按压协调配合不够。

五、目前常用训练方法简介

模型模拟训练

目前使用高级多功能训练模拟人,可以真实地模拟各种人体生命体征及各类病症表现,进行电除颤、同步电复律、心肺复苏、静脉输液、吸氧等示教训练。产品附带的计算机软件可根据实际训练要求,模拟设定相关病例场景,如各种心律失常,甚至心跳停止等多种急症病例;受训人员根据模型人所模拟的各种病症,进行相应的模拟抢救操作,包括电除颤、同步电复律等;然后将受训人员的实际操作表现,如实且及时地显示在计算机上。通过模拟人操作,可训练受训人员电复律实际操作能力、增加电复律经验、提高临床医生的整体治疗水平。

目前电复律训练的常用训练模型为成人患者仿真模型(图 2-2-1)

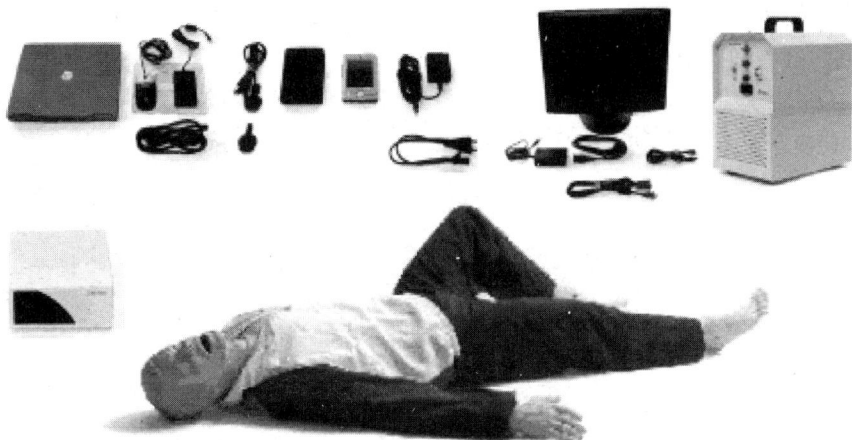

图 2-2-1　成人患者仿真模型

六、相关知识测试题

1. 患者,男,55 岁,因"胸痛 1 小时"急诊就诊。就诊过程中突发神志丧失倒地,既往有心脏病史;体格检查:颈动脉搏动消失、呼吸停止。下列处理措施中,最正确的是

　　A. 立即心肺复苏,尽快电除颤　　　　B. 立即心肺复苏

　　C. 尽快电除颤　　　　　　　　　　　D. 完善心电图检查

　　E. 建立静脉通路

2. 患者,男,75 岁,因"心悸、气促 4 小时"入院。既往史:冠心病,高血压。体格检查:呼吸 22 次 /min,血压 80/50mmHg,烦躁不安,双肺未见异常,心率 180 次 /min,律齐,心尖区 2 级收缩期杂音。心电图示宽 QRS 波心动过速。下列治疗措施中,最有效的是

　　A. 静脉应用普罗帕酮　　　　　　　　B. 静脉应用胺碘酮

　　C. 同步电复律　　　　　　　　　　　D. 静脉应用多巴胺

　　E. 静脉应用洋地黄

3. 下列心律失常类型中,属于同步电复律最佳适应证的是

　　A. 心房颤动　　　　　　　　　　　　B. 室性心动过速

　　C. 阵发性室上性心动过速　　　　　　D. 心房扑动

　　E. 窦性心动过速

4. 下列情况中,需立即行非同步电除颤的是

　　A. 室性心动过速　　　　　　　　　　B. 心室颤动

　　C. 阵发性室上性心动过速　　　　　　D. 心房颤动

　　E. 心房扑动

5. 患者,女,65 岁,因"阵发心悸 2 个月,再发 2 天"入院。既往体健,未规范治疗。入院后心电图检查示心房颤动,给予相关药物治疗效果不佳,自觉心悸加重,伴气促、头晕、胸闷。复查心电图仍示心房颤动,心率 150 次 /min 左右。下面治疗措施中,正确的是

　　A. 继续洋地黄治疗

　　B. 继续 β 受体阻滞剂治疗

C. 继续胺碘酮治疗

D. 继续非二氢吡啶类钙通道阻滞剂治疗

E. 经食管超声心动图排除左心房血栓后同步电复律治疗

答案：1. A 2. C 3. D 4. B 5. E

（刘颖望 陈俊香 刘启明）

第三节 心包穿刺术

一、概述

心包穿刺术（pericardiocentesis）是指用穿刺针穿入心包,抽取心包腔内液体或在心包腔内给药,以达到查找病因病原、解除压迫症状、进行药物治疗等诊断或治疗目的的操作。早期的心包穿刺术多通过体表标志物定位穿刺点与确定穿刺方向,根据穿刺过程中的手感或心电监护判断进针深度,对操作者的经验与熟练程度要求高,穿刺难度大。近年来随着多种辅助影像技术的不断发展,心包穿刺术多在超声引导下进行,也可在DSA引导下进行。

二、心包穿刺术操作规范流程

（一）适应证

1. 原因不明的心包积液,需抽取心包积液判断积液性质,明确病因。

2. 大量心包积液造成心脏压塞症状时,抽取心包积液缓解症状。

3. 心包腔内给药进行治疗。

（二）禁忌证

1. 绝对禁忌证 心包穿刺术原则上无绝对禁忌证。

2. 相对禁忌证

(1)有严重出血倾向、出血性疾病、严重血小板减少及正在接受抗凝、抗血小板治疗的患者。

(2)主动脉夹层破裂或心脏破裂造成的心包积液。

(3)穿刺点附近皮肤软组织感染。

(4)患者极度衰弱或躁动不安,无法合作。

(5)以心脏扩大为主而心包积液较少、心尖部10mm以下积液、局限性心包积液。

（三）操作前的准备

1. 患者的准备

(1)完善血常规、凝血功能、胸部X线片、心电图、心脏超声等检查。

(2)与患者及其家属沟通,告知操作目的及可能出现的并发症,包括麻醉副作用、胸膜及心包反应、肋间血管或神经损伤、血胸、气胸、心肌损伤、心脏压塞、心律失常、低血压、心包感染扩散、急性左心衰竭、气体栓塞,以及呼吸、心搏骤停和其他无法预测的意外。签署知情同意书。

(3)检查前应向患者及其家属进行充分说明、解释,消除患者的恐惧感,嘱患者术中尽量不要深呼吸与咳嗽。

(4)建立静脉通路,连接心电监护。

(5)镇静：对于血流动力学不稳定的患者，不推荐进行镇静；对清醒可配合且一般情况较好的患者，可给予短效镇静药物。

2. 物品（器械）的准备

(1)心包穿刺所需用物：①常规消毒治疗盘，络合碘、无菌棉签、无菌棉球或纱布、无菌弯盘等；②无菌心包穿刺包，内有连接有胶管的心包穿刺针、5ml 与 50ml 注射器、血管钳、洞巾、纱布；③其他用物，如胶布或自粘敷料、无菌手套。

(2)抢救设备：氧气、静脉输液装备、抢救车及抢救药品、心脏除颤仪、备用心电图机等监护设备。

3. 操作者的准备

(1)核对患者信息：包括患者姓名、性别、年龄、床号、住院号、主诉等。

(2)再次明确需要进行心包穿刺的临床情况，判断患者可否耐受心包穿刺术（明确适应证与禁忌证）。

(3)再次询问患者有无服用抗血小板药物、抗凝药物（如阿司匹林、氯吡格雷等）的情况，以及有无出凝血异常疾病史。

(4)查看患者血常规、凝血功能、心电图、胸部 X 线片及既往结果。

(5)询问患者有无麻醉、镇静药物过敏史。

(6)询问患者有无碘过敏史，有无需要限制碘摄入的疾病。

(7)确定患者或家属已签署心包穿刺术知情同意书。

(四) 操作步骤

1. 嘱患者取半坡卧位，充分暴露穿刺部位。

2. 再次进行体格检查，查看检验与检查报告，条件允许的情况下，再次行床旁心脏超声检查。

心包穿刺术
（视频）

3. 确定穿刺部位

(1)剑突下穿刺点：剑突与左侧肋缘夹角下 1cm 处。

(2)胸骨旁穿刺点：胸骨左缘第 5 或第 6 肋间。

(3)心尖穿刺点：左侧第 5、第 6 或第 7 肋间，距胸骨左缘 5cm 处；或者左侧第 5 肋间，心脏相对浊音界内 1~2cm 处。

(4)心脏超声检查定位处。

4. 消毒铺巾 用络合碘或苯扎溴铵常规消毒皮肤。以穿刺点为中心，由内而外消毒直径约 15cm 范围的皮肤 3 遍；打开穿刺包及其他用物，佩戴无菌手套，清点检查操作所需器械，重检查胶管是否漏气；铺盖消毒孔巾。

5. 麻醉 为清醒患者进行心包穿刺操作前，需进行局部麻醉：用 5ml 注射器抽取 2% 利多卡因 2ml，自穿刺点至心包逐层浸润麻醉。每次注药前应回抽，观察确认无血液、气体或心包积液后才可注药。心包组织上神经丰富，需充分麻醉。

6. 穿刺过程 连接胶管与 50ml 注射器，在所选穿刺部位按相应方向缓慢进针，进针时注射器需带负压。若自剑突下进针，在确认针体已在肋骨下后，调整针体与胸壁成 30° 角，向后、向上、向左侧锁骨中线进针，刺入心包腔后下部；若自胸骨旁进针，应垂直皮肤进针，以保证穿刺针从左肺心切迹穿过，从而避免肺部损伤；若自心尖穿刺点进针，应朝向脊柱或患者右肩方向进针；若自心脏超声定位处进针，应选择心包积液深度最大、距离体壁最近、可以

避开重要器官的路径进针。

当穿刺针刺入心包时,操作者可感到阻力稍有增大后消失,并有心脏搏动感。此时退针少许,用无菌血管钳在体壁固定针头,开始抽液。若达到预计深度仍未抽出液体,可退针至皮下,略改变穿刺方向后再次尝试。

若在超声引导下进行心包穿刺,为避开心肌及心脏血管,需选择至少深10mm的积液区作为穿刺目标区域,并在超声引导下严密观察穿刺针的位置;因超声无法穿透充气的肺部,进针路径应尽量避免被肺部遮挡。若需放置心包引流,可在穿刺针进入心包后,依次送入导丝、鞘管与猪尾导管,并连接引流装置。

7. 操作后处理　退针后按压止血,再次消毒穿刺点后覆盖无菌敷料,密切观察患者情况,必要时再次测量患者的生命体征。手术抽出的心包内液体,应结合临床拟诊疾病确认送检项目,如生化、常规、病原学、病理检查等。

(五) 并发症及处理

1. 心肌或心脏血管损伤　一旦怀疑心脏或心脏血管损伤,应立即停止操作,退出穿刺针。密切监测患者的生命体征、心电监护与血红蛋白指标;严密观察有无心脏压塞的情况出现或病情加重,并采取相应抢救措施。

预防措施:术前行心脏超声进行定位,选择积液量最多的部位进行穿刺,测量穿刺部位至心包间的距离以决定进针深度,穿刺时缓慢进针。

2. 其他血管损伤　包括肋间血管、内乳动脉、腹部血管等。出现血管损伤时,应注意检测患者的生命体征,必要时进行胸部X线片、血常规等检查,以判断患者出血情况;必要时进行止血、扩容、胸腔穿刺等治疗。

预防措施:术前定位穿刺点时,尽量选择穿过更少重要组织和血管的穿刺点。

3. 气胸　监测患者生命体征,根据气胸分度采取相应的治疗措施。

预防措施:选择合适的进针部位及方向,尽量避免伤及胸膜及肺组织。

4. 空气栓塞　空气栓塞是可能带来严重后果的并发症。一旦怀疑患者发生空气栓塞,应密切监测患者生命体征,随时准备吸氧、机械通气、扩容、升压、高级生命支持等。若空气栓塞发生在静脉系统,应将患者调整至头低脚高的左侧卧位;若空气栓塞发生在动脉系统,应将患者调整至仰卧位。此外,可进行高压氧治疗帮助气体吸收。

预防措施:进针前、断开注射器与胶管连接时、拔针前应确保夹闭胶管,穿刺时带负压进针。

5. 心律失常　操作过程中患者出现心律失常时,应立即停止操作,退针少许,观察心律变化。

预防措施:穿刺过程中缓慢进针,注意进针深度,避免损伤心肌与心脏血管;穿刺过程中密切关注心电监护。

6. 急性肺水肿　抽液过快或一次抽液量过大时,可能会出现急性肺水肿。此时应立即停止操作,抬高床头,使患者呈坐卧位并使双腿下垂,给予吸氧、利尿、强心等对症治疗。可在氧气湿化瓶中加入20%~30%乙醇溶液,以降低肺泡表面张力。

预防措施:缓慢抽液,首次抽液不超过200ml,之后每次抽液量逐渐增加至300~500ml。

7. 周围器官损伤　肺与肝脏损伤是最常见的周围器官损伤。若怀疑肺损伤,应密切观察患者情况,定期复查胸部X线片,排除或持续观察血胸、气胸、血气胸等情况,并进行相应处理。肝脏是心包穿刺术中最易误伤的腹部器官,但发生严重出血的概率较小。若怀疑肝损伤,同样应密切观察患者情况,及时进行腹部体格检查,必要时查血常规、腹部超声或诊断性腹腔穿刺,并进行相应支持的对症治疗。

预防措施:术前准确定位,选择合适的进针方向与角度,缓慢进针,谨慎操作。

8. 血管迷走神经反应 心脏压塞得到缓解后,约 1/4 患者可能出现血管迷走神经反应,多可在休息后自行缓解。

预防措施:穿刺前充分麻醉。

9. 感染 未严格遵守无菌操作原则可引起医源性感染。

预防措施:严格遵守无菌操作原则、穿刺部位充分消毒、避免感染;持续心包引流的患者可酌情使用抗生素。

10. 药物副作用 药物过敏可引起头晕、恶心、头痛、手指麻木,甚至呼吸困难、血压下降、过敏性休克等情况。

预防措施:术前仔细询问药物过敏史。

(六) 操作注意事项

1. 严格掌握适应证 心包穿刺有一定的危险性,应由经验丰富的医生操作,或在其指导下操作;在心电监护下进行操作更为安全。

2. 术前须进行心脏超声检查,确定液平段大小与穿刺部位,选择液平段最大、距体表最近、穿过重要器官最少的部位作为穿刺点;在超声引导下进行操作更为安全准确。

3. 术前应向患者及其家属进行充分告知、解释,以消除顾虑。应嘱患者术中尽量不要深呼吸或咳嗽,以免造成周围组织、器官损伤。必要时可给予镇静药物。

4. 术前充分麻醉,避免疼痛引起的神经源性休克。

5. 严格控制抽液量与抽液速度 抽液量第一次不宜超过 200ml,之后再逐渐增加至 300~500ml;抽液过程要慢,若抽液量过大或抽液过快,可致静脉回心血量迅速增加,引起急性肺水肿。

6. 若抽出血性液体,需在器皿中静置片刻,观察是否凝固,以判断所抽出液体为鲜血还是血性心包积液;若抽出的是鲜血,立即停止操作,密切观察有无心脏压塞出现。

7. 进针前、断开注射器与胶管前、拔针前须确保胶管夹闭,以防空气进入。

8. 术中与术后均需密切观察患者的生命体征和心电监护数据。

(七) 相关知识

超声引导下的心包穿刺可使用不同超声技术。

1. 静态超声 静态超声可为选择穿刺点、穿刺方向与深度提供指导,但无法在术中实时引导。

2. 远程超声引导 在穿刺过程中,可通过超声实时观察心脏、心包积液情况,但通常难以直接观察到穿刺针穿透心包。

3. 动态超声引导 应用实时超声影像引导穿刺过程。该过程中穿刺针方向应与超声探头所扫及的方向一致,可在超声影像中观察穿刺针的走行。但由于肋骨、肺部气体等干扰,操作者有时难以探测到针尖的准确位置。

三、心包穿刺术规范检查表

心包穿刺术规范核查见表 2-3-1;心包穿刺术规范评估见表 2-3-2。

表 2-3-1　心包穿刺术规范核查表

项目	内容	是	部分	否
操作前准备	核对患者信息：包括患者姓名、性别、年龄、主诉等			
	询问患者有无服用抗血小板药物、抗凝药物（如阿司匹林、氯吡格雷等）的情况，以及有无出凝血异常疾病史			
	询问有无麻醉药物过敏史			
	查看患者血常规、凝血功能、心电图、心脏超声、胸部 X 线片等既往检查结果			
	向患者宣教，签署知情同意书			
	测量患者的生命体征			
	连接心电监护，建立静脉通路			
	物品（器械）准备：皮肤消毒用物、心包穿刺包、麻醉药物、送检容器、监护设备、氧气、抢救设备及急救药品准备妥当			
操作过程	**穿刺前准备**			
	帮助患者调整适当体位			
	再次进行体格检查			
	正确选择穿刺点（能够正确回答不同穿刺点的选择条件）			
	正确消毒穿刺点周围、佩戴无菌手套并铺孔巾			
	检查心包穿刺包内用物的质量，确认灭菌指示卡是否变色；正确连接穿刺针、胶管、注射器并夹闭胶管			
	穿刺过程			
	逐层浸入麻醉，回抽确认无血液、气体或心包积液后再注药；充分麻醉心包			
	缓慢带负压进针，进入心包腔后退针少许；穿透心包时注意阅读心电监护数据			
	达到预计进针深度而未抽出积液时，能够正确调整进针方式			
	在胸壁固定穿刺针并缓慢抽液			
	能够正确回答抽液量			
	必要时行心包置管引流			
	夹闭胶管后拔针			
	再次消毒穿刺部位，覆盖无菌敷料			
操作后处置	再次测量患者生命体征			
	向患者简要说明穿刺情况			
	交代患者术后注意事项，穿刺部位护理方法等			
	心包积液送检，确保检查项目和顺序正确			

表 2-3-2　心包穿刺术规范评估表

项目	好(5分)	一般(3分)	差(1分)
操作过程流畅度			
操作检查熟练度			
人文关怀			

评分标准：

好：操作过程清晰流畅，无卡顿；穿刺抽液方法正确，术前术后进行体格检查，术中密切关注心电监护及患者状态，严格遵守无菌操作原则；人文关怀到位，有术前交流、术中安慰及术后注意事项的交代。

一般：操作过程能整体完成，有卡顿(次数<3)；穿刺抽液方法基本正确，术前术后进行体格检查，术中查看了心电监护，较好地遵守无菌操作原则；人文关怀不足，但能有部分的术前交流、术中安慰及术后注意事项的交代。

差：操作过程有卡顿(次数>6)，操作粗暴；未进行体格检查或未查看心电监护，无菌操作出现明显错误；缺乏人文关怀。

四、常见操作错误及分析

1. 心肌、心脏血管损伤或周围血管组织损伤　可能的原因包括：未正确选择穿刺点、进针过快、达到预计进针深度未抽出液体而持续进针、未避开重要器官等。

2. 急性肺水肿　多由操作者抽液量过多或抽液过快引起。

五、目前常用训练方法简介

1. 模型训练　目前可用于心包穿刺训练的模型种类繁多，在模型体位、穿刺点选择及其他附加功能上略有差别，如心包穿刺与心内注射仿真模型(图2-3-1)，以及经胸心脏超声与心包穿刺术模型(图2-3-2)等。

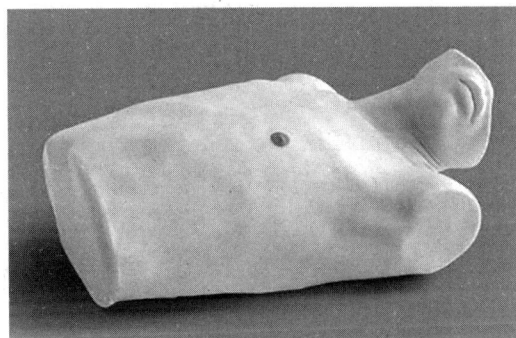

图 2-3-1　心包穿刺与心内注射仿真模型

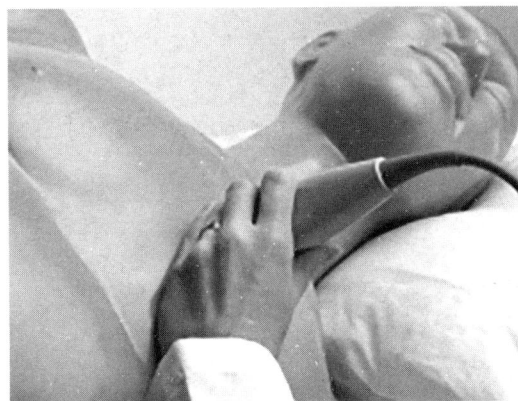

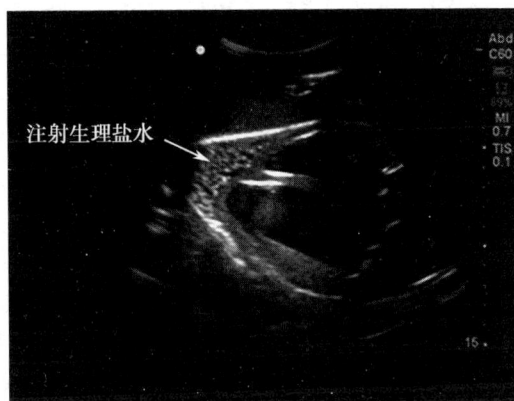

图 2-3-2　经胸心脏超声与心包穿刺术模型

以前者为代表的模型上有胸骨、剑突、肋骨、各肋间隙等骨性标志,可明显触及并用于定位穿刺点,可在心前区或剑突下穿刺点进行穿刺操作训练,穿刺针进针位置与方向正确则可从模拟心包中抽出液体;但其穿刺点选择少,穿刺手感与真实操作不同,且无法进行超声引导下的心包穿刺训练,仅适合流程和基本操作手法的训练。

以后者为代表的经胸心脏超声与心包穿刺术模型可模拟超声引导下的心包穿刺,并模拟穿刺针位置等在内的心脏超声所看到的实时影像,适合已经熟练掌握基本操作流程和手法的操作者进行提高训练。

2. 虚拟训练　心包穿刺虚拟训练系统,可通过模拟临床常用的穿刺操作过程与环境,使得心包穿刺学习过程可视化,并具备可参与性,让内镜学员能更好地学习到心包穿刺操作技能。还可提供仿真的临床场景和操作用物,能够模拟叩诊定位过程,并提供鼓音、浊音、清音、实音等叩诊声音以帮助定位;同时采用力反馈技术模拟穿刺手感,使学员达到沉浸式学习的目的。这类虚拟穿刺训练系统给内镜与穿刺操作提供了良好的教学环境,可以安全、有效地进行全方位训练。

六、相关知识测试题

1. 患者,男,35岁,因"胸痛、气促1周"就诊。检查发现心包积液,该患者同时伴有午后低热、咳嗽、盗汗、食欲缺乏。心脏超声示液暗区:前心包18mm,后心包23mm。

(1)下一步处理中是**不恰当**的是

    A. 告知心包穿刺风险,患者签署知情同意书后完善检查

    B. 心电图检查

    C. 测量血压

    D. 进行血常规与凝血功能检查

    E. 建立静脉通路

(2)在进行心包穿刺的过程中,操作者将穿刺针刺入心包腔内时,心电监护显示"频发室性期前收缩",患者诉心悸、胸闷不适。下列操作中,**错误**的是

    A. 退针少许,询问患者有无不适

    B. 请助手协助测量患者血压

    C. 密切观察心电监护

    D. 待心电监护恢复正常后继续进针穿刺

    E. 迅速完成穿刺抽液,再对患者进行支持对症治疗

(3)在进行心包穿刺的过程中,操作者将穿刺针刺入心包腔内后抽出血性液体。下列处理措施中,最适当的是

    A. 立刻拔出穿刺针,嘱患者平卧

    B. 继续缓慢抽液,观察患者症状是否缓解

    C. 将血性液体注入标本杯,轻轻摇晃,观察标本是否凝固再进行后续处理

    D. 立刻抽血进行血常规、凝血功能等检查

    E. 操作完成后予吸氧、补液等支持治疗

(4)在进行心包穿刺的过程中,从心包腔内抽出500ml黄色凝固性液体后,患者出现呼吸困难、心悸、胸闷状况,肺部听诊发现双肺满布湿啰音。下面操作中,**不合理**的是

A. 放平床头,使患者平卧休息

B. 测量患者生命体征

C. 吸氧,并在湿化瓶中加入 20%~30% 乙醇溶液

D. 必要时予利尿治疗

E. 必要时予强心治疗

2. 患者,43 岁,因"胸痛、气促 4 天"就诊。检查发现心包积液,体格检查发现该患者消瘦,胸骨左缘至腋中线第 5、6 肋间皮肤可见大片带状疱疹,沿肋间分布。心脏超声示:液暗区前心包 10mm,后心包 33mm。下列心包穿刺的穿刺点选择中,正确的是

A. 右侧剑突与肋弓夹角下 1cm 处

B. 左侧剑突与肋弓夹角下 1cm 处

C. 胸骨左缘第 5 肋间

D. 左侧锁骨中线第 5 肋间

E. 左侧第 5 肋间,心脏相对浊音界内 1cm 处

答案: 1.(1)A (2)E (3)C (4)A 2. B

(刘启明 陈俊香)

第四节 成人高级心血管生命支持

一、概述

高级心血管生命支持(advanced cardiac life support,ACLS)是在基础生命支持(basic life support,BLS)的基础上,应用特殊仪器和技术,建立和维持有效的呼吸和循环功能。其可通过心电图监测和心电图判读来识别及治疗心律失常,从而建立有效静脉通路、改善并保持心肺功能、治疗原发病。在心搏骤停急救生存链中,BLS 与 ACLS 常协同进行,但 ACLS 也是其他心血管急症救治的重要技能。

二、操作规范程序

(一) 适应证

1. 心搏、呼吸骤停。

2. 其他心血管急症处理,如急性冠脉综合征、急性卒中、心动过缓 / 过速;心搏骤停恢复自主循环后即刻治疗。

(二) 禁忌证

无绝对禁忌证。

(三) 操作前的准备

1. 操作者准备 组建高效团队:多名施救者均为接受过 BLS 和 ACLS 培训的专业医务人员,一名组长加"n 名"组员;"角色"可根据当时的急救流程和环境相应调整。以下为推荐的"角色"分配。

(1)"组长":负责为其他队员分配"角色"和任务,制订治疗决策,必要时为其他小组成员提供反馈,承担空缺"角色"的任务。

(2)"按压员"：负责评估患者，完成 5 个循环胸外按压，每 5 个循环或每 2 分钟轮换。

(3)"气道管理者"：负责打开并保持气道，进行通气，适时使用气道辅助装置或建立高级气道。

(4)"自动体外除颤器（automated external defibrillator，AED）/ 除颤器 / 监护仪管理者"：负责取来 AED/ 除颤器 / 监护仪，连接装置，每 5 个循环或每 2 分钟轮换按压者。

(5)"建立通路者"：负责建立静脉、骨内通路，适时执行组长的给药指令。

(6)"记录者"：负责记录干预和用药时间，并告知下一次给药时间，记录操作中断的频率和时长，与组长和成员交流确认信息。

2. 物品准备　AED/ 除颤器 / 监护仪、氧源、口咽 / 鼻咽气道装置、简易呼吸器、气管导管、喉镜、呼吸机、负压吸引器、吸痰管、输液装置、心电图机、听诊器、手套、相关药品等（具体根据患者病情相应调整）。

（四）操作步骤

系统化评估：医务人员使用系统化评估方法来评估或治疗心搏骤停和急性发病或受伤的患者，以给予优化治疗。高效团队针对呼吸停止或心搏骤停患者的干预目标：支持并恢复有效的氧合、通气、循环，以及完整的神经系统功能。复苏的中间目标：恢复自主循环（return of spontaneous circulation，ROSC）。根据以下所示方法进行操作（图 2-4-1）。

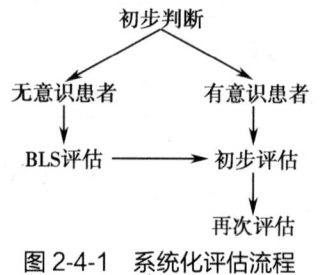

图 2-4-1　系统化评估流程

1. 初步判断　在确定现场安全之后，医务人员靠近患者进行初步判断，确定患者的意识水平。

(1)如果患者无意识，则使用 BLS 评估进行初始评估，对心搏、呼吸骤停的患者进行 BLS 施救操作，在完成 BLS 施救操作后，使用初步评估和再次评估作进一步评估和治疗。

(2)如果患者有意识，则直接考虑初步评估。

2. 初步评估

(1)气道（airway，A）

1)气道是否通畅：使用仰头抬颏法、口咽气道或鼻咽气道保持无意识患者的气道通畅。

2)是否有建立高级气道的指征：若基础通气或基础辅助通气无法维持呼吸功能，考虑使用高级气道，如喉罩、喉管、食管气管联合导管、气管插管等。

3)是否已确认气道装置的正确放置：如果球囊面罩通气充分，可推迟放置高级气道。

4)是否经常检查高级气道的位置和固定情况：若已经使用高级气道装置，应确认 CPR 是否与通气适当整合；通过体格检查和定量二氧化碳波形图监测高级气道装置是否正确放置；妥善固定装置防止脱管。

(2)呼吸（breathing，B）

1)通气和供氧是否充足：心搏骤停者给予 100% 氧气；其他患者调整供氧量以保证血氧饱和度 ≥94%。

2)是否监测了定量二氧化碳波形图和氧合血红蛋白饱和度：通过临床体征判断，如胸廓隆起或皮肤黏膜发绀情况；通过定量二氧化碳波形图和血氧饱和度持续监测。

(3)循环（circulation，C）

1)按压是否有效：监测 CPR 质量，若呼气末二氧化碳分压 <10mmHg，或动脉内舒张压

<20mmHg，则尝试提高 CPR 质量。

2）是什么心律：连接监护仪 / 除颤器，以观察心律并及时治疗。

3）是否需要进行除颤或电复律。

4）是否已建立静脉或骨内通路：若静脉塌陷，无法顺利建立静脉通路，可考虑骨内通路。

5）是否出现 ROSC：每 2 分钟评估自主循环和呼吸，同时监测血糖和体温。

6）患者有脉搏但是否稳定。

7）是否需要针对心率或血压进行给药：根据具体情况给予适当药物治疗。

8）患者是否需要输液以进行复苏：检查灌注情况，给予适当扩容及升压药物治疗。

（4）神经系统功能：检查神经系统功能，快速评估意识水平、是否有反应，以及瞳孔放大情况。

（5）暴露：脱除衣物进行体格检查，查找有无明显的创伤迹象、出血、非正常印迹或医疗信息佩饰。

3. 再次评估 再次评估包括鉴别诊断、询问重点病史，以及查找并治疗潜在病因。建议收集患者的目标病史信息，询问与患者症状相关的具体问题。可以通过以下助记表帮助进行快速分析诊断和干预（表 2-4-1）。

表 2-4-1 再次评估助记表

询问病史（"SAMPLE"）	心搏骤停最常见的病因	
	"5H"	"5T"
症状和体征（sings、symptoms，S）	低血容量（hypovolemia）	张力性气胸（tension pneumothorax）
过敏史（allergies，A）	缺氧（hypoxia）	心脏压塞（tamponade cardiac）
用药史（medications，M）	氢离子（hydrogen ion）中毒	中毒（toxins）
既往病史（pertinent past history，P）	低钾血症 / 高钾血症（hypokalemia/hyperkalemia）	肺血管血栓形成（thrombosis-pulmonary）
最近一餐所吃的食物（last oral intake，L）	低体温（hypothermia）	冠状动脉血栓形成（thrombosis-coronary）
事件经过（events，E）		

（五）并发症及处理

1. ACLS 过程相关操作的并发症 心肺复苏并发症，如胸骨 / 肋骨骨折、气胸、血胸、腹腔脏器破裂等。

2. 气管插管并发症 气道损伤、误入气道、肺不张、气管脱出等。

3. 静脉输液并发症 皮下出血或局部血肿等。

具体处理参见相关操作章节。

（六）操作注意事项

1. 有效的团队调动 在心搏骤停后，有效复苏需要一个"救治系统"的综合响应，生存链中各环节的协调运作尤为重要。因此，个体和团队必须协同工作，分享想法和信息，以评估并改进复苏系统。

有效的团队调动包括"八大要素"：闭环式沟通、明确的信息传达、明确的"角色"和责任、了解当前局限、知识共享、建设性干预、总结和重新评价、互相尊重。

2. 心搏骤停恢复自主循环后治疗　进行目标体温管理、血流动力学和通气的管理优化，并即刻行冠状动脉再灌注、经皮冠脉介入术（percutaneous coronary intervention，PCI）、神经学诊治，以及其他干预措施。

3. 避免过度通气　当胸腔内的压力增加时，可能影响血流动力学；此外，当动脉血中的二氧化碳分压降低时，脑血流量减少。因此医务人员以 10 次 /min 开始通气，保持呼气末二氧化碳分压在 30~40mmHg 或动脉血二氧化碳分压在 35~45mmHg。

4. 维持适当灌注压　按需调节输液、血管活性药或正性肌力药，心搏骤停恢复自主循环后的最佳血压尚不清楚，保持平均动脉压 ≥65mmHg 是合理目标。

5. 不建议环状软骨加压　对心搏骤停患者，不建议常规环状软骨加压。对未发生心搏骤停的患者，环状软骨加压可在球囊面罩通气期间提供一些气道保护，从而防止误吸和胃胀气；但是也可能妨碍通气并干扰声门上气道或插管的放置。

（七）相关知识

1. 气道管理技术

（1）基础开放气道技能：仰头提颏法、推举下颌法（疑似颈椎创伤）、口对口通气、口对鼻通气、口对防护装置通气（使用便携面罩）、球囊面罩通气。

（2）基础辅助通气：口咽气道、鼻咽气道、吸引。

（3）高级开放气道技能：喉罩、喉导管、食管气管联合导管、气管插管等。

2. 低血容量管理　低血容量是无脉性电活动的一种常见病因，最初产生快速窄 QRS 波群心动过速（窦性心动过速）的典型生理反应，通常舒张压升高，收缩压降低。在血容量持续损失时，血压逐渐下降，最终测不到，但窄 QRS 波群心动过速持续存在（即无脉性电活动）。通过快速纠正低血容量，能及时治疗并逆转无脉性电活动。低血容量的常见非外伤性病因包括隐性内出血和重度脱水。

3. 心脏压塞、张力性气胸、大面积肺栓塞　在识别之前不能给予治疗，需要由一名专业的医务人员进行床旁超声检查，帮助快速识别。心脏压塞、张力性气胸需要进行穿刺术，操作流程参见"第二章第三节"。

4. 呼气末二氧化碳　在 CPR 期间，呼气末二氧化碳 $PetCO_2$ 的主要决定因素是肺部血流。在 CPR 期间，如果插管患者的 $PetCO_2$ 持续 <10mmHg，则表明不可能出现自主循环恢复。如果 $PetCO_2$ 突然升高至 35~40mmHg 的正常值，可将其视为自主循环恢复的一个指标。

5. 冠脉灌注压　冠脉灌注压升高与心肌血流和自主循环恢复有关。在 CPR 期间，有创监测动脉内舒张压可以替代冠脉灌注压。如果动脉舒张压 <20mmHg，则需改善按压和血管加压药物的治疗。

6. 目标体温管理　《2015 年美国心脏协会心肺复苏与心血管急救指南更新》建议，对心搏骤停后自主循环恢复的昏迷成人患者实施目标体温管理，控制患者体温维持在某一恒定温度至少 24 小时（32~36℃）。

三、成人高级心血管生命支持规范检查表

成人高级心血管生命支持规范核查见表 2-4-2；成人高级心血管生命支持规范评估见表 2-4-3。

表 2-4-2　成人高级心血管生命支持规范核查表

项目	内容	是	部分	否
操作前准备	操作者准备：组建 ACLS 高效团队，明确组长及组员角色和职责			
	物品准备：AED/ 除颤器 / 监护仪、氧气和通气装置、呼吸机、负压吸引器、吸痰管、输液装置、心电图机、听诊器、手套、相关药品等（具体根据患者病情相应调整）			
操作过程	**启动评估流程：**			
	确认现场环境安全			
	靠近患者初步视诊，并开始系统化评估流程			
	①患者无意识，进行 BLS 评估，必要时执行基础生命支持操作，同时进行初步评估			
	②患者有意识，直接初步评估，执行适当操作			
	初步评估：气道			
	调整通气方式保持患者的气道通畅			
	必要时考虑使用高级气道			
	确认气道装置的正确放置			
	通过体格检查、二氧化碳波形图来监测高级气道的位置			
	确认 CPR 与通气模式相适应			
	妥善固定装置			
	初步评估：呼吸			
	监测二氧化碳波形图和氧合血红蛋白饱和度			
	心搏骤停者给予 100% 氧气；其他患者调整供氧量以保证血氧饱和度 ≥94%			
	避免过度通气			
	初步评估：循环			
	评估 CPR 按压效果：$PetCO_2$、动脉舒张压			
	评估心律：是否需要除颤、电复律或给药			
	建立静脉 / 骨内通路			
	每 2 分钟评估是否 ROSC			
	评估血压，是否需要液体复苏或用药升压			
	监测血糖和体温			

续表

项目	内容	是	部分	否
操作过程	**初步评估：神经系统功能**			
	对心搏骤停后自主循环恢复的昏迷成人患者实施目标体温管理干预措施(32~36℃,至少24小时)			
	检查神经系统功能			
	初步评估：暴露			
	脱除衣物进行体格检查,查找有无明显的创伤迹象、出血、烧伤、非正常印迹或医疗信息佩饰。			
	再次评估：寻找潜在病因			
	"SAMPLE"助记表			
	"5H"+"5T"助记表			
操作后处置	组长总结并评判本次救治过程的组员表现			
	所有成员提出建设性意见,吸取经验教训			

表 2-4-3 成人高级心血管生命支持规范评估表

项目	好(5分)	一般(3分)	差(1分)
团队调度和协作程度			
各项操作熟练度			
人文关怀			

评分标准：

好：整体操作过程满足有效团队调动的八大要素,协作过程流畅,良好完成自己的职责。

一般：团队协作出现明显问题次数 <3,或者操作过程出现遗漏或失误的次数 <3。

差：团队不良协作出现次数 >6,组员间沟通欠佳,无法互相配合,责任分工不明确,操作过程混乱。

四、常见操作错误及分析

1. 团队中角色分工不明确 组员未接到明确任务分配,导致多人进行相同操作或者任务无人执行。

2. 未达到闭环式沟通 组长在没有询问或收到任务完成的情况下发出新的指令,使得同一组员分配到多个任务;组员未与组长口头确认指令就进行给药,或操作完成后忘记告知组长。

3. 信息不明确 组长或组员说话含糊不清,指令不明确。

4. 评估不到位 初始评估后未进行再次评估,遗漏有效信息,无法判断出可逆病因。如患者有缺血性胸部不适则提示急性冠脉综合征,应当进行针对性评估,尽早获取心电图,从而评估是否需要紧急再灌注治疗。

五、常见训练方法及培训要点介绍

(一) 模型训练

1. 局部模型组合练习　使用简单整体人模型 + 局部操作模型进行综合训练(图 2-4-2)。

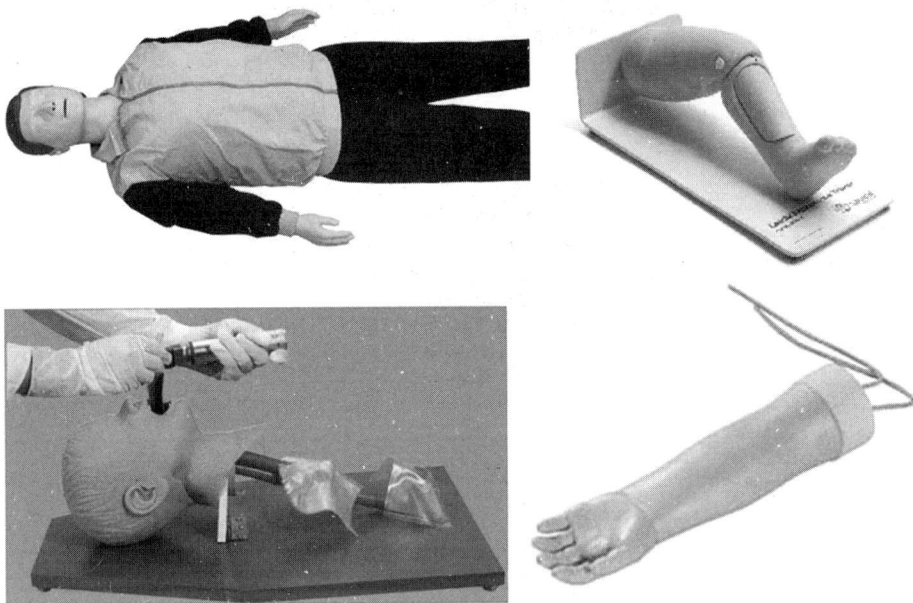

图 2-4-2　整体人模型 + 局部操作模型

2. SimMan3G 综合模拟人系统　SimMan 是一款成人患者仿真模型,设计用于实现逼真的训练情境,同时保持设置和操作的简洁性。SimMan3G 包含各种模拟训练方案,包括自动药物识别、光敏感瞳孔、体液排泄和声音仿真;SimMan3G 采用无线技术,灵活可移动,可针对整条急救链开展培训,适用于开展 ACLS 团队培训(图 2-4-3)。

(二) 虚拟训练

通过利用高级模拟人进行临床案例模拟,训练人员组建 ACLS 团队,自行分配角色,进行综合案例练习,如呼吸停止、急性冠脉综合征、急性脑卒中、心搏骤停、心动过缓、心动过速、心搏骤停恢复自主循环后治疗等。病例也可从实际临床案例选择,进行相关资料收集和程序输入即可进行模拟。以下为 ACLS 心动过缓处理流程(图 2-4-4)。

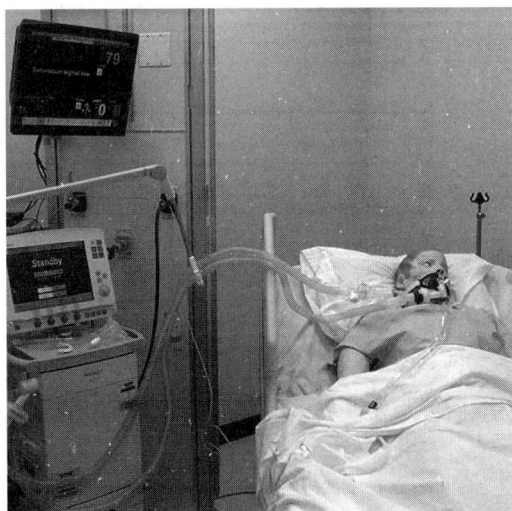

图 2-4-3　SimMan3G 综合模拟人系统

1. 根据临床情况恰当评估
如为心动过缓节律，心率常 < 50次/min

2. 识别和治疗可能的原因
- 保持气道通畅：必要时辅助呼吸
- 给氧（如有缺氧）
- 心电监护以识别节律、监测血压和氧饱和度
- 建立静脉通路
- 如有条件行12-导联ECG检查；勿延搁治疗

3. 是否因持续心动过缓引起以下症状或体征？
- 低血压
- 急性意识状态的改变
- 休克征象
- 缺血性胸痛
- 急性心力衰竭

4. 监测和观察 （否）

（是）

5. 阿托品
如果阿托品无效：
- 经皮起搏，或
- 多巴胺静滴，或
- 肾上腺素静滴

剂量/详细信息
阿托品i.v.剂量：
首剂：0.5mg静脉推注，每3~5min重复
最大剂量：3mg
多巴胺静脉滴注：
2~10μg/kg/min
肾上腺素静脉滴注：
2~10μg/min

6. 考虑：
- 专家会诊
- 经静脉起搏

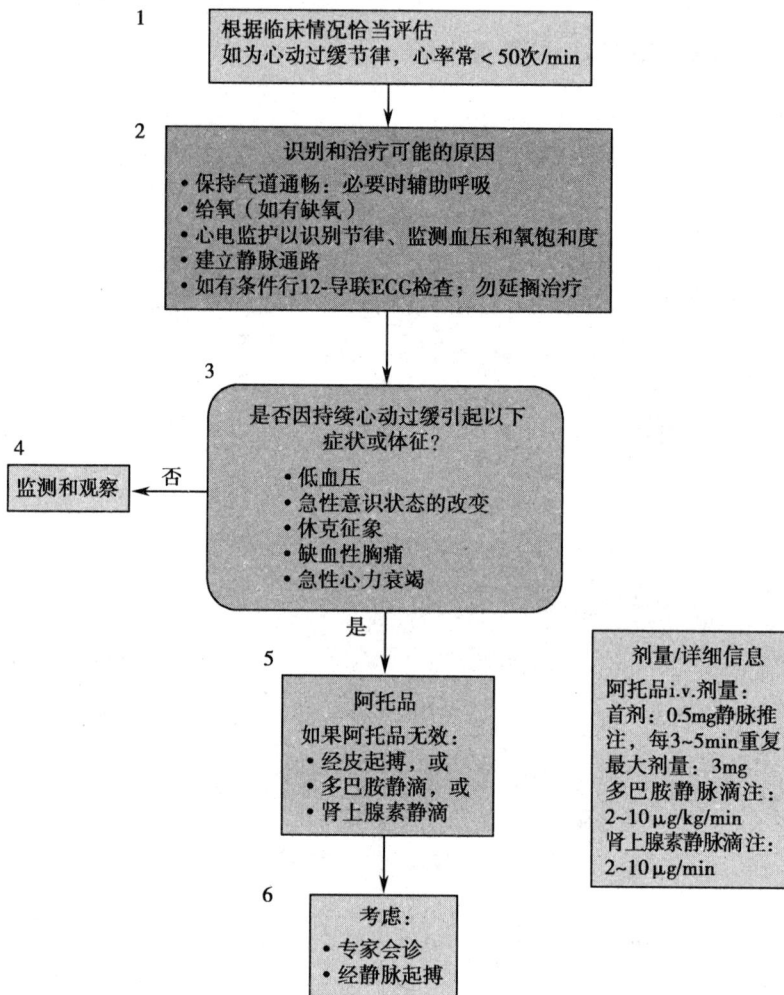

图 2-4-4　成人 ACLS- 有脉性心动过缓处理流程

（三）其他训练

ACLS 技能学习需要提前获得以下知识和技能：BLS 技能、重要 ACLS 相关心电图判读、了解气道管理和辅助气道、了解相关药物和药理学知识。

六、相关知识测试题

1. 下列情况中，**不需要**开始 CPR 的是

    A. 不确定是否有脉搏　　　　　　B. 心搏停止

    C. 心室颤动　　　　　　　　　　D. 急性脑卒中意识丧失

    E. 无脉性心动过缓

2. 下列说法中，**不正确**的是

    A. 目标体温管理指的是控制体温恒定在 32~36℃某一温度，维持至少 24 小时

    B. $PetCO_2$ 正常值为 30~40mmHg

    C. 给呼吸停止患者通气频率是 10~12 次 /min

D. 如果不进行治疗心室颤动会恶化成心搏停止

E. 所有心搏骤停患者均应当尽早进行电除颤

3. 下列选项中,**不是**心搏骤停常见病因的是

    A. 低血容量　　　　　　　B. 低钠血症　　　　　　　C. 低体温

    D. 低氧血症　　　　　　　E. 冠状动脉血栓形成

4. 对疑似颈椎创伤患者的救治,下列说法**不正确**的是

    A. 使用推举下颌法,以避免头后仰

    B. 如果推举下颌无效,可以采用仰头抬颏法

    C. 颈托可以限制颈椎活动,有利于保持气道通畅

    D. 手法限制脊柱活动比颈托更安全

    E. 脊柱固定装置在运输过程中有帮助

5. 下列选项中,属于无脉性电活动的是

    A. 室性逸搏节律　　　　　　　　　　B. 心室颤动

    C. 无脉性室性心动过速　　　　　　　D. 心搏停止

    E. 窦性心动过速

答案:1. D　2. E　3. B　4. C　5. A

(伍　莎　陈俊香　刘启明)

第五节　左、右心导管术

一、概述

心导管术是将心导管送至心脏血管相应位置,获取心脏血管的血流动力学及血氧含量数据,用以明确心血管疾病诊断、病情观察和疗效评价的一种有创检查方法,包括左、右心导管术两类。1929 年,德国医生 Werner Forssmann 首次将一根 65cm 长的导尿管由左侧肘前静脉插入自己的右心房,完成了人类首例心导管术,从此拉开了人类心导管术的序幕。经过长期的发展,心导管术已经成为冠心病、心律失常、瓣膜性心脏病、先天性心脏病、心肌病、外周血管疾病等各种心血管疾病诊断和疗效评价中不可或缺的重要诊查手段。

二、左、右心导管术操作规范流程

(一) 左心导管术操作规范流程

左心导管术是将导管送至左心室及主动脉,从而观察导管走行路径、记录各部位压力、获取各部位血氧数据、计算心输出量及血流动力学指标的一种检查方法;并可通过造影来了解左心室功能、室壁运动状态、主动脉瓣功能及主动脉等血管的病变。

  1. 适应证

(1)先天性心脏病或心瓣膜病外科手术或介入性治疗的术前评估。

(2)主动脉及其分支、周围动脉病变的术前诊断。

(3)心肌病、心包疾病的病情评估诊断。

(4)冠状动脉疾病行冠状动脉搭桥术(coronary artery bypass graft,CABG)/PCI 的术前评

估及术后疗效评价。

(5)肺血管疾病的侧支血管评估。

(6)危重症患者或术后患者的血流动力学监测。

(7)心电生理检查和治疗。

2. 禁忌证

(1)绝对禁忌证:心导管术无绝对禁忌证,可根据临床需要、心功能状况、合并症严重程度,以及心导管术相关诊断的价值与有创操作可能出现的风险综合评估,权衡利弊后决定。

(2)相对禁忌证

1)急性感染性疾病,包括亚急性感染性心内膜炎、急性心肌炎。

2)活跃期风湿病。

3)严重心律失常,如室性心律失常。

4)严重的肝肾功能不全,不适宜行心血管造影者。

5)严重心力衰竭未纠正者。

6)电解质紊乱未纠正者。

7)凝血机制障碍未有效控制者。

8)碘过敏或有显著的过敏体质(造影时禁忌)。

9)严重动脉粥样硬化伴穿刺部位或远端血流减少者需权衡利弊。

10)其他病情危重或患者不能配合的情况。

3. 操作前的准备

(1)患者的准备

1)一般化验检查:包括三大常规、肝肾功能电解质、凝血功能、心肌酶学、乙型肝炎表面抗原(hepatitis B surface antigen,HBsAg)、丙型肝炎病毒(hepatitis C virus,HCV)、梅毒血清学、人类免疫缺陷病毒(human immunodeficiency virus,HIV)抗体等相关检查。

2)胸部 X 线片、心电图、超声心动图检查。

3)对拟行造影者,如有过敏史,可完善碘过敏试验来提供参考。

4)签署手术知情同意书。

5)指导患者练习床上大小便,术前排空膀胱。

6)需全身麻醉者,术前与麻醉科联系,确定能否麻醉及注意事项。

7)术野准备,观察穿刺部位有无炎症感染,穿刺桡动脉者行尺动脉通畅试验(Allen 试验),穿刺股动脉者了解足背动脉搏动及腹股沟情况(有无炎症、包块或疝)。

8)特殊患者术前准备:对发热及女患者月经来潮等,尽量延期手术;对于对比剂过敏或严重过敏体质者,术前可给予地塞米松,且术中使用非离子型对比剂。对合并左心衰竭不能平卧者,尽量在纠正心力衰竭后,并使患者能够尽可能平卧 24 小时以上,再行手术。合并肾功能不全者,如需要使用对比剂,需术前水化 12~24 小时,使用生理盐水 1~2ml/min,并使用低渗对比剂。

9)检查前应向患者及其家属进行充分告知、解释,消除患者的恐惧感。

(2)物品(器械)的准备

1)确认血管造影 X 线机相关设备正常,包括影像显示仪器、心电监护除颤仪、临时起搏器等。

2)监护设备、氧气、有创压力传感器、血氧饱和度测定仪、血气分析仪,以及麻醉、急救药品准备妥当。

3)穿刺针、导管鞘,以及常用心导管、导丝准备齐全。

4)术者辐射防护设备完整、齐全。

5)消毒铺巾物料准备齐全。

(3)操作者的准备

1)核对患者信息:包括患者姓名、性别、年龄、主诉。

2)全身麻醉者,确认禁食、禁饮时间。

3)询问患者心功能情况,能否平卧配合检查。

4)对拟行造影的患者,需询问有无对比剂过敏史。

5)查看患者血常规、凝血功能、心肌酶、心电图、超声心动图等检查的结果。

6)明确患者有无心导管术禁忌证。

7)确定患者已签署心导管术知情同意书。

4. 操作步骤

(1)经皮桡/股动脉穿刺插管

1)桡动脉入路穿刺操作步骤:①常规消毒、铺巾,消毒范围为自肘关节上15~20cm处至手掌部。②穿刺前仔细摸清桡动脉走行,选择桡动脉搏动最强,走行最直的部位为穿刺点,一般选择腕横纹下2~3cm处。③用1%~2%的利多卡因1~2ml在选择穿刺点处注射,进行局部麻醉,注意麻醉时勿进针过深,以免刺到桡动脉而引起动脉痉挛,麻药注入不宜过多,否则会导致局部肿胀、桡动脉摸不清,使穿刺难度增加。④常规选用21号穿刺针,25cm、0.019inch(约0.5mm)的直导丝,11cm、6F(1F≈0.33mm)的鞘管。⑤进针方向与桡动脉走行方向一致,进针角度以30°~60°为佳,见血喷出后,左手固定穿刺针,右手轻柔送入导丝(进导丝的过程需十分顺利,不能有任何阻力,若导丝遇阻力而强行进入,可穿破血管或导致局部桡动脉夹层),撤出穿刺针。⑥用刀片沿导丝方向于穿刺点切开皮肤约2mm,沿导丝插入桡动脉鞘,撤出导丝和扩张管,回抽并冲洗动脉鞘,完成鞘管置入。另一种方法为穿过法,穿刺针直接穿透桡动脉前壁和后壁,然后缓慢回撤穿刺针,见动脉血喷出后固定穿刺针,放入导丝,其余步骤同上。

桡动脉容易痉挛,在导管导丝前进遇到阻力时,不可强行推进,以免损伤桡动脉内膜或加重痉挛。此时可鞘管内缓慢推注硝酸甘油0.1~0.2mg或盐酸地尔硫䓬0.5~1.0mg后,再尝试推入导管,如血管痉挛严重,可考虑更换入路(如股动脉)完成导管操作。桡动脉入路的小分支血管多,钢丝进入分支时切勿强行推进导管,否则容易导致血管破裂;若使用泥鳅导丝导引,需时刻保持钢丝前端在透视视野范围内,沿肱动脉-锁骨下动脉-升主动脉路径前行。

2)股动脉入路穿刺操作步骤:①对于股动脉穿刺,定位非常重要,最佳穿刺点为股总动脉,这个部位对应的是腹股沟韧带下2~3cm处,其体表进针点对应标志为腹股沟皮肤皱褶下2cm左右。但对于肥胖患者等特殊人群,体表穿刺点不适合以腹股沟皮肤皱褶为指引标志,否则容易被误导。②确定穿刺点后,扪及最强搏动点为血管入路,用2%利多卡因局部麻醉。③采用单壁穿刺技术进针,经皮穿透股总动脉前壁,但不穿透后壁,见搏动性血流从穿刺针喷出后,将 0.035~0.038inch 的导丝送入血管,移除穿刺针,切开穿刺点皮肤。④沿导丝插入动脉鞘至股动脉,移除导丝和扩张管,回抽并冲洗动脉鞘。

一般情况下,使用股动脉入路导丝导管,可顺利沿髂总动脉-降主动脉-主动脉弓-升主动脉到达冠脉窦。对于髂总动脉扭曲的患者,可换用长鞘。应保持轻柔操作,防止导丝误入分支动脉,如肾动脉。

(2)左心导管术方法

1)选取合适投照角度,一般采用前后位,操作者以导丝为指引,沿导丝送入合适的心导管至降主动脉、升主动脉、左心室各部位进行相关检查如测压、取血、造影等。

2)以多用途(MP)导管为例,选用 150cm、0.035inch 的导丝插入导管内,使软头与导管顶端平齐,一并经外鞘送入桡/股动脉,在 X 线指引下,先将导丝 J 型软头部分伸出导管20cm 左右,再将导管和导丝一并推送,当导丝送至升主动脉根部时,固定导丝,再推送导管至升主动脉,撤出导丝回抽导管内血液,用肝素盐水冲管后进行检查。

3)获取生理参数。将导管连接压力传感器,获取各个腔室部位的压力。获取各部位的血液测定血氧含量。通过体表面积和基础热量来推算氧耗量。

4)根据心导管获得的血氧和压力数据,依照菲克定律(Fick law)间接测出心输出量、体循环及肺循环血流量、左向右或右向左分流量、血管阻力,评价血流动力学改变,为手术选择提供依据。

5)根据病情拟行造影的患者,还需根据病变特点选择合适的投照体位和导管,设定对比剂进入的速度和压力,进行多角度造影明确病变特点。

(二) 右心导管术操作规范流程

1. 适应证

(1)测量右侧心腔及血管内的压力,了解各腔室压力变化。

(2)测定心腔及血管各部位血液的氧含量,判断有无异常分流,计算血流动力学参数。

(3)根据心导管异常走行路径及造影明确心脏和血管畸形,帮助诊疗复杂性先天性心脏病。

(4)为心包疾病、限制型心肌病及某些左心系统疾病诊治提供依据。

(5)明确肺动脉高压原因,先天性心脏病合并肺动脉高压术前病情评价。

(6)肺动脉栓塞性疾病。

(7)基于右心导管技术完成心内电生理、心内膜活检、瓣膜及血管球囊扩张成形、先天性心脏病介入治疗等。

2. 禁忌证　右心导管术的禁忌证与左心导管术的禁忌证相似,有些仅为相对禁忌证,可根据临床需要与疾病控制情况,权衡利弊决定是否行右心导管术。

3. 操作前的准备　同左心导管术,术前应向患者及其家属对心导管术的必要性和风险进行充分解释、说明。

4. 操作步骤

(1)经皮股/颈内静脉穿刺插管

1)股静脉入路穿刺操作步骤:①患者平卧位,腹股沟区常规消毒、铺巾。②穿刺前左手环指、中指、示指仔细摸清股动脉走行,以此为标志,选股动脉搏动内侧 0.5cm 处为穿刺点,一般选择在腹股沟韧带中点下方 2~3cm 处。③用 1%~2% 的利多卡因 3~5ml,在选择穿刺点行局部逐层浸润麻醉。④右手持连接注射器的穿刺针,针尖的斜面向上,与皮肤角度成30°~45°,根据患者皮下脂肪的厚薄,适当调整进针角度;沿股静脉走行方向负压穿刺进针。⑤当穿刺针进入股静脉后,有阻力突然消失之感,同时可见血液由穿刺针进入注射器内,拔掉注射器可见血液缓慢流出,提示穿刺针尖位于股静脉腔内。⑥此时左手固定穿刺针,右手轻柔送入导丝,撤出穿刺针(进入导丝不应该有阻力感,如有则需停下或拔除导丝)。⑦用刀片沿导丝方向于穿刺点切开皮肤约2mm,沿导丝插入股静脉血管鞘,撤出导丝和扩张管,回抽并冲洗静脉鞘,完成鞘管置入。如果见鲜红色血液经穿刺针喷出,提示穿入股动脉,应拔针并局部压迫止血3~5分钟,确定无活动性出血后,再重新定位穿刺。

2)颈内静脉入路穿刺操作步骤:①颈内静脉定位尤其重要,其位于颈动脉外侧,稍靠前,行至甲状软骨水平,颈内静脉正好在胸锁乳突肌后面。将锁骨作为底边、胸锁乳突肌胸骨端的外侧缘和锁骨端的内侧缘为侧边,共同围成一个三角形,颈内静脉在三角形顶部位置转浅,向下至锁骨后方,汇入锁骨下静脉,此处颈总动脉伴气管而行,位置偏深部,臂丛神经被斜角肌所分隔,而膈神经在前斜角肌的前侧。因此,该三角区是颈内静脉穿刺的最佳部位。②颈内静脉穿刺最常用右侧颈内静脉,患者取平卧位,头向左转,左手明确交汇点,以该点下方0.5~1.0cm处为穿刺点,右手持接有注射器的穿刺针,针尖的斜面向上,与颈部皮肤成30°角,沿右侧乳头方向向下、向后、向外进针,一般进针深度为2~5cm,边进针边回抽,出现静脉血并通畅无阻时,左手固定针头,右手移去注射器,并导入导丝。在X线透视下确认导丝进入右心房,最好是下腔静脉后,方可导入扩张管和外鞘。再用刀片沿导丝方向于穿刺点切开皮肤约2mm,沿导丝插入股静脉血管鞘,撤出导丝和扩张管,回抽并冲洗静脉鞘,完成鞘管置入。

(2)右心导管术方法

1)采用前后位为投照体位,操作者可以单独将充满肝素盐水的右心导管沿外鞘管送入股静脉,在X线透视的指引下,沿髂静脉、下腔静脉送入右心房、上腔静脉,再通过三尖瓣送入右心室、肺动脉各部位来进行相关检查,如测压、取血、造影等。

2)如检测髂静脉或下腔静脉的迂曲及分支血管丰富外,可以选用导丝指引将右心导管导引至上腔静脉后,撤出导丝,连接压力及留取各部位血标本测定血氧。对于房间隔缺损的患者,还需将心导管送至左心房测压、留血测血氧饱和度。

3)对于考虑存在异常通道的患者,可以将心导管送入异常通道,同时完成压力记录和血液标本采集,必要时行选择性造影,以明确诊断。

4)根据各部位测定的压力和血氧含量,获取生理参数;依照菲克定律间接测出体、肺循环血流量,以及左向右分流量情况等;准确评估病情。

5)根据病情拟行造影的患者,还需根据病变特点,选择合适的投照体位和导管,设定对比剂进入的速度和压力,进行多角度造影来明确病变特点。

6)正常各心腔压力和血氧饱和度见表2-5-1和表2-5-2。

(三)并发症及处理

左、右心导管术是有创操作,出现并发症不可避免,常见的有三大类:①穿刺或检查操作相关的血管并发症,如出血、血肿、血管破裂、动静脉瘘、假性动脉瘤、腹膜后血肿等;②导管操作相关并发症,如心律失常、心脏穿孔,以及导管导丝打结、断裂等;③栓塞、造影相关并发症,如血栓、空气栓塞、对比剂肾病等。

表 2-5-1 正常各心腔压力

部位	收缩压 / 舒张压 /mmHg	平均压 /mmHg
右心房	4~6/-2~2	2~4
右心室	15~30/2~5	—
	35~80/1~5（新生儿）	—
肺动脉	15~30/5~10	10~20
	35~80/20~40（新生儿）	25~40（新生儿）
肺小动脉楔压	—	5~12
左心房	—	5~10
左心室	80~130/5~10	—
主动脉	80~130/60~90	70~95

表 2-5-2 正常人体各心腔血液的血氧饱和度及差值

部位	血氧饱和度 /%
上腔静脉	67~87
下腔静脉	77~89
右心房	74~86
右心室	71~87
肺动脉	73~83
左心室 / 主动脉	95~100
右心房 - 上腔静脉差值	<8
右心室 - 右心房差值	<4
肺动脉 - 右心室差值	<2

1. 心律失常 心导管术在操作过程中,由于需要直接接触并刺激心房、心室壁,故可能诱发各类心律失常,常见的有房性期前收缩、房性心动过速、心房颤动,室性期前收缩、室性心动过速,三度房室传导阻滞等;若患者心脏状态差,也可出现心室颤动、心脏停搏;因此所有心导管操作都需在心电监护下进行。

处理方法:①心导管刺激诱发的心律失常通常为短阵发作,停止操作后可以终止,不产生严重后果。②对于不能自主终止的快速性房性心律失常,以及室性心律失常,可以使用艾司洛尔、胺碘酮等静脉推注终止。③窦性心动过缓者,若考虑为迷走神经张力增加所致,可予以阿托品静脉推注缓解。④术中发现三度房室传导阻滞经撤出导管无恢复者,可考虑使用异丙肾上腺素静脉滴注维持,加用地塞米松等激素减轻局部水肿,必要时安装临时起搏器支持。⑤发生心脏停搏及心室颤动时,需立即停止操作,及时采取心脏按压、电复律、气管插管等抢救措施。

2. 出血、血肿　穿刺部位局部血肿是心导管操作最常见的并发症。血肿多发生在动脉穿刺部位,常见的有腹股沟血肿、前壁血肿、颈部血肿、腹膜后血肿、纵隔血肿、血胸等。腹股沟血肿、腹膜后血肿与股动脉穿刺相关,股静脉穿刺同样也有发生误伤动脉的可能。颈内静脉穿刺可导致颈部及纵隔血肿、血胸。可表现为局部肿胀形成淤血肿块,出现疼痛及压痛。如果血肿增大,还可能出现局部压迫症状,如压迫股神经、压迫气道、食管、胸腔等。如果出血量较大还会导致血红蛋白快速下降、贫血、低血压、发热等。

诊断:局部血肿的诊断不难,超声可以帮助确定血肿大小及其和血管的关系。

处理方法:①小血肿不需特殊处理,多可自行吸收。②较大血肿以局部加压包扎为主。③对于引起压迫症状的大血肿,应及时行外科手术清除止血。④对于容易忽视的腹膜后血肿、纵隔血肿及血胸,需要根据患者的临床表现,如低血压、不明原因休克等,完善 CT 检查来明确;这类出血十分凶险,需要尽量避免,一旦发生,如保守治疗无效且血压进行性下降,需及时转外科,紧急手术止血。⑤颈部血肿压迫气道时,需先尽快气管插管或切开,以保持气道通畅,并行外科血肿清除术。

心导管术中出现原因不明的血压急剧下降、心导管位置异常、压力曲线改变时,应怀疑心脏及大血管穿孔。X 线透视下心脏影像搏动减弱或消失,提示发生心脏压塞,需立即行心包穿刺减压,按心源性休克处理,并紧急行外科手术探查修补。

3. 动静脉瘘　因穿刺导致的动脉与静脉之间的异常通道,以股动静脉瘘最常见。可触及震颤、闻及连续性杂音,患肢有肿胀、疼痛、乏力感。

诊断:彩色多普勒超声检查可用于确诊动静脉瘘。

处理方法:①对于分流量小的动静脉瘘,可通过超声指引下按压并加压包扎;结合听诊不能闻及杂音来判断按压效果,使其自然闭合。②对于分流量大、有明显症状或超过 6 周未能闭合的动静脉瘘,建议行外科手术或介入治疗。

预防措施:以腹股沟韧带为标志,而不是腹股沟皮肤皱褶,避免腹股沟区低位穿刺股动静脉;若误穿股动脉,需及时拔针并充分按压止血;应尽量定位准确,做到"一针见血"。

4. 假性动脉瘤　是动脉损伤后,血液渗出形成动脉外血肿,成为与动脉腔沟通、同步搏动的肿块。多由穿刺点部位低,不能进行有效压迫所致。可有触痛、震颤及收缩期杂音。

诊断:彩色多普勒超声检查为确诊的最有效最常用方法。

处理方法:①对于破口较小、瘤腔直径 <1.5cm 者,可再次超声指引下压迫制动,直至闭合。②对于直径大于 2cm 者,不推荐保守治疗,可行超声引导下注入凝血酶,以及外科手术和介入治疗。

5. 血栓栓塞　静脉系统(如股静脉)形成血栓可导致肺栓塞,引起相应临床表现,甚至猝死;动脉系统形成血栓可阻断远端血流供应,引起肢体疼痛、麻木、发绀、苍白、末梢搏动消失等,甚至导致肢体坏疽。

诊断:可通过超声以及血管造影来明确。

处理方法:①动脉栓塞以溶栓治疗为首选。②静脉血栓以肝素或低分子肝素抗凝治疗为主,24 小时内同时给予华法林口服,重叠治疗 5 天后停用肝素,连续口服华法林 6 个月以上,维持 INR 2.0~3.0。③药物治疗效果不佳时,可行介入溶栓、取栓治疗。

预防措施:术前严格检查导管导丝,表面不光滑或破损的禁用;避免反复多次穿刺;术前、术中及时用肝素生理盐水冲洗鞘管,并及时全身抗凝;拔静脉鞘时,可连导管一起拔除,避免表面血栓脱落;加压包扎时间和压力保持适当,不应过长、过重。

6. 空气栓塞 多由于操作原因导致气体经导管进入动静脉系统。少量静脉空气栓塞可不引起明显症状,大量空气栓塞会危及生命,需及时抢救。动脉空气栓塞根据栓塞部位不同,需要进行针对性救治,目的在于尽早回抽出空气或让气体尽量缩小吸收。如出现心脏或者脑动脉空气栓塞,会导致对应的心肌梗死和脑梗死,需尽快开展救治。

处理方法:高压氧治疗对于脑血管空气栓塞有显著疗效,越早开始越好。

预防措施:操作前确定回抽充分、排尽空气;退导管内导丝或电极时,注意防止带入空气,高压注射器务必排尽空气后再进行操作。

7. 导管导丝打结、嵌顿 操作过程中盲目旋转或者暴力操作可能导致导管导丝在血管内打结、嵌顿,打结的导管可能导致心血管机械性损伤、穿孔、栓塞等,需要尽量避免。

处理方法:出现导管打结后,应在 X 线透视下,放入超滑导丝至导管内,以反方向缓慢旋转至结打开;若结不能打开或者继续收紧,则停止操作,将导管缓慢送至更大的管腔,再次尝试;若还是不能打开,可转交外科,手术切开取出。

预防措施:在导管遇到阻力或者通过扭曲部位时,操作尽量轻柔,如无法通过,可选择更换入路,切忌暴力操作。

8. 对比剂肾病 在使用对比剂后 2~3 天发生的急性肾功能损害,表现为血清肌酐相比使用对比剂前升高 25% 以上。

处理方法:以对症处理为主,维持水电解质平衡。

预防措施:高危患者术前予以水化、术中减少对比剂使用、选用低渗对比剂等,以减少发生风险。

9. 血管迷走反射 多发于年轻人,常出现于血管穿刺、拔除鞘管及压迫止血的过程中,与疼痛、紧张以及对局部血管周围迷走神经丛刺激有关。患者可突然出现胸闷、面色苍白、出冷汗、恶心、呕吐、血压心率下降等。

处理方法:需及时尽快处理,予以补液、阿托品 1~2mg 静脉推注、多巴胺升压等对症处理。

预防措施:减轻患者紧张情绪、保持轻柔操作、穿刺及拔鞘管时需充分局部麻醉,术后及时行心电血压监护,早发现早处理。

10. 感染 可出现局部穿刺部位的感染及菌血症,表现为局部红肿热痛伴分泌物,全身可有发热、寒战等感染表现。

处理方法:尽早拔除鞘管,并留取标本行细菌培养及药敏试验,可针对菌血症患者使用对金黄色葡萄球菌或表皮葡萄球菌敏感的抗生素。

预防措施:严格消毒及无菌操作、减少鞘管留置时间和手术时间、术前控制好心力衰竭等原发病,以降低风险。

(四)操作注意事项

1. 在学习心导管术操作前,应该认真学习有关心导管术的相关理论,熟知心导管术的适应证、禁忌证;熟悉血管穿刺区域及心脏大血管的解剖结构,掌握常见心导管术并发症的表现及处理原则。

2. 操作过程中,需循导丝进导管(即保持导丝在导管前),保持透视下能看清导管、导丝的头端,必须保持轻柔操作,禁止暴力操作导管。

3. 在导管进入左心室检查时,将在主动脉根部的导管头端顺时针旋转推送入心室,或先将导丝软头通过主动脉瓣口送入左心室后,再将导管沿导丝送入,调整导管头端,保证其游离于心腔,减少接触左心室壁,以免触发室性心律失常。导管难以进入右心室时,可将导管送至右锁骨下静脉顶住,增大推送幅度,从而在右心房形成一个弧圈,调整导管使其顶端指向三尖瓣口,再轻轻回撤导管、导丝,此时导管多可顺利弹入右心室。

4. 压力测定时,必须保证心导管、三通管、压力延长管及换能器的连接严密、通畅,各导管间需提前使用生理盐水冲洗、完全排气;测压时不触碰导管,以保持测压稳定;每次测压前仪器需重新校零,避免误差。

5. 血氧饱和度测定时,先抽 3~5ml 导管内残留血液,再用 1ml 注射器抽取血样标本。

6. 对于左右心室、肺动脉压力测定时,需测定收缩压、舒张压及平均压。

7. 对于诊断不明确的患者,要及时在相应的血管或心腔内进行选择性造影,以明确诊断。

8. 熟悉压力及血氧含量各数值的临床意义,熟悉心输出量、心指数及分流量等有关计算公式和临床意义。

9. 术后处理　术后 24 小时需要密切检测血压、心率变化。对于穿刺部位,尤其是大动脉穿刺部位,需伸直制动 10 小时以上,并观察 24 小时后再松解压迫的敷料。

(五) 相关知识

临床应用的心导管操作设备包括:穿刺针、导管鞘、导引钢丝及各类心导管。

1. 穿刺针和导管鞘

(1)静脉穿刺针:为薄壁的前壁穿刺针,针尖为斜面,尾部可接注射器,长 3~7cm 不等,穿刺股动静脉、颈内静脉、锁骨下静脉时常用,穿刺成功后可直接送入导丝。

(2)Command 穿刺针:该穿刺针为双件,由针套和内芯针组成,内芯针头为斜面,略长出针套 2mm,可用于穿刺动静脉,常用于桡动脉、肱动脉穿刺。穿刺成功后撤出内芯针,由针套管送入导丝。导管鞘常用直径规格为 4~9F(1F ≈ 0.33mm),成人常用 5~8F 鞘管,其由扩张器、套管和导丝组成;需保留套管于血管内进行导管插入操作。

2. 常用心导管

(1)多功能导管:是一种标准管壁、端孔导管,其远端距顶端 3~4cm 处弯曲成 45°,属于多用途导管,可用于测压和抽取血液标本,是目前心导管检测最常用的基本导管。

(2)猪尾导管:导管顶端为猪尾巴环状,常用的有猪尾导管,导管近顶端 5cm 处有 4~12个非对称性侧孔,常用于心室和血管造影。

(3)造影导管:多为选择性冠状动脉造影导管,如 Judkins 导管和 TIG 导管等。

3. 导丝

(1)直头导丝:特点是头端有一截 3cm 的柔软钢丝,适用于通过直血管。

(2)J 形弯头导丝:临床最常用,其头端有一截呈 "J" 形的柔软钢丝。

三、心导管术规范检查表

心导管术规范核查见表 2-5-3;心导管术规范评估见表 2-5-4。

表 2-5-3　心导管术规范核查表

项目	内容	是	部分	否
操作前准备	核对患者信息：包括患者姓名、性别、年龄、主诉			
	询问患者既往有无高血压，以及心、肺、脑疾病等病史			
	询问患者有无过敏体质、对比剂过敏情况及有无出凝血异常疾病史。全身麻醉心导管术需询问有无麻醉药物过敏史			
	询问患者有无传染病史			
	查看患者血常规、凝血功能、心肌酶、心电图、超声心动图等既往检查结果			
	明确患者有无心导管术禁忌证			
	向患者宣教，签署知情同意书			
	物品（器械）准备：确定血管造影 X 线机及相关设备正常，包括除颤仪、显示器、有创压力传感器、血氧分析仪等。监护设备、氧气及急救药品，穿刺鞘、导管导丝、防护服等准备妥当			
操作过程	**穿刺过程**			
	消毒铺巾操作规范、暴露术野正确			
	左手定位准确、右手持针规范			
	局部浸润麻醉规范、皮丘大小合适			
	顺利穿刺到动、静脉			
	顺利经穿刺针送入导丝			
	沿导丝顺利置入血管鞘			
	退出扩张器和导丝，并肝素盐水冲洗导管			
	导管操作：进管、到达、测压力及血氧饱和度			
	观察并口述导管到达位置			
	右心导管：			
	下腔静脉			
	右心房			
	上腔静脉			
	右心室			
	肺动脉			
	左心导管：			
	降主动脉			
	主动脉弓			
	升主动脉及主动脉窦			
	左心室			

续表

项目	内容	是	部分	否
操作过程	**测压：**			
	行左心室拉管测压			
	规范地测定各部位压力、留取血标本测血氧含量			
	口述什么情况下需行左心室、肺动脉造影			
	压力及血氧含量分析：			
	熟悉各部位正常压力值			
	熟悉各部位正常血氧含量值			
	熟悉常见心脏疾病,如房间隔缺损、室间隔缺损的压力变化			
	熟悉常见心脏疾病,如房间隔缺损、室间隔缺损的血氧含量变化			
	进行可能诊断			
	进行鉴别诊断			
操作后处置	向患者简要介绍检查情况			
	伤口包扎规范、无出血			
	交代患者术后注意事项,如制动时间、方式、固定时间、饮食等情况			

表 2-5-4 心导管术规范评估表

项目	好(5分)	一般(3分)	差(1分)
操作过程流畅度			
操作检查(报告分析)熟练度			
人文关怀			

评分标准：

好：操作过程清晰流畅,无卡顿,检查熟练;穿刺、进管及退管方法正确,熟悉各个检查数值正常范围及临床意义;人文关怀到位,有术前交流、术中安慰及术后注意事项的交代。

一般：操作过程能整体完成,有卡顿(次数 <3);穿刺、进管及退管方法基本正确,各个检查数值正常范围及临床意义了解不全;人文关怀不足,但能有部分的术前交流、术中安慰及术后注意事项的交代。

差：操作过程有卡顿(次数 >6),操作粗暴;穿刺、进管及退管方法错误,不了解各个检查数值正常范围及临床意义;缺乏人文关怀。

四、常见操作错误及分析

1. 穿刺股动静脉时,误穿非目标血管　因为股动静脉为左右毗邻的解剖关系,股静脉往往位于股动脉内侧偏后的位置;部分患者血管走行变异,或是操作者不够熟练(左右定位不准、上下定位过低、进针方向没有平行血管近端、进针过深),都容易出现穿动脉时穿到静脉,穿静脉时穿到动脉的问题。

2. 操作导管时不能到达目标部位　常见的不易到达的部位为左心室、右心室及肺动脉。行左心导管检查的患者部分有主动脉瓣狭窄、流出道梗阻的情况,会增加导管通过的难度;行右心导管检查的患者部分合并有严重的三尖瓣反流、右心房巨大,这种状况也很难进入右心室、肺动脉。面对这种患者,需要操作者有一定的经验积累,配合使用不同形态的导管及导丝进行操作,万万不可粗暴操作。

3. 留取的血液标本测定的血氧含量与患者病情不符　这与操作者留取标本的部位选择及操作流程不规范有关,到达腔室后没有预先抽净导管内原有血液,导致导管内残血与血液样本混合。

五、目前常用训练方法简介

1. 模型训练　由于心导管术的特殊性,需要 X 线引导,肉眼直视的模型与实际操作时的感觉差距较大,目前各大心导管培训中心对于心导管术的训练多为在 X 线引导下,由导师手把手、一对一带教为主,暂无常用训练模型。

2. 虚拟训练　心导管术的虚拟训练并不普遍,常见的心导管虚拟模型针对性强,多为冠状动脉造影及心律失常射频消融三维重建的模型。没有常用的专门行心导管术的虚拟模型。

3. 其他　对于心导管术,可以使用日常训练导管在透明、有弯度的水管,以及心脏模型中进行导管操作练习,还可以用活体动物模型(活体猪)在 X 线下进行导管操作练习。

六、相关知识测试题

1. 患者,女,25 岁,因"活动后气促 3 个月"就诊。既往有先天性室间隔缺损病史,未予以治疗;体格检查:脉搏 94 次 /min,血压 105/85mmHg,唇发绀,四肢手指末端粗大发绀,双肺呼吸音粗,可闻及湿啰音,心律齐,胸骨旁 3、4 肋间可闻及收缩期 3/6 级吹风样杂音。下一步处理**不恰当**的是

　　A. 完善检查后,告知风险行心导管术

　　B. 心电图检查

　　C. 完善超声心动图

　　D. 告知手术风险,尽早外科或介入手术修补室间隔缺损

　　E. 完善血气分析

2. 患者,男,10 岁,因"高热、肺部感染"就诊。行相关检查发现房间隔缺损 20mm,右心扩大。下列处理中,正确的是

　　A. 完善相关检查后,立即行外科手术修补房间隔缺损

　　B. 可直接行外科或介入手术修补房间隔缺损

　　C. 完善检查,感染控制后,择期行心导管术评估病情

　　D. 完善相关检查后,立即行心导管术评估病情

　　E. 只需控制好感染,患儿年龄小,房间隔缺损可以不处理

3. 患者,23 岁,动脉导管未闭,行心导管术时觉胸闷,出汗,心率下降至 40 次 /min,血压下降至 70/50mmHg,透视下心影无增大,心脏搏动无减弱。下列处理中,**不正确**的是

　　A. 继续导管操作

　　B. 停止操作,予以多巴胺升压

C. 排除心脏穿孔后,需考虑血管迷走反射

D. 予以补液扩容

E. 给予阿托品提高心率

4. 患者,女,12 岁,因"室间隔缺损介入封堵术后 1 个月"复诊。无特殊不适,下列检查中,**不适当**的是

A. 心电图检查   B. 心导管术

C. 心脏超声检查   D. 血常规检查

E. 凝血功能检查

5. 患者,男,33 岁,1 年前行心导管术,确诊为房间隔缺损、肺动脉高压,服用安立生坦+西地那非控制。为指导下一步诊疗,最有意义的检查是

A. 胸部 X 线片检查   B. 凝血常规检查

C. 血常规检查   D. 心电图检查

E. 心导管术

答案:1. D 2. C 3. A 4. B 5. E

(涂 涛 陈俊香 刘启明)

第六节 冠状动脉造影术

一、概述

冠状动脉造影术是诊断冠状动脉粥样硬化性心脏病(冠心病)的一种常用且直观有效的方法。选择性冠状动脉造影就是将心导管选择性插入左右冠状动脉口,注入对比剂,使冠状动脉显影的一种检查手段。冠状动脉造影术可明确冠状动脉主干血管有无狭窄病变,根据病变的具体情况决定治疗方案和进行疗效检验。经过多年发展,冠状动脉造影术已成为冠心病诊断、外科术前评估和疗效评价中至关重要的诊查手段。

二、冠状动脉造影术操作规范流程

(一) 适应证

1. 急性冠脉综合征患者。

2. 稳定型心绞痛药物治疗效果不佳或合并高危因素的患者。

3. 心源性死亡幸存者。

4. 持续性室性心动过速及非持续性多形性室性心动过速患者。

5. 冠状动脉疾病行 CABG/PCI 的术前评估及术后疗效评价。

6. 先天性心脏病或心瓣膜病外科手术或介入性治疗的术前评估。

7. 非心脏手术合并或疑似冠心病患者的术前评估。

8. 心肌病、心力衰竭需明确病因者。

(二) 禁忌证

1. 绝对禁忌证同心导管术。

2. 相对禁忌证 不能解释的发热、未治疗的感染、血红蛋白 <80g/L 的严重贫血、严重

电解质紊乱、严重活动性出血等;其余禁忌证同心导管术。

(三) 操作前的准备

患者的准备、物品(器械)的准备、操作者的准备均同心导管术一节。术前应向患者及其家属充分解释、说明冠状动脉造影术的必要性和风险。

(四) 操作步骤

1. 经皮桡 / 股动脉穿刺插管

(1)桡动脉:是目前冠状动脉造影术的首选入路,具体穿刺插管步骤可参考"第二章第五节"相应内容。

(2)股动脉:目前常作为桡动脉穿刺失败或桡动脉扭曲不适用等情况下的次选入路。具体步骤及操作注意事项可参考"第二章第五节"相应内容。

2. 冠状动脉解剖及冠状动脉造影投照体位

(1)左冠状动脉解剖:冠状动脉走行在心脏表面,环绕心脏分布,立体形态类似树状,有许多大小不同的分支。正常冠状动脉主要有两大分支,即左冠状动脉和右冠状动脉,左冠状动脉主干(left main coronary artery,LM)起源于升主动脉左后方的左冠窦(98% 于左冠窦内,2% 于窦外),行至前室间沟时分为前降支(left anterior descending branch,LAD)和左回旋支(left circumflex branch,LCX),也可能在两者之间发出中间支,LM 长度 0~4cm,多数为 0.6~1.0cm,直径 3~6mm。LAD 通常供应部分左心室、右心室前壁及室间隔前 2/3 的血液,其分支分别向三个方向发出,即对角支、右心室前支、室间隔支。左回旋支主要供应左心房壁、左心室外侧壁、左心室前后壁的一部分,主要分支有钝缘支(图 2-6-1)。

(2)右冠状动脉解剖:右冠状动脉(right coronary artery,RCA)开口于升主动脉右前方的右冠窦(94% 于右冠窦内,6% 窦外),走行于右心房室沟内,通过心脏右缘止于膈面,供应右心房、右心室前壁与心膈面的大部分心肌。主要分支有后降支(posterior descending artery,PDA)、左室后支(posterior branches of left ventricular,PL)等(图 2-6-1)。

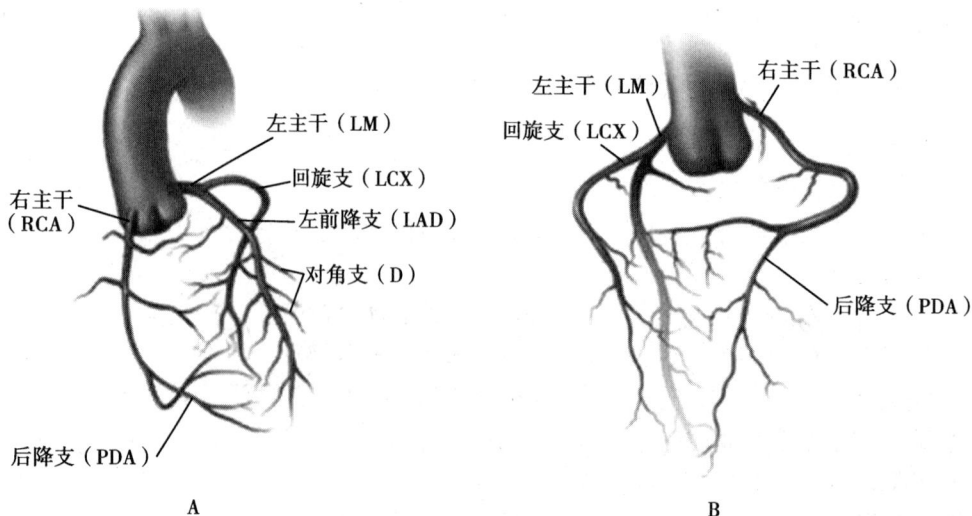

图 2-6-1　冠状动脉解剖图
A. 前面观;B.后面观。

（3）冠状动脉造影投照体位：冠状动脉造影体位的选择以充分暴露病变为原则，由于血管病变在横截面上的分布常常各不均匀，判断时常要求两个接近正交投照体位影像来确定。而冠状动脉走行弯曲，各血管段也需不同方向的投照以充分展开，因此，即便是冠状动脉造影正常的患者也宜多角度投射。常用冠状动脉造影投照体位见表 2-6-1 及图 2-6-2。

表 2-6-1　冠状动脉造影常用投照体位

冠状动脉	投照位	暴露血管段
左冠状动脉	LAO+CRA（左肩位）	LAD 近、中段，D，LCX 远
	RAO+CRA（右肩位）	LAD 近、中、远端，D，S
	LAO+CAU（蜘蛛位）	LM 前三叉，LCX 近、远段，OM
	RAO+CAU（肝位）	LM、LAD 近段，LCX、LM 前三叉
	AP+CRA（正头位）	LAD 近、中、远段，D，S
	AP+CAU（正足位）	LM，LAD 近段，LCX 近、远段，OM
右冠状动脉	LAO	RCA 近、中、远段及分支
	RAO	RCA 中段，PDA，PL
	AP+CRA（正头位）	RCA 中、远段，PDA，PL
	LAO+CRA	RCA 中、远段，PDA，PL

AP. 前后位；CRA. 头位；CAU. 足位；LAO. 左前斜；RAO. 右前斜；LM. 左主干；LAD. 前降支；LCX. 左回旋支；RCA. 右冠状动脉；D. 对角支；S. 间隔支；OM. 钝缘支；PDA. 后降支；PL. 左室后支。

3. 冠状动脉造影操作方法　常用的冠状动脉造影导管包括 TIG 导管（多功能导管）、Judkins 导管、Amplatz 导管等。本节介绍目前最常用的前两种造影导管操作方法。

（1）TIG 导管　目前最常用的冠状动脉造影导管就是 TIG 导管，可以同时挂左冠状动脉和右冠状动脉。

1）左冠状动脉造影：选取合适投照角度，常用的投照体位可以有正位（前后位）或者左前斜位 30°。操作者以导丝为指引，沿导丝将导管送至主动脉窦底部，顺时针缓慢旋转，同时轻轻回撤，调整至左冠窦，此时看到导管头端出现第一次弹入，提示进入左冠窦；随后再缓慢回撤上提导管，同时顺时针轻轻旋转导管，可以看到 TIG 导管第二次的弹入动作，同时导管头端随着心脏摆动，出现"点头征"，这是 TIG 导管进入左冠口的表现。观察导管压力，压力正常后，可以轻微注入 1ml 对比剂来验证导管进入左冠状动脉。接下来按照左冠状动脉标准体位，进行至少 4 个体位的造影，确保冠状动脉各节段暴露完整，每个体位造影需要注入 4~6ml 对比剂，进而完成左冠状动脉造影。

2）右冠状动脉造影：完成左冠状动脉造影后，回撤 TIG 导管，使其退出左冠口，顺时针旋转导管成"I"字形；再向下送导管至右冠窦底，顺时针旋转 TIG 导管，使导管头端向右，缓慢上提，观察到 TIG 导管弹入动作同时有"点头征"，表明其已进入右冠脉口；同样观察压力，注入对比剂证实，行多角度投照体位造影，每个体位造影需要注入 3~5ml 对比剂，进而完成右冠状动脉造影。

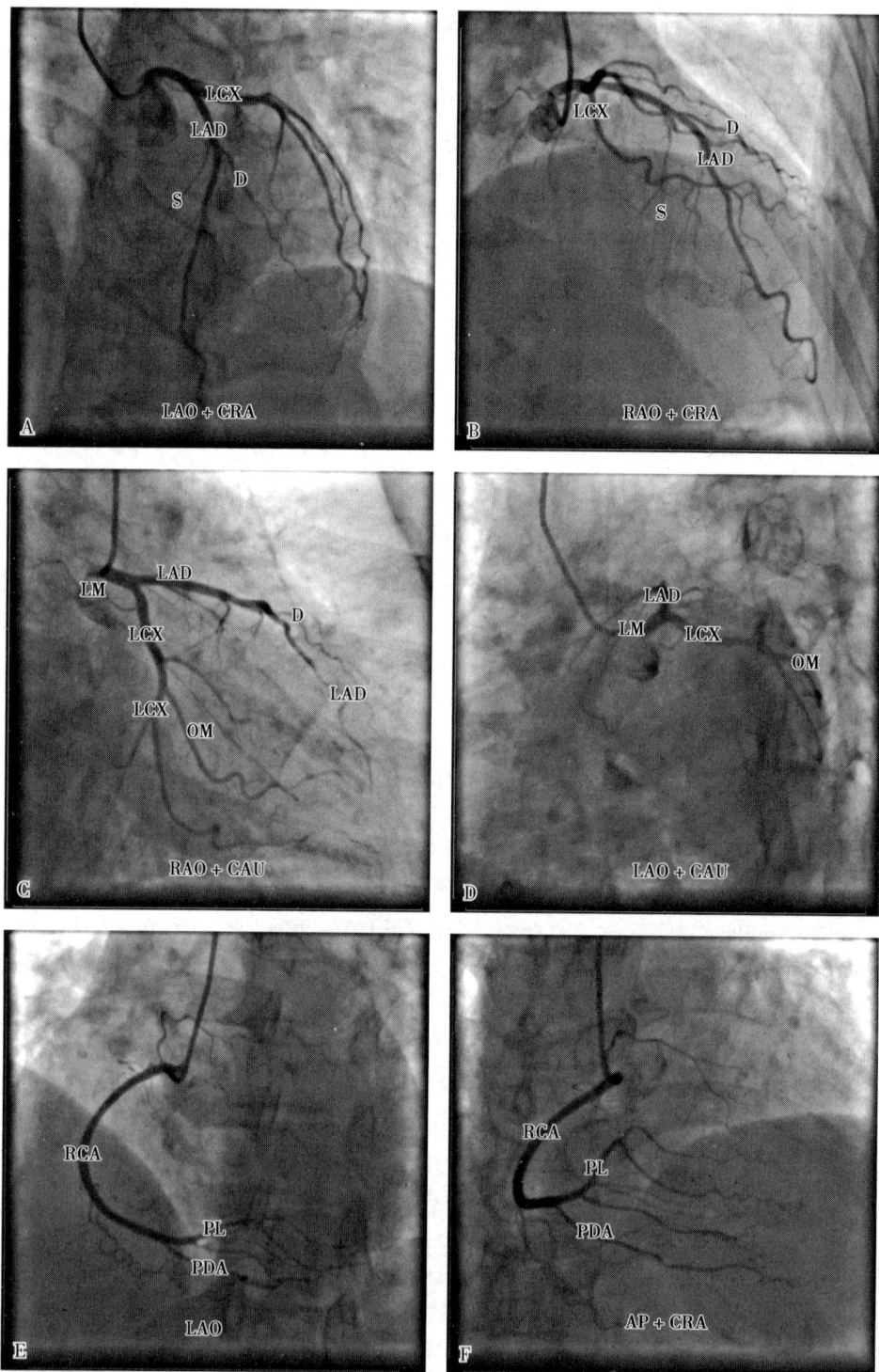

AP—前后位;CRA—头位;CAU—足位;LAO—左前斜;RAO—右前斜;LM—左主干;LAD—前降支;LCX—左回旋支;RCA—右冠状动脉;D—对角支;S—间隔支;OM—钝缘支;PDA—后降支;PL—左室后支。

图 2-6-2　冠状动脉造影常用投照体位及暴露血管段
A~D. 左冠状动脉;E、F. 右冠状动脉。

（2）Judkins 导管

1）左冠状动脉造影：根据导管第一弯至第二弯的长度，Judkins 导管可分为 3.5、4.0、5.0 等不同型号。最常用的 Judkins 导管为 4.0 型号。左冠状动脉造影可选用 Judkins 左（JL）4.0 导管，选择合适投照角度，进入左冠状动脉口，操作过程可参考 TIG 导管过程。

2）右冠状动脉造影：完成左冠状动脉造影后，需退出 JL 导管，更换 Judkins 右（JR）4.0 导管进行右冠状动脉选择造影。

（五）并发症及处理

冠状动脉造影的常见并发症可分为：①穿刺或检查操作相关的血管并发症，如出血、血肿、血管破裂、动静脉瘘、假性动脉瘤、腹膜后血肿等；②与导管操作相关的并发症，重点关注冠状动脉开口夹层，其他如心律失常、导管导丝打结、断裂、心脏穿孔等；③与栓塞、造影相关的并发症，重点关注空气栓塞，其他如血栓、对比剂肾病等。以上并发症具体内容可参考"第二章第五节"相关内容。

1. 冠状动脉开口夹层　冠状动脉开口夹层多由术者经验不足、操作不当所致，如造影导管与冠状动脉未同轴、使用高张力导管、暴力操作等。冠状动脉开口夹层可扩展至远端冠状动脉并逆行扩展至主动脉，可导致血管急性闭塞引起恶性事件。

预防措施：在冠状动脉造影时，应密切观察进入冠状动脉口后导管的压力和导管形态，若出现"左室化"压力或者压力明显下降，说明导管嵌顿或导管同轴性不佳，此时万不可注射对比剂，以防止冠状动脉夹层或心律失常发生。此时应该回撤造影导管，重新调整导管头端，使其与冠状动脉同轴，待压力正常后再进行造影。

2. 空气栓塞　冠状动脉空气栓塞发生率并不低，特别是在操作者初学、不熟练时；其多由造影导管系统未充分排气所致。少量空气栓塞冠状动脉时，患者可不出现临床症状，部分患者可能有一过性胸闷，但当气体量超过 1ml 时，气栓可能会阻断血流，严重者可导致恶性心律失常及大面积心肌梗死，甚至死亡。

预防措施：为预防空气栓塞，造影前必须用肝素生理盐水认真冲洗导管，在注射对比剂前，必须确保整个造影系统中已充分排气。

（六）操作注意事项

1. 学习前掌握冠状动脉造影的适应证、禁忌证，心脏及血管解剖结构，熟知常见并发症及处理方法。

2. 操作过程中，需循导丝进导管（即保持导丝在导管前），保持透视下看清导管导丝头端，必须保持轻柔操作，禁止暴力操作导管。

3. 在注射对比剂之前，确保导管内排空气体，并肝素盐水冲洗完全，确定导管系统压力连接正常、严密通畅、排气充分。

4. 旋转导管时，注意保持头端为 1∶1 旋转，否则需怀疑有导管打折。

5. 导管弹入冠状动脉口后，需及时观察压力情况，避免张力过大；若出现压力降低或"心室化"，需考虑导管嵌顿、不同轴等情况，此时应及时回撤导管，绝不可直接注射对比剂或者暴力操作导管。

6. 注射对比剂时，需要匀速、中速注射，不可暴力注射。

7. 造影时，对于血管各段，须有 2 个以上切线位的投照体位，以明确血管情况。

8. 术后处理　术后需要密切监护血压、心率变化 24 小时。对于穿刺部位，尤其是行股动脉穿刺时,需伸直制动 10 小时以上,观察 24 小时后再解开压迫的敷料。

（七）相关知识

冠状动脉造影需熟悉各种造影导管特点。

1. TIG 导管和 Judkins 导管　TIG 导管属于 5F 的多功能造影导管,可以同时完成左右冠脉的造影。Judkins 导管属于专用型导管,针对左右冠状动脉,有依据其开口部位特点而专门设计的独立造影导管,即 JL 和 JR 导管。

相对于 TIG 导管,Judkins 导管能更加方便地到达左右冠状动脉口,在部分主动脉窦较宽或者开口变异的冠状动脉,Judkins 导管具有优势;Judkins 导管的缺点在于冠状动脉造影时需要交换导管,而 TIG 导管可以单根导管完成左右冠状动脉造影,能减少造影的时间和降低桡动脉痉挛的风险。

2. Amplatz 导管　头端为特色的鹅颈弯,同样可分为 Amplatz 左和 Amplatz 右导管。该导管的方向控制性较好,第二弯曲可"坐"在主动脉根部,能够旋转到 360° 上的任何一点。对于主动脉高度扩张或冠状动脉开口异常者,TIG 导管和 Judkins 导管常不能进入冠状动脉口,此时 Amplatz 导管的优势得以显示。操作时,沿导丝送入 Amplatz 导管至升主动脉,推送导管使之"坐"于主动脉窦内,缓慢旋转,进入冠状动脉口。撤离 Amplatz 导管时,需要先稍向前推送导管,然后缓慢、小角度地旋转导管,使其脱离冠状动脉口,然后再回拉,撤回导管。

三、冠状动脉造影术规范检查表

冠状动脉造影术规范核查见表 2-6-2；冠状动脉造影术规范评估见表 2-6-3。

表 2-6-2　冠状动脉造影术规范核查表

项目	内容	是	部分	否
操作前准备	核对患者信息：包括患者姓名、性别、年龄、主诉			
	询问患者既往有无高血压,心、肺、脑疾病等病史			
	询问患者有无过敏体质、对比剂过敏情况、出凝血异常疾病史,以及传染病史。全身麻醉心导管检查前需询问患者有无麻醉药物过敏史			
	询问患者是否既往有过冠状动脉造影史			
	查看患者血常规、凝血功能、心肌酶、心电图、超声心动图等既往检查结果			
	明确患者有无冠状动脉造影术禁忌证			
	向患者宣教,签署知情同意书			
	物品(器械)准备：确定血管造影 X 线机及相关设备正常,包括除颤仪、显示器、有创压力、血氧分析仪等。监护设备、氧气及急救药品,穿刺鞘、导管导丝、防护服等准备妥当			

续表

项目	内容	是	部分	否
操作过程	**穿刺过程**			
	消毒铺巾操作规范、暴露术野正确			
	左手定位准确、右手持针规范			
	局部浸润麻醉规范、皮丘大小合适			
	顺利穿刺到桡/股动脉			
	顺利经穿刺针送入导丝			
	沿导丝顺利置入血管鞘			
	退出扩张器和导丝,并用肝素生理盐水冲洗导管			
	导管操作:进管、到达、观察压力及多角度造影			
	左冠状动脉多体位造影:			
	LAO+CRA			
	RAO+CRA			
	RAO+CAU			
	LAO+CAU			
	口述暴露的血管节段			
	右冠状动脉造影:			
	LAO			
	LAO+CRA			
	AP+CRA			
	RAO			
	口述暴露的血管节段			
	注射对比剂过程:匀速、中速,无暴力注射			
	导管操作熟练、轻柔,无暴力操作			
	熟悉各投照体位对应的血管部位			
	口述冠状动脉窦增宽时,可以选择的造影导管			
	操作过程注意压力和导管排气,无并发症			
	可能诊断			
	鉴别诊断			
	向患者简要介绍检查情况			
操作后处置	伤口包扎规范、无出血			
	交代患者术后注意事项,如制动时间、方式、固定时间等情况			

表 2-6-3　冠状动脉造影术规范评估表

项目	好(5分)	一般(3分)	差(1分)
操作过程流畅度			
操作检查熟练度			
人文关怀			

评分标准：

好：操作过程清晰流畅,无卡顿,检查熟练；穿刺、进管、到达冠状动脉口及退管方法正确,熟悉导管操作、各个投照体位及临床意义；人文关怀到位,有术前交流、术中安慰及术后注意事项的交代。

一般：操作过程能整体完成,有卡顿(次数 <3)；穿刺、进管、到达冠状动脉口及退管方法基本正确,导管操作欠熟练,各个投照体位的临床意义了解不全；人文关怀不足,但能有部分的术前交流、术中安慰及术后注意事项的交代。

差：操作过程有卡顿(次数 >6),操作粗暴；穿刺、进管、退管方法错误,没有达到冠状动脉口,不了解各个投照体位的临床意义；缺乏人文关怀。

四、常见操作错误及分析

1. 穿刺股动静脉时,误穿非目标血管　因为股动静脉为左右毗邻的解剖关系,股静脉往往位于股动脉内侧偏后的位置；部分患者血管走行变异,或是操作者不够熟练(左右定位不准、上下定位过低、进针方向没有平行血管近端、进针过深),都容易出现穿动脉时穿到静脉,穿静脉时穿到动脉的问题。

2. 操作导管时不能到达冠状动脉口　不能到达冠状动脉口有两方面因素：①冠状动脉开口起源异常或者主动脉窦过宽导管不能进入冠状动脉口；②操作者的导管操作不熟练,遇到异常情况不知道如何调整导管,也不知道及时更换合适导管。对此,主要需要操作者有一定手术操作经验,熟知各个导管特点,能够有针对性地选择合适导管,进而增加成功率。

3. 注射对比剂时发生气体栓塞　由于操作者在注射对比剂前没有将导管内气体回抽完全,或者没有保证导管系统的密闭性。这类情况重在预防,需要尽量避免发生。

五、目前常用训练方法简介

1. 模型训练　由于冠状动脉造影术也是心导管术的一种,目前同样缺乏适合的模型训练。

2. 虚拟训练　市场上有推出针对冠状动脉造影的虚拟训练仪器,但目前并没有在各大心脏介入培训中心推广。

3. 其他　对于冠状动脉造影术,因其导管设计的选择性很强,可以在透明、有弯度的水管,以及心脏模型中进行导管操作的模拟练习。还可以用活体动物模型(如活体猪)在 X 线下进行冠状动脉造影练习；该方法有可行性,但价格高,且与人体解剖有很大差别,不适合推广。最常用的方法仍然是导师手把手带教,从熟悉过程到跟台,再逐步尝试,直到熟练掌握。

六、相关知识测试题

1. 患者,男,45 岁,因"胸痛 3 小时"就诊。心电图提示急性前壁心肌梗死。下列处理

中,**不恰当**的是

　　A. 完善检查后,告知风险,行急诊冠状动脉造影术

　　B. 予以口服负荷量的双抗血小板药物

　　C. 完善肌钙蛋白

　　D. 此为急性心肌梗死患者,不适合行冠状动脉造影这类有创检查

　　E. 行监护治疗

　　2. 患者,男,56岁,因"主动脉瓣重度狭窄",需行外科换瓣手术,既往有冠心病史。下列处理中,正确的是

　　A. 完善心脏超声后即可行外科手术

　　B. 可直接行外科换瓣手术

　　C. 完善的相关检查应该包括冠状动脉造影

　　D. 完善胸片后,即可行外科手术

　　E. 换瓣手术、冠状动脉造影不是必需的

　　3. 患者,女,63岁,因"冠心病"行冠状动脉造影。TIG导管进入右冠状动脉口后,压力突然下降,原有压力曲线消失,但心率、血压正常,透视下心跳无异常。下列处理中,正确的是

　　A. 注射对比剂明确冠状动脉情况

　　B. 立即退出导管,观察压力变化

　　C. 确定导管有"点头征"后,继续注射对比剂造影

　　D. 稍稍推进导管观察

　　E. 稍稍旋转导管再观察

　　4. 患者,女,72岁,因"冠心病"行冠状动脉造影。术中操作者发现左冠状动脉造影时有气泡进入血管,患者无不适。下列处理中,**不恰当**的是

　　A. 继续推注对比剂进行造影检查

　　B. 停止操作

　　C. 回抽导管血液,确认导管气体是否已排净

　　D. 检查导管系统密闭性

　　E. 准备好抢救措施

　　5. 患者,男,53岁,诊断有感染性心内膜炎,主动脉瓣赘生物形成,发热病情未控制,住院期间患者突发胸痛1小时,心电图提示急性下壁心肌梗死。下一步处理正确的是

　　A. 保守治疗,加强抗感染治疗

　　B. 完善肌钙蛋白检查,待结果出来后再行急诊冠状动脉造影

　　C. 患者感染未控制,只能保守治疗

　　D. 立即启动急诊冠状动脉造影术

　　E. 建议予以抗凝、扩管等保守治疗

　　答案: 1. D　2. C　3. B　4. A　5. D

(涂　涛　陈俊香　刘启明)

第七节　心内电生理检查术

一、概述

心内电生理检查术是利用心导管技术,将多根导管经静脉和／或动脉插入,置入心腔内不同部位,在窦性心律、起搏心律、程序刺激和心动过速时,同步记录局部心脏电活动,再经过测量分析了解电冲动起源的部位、传导途径、速度、顺序及传导过程中出现的异常心电现象,以研究和探讨心脏电活动的生理和病理生理规律的一种方法。其已是现代心血管系统疾病诊断、治疗中不可缺少的手段。

二、心内电生理检查术操作规范流程

(一) 适应证

1. 诊断性应用

(1)窦房结功能评定。

(2)房室和室内阻滞。

(3)室上性心动过速。

(4)预激综合征。

(5)室性心动过速。

(6)宽 QRS 波心动过速的鉴别诊断。

(7)不明原因的晕厥。

(8)与房室传导相关的其他心电现象,如隐匿性传导、裂隙现象和超常传导。

2. 治疗性应用

(1)评估心律失常非药物治疗的指征(如起搏器植入、埋藏式自动复律除颤器植入、射频消融术等)。

(2)作为快速心律失常射频消融术前必须有的检查步骤,心内电生理检查可帮助确定心动过速的起源与机制、定位导管消融的靶点、指导导管消融的消融策略。

(3)评价心动过速非药物治疗的效果,特别是评价抗心律失常器械对心动过速的识别和终止功能。

(4)心电生理 - 药理学实验中,帮助确定抗心律失常药物疗效(极少应用)。

(二) 禁忌证

1. 绝对禁忌证

(1)患者的心脏疾病可能使诱发的心律失常终止困难。

(2)有死亡的高风险因素,如急性心肌梗死、不稳定型心绞痛、急性心肌炎、心内膜炎等。

(3)血流动力学不稳定,如持续性心功能Ⅳ级、心力衰竭、重度主动脉瓣狭窄。

2. 相对禁忌证

(1)某些急性因素使检查结果不能反映患者的一般情况,如电解质异常、急性缺血和药物毒性。

(2)明确感染疾病的患者,尤其是发热的患者,应避免在感染的急性期进行有创的电生理检查,以免引起炎症扩散。

(三) 操作前的准备

1. 患者的准备

(1)心理准备:向患者解释操作的性质及可能发生的危险,如果患者有室性心律失常,则应说明有诱发心室颤动等恶性心律失常的可能及告知相应的应对措施;在充分解释、说明后,签署知情同意书。操作医生应在术前对患者及其家属解释该检查的必要性和操作过程,这有助于患者消除或减轻恐惧感。对于儿童或不配合、无法配合的患者,可在全身麻醉下进行检查。

(2)备皮:在进行电生理检查前,对导管入路的穿刺部位必须进行备皮,如腹股沟区和锁骨下穿刺处应剃除阴毛和胸毛。通过备皮可充分暴露视野,减少感染和加压包扎时给患者带来的疼痛。

(3)术前停药:检查前停用所有抗心律失常药物至少5个半衰期,有威胁生命的心律失常者,停药期间应住进监护病房。对于准备植入永久性心脏起搏器的患者,应停用阿司匹林或其他抗血小板药物至少5天,以防囊袋出血。

(4)尽量避免术前用药:药物作用可能影响电生理检查结果。对焦虑或有紧急电复律可能性者,可口服地西泮(检查前1小时给予5~10mg),因为地西泮没有明显的直接电生理作用;此外,对特殊患者(高度紧张、躁动或不能配合检查者),在操作中亦可静脉注射小剂量地西泮。阿片制剂、抗组胺制剂和洋地黄类药物具有抗胆碱作用,在电生理检查中应尽量避免使用。

(5)禁食:检查前6小时禁食,以便在有突发情况时实施紧急电复律。

2. 物品(器械)的准备

(1)导管室:应该宽敞、明亮,能容纳相应的仪器设备,同时还应有一定的抢救空间,配备紫外线消毒灯和其他相应的配套措施。

(2)X线影像设备:主要用于放置和操作各种电极导管。至少应是500mA以上的X线机和图像质量较好的影像增强系统。由于电极导管不透X线的特性,采用心导管室影像设备或便携式透视系统都能得到较好的透视图像。最好是建有专用的心电生理导管室,有可旋转的C形臂X线机,可以在不同体位指导电极导管的放置。

(3)多导电生理记录仪:是临床电生理检查的主要设备,要求有64个以上的双极心内通道,以进行心电信号的即时记录、打印。多导电生理记录仪大多采用浮地式的隔离电路,以防止泄漏电流进入人体而引起危险。美国心脏协会规定泄漏电流必须 $<10\mu A$。

心内电图必须与3~4个体表心电图导联同步记录,以便定时、准确地确定电轴和评定P波的时限和形态。因此,体表心电图导联应至少相当于X、Y和Z导联,通常采用Ⅰ、aVF(Ⅱ)和 V_1 导联。用来记录心内电图的放大器必须具有调节增益以及高通和低通滤波的性能。当信号经过30Hz或40Hz(高通)和400Hz或500Hz(低通)滤波后,希氏束(His bundle,HIS)电图和大多数心内电图记录最为清晰。

记录器必须记录准确且同步性高,频响在500Hz以上,有不同档次的走纸速度(纸速),最高能达到200mm/s。应该配备记录仪或打印机。

(4)电极导管:电极导管有多种类型。导管管身大多由可以绝缘的涤纶(聚酯纤维)或聚氨酯制成,内有金属导丝,远端与电极相连,近端为导管插头,可接插于多道生理仪的连接转换器中。要求导管经久耐用,导管进入心腔后既能保持造型又有弹性,操作简便,且可以反复使用。

导管的型号用其外径表示,通常表示为 F(1F ≈ 0.33mm)。导管的外径自 3F 至 8F 不等,成人常用的是 5F、6F、7F、8F,小号的为儿童使用。导管长度一般为 125cm。

导管上环状电极一般由铂制成,环宽 2mm。电极的数目和电极间距有多种类型。常规的起搏和记录,一般用普通的双极导管(电极间距 10mm)已足够,但最好采用四极导管(两对电极)。若为了对心脏激动方式进行细致研究或多处心内膜面进行起搏,则需要用更多电极的导管(六极或更多)。

电极间距通常为 5mm 或 10mm,一般能满足精确测定局部组织的激动时间。电极间距更窄(2mm 或 <1mm)的电极导管有助于对心内电图的多个成分进行更精确的了解。

另外,还有一些特殊情况下使用的电极导管。①带腔的电极导管,在电生理检查的同时可记录心腔内压力,还能取血和注入液体等。②专为记录冠状窦电活动而设计的电极导管(Jackman 导管)。③尖端可偏转的电极导管等,可用于冠状窦、房室环或心室心内电生理检查。

射频消融术导管的顶端较大,直径常为 4mm,也有 6mm、8mm,因此,又称为"大头导管"。大头导管顶端后的 8~10cm 部分可通过导管的手柄操纵向一个方向弯曲,有的还可向两个相反的方向弯曲。这种特性有助于导管头端在心腔内对不同部位心内膜的接触。

(5)心脏程控刺激仪:程控刺激仪为心脏电生理检查所必需,至少应当具有 6 种性能。①恒定的电流;②泄漏电流低于 10μA;③起搏周长范围广(10~2 000 毫秒),并至少能同时进行 2 处刺激;④至少能发放 3 个期前刺激,程控精确度在 1 毫秒内;⑤在自身心律或起搏心律时,程序刺激仪能与心电信号同步;⑥能任意选择释放刺激脉冲的方式,并能迅速根据要求开始或停止发放脉冲。

(6)三维电生理标测系统:针对复杂心律失常的电生理评估和射频消融,应该配备磁/电导航标测系统,如 CARTO 磁导航标测系统、Ensite 系列电解剖标测系统。

(7)复苏设备:电生理室应备有全部常规急救设备,包括除颤器和急救药品及设备等。

3. 操作者的准备

(1)人员的准备:为安全地进行心脏电生理检查,需要有一个经过专业训练且配合默契的小组。该小组包括 2 名电生理医生、1~2 名护士和 1 名技术人员,还要有一名麻醉医生随时提供帮助。

(2)核对患者信息:包括患者姓名、性别、年龄、主诉。

(3)确认禁食、禁饮时间。

(4)询问患者既往有无高血压,心、肺、脑疾病等病史;有无服用抗血小板药物、抗凝药物(如阿司匹林、氯吡格雷等);有无出凝血异常疾病史。

(5)询问有无麻醉药物过敏史。

(6)查看患者血常规、凝血功能、心电图及既往结果。

(7)明确患者有无心内电生理检查禁忌证。

(8)确定患者已签署心内电生理检查知情同意书。

(四)操作步骤

1. 消毒

(1)工作服穿戴整齐,按"七步洗手法"洗好手,戴无菌手套。

冠状动脉造影术(视频)

(2)用消毒液消毒手术部位及周围区域 2 次。

2. 麻醉　大部分患者采用穿刺处的局部麻醉,常用 1% 利多卡因 5~10ml(注意利多卡因过敏的可能性,密切关注患者皮肤感觉,球结膜反应,呼吸、血压、心率等变化,如有异常应及时处理)。对于儿童、少数耐受力差的成人及部分行射频消融治疗的心房颤动患者,可选择静脉麻醉,一般使用异丙酚、芬太尼或咪唑西泮静脉注射并持续静脉泵注;静脉麻醉需在专业麻醉医生的指导下进行,并需监测患者的血氧饱和度、心率、血压。

3. 电生理参数的设置　为明确电生理检查时的心脏 QRS 时限、电信号从希氏束传导至心室的时间等关键电生理信息,需要首先确定信号滤波高低和电极间距宽窄。

(1)低频滤波和宽电极间距:心跳最大电能是发生在低频范围内的,因此 0.5~100.0Hz 是测量 QRS 波的最佳滤波范围。临床上心电图机设定的滤波范围差别不大,常用较低频的滤波和较宽的电极间距来记录标测部位最大心内电图,另外还可记录到远场电位。如使用低频来记录右心室电极标测的心内电图,可能记录到低振幅的心房波、高振幅的心室波和宽而圆钝的 T 波三个成分组成的心内电图。

(2)高频滤波与窄电极间距:高频滤波,如 40~500Hz 或更高时,其传播性差,但可减少远场电位干扰,常用于记录希氏束电位,以观察到最大希氏束电位。实际操作中,了解不同的滤波设置对心电信号采集、处理有重要价值。

(3)体表、心腔内导联选择:体表导联常选择代表 X、Y 和 Z 轴的 Ⅰ、aVF(Ⅱ)和 V$_1$ 导联,有助于心电向量的分析,以利于确定不同心动过速的起源部位。心腔内导联根据不同心动过速可选择高位右心房、希氏束、冠状窦、右心室导管和消融大头导管;而典型心房扑动和心房颤动等还需 Halo、Lasso 导管导联。

4. 经皮穿刺技术　常见的经皮穿刺途径包括颈内静脉、锁骨下静脉、股静脉和股动脉。心内电生理检查通常采用局部麻醉(1% 普鲁卡因胺溶液或 1%~2% 利多卡因溶液)。穿刺术采用改良 Seldinger 穿刺法。

(1)颈内静脉、股静脉和股动脉途径穿刺的具体内容可参考本章第五节"左、右心导管术"。股静脉穿刺通常用来放置高位右心房、希氏束、右心室电极和消融导管。颈内静脉穿刺途径通常用来放置冠状窦电极。

(2)锁骨下静脉途径:锁骨下静脉是另外一个常用的穿刺和送入导管的静脉途径。锁骨下静脉穿刺术危险性较高,容易误穿锁骨下动脉,若损伤胸膜可引起血气胸。锁骨下静脉穿刺可以采用上行和下行两种方法,其总成功率和并发症发生率极为接近。左、右锁骨下静脉都可使用,但左锁骨下静脉更利于放置导管,因为其进入无名静脉的弯曲度较小,而且导管顺势容易进入右心房或右心室。该途径通常用来放置冠状窦电极。

操作步骤:①选择锁骨中下 1/3 交点的外下 1~2cm 处进针;②将左手拇指按在穿刺点内侧,示指或中指放在锁骨上窝上方;③在穿刺点局部麻醉后,针尖指向锁骨上窝与环状软骨之间,并与皮肤成 20°~30°(针尖斜面向下,便于导丝进入无名静脉);④穿刺针穿破皮肤,在保持注射器负压的情况下缓慢进针;⑤穿刺针进入静脉后,可嘱患者屏气,迅速从穿刺针上撤出注射器,同时插入导丝柔软端 10~15cm,嘱患者自主呼吸;⑥透视下前送导丝,直至导丝进入下腔静脉;⑦拔出穿刺针,轻轻压迫穿刺部位;沿导丝插入 6F 或 7F 的动脉鞘管或静脉鞘管;⑧从鞘管中同时拔出扩张管和导丝;⑨抽吸并冲洗鞘管侧壁,关闭三通开关;⑩插入所选择的电极导管。如果导管未向下进入右心房而是向上进入了颈内静脉,可令患者将头部偏向穿刺侧,以增加颈内静脉和锁骨下静脉间的角度,防止导丝进入颈内静脉。

(3)其他插管途径:少数情况下可使用其他插管途径,如上肢静脉途径。

5. 抗凝药物的应用 完成血管穿刺后,放入电极前的阶段,务必给予普通肝素。①仅穿刺静脉:肝素 2 000U;②穿刺动脉:肝素 3 000U;③穿刺房间隔:肝素 5 000U;④如果为复杂手术,肝素第一次给予 100U/kg,此后每半个小时测激活全血凝固时间(activated clotting time of whole blood,ACT)一次,正常应保持在 300~500 秒,不足则追加肝素 1 000~2 000U。

6. 心内电极导管的放置 电极导管放置的先后顺序一般无关紧要,通常首先放置右心室(心尖部)的电极导管以备必要时心室起搏。放置电极导管的数量和种类一般根据电生理检查的目的而定。

经典的操作步骤为常规放置 4 根电极导管:经左锁骨下静脉或右颈内静脉放置 1 根 4F 的 10 极冠状窦电极导管,用于记录左心房和左心室电活动。经右股静脉送入 3 根电极导管,其中 1 根放置在高位右心房,用于对心房进行刺激或记录;1 根放置在希氏束走行部位,用于寻找和记录希氏束电位,必要时进行希氏束刺激;1 根通过三尖瓣口进入右心室,放置在右心室心尖部和流出道起始部,用于对心室进行记录或刺激。

根据临床检查和治疗目的的不同,电生理医生在实际操作中经常对上述经典方法加以改良。有的是减少放置电极导管的数量,以 1 根导管完成多项任务,如分别用于记录、刺激和标测。但是,在很多情况下,需要增加放置电极导管的数量,才能完成对复杂病例的电生理诊断和标测。例如:①当需要对左心房和左心室进行检查时,可增加放置左心室导管和通过房间隔穿刺放置左心房导管;②当需要对右心室进行标测时,可增加放置可操作的右心室标测导管;③当需要对右心房进行标测时,可增加放置右心房环状标测导管。

(1)右心房:自任何静脉均能容易地进入右心房。高右心房,即右心房后侧壁上部与上腔静脉交界处(窦房结区域)是最常用的记录和刺激部位。到达高位右心房的最常用径路是从股静脉插管,最重要的是使远端电极与心房壁之间接触良好,据一般的经验,这可通过在右心房外侧壁上形成一个弧圈而实现。在某些患者导管可直接进入右心耳,在后前位上,右心耳位于右心房正中线侧,与脊柱影重叠。

(2)右心室:电极导管通过任何静脉途径都可达到右心室。右心室心尖部是被选择最多的部位;在此处进行记录和刺激,重复性最高。进入右心室的常用径路是右股静脉,使导管"打一圈"后通过三尖瓣,固定在右心室尖。为使导管放置在右心室流出道,可回撤导管,顺时针旋转,再前送入右心室流出道。

(3)左心房:此处左心房电活动的记录和起搏较难。最常采用的方法是通过置于冠状窦内的电极导管,间接地记录或起搏左心房;也可采用右侧股静脉插管将电极导管通过未闭的卵圆孔、房间隔缺损或穿刺房间隔直接到达左心房;还可经动脉插入电极导管,逆向进入左心室,然后越过二尖瓣,再逆向进入左心房。若电极导管无法进入左心房或冠状窦,可把电极导管置入主肺动脉,记录到左心房前部的电位;或自食管插入电极导管,可记录到左心房后部的电位。

(4)左心室:在一小部分患者,诱发持续性室性心动过速需刺激左心室。在某些患者,诱发室性心动过速时进行左心室导管标测可提供室性心动过速时心室活动的最早部位。进行左心室刺激和记录左心室电图一般要经过动脉途径插管,少数可经过冠状窦途径,或可经未闭的卵圆孔、房间隔缺损或房间隔穿刺进入左心房,再跨过二尖瓣进入左心室。在左心室内,除了可以记录到心肌电位外,在室间隔左侧面可以记录到浦肯野纤维电位,在室间隔的左侧底部主动脉瓣下区域可记录到左束支电位,常规心电图检查不必进行左心室导管术。

(5)希氏束:准确判定房室传导(尤其是希-浦系统内的传导)时间以希氏束电图波为准。希氏束位于房间隔的右心房侧下部,冠状窦的左上方,卵圆窝的左下方,靠近三尖瓣口的头侧。在X线透视下,将电极导管送入三尖瓣口上部,使其顶端(远端电极)向三尖瓣口间隔面的右心房壁贴靠。当A波和V波都较显著且A波<V波时,常能发现希氏束波(H波),其为一个双相或三相的尖波,正常时限一般在20~25ms内。有时在心室波(V波)前可记录到右束支电位,貌似希氏束电位,但与V波的间距短于30ms此时再徐徐后撤导管往往可记录到真正的希氏束电位。

在后前位上,希氏束电位记录的合适部位在高位右心室近室间隔部,常沿脊柱左缘走向。如果记录清晰的希氏束电位有困难,可顺时针轻轻旋转导管,以便更加接近室间隔。当用极间距离为1cm的三极导管记录不到希氏束电位时,改用极间距离更近的导管常能获得成功。

(6)冠状窦:在检查室上性心动过速时,冠状窦是进行左心房刺激和记录的最稳定的部位,可通过左贵要静脉(经皮或切开)或股静脉路径进入冠状窦。经贵要静脉插管时,将导管送至右心房和右心室的下部交界处,在此处可找到冠状窦开口,然后逆时针旋转导管,使之逐渐指向更后方,导管向下成角有助于进入冠状窦,形成一个向下的环。在后前位上通过导管成特征性的角度,左前斜位和侧位上,导管后向起源指向脊柱和记录到特征性冠状窦电位,可以此识别导管是否进入冠状窦。进入冠状窦后,轻轻前送导管使之通过冠状窦全程,这样能对旁道准确定位。

7. 记录心内电图

(1)体表心电图:体表心电图导联对于确定所诱发心律失常的形态特征、检测预激的证据和检测心室最早激动的部位非常重要。心内心电图至少应与3个导联的体表心电图同步记录,一般常规选用Ⅰ、aVF和V₁导联,个别导管室选用Frank向量心电图的X、Y、Z导联。

(2)心内心电图

1)双极心电图记录:双极心电图记录的是两个相距很近的心内电极之间的电位差,在电生理检查时使用非常普遍。用这种方法可获得局部电活动,心电图快速反应反折穿过基线处即代表局部电活动时间。为记录双极心电图,代表相应心内电极的电极导管外端都会插入一个接线盒的标号插座上,接线盒的拨盘放在两个插入插座之间,以记录其电位差,并将接线盒上与之相符的输出线接到放大器上。

2)滤波、振幅和纸速:心内心电图的常规滤波范围是40~500Hz,可去除低频噪声。在某些情况下(如心房颤动),调整滤波器可记录到更清晰的希氏束电位。对心电图振幅的调整要以便于阅读和分析为准,图形太大时导联之间容易重叠,图形太小时难以准确测量有关参数。

3)希氏束电位的确定:应确认好记录到的希氏束电位是代表希氏束的电活动,而不是右束支的电活动或心房、心室电活动的一部分,这点尤为重要。确定希氏束电位最广泛使用的方法是回撤希氏束导管时仔细记录希氏束电图。记录到的整个电位的顺序特征都强烈提示其在心房、心室电位之间且同步于PR间期所记录到的电位,即代为表希氏束电活动。

(3)冠状窦电图记录:除了上述常规导联记录的导联外,根据电生理检查目的的不同,在实际操作中所采用的电生理记录方式或侧重点可能也有部分不同或明显不同。当对局灶心房颤动进行电生理检查时,需要着重记录肺静脉开口部位的自发或刺激电位。当标测预激综合征房室旁道部位时,需要在激动经旁道前传(心房起搏或显性预激)或逆传(心室起搏或心动过速)时着重记录房室环靶点电图。当标测左心室特发性室性心动过速的起源点时,需要在室性心动过速、心室起搏或窦性心律下,着重标测靶点部位的特异性 P 电位或最早激动点。当标测 I 型心房扑动时,需要着重分析和比较用环状电极导管标测的右心房大折返环部位的心房扑动波的激动顺序。

8. 刺激技术

(1)刺激强度和脉宽:最常用的刺激强度是起搏阈值的 2~4 倍,刺激脉宽是 1~2 毫秒。

(2)程序刺激方式

1)频率递增刺激:简称"S_1S_1 刺激"。即后组刺激较前组刺激频率增快,且之后的每一组刺激周长按设置不断缩短,可用于分析房室传导特点和诱发心动过速等。

操作方法:从稍短于自身频率的周长开始,一组刺激 8~10 次,每次较前次周长递减 20~50 毫秒,直至发生文氏窦房 / 房室传导阻滞。心房心室刺激周长最短达到 260 毫秒即可;在房性心动过速的诱发时,可以在确定房室文氏传导阻滞的情况下,刺激周长缩短到 200 毫秒。导管位置:冠状窦、高位右心房、右心室心尖部和希氏束为常规导管位置。心房至希氏束(AH)间期可随着心房刺激周长的缩短而不断延长,直至房室电位脱离,但希氏束至心室(HV)的传导不受此影响。心室 S_1S_1 刺激最常用于观察室房逆传能力和室性心动过速诱发。大多数情况下,人的心脏前传能力强于逆传能力。

2)期前收缩刺激:简称"S_1S_2 刺激"。是以固定数量的刺激为基础,在刺激结束后插入一个周长明显缩短的刺激。如 S_1S_2 :450/400 毫秒刺激常是给予 8 个 450 毫秒的刺激后,第 9 个给予周长为 400 毫秒的刺激。S_1S_2 刺激技术常用来评估房室传导不应期、诱发和终止心动过速,以及鉴别不同心动过速。

3)程序刺激:即连续多组 S_1S_2 刺激,同时后一组的 S_2 刺激周长不断缩短。该方法可有效观察到心脏传导时间特点、诱发各种心动过速并测定传导的有效不应期。

以 S_1/S_2 为 500/350 毫秒的程序刺激为例,设定每个期前收缩联律间期每次递减 10 毫秒,在完成第一组 8 个 500 毫秒的刺激和 1 个 350 毫秒后,随后的刺激依次递减为 500/340 毫秒、500/330 毫秒、500/320 毫秒等,至 S_2 达到 260 毫秒后一般不再继续刺激。程序刺激时,房室 / 室房传导时间都会逐渐延长,被称为递减传导,是房室结传导的固有特点,若出现房室传导时间突然延长 ≥50 毫秒,可称为跳跃现象,这是房室结存在双径路的特征表现。S_2 周长递减到无法使心房刺激传导至心室,或者心室刺激不能逆传心房时,该 S_2 周长为房室结不应期。旁道不应期判定方法与房室结相同。

4)超速刺激:又称"Burst 刺激"。为一短阵固定周长的快频率刺激,可有效诱发或终止心动过速。如为诱发房性心动过速或室性心动过速时,周长以发病体表图的周长为参考基数并逐步缩短,每阵刺激 8~10 次,直至发病或者周长达到 180 毫秒。

(3)刺激方案:针对不同的病情,可以采取有针对性和经验性的刺激方案。最常用的方案包括:频率递增刺激、程序刺激、超速刺激和期前收缩刺激。部分心动过速还需采用拖带刺激进行鉴别。

拖带刺激:发生或者诱发出心动过速时,采用比心动过速周长短 30~50 毫秒的频率进行快速起搏心房或心室,此时心动过速可以转变成起搏的频率,当停止起搏后,心动过速再次恢复到原有频率即称为拖带。

拖带刺激最常用于判断心律失常的机制是否有折返环参与,以及刺激的部位是否在折返环上。该方法对于明确房性心动过速、心房扑动和室性心动过速的发病机制,以及标测心动过速关键峡部(缓慢传导区)具有重要作用。

(4)心电传导时间:心电传导时间在判断心动过速的起源和靶点上至关重要。电冲动在心脏中的传导是通过局部电流实现的,因此心内电图出现的顺序可以代表心电活动出现的先后。导管越靠近心动过速的起源点,在所有同时记录的心内电图中,其所记录的心内电图出现时间越早。

(五) 并发症及处理

1. 出血　用股动脉作为导管入路时,出血风险增大(尤其是肥胖患者)。

预防措施:导管撤出后在穿刺部位用手持续压迫10~20分钟,术后患者静卧并下肢制动12~24小时,用手压迫完毕后在穿刺侧的股部放置沙袋压迫4小时,术后密切观察和护理患者。

2. 血栓栓塞　在导管进入的部位可能有血栓形成或发生血栓栓塞。

预防措施:建议行所有操作时应该全身肝素化,特别是导管将进入左侧心腔或在右侧心腔进行长时间操作,以及有血栓栓塞病史或高危的患者。

3. 静脉炎　无菌性或败血症性深静脉炎的发生率较低(约0.03%)。

预防措施:临床实践中不常规预防性使用抗生素,但是对于某些患者(如心脏瓣膜修复过的患者)可以预防性使用抗生素。

4. 心律失常　在电生理刺激时,诱发心律失常非常常见,自发性心律失常的诱发常是电生理检查的目的。不同的折返性心动过速可以被心房或心室刺激诱发,也可以被刺激终止。引入心房期前刺激或快速心房刺激时,心房颤动很常见,且右心房比左心房更常见,常常是一过性的,持续数秒至数分钟。若心房颤动时血流动力学可以耐受,则不需要特殊治疗,把导管撤离心房、恢复窦性心律后继续行电生理检查。心房颤动不能耐受,特别是心室率很快(患者存在房室旁路)时,应该静脉给予Ⅲ类抗心律失常药物(伊布利特或多非利特)或电转复。使用2倍阈值电压刺激心室,脉宽小于2毫秒,可以降低心室颤动发生的风险。电生理检查需常备功能正常的除颤器,且在具备体外除颤功能的同时,允许在右心室电极和胸壁贴膜电极片之间进行除颤,这能在体外直流电除颤失败时挽救生命。

5. 左心室检查的并发症　包括卒中、全身栓塞、拮抗肝素化时的鱼精蛋白反应、动脉搏动消失及动脉瘘等,总发生率小于1%。

6. 心脏压塞　由于电极导管较硬,在操作时有发生心室、心房或冠状窦穿孔的可能,发生率为0.07%~0.05%。心脏穿孔的直接后果是心脏压塞,严重者需要心包穿刺引流减压。因心房和右心室壁较薄,尤其是冠状窦,穿孔更易发生。

(六) 操作注意事项

1. 作好术前准备　详细询问病史和行体格检查;检测出、凝血时间,肝、肾功能,乙肝相关抗原和抗体,如条件允许还须检查HIV;心电图及心脏超声心动图。如果病史和体格检查提示某些脏器的问题,则需要进行相关进一步检查(如胸片等);若患者患有其他相关疾病,则需要了解后者的严重程度、预期生存期以及是否影响射频消融治疗过程。

2. 术前知情同意　知情同意书必须由患者本人签署,或由患者委托他人代为签署。签署前必须向签署者及患者讲清楚患者将要接受的治疗,包括治疗过程、治疗目的、成功率、失败率和可能的并发症(危险性)及其发生率。还需要说明治疗费用,有时还须了解支付能力和方式。

3. 禁食　儿童根据是否需要全身麻醉,决定是否要求禁食8小时。

4. 药物使用　除非有特殊需要,一般要求停用抗心律失常药物至少5个半衰期;停用胺碘酮至少1个月;部分患者需要术前开始使用镇静剂;若需要静脉内麻醉,则应通知麻醉科医生到位。

5. 术中心电、血压监测　除了电生理过程中能监测到的心电以外,还需要对患者的血压、血氧,以及神志和肢体活动等进行监测。

6. 液体补充　整个电生理检查过程中,必须始终保持静脉通路畅通,既可以经静脉鞘也可以单独静脉穿刺给液。适当静脉充盈有利于静脉穿刺,对于心功能受限者,补液速度和补液量则须限制。

7. 肝素　左心导管操作和婴幼儿患者需要常规使用肝素。对需要穿房间隔的患者,在穿间隔成功后需要使用肝素。

8. 麻醉　对于年龄较小的患者(<9岁),多需要静脉全身麻醉来使检查得以顺利进行。

9. X线　需要使用C形臂X线机。用铅皮对幼儿患者甲状腺区域和性腺区域加以保护。应该尽量减少X线曝光时间。

(七) 相关知识

1. 电生理检查中常用的药物

(1)异丙肾上腺素:为 β 受体($\beta_1 > \beta_2$)激动剂,其见效快且半衰期短,是电生理检查中最常用的辅助药物,可以增加室上性和室性心动过速的诱发率,亦用于检验导管消融术后的有效性。用法:通常予以 0.5μg/min 起始静脉滴注,可根据患者血压和心率的反应逐步增加到 5μg/min,禁用于冠心病患者。

(2)阿托品:同样可增加心动过速的诱发率,可作为代替用于异丙肾上腺素禁忌患者。可用于有冠心病但无青光眼、前列腺肥大等禁忌证的患者,进行心动过速的诱发。

(3)腺苷三磷酸/腺苷:腺苷三磷酸(adenosine triphosphate,ATP)或腺苷都有半衰期短、代谢快、副作用小、可反复使用的特点,是电生理检查中的常用药物。

利用ATP或腺苷对房室结和窦房结的短暂抑制作用,可鉴别和终止心动过速。主要可以用于以下情况。

1)隐匿性预激综合征:可明确和强化旁道前传功能,便于诊断和定位。

2)隐匿性间隔旁道:术中如果ATP/腺苷不能阻断室房传导,说明间隔房室旁道的存在,可与房室结折返性室上性心动过速相鉴别。

3)宽QRS心动过速伴1:1室房逆传:可鉴别室性心动过速与室上性心动过速伴差异传导。例如:如快速推注ATP后,阻断室房传导而心动过速持续存在,诊断为室性心动过速。反之,则多数诊断为室上性心动过速,但不能排除无器质性心脏病特发性室性心动过速。

4)房性心动过速伴1:1房室传导。

5)房室旁道导管消融终点判断。实际运用中,用ATP/腺苷作诊断和鉴别诊断时,同样有一定假阳性和假阴性,应视具体情况综合考虑。

2. 电生理报告 通过电生理检查,对心脏的电活动进行系统和重点评估。

(1)基础间期:在静息状态下记录窦房结到心室间各个传导区间的间期。各间期正常值如表 2-7-1 所示,并在报告中标注出指标的异常与否及其意义。

表 2-7-1 正常传导间期数值 单位:ms

时期	PA 间期(房内传导)	AH 间期(房室结)	H 波(希氏束)	HV 间期	P-LA(左右心房)
基础	10~45	55~130	<25	30~55	40~130
心房起搏	10~75	进行性延长	<25	30~55	65~150

(2)窦房结功能检查:常用指标为窦房结恢复时间和窦房结传导时间,临床上通常以窦房结恢复时间为主要参考指标。窦房结恢复时间的测量方法:通过心房超速起搏(100~175 次 /min,持续 60 秒)抑制窦房结,突然停止起搏后重新恢复窦房结功能,即再次出现第一个窦性 P 波时所需要的时间。小于 1 500 毫秒为正常值。通过减去窦性 PP 间期可获得校正的窦房结恢复时间,正常值 550~600 毫秒或以下。

(3)心房:通常对电活动在心房的传导时间、心房不应期、左右心房之间的传导时间和心律失常的诱发进行评估和刺激。

(4)房室结功能:房室结是决定体表心电图 PR 间期的关键因素。常用阿托品和 ATP/腺苷对房室结功能进行评价。AH 间期可以随着心房递增刺激起搏逐渐延长直至房室传导脱落。房室结同样存在文氏传导现象,与心房递增刺激、迷走神经兴奋、药物影响和躯体疾病影响密切相关,但机制复杂。

(5)希氏束 - 浦肯野系统:通过希氏束电极可以记录到希氏束电位,进一步分析 AH 和 HV 间期,明确心房多种刺激起搏对希氏束传导的影响。通常,心房各种程控刺激起搏对 HV 间期影响很小,如采用心房频率递增刺激起搏,周长大于等于 400 毫秒时很少发生 HV 传导阻滞。此时,若心房起搏时房室结不发生文氏传导而直接出现 HV 传导阻滞,说明希氏束传导功能严重受损,是起搏器治疗的指征。

(6)室房逆传:室房逆传在临床电生理检查中十分重要。正常情况下,20%~50% 的房室结没有逆传或室房传导功能,但在使用异丙肾上腺素的情况下,可以改善并引起正常的室房逆传。如逆传功能正常,心室起搏时的最早心房激动会出现在希氏束电极导联,亦称之为向心型传导。偏心型传导是指心室起搏时最早逆传的心房激动出现在希氏束电极导联之外的部位,这通常意味着房室存在异常旁路。心室递增刺激可引起室房逆传递减传导,出现旁路时,该递减传导会消失。另外,室房逆传阻滞可以发生在希氏束 - 浦肯野系统的任何部位。因此,室房逆传检查是临床电生理检查中一个必不可少的部分。

(7)心室:心室电生理检查主要用于持续性室性心动过速的诱发和鉴别,以及射频消融术后的验证。所有的刺激方案均可以用于心室的电生理检查。静脉用异丙肾上腺素可以提高室性心动过速的诱发成功率。

三、心内电生理检查术规范检查表

心内电生理检查术规范核查见表 2-7-2;心内电生理检查术评估见表 2-7-3。

表2-7-2 心内电生理检查术规范核查表

项目	内容	是	部分	否
操作前准备	人员的准备：小组包括2名电生理医生、1~2名护士和1名技术人员，还要有一名麻醉医生随时提供帮助			
	核对患者信息：包括患者姓名、性别、年龄、主诉			
	确认禁食、禁饮时间			
	询问患者既往有无高血压，心、肺、脑疾病等病史；有无服用抗血小板药物、抗凝药物（如阿司匹林、氯吡格雷等）；有无出凝血异常疾病史			
	询问有无麻醉药物过敏史			
	查看患者血常规、凝血功能、心电图及既往结果			
	明确患者有无心内电生理检查禁忌证			
	确定患者已签署心内电生理检查同意书			
操作过程	**消毒**			
	麻醉			
	电生理参数设置			
	低频滤波和宽电极间距			
	高频滤波与较短电极间距			
	电生理检体格检查表、心内导联的选择			
	经皮穿刺途径			
	经颈内静脉			
	经锁骨下静脉			
	经股静脉			
	经股动脉			
	抗凝药物的应用			
	心内电极导管的放置：			
	经左锁骨下静脉或右颈内静脉放置1根4F10极冠状窦电极导管			
	经右股静脉送入3根电极导管，其中1根放置在高位右心房，1根放置在希氏束走行部位，1根通过三尖瓣口进入右心室			
	记录心内电图			
	双极心电图记录			
	心内心电图			
	冠状窦电图记录			
	刺激技术			
	刺激强度和脉宽			

续表

项目	内容	是	部分	否
操作过程	刺激方法			
	刺激方案			
	心电传导时间			
操作后处置	向患者简要介绍检查情况			
	交代患者检查后注意事项,如制动、饮食建议			

表 2-7-3　心内电生理检查术规范评估表

项目	好(5分)	一般(3分)	差(1分)
操作过程流畅度			
操作检查熟练度			
人文关怀			

评分标准:

好:操作过程清晰流畅,无卡顿,检查熟练,进针方法正确,人文关怀到位,有术前交流、术中安慰及术后注意事项的交代。

一般:操作过程能整体完成,卡顿次数少于 3 次,检查方法基本正确,能有部分的术前交流、术中安慰及术后饮食及注意事项的交代。

差:操作过程卡顿次数大于 6 次,操作粗暴,无人文关怀。

四、常见操作错误及分析

(一)股静脉穿刺技术

1. 误穿股动脉:如果误穿股动脉,则拔出穿刺针,在穿刺点处压迫几分钟;如果此次电生理检查已准备股动脉插管,则可沿穿刺针送入指引导丝再穿刺股静脉。注意,不要经静脉穿入动脉。

2. 股静脉定位:有时股静脉走行距股动脉很近甚至位于股动脉下方,可根据情况调整穿刺点或穿刺方向。

(二)股动脉穿刺术

1. 阻力　向血管内送导丝时应注意手下的感觉。如果遇到阻力可小心撤出导丝。注意,不能在有阻力的情况下继续送入导丝或导管。

2. 穿刺位置　穿刺位置不可太低也不可太高。

(三)颈内静脉穿刺技术

1. 防止空气进入静脉系统。

2. 如误穿颈动脉,应立即拔出穿刺针并在穿刺点加压 3~5 分钟,确认不再出血后,可在同侧再次试行穿刺。

3. 对老年人应尽量避免穿刺颈内静脉。

(四)锁骨下静脉穿刺

1. 防止空气进入静脉系统。

2. 减少气胸危险性：如果进针太外或进针太深，则增加发生气胸的危险。

3. 老年人穿刺点的确定：老年患者的锁骨下静脉位置较低，穿刺时针尖平行指向锁骨上窝或稍下的位置。

4. 防止穿刺锁骨下动脉：如穿刺点靠锁骨外侧或针尖太向后成角，可导致误穿锁骨下动脉。一旦发生误穿，应拔出穿刺针并重压穿刺点 10 分钟。

五、目前常用训练方法简介

(一) 模型训练

目前心内电生理检查训练常用训练模型有 3B Scientific 公司的心脏模型（图 2-7-1）和心脏导管模型（图 2-7-2）。模型上具备所有适当的标记，可实际确定插入位置。皮肤采用合成材料制作，可以从肩部去除皮肤，从而展示分开的肌肉组织以及静脉、动脉及其他标记物所在的位置。连通了人造血液，当血液从针头流出的时候，与实际情况近乎一模一样，可确认针头位置的准确性。一旦引导器准确插入，静脉导管就可放置到位。优点是用相对真实的心脏进行训练，触觉反馈，立体感觉与真实操作相近，但不足是相对操作变化较少，适合于流程和基本操作手法的训练。

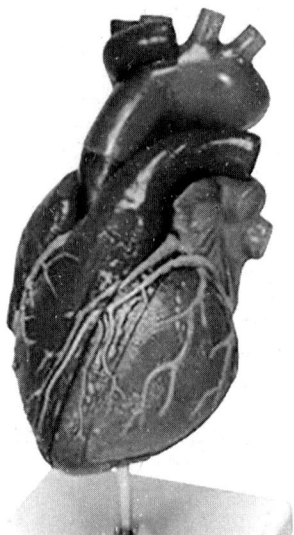

图 2-7-1　心脏模型

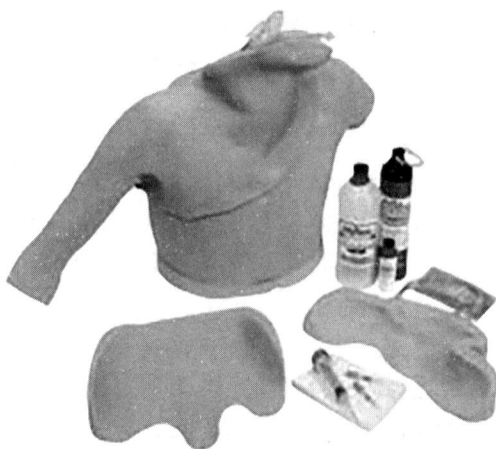

图 2-7-2　心脏导管模型

此外，我们也经常采用水槽 3D 模拟器（图 2-7-3）来进行训练，它有以下几个优点：①不需要进行开关电场操作，就能显示压力；②能看到压力导管的管身，帮助判断弯形；③能使用多爪标测导管进行建模；④能模拟进行放电消融。

(二) 虚拟训练

我们常用的虚拟系统为介入术虚拟训练系统，该系统是基于计算机的模拟系统，根据不同的病例创建不同的心脏和血管三维影像，通过采用先进的力反馈技术和四元追踪技术，可以使操作者真切地感受到各种器械进入不同血管的阻力。系统可以对每个操作过程进行自动评价，帮助操作者提高自己的操作水平。

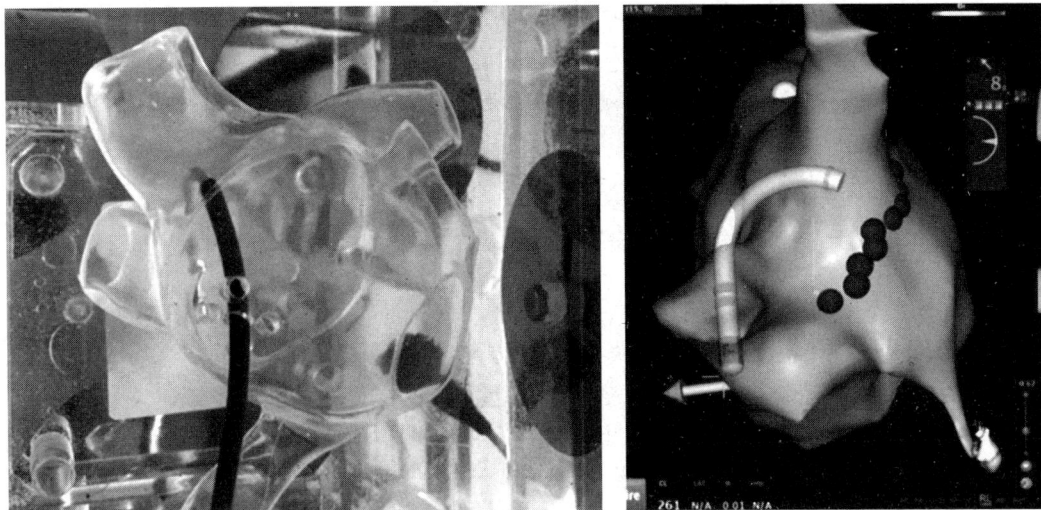

图 2-7-3　水槽 3D 模拟器

该系统具有以下几个特点：

1. 有人体工程学设计的操作台,可根据操作者的身高和舒适度调节操作台的高度。

2. 大屏幕液晶双显,可在画面上同时显示操作器械的行进轨迹、生理参数指标、C 型臂 X 线透视、图像或视频捕捉画面、介入器械的选择等多种功能。

3. 使用真实的医疗器械,可感受触觉力回馈,给予受训者真实的临床体验。

4. 操作出现失误模拟患者会产生并发症。

(三) 其他

除此以外,我们还可以用活体动物模型(活体猪)来训练。

六、相关知识测试题

1. 患者,男,36 岁,因"反复发作性心悸 3 年,再发加重 3 天"入院,既往无特殊病史。下列检查具有确诊意义的是

　　A. 血常规、肝肾功能、电解质等常规检查

　　B. 心电图检查

　　C. 测量血压

　　D. 心脏超声

　　E. 心内电生理检查

2. 某患者急性心肌梗死后出现室上性心动过速。下列处理**不恰当**的是

　　A. 冷水洗脸

　　B. 给予维拉帕米

　　C. 给予 β 受体阻滞剂

　　D. 立即进行心脏电生理检查并终止其发作

　　E. 按摩颈动脉窦

3. 行心内电生理检查术后,患者应下肢制动的时间是

　　A. 30 分钟 ~1 小时　　　　　　　　　B. 4~8 小时

C. 12~24 小时   D. 24~36 小时

E. 36~72 小时

4. 行心内电生理检查术后,患者突然出现血压下降、面色苍白、心率减慢、出冷汗。应考虑出现的情况时

A. 心脏破裂伴心脏压塞   B. 失血性休克

C. 迷走神经综合征   D. 肺栓塞

E. 心律失常

5. 下列关于心内电生理的检查中,正确的是

A. 检查之前停用各种抗心律失常药物 3 个半衰期

B. 心内电生理检查时,电极导管只需放置到希氏束和右心室心尖部

C. 依据电生理检查结果,可以对患者进行药物还是非药物治疗起到指导作用

D. 电生理检查室不需要配备抢救药品和除颤器

E. 电生理检查的操作者只需熟悉心电图知识,操作前不需培训

答案:1. E   2. D   3. C   4. C   5. C

(刘启明   陈俊香)

第八节   心脏起搏器植入术

一、概述

1958 年,瑞典医生 Elmguist 和 Senning 成功完成第一台心脏起搏器植入手术。经过 50 余年的不断改进,心脏起搏器日趋小巧、精密、可靠,功能逐渐增多。第三代、第四代起搏器已经具备类似于窦房结的变时作用和房室结的递减传导功能,拥有更多感知与起搏模式,能够在很大程度上模拟正常心脏的收缩顺序和变时效应,满足了越来越多患者的需求。心脏起搏系统由脉冲发生器和起搏导线两部分构成。绝大多数的起搏导线经外周静脉径路送入心腔,远端接触心内膜,近端与脉冲发生器连接并置入人体皮下组织中。心脏起搏器可分为永久性心脏起搏器和临时性心脏起搏器,本节主要介绍双腔永久性心脏起搏器的植入。

二、心脏起搏器植入术操作规范流程

(一)永久性心脏起搏器植入适应证

1. 持续性心动过缓   明确的窦房结疾病造成的心动过缓(Ⅰ类);可能由窦房结疾病造成的心动过缓(Ⅱb 类)。

2. 获得性房室传导阻滞   三度房室传导阻滞,或二度Ⅱ型房室传导阻滞(Ⅰ类);有症状的,或通过电生理检查定位于希氏束内或其以下的二度Ⅰ型房室传导阻滞(Ⅱa 类)。

3. 间歇性心动过缓   有症状或被记录到的窦房结疾病造成的间歇性心动过缓(Ⅰ类);间歇性或阵发性房室传导阻滞,包括心房颤动伴缓慢心室率(Ⅰ类);患者年龄 >40 岁,有反复发作的且无法预测的晕厥,伴被记录到的窦性停搏或房室传导阻滞(Ⅱa 类);出现过晕厥,并伴有 >6 秒的窦性停搏、窦房传导阻滞或房室传导阻滞(Ⅱa 类)。

4. 束支传导阻滞   出现过晕厥,经电生理检查发现 HV 间期 >70 毫秒或三度希 - 浦系

统传导阻滞的束支传导阻滞,且抗心律失常药物难以控制(Ⅰ类);交替性束支传导阻滞(Ⅰ类);排除其他原因但存在束支传导阻滞的晕厥(Ⅱb类)。

5. 神经介导性晕厥与颈动脉高敏症晕厥 反复出现且无法预测的颈动脉高敏症晕厥(Ⅰ类);患者年龄 >40 岁,反复出现且无法预测的晕厥,且可被倾斜试验诱发(Ⅱb类)。

6. 未查明原因的晕厥 未查明原因晕厥,且伴 ATP 试验结果阳性(Ⅱb类)。

7. 并发于心肌梗死的房室传导阻滞 适应证同获得性房室传导阻滞(Ⅰ类)。

8. 心脏手术、经导管主动脉瓣置换和心脏移植术后 心脏手术或经导管主动脉瓣置换术后超过 7 天,仍持续的高度或完全房室传导阻滞(Ⅰ类);心脏手术或心脏移植术后 5 天仍持续的窦房结功能失常(Ⅰ类);心脏移植手术后心脏变时性功能不全且影响生活质量(Ⅱa类)。

9. 肥厚型心肌病 对药物反应差、有显著静息或激发性左心室流出道梗阻,无法耐受室间隔酒精消融或室间隔心肌切除术的患者(Ⅱb类);有植入 ICD 指征的患者,应考虑置入双腔 ICD(Ⅱa类)。

10. 一度房室传导阻滞 一度房室传导阻滞伴有类似起搏器综合征的症状,且有证据表明起搏可缓解症状(Ⅱa类)。

(二) 永久性心脏起搏器植入禁忌证

1. 绝对禁忌证 当满足永久起搏器植入的适应证后,植入术本身原则上无绝对禁忌证。

2. 相对禁忌证

(1)持续性心动过缓:无症状的或由可逆原因造成的窦性心动过缓(Ⅲ类)。

(2)获得性房室传导阻滞:由可逆原因造成的房室传导阻滞(Ⅲ类)。

(3)间歇性心动过缓:由可逆原因造成的间歇性心动过缓(Ⅲ类)。

(4)束支传导阻滞:无症状的束支传导阻滞(Ⅲ类)。

(5)神经介导性晕厥与颈动脉高敏症晕厥:出现晕厥,但未记录到高度敏感性心脏抑制反应(Ⅲ类)。

(6)未查明原因的晕厥:未查明原因,且无任何证据支持由心动过缓或传导障碍导致的晕厥(Ⅲ类)。

(7)并发于心肌梗死的房室传导阻滞:发生在心肌梗死急性期的高度或完全房室传导阻滞(Ⅲ类)。

(三) 临时性心脏起搏器植入的适应证

一般来说,永久性心脏起搏器植入的适应证均是临时性心脏起搏器植入的适应证,在条件允许且最终治疗方案是植入永久性心脏起搏器时,不推荐使用临时性心脏起搏器。临时心脏起搏器多用于控制严重的血流动力学不稳定状态、患者或设备条件不允许植入永久性起搏器、治疗可逆性疾病等,具体如下。

1. 急性心肌梗死并发的房室传导阻滞。

2. 电击、中毒、可导致心动过缓或高钾血症的药物使用过量所导致的心动过缓。

3. 部分心脏手术后的房室结或希 - 浦系统损伤导致的心动过缓。

4. 心脏移植术后窦房结损伤所导致的心动过缓。

5. 莱姆病。

6. 亚急性感染性心内膜炎累及房室结或希 - 浦系统损伤导致的心动过缓。

7. 心脏外伤。

8. 心肌炎所致的心动过缓。

(四) 临时性心脏起搏器植入的禁忌证

1. 绝对禁忌证 当满足永久起搏器植入的适应证后,临时性心脏起搏器植入术本身原则上无绝对禁忌证。

2. 相对禁忌证

(1) 有轻微且可耐受症状的心动过缓。

(2) 患者曾接受三尖瓣置换,临时起搏器导线可能会损坏人工瓣膜。

(3) 正在接受抗凝与抗血小板治疗的心肌梗死患者。

(五) 操作前的准备

1. 患者的准备

(1) 完善血常规、生化全套、肾功能、凝血功能、胸部 X 线片及心电图检查。

(2) 仔细询问患者是否有出血性疾病或在服用影响凝血的药物。若患者服用阿司匹林、氯吡格雷、华法林等抗凝或抗血小板药物,需停药 7 天,应用低分子肝素桥接;若患者服用新型口服抗凝药物,需在术前停药 24 小时。

(3) 向患者及家属介绍操作过程、预期效果和可能的风险。获得患者及家属的同意,并签署术前谈话记录与手术知情同意书。

(4) 术前禁食、禁饮 6~8 小时。

(5) 术前半小时予镇静药物。

(6) 术前建立静脉通路,连接心电监护。

(7) 选择静脉径路及脉冲发生器置入部位。常用的静脉径路有头静脉径路与锁骨下静脉径路。脉冲发生器置入位置选择左、右胸均可,但需避开异常皮区(如皮损)。同时应避开患者需优势手做重复或精细动作的一侧。

(8) 术区备皮:备皮范围上至下颌、下至肋缘、内至胸部前正中线前、外至术侧腋中线。

2. 物品(器械)的准备

(1) 脉冲发生器、心室电极导线及心房电极导线。

(2) 专用血管穿刺包,内含 "J" 形头引导钢丝(外径 0.035inch,长 35cm)、10ml 注射器、18 号血管穿刺针、8~12F 的剥离鞘管和扩张管。

(3) 接地良好的心电图机或多导生理记录仪。

(4) 起搏系统测试仪。

(5) 起搏器程控仪。

(6) 透视设备。

(7) 标准手术器械和缝合材料。

(8) 急救设备,包括体外起搏器、除颤仪、急救药物车、气管插管、吸引器和急救包(包内有开胸术、肋下造口术和心包穿刺引流术所需的器械)。

3. 操作者的准备

(1) 核对患者信息:包括患者姓名、性别、年龄、主诉。

(2) 确认禁食、禁饮时间。

（3）再次询问患者有无出血性疾病。询问服用抗血小板药物、抗凝药物的患者术前停药时间是否达到要求。

（4）询问患者有无麻醉药物过敏史。

（5）询问患者有无碘过敏史，有无需要限制碘摄入的疾病。

（6）查看患者血常规、生化、肾功能、凝血功能、胸部X线片、心电图等检查的结果。

（7）确定患者已签署术前谈话记录与手术知情同意书。

（8）完成三方核查，填写手术安全核查表。

（9）助手与巡回护士协助完成术区消毒铺巾，术者与助手常规刷手、穿手术衣、戴无菌手套。所有心脏起搏器植入术必须严格遵循无菌操作原则。

（六）操作步骤

1. 静脉径路

（1）头静脉径路

1）用0.5%~1.0%利多卡因注射液逐层浸润麻醉三角肌与胸大肌间沟。

2）沿此沟表面做一横切口，划开表皮和皮下组织；头静脉在沟内脂肪垫中。

3）钝性分离头静脉，用丝线结扎头静脉分支及其表面的小动脉，沿头静脉尽量向内分离，至头静脉管腔大小适宜操作。

4）用两道2-0不可吸收线固定静脉，结扎静脉远心端，近心端下备双重松结，用于暂时固定电极导线。

5）用小剪刀在头静脉上方剪一小口，用蚊式钳轻轻扩张血管，借助弯钳或引导器将心内膜电极连同导丝管芯一并插入静脉，沿血管送入上腔静脉。

（2）锁骨下静脉径路

1）患者取头低脚高仰卧位，将脚垫高30°~45°以提高静脉压，利于穿刺。垫高肩胛下方，使肩胛骨展开，穿刺侧上肢保持内收。

2）穿刺点位于第1肋骨下缘，相当于锁骨中点。用18号穿刺针进行穿刺，进针方向指向胸骨上凹，针体与体壁一般成30°夹角，并根据患者体型进行调整。

3）穿刺针进入静脉后，沿针芯插入引导钢丝，在透视下顺序进入锁骨下静脉、上腔静脉、右心房与下腔静脉；退出穿刺针，在穿刺部位皮肤做一小切口，稍钝性分离扩张皮下组织，沿引导钢丝依次插入扩张管和鞘管，然后拔出引导钢丝与扩张管，迅速沿鞘管插入起搏导线。此时应嘱患者不要深呼吸。

4）起搏导线定位于右心房后，将鞘管从起搏导线上剥离。

（3）此外，还有颈内静脉径路、颈外静脉径路、股静脉径路等可供选择。

2. 电极导线的安放、测试和固定

（1）心室电极导线

1）将导丝前15cm弯成弧形，借助透视，将电极导线送入心室。

2）越过三尖瓣后拔出弯导丝，换成直导丝，借助重力使导管坠入右心室心尖部，再轻轻向前推送，使其嵌入肌小梁。如为翼状电极导线，可轻轻回拉，有牵扯感说明电极导线已经固定。若使用主动固定导线（如螺旋导线），需将电极前端螺旋结构拧入肌小梁以固定。

3）电极导线固定后，进行透视检查，调整导线在右心房和右心室的走行路线：在前后位上，电极导线头略微弯曲以保持一定张力；在右前斜位上，保证导线在跨越三尖瓣环前后有一圆滑的反"S"形弧线,避免患者在直立体位时,心脏下垂牵拉造成电极脱位。嘱患者深呼吸,观察电极导线是否移位。

4)常规进行侧位透视,心室电极导线应指向前方。

5)通过电极导线测量 R 波振幅和起搏阈值。R 波大于 6mV 比较理想。应先测 R 波振幅,因为部分患者在进行预起搏、测试阈值时即产生依赖,若此时中止起搏再测 R 波振幅会有危险。测试单极起搏器的阈值时可将血管钳放在皮下作为阳极。

6)应按照起搏器植入后进行起搏的脉冲宽度来测试起搏阈值,包括阈电压和阈电流,采用单极或双极方式测试。从较大电流或较高电压开始,逐渐降低,直至不能夺获为止。就心室而言,范围在阈电流 <1mA、阈电压 <1V 较为理想,根据测得的阈电压和阈电流,测试仪还可给出起搏阻抗。

7)定位满意后即可拔出导丝以免心肌穿孔,此步应在透视下操作,以免电极导线脱位。

8)以最大脉冲起搏,观察膈肌有无抽动。若有抽动,应重新寻找起搏位点,再重新测试。

9)用 2 道不吸收线将电极导线牢固地缝扎到肌肉上,线结打在电极导线圈上,不可直接在电极上打结,以免电极折断。

10)将电极导线的尾端固定好后,再次测试最终的起搏阈值和感知灵敏度。

11)分别测量自身心律和起搏心律下的血压。如果起搏时血压显著下降,尤其是合并室 - 房逆向传导时,必须使用双腔起搏器。

12)将测试参数与起搏资料详细记载于标准表格上。

(2)心房电极导线

1)插入心房电极导线之前,先要固定心室电极导线。可将已拔出的导丝重新插入心室电极导线内,并推送至心房水平来协助固定,避免安放心房电极导线时心室电极导线脱位。

2)将心房电极导线连同其导丝一并插入右心房下部近三尖瓣处。

3)导丝快速拔出 5~10cm,使电极导线恢复预制的形状以便进入心耳,将已拔出导丝的电极导线再向前稍加推送,使之稳固定位。心房收缩时,电极导线前端应当向侧方运动,而弧形部位应向中间运动。确认电极导线位置无误后,将导丝全部拔出。若使用主动固定导线(如螺旋导线),需将电极前端螺旋结构拧入心房侧壁以固定。

4)侧面透视时,电极导线指向前方。

5)调整心房电极导线头端张力。具体方法是:在保证电极头端不发生移位的前提下,以较大幅度前送和回撤导线,测试其在心房内的活动范围。当前送时,导线在右心房内的弧度增大;回撤时,导线在右心房内的弧度变小。调整导线长度使其心房弧形位于上述活动范围的中间位置。嘱患者深吸气,如果导线弧形仍然存在且电极不发生移位,表明电极导线位置适当。

6)用类似心室电极导线的测试方法测试心房电极导线。由电极导线记录的房波幅度在 2mV 比较理想,电流应 <2mA,阈电位应 <2V。

7)心房电极导线的固定方法与心室电极导线相似。

8)心房电极导线的心外端固定完毕后,复测灵敏度和起搏阈值。

9)将测试参数与起搏资料详细记载于标准表格上。

3. 制作起搏器囊袋

(1)用 0.5%~1.0% 利多卡因注射液逐层浸润麻醉皮下组织至胸大肌表面。

(2)用手术刀或手术剪紧贴胸大肌表面来分离组织,形成囊袋。

(3)囊袋内部严格止血,宜用丝线结扎止血,不宜电灼止血,因后者的漏入电流可能由导管电极导线导入心脏,从而发生危险。

(4)可用抗菌溶液灌洗囊袋 3 次。

(5)连接电极导线与脉冲发生器。

(6)把起搏器装入囊袋时,应将富余的电极导线绕放于脉冲发生器的下面,避免更换电池时误被割断。装入单极起搏器时,有字的一面应朝上,使电流可从这一面上的特殊小窗中流出,以减少电流对胸大肌的刺激。某些起搏器可以缝扎固定,避免脉冲发生器发生位移。

(7)检查起搏器功能,必要时可进行磁铁试验。

(8)逐层缝合关闭切口;不需要放置引流管;覆盖无菌敷料并固定。

(9)若植入临时性心脏起搏器,则不需要制作起搏器囊袋。将电极导线在体外与临时起搏器脉冲发生器连接即可,但要用无菌敷料包裹电极导线穿过皮肤处。

4. 术后护理、管理和随访

(1)患者留置于术后观察室,直至病情稳定、镇静剂作用基本消失。

(2)术后沙袋压迫起搏器囊袋 8~12 小时,适当给于 3~5 天抗生素预防感染。

(3)术后应尽可能早拍胸部 X 线片前后位、侧位各一张,以排除气胸并检查电极导线位置,并供日后临床随访时参考。同时行 12 导联心电图检查并存档。

(4)术后 2~3 天患者即可下床活动。患者应早期下床活动,且不应限制患者术侧肩部和手臂的运动,以避免后上臂活动受限和局部疼痛。

(5)与患者交代随访事项:①出现呼吸困难、晕厥、乏力等症状时及时就诊。②若植入起搏器部位出现疼痛、颜色改变时,应及时就诊。③植入后 1、3、6 个月时各随访一次;之后每年随访一次;起搏器预期寿命到达前一年内,每个月随访一次。

(6)随访内容:起搏器囊袋局部情况与起搏器工作情况。通过起搏器程控系统可以调整起搏器参数,还可了解电池容量。在检测同时可以实时显示心内电图,以了解起搏器心房、心室通道的起搏或感知状态,并可以测定电极导线的阻抗。有关起搏器的分析结果,应予准确记录和保存,如有必要,可对起搏参数进行程控调整。

(7)临时性心脏起搏器不宜放置过久,应在原发疾病缓解后及时取出,或更换永久性心脏起搏器。

(七) 并发症及处理

1. 血管损伤　在穿刺过程中可能造成血管损伤。若误穿锁骨下动脉并置入扩张管,可能引起严重出血。

预防措施:熟悉锁骨下动静脉解剖结构与关系,在插入扩张管前,通过透视证实引导钢丝确实进入静脉后,再进行后续操作。

2. 气胸和血气胸　可能是由于损伤肺、锁骨下动脉或其他胸壁血管造成。怀疑患者出现气胸或血气胸时,应监测患者生命体征,必要时进行胸部 X 线片、血常规等检查,以判断患者出血情况。必要时进行止血、扩容、胸腔穿刺等治疗。

预防措施:操作者应熟悉穿刺点周围的解剖结构,选择合适的穿刺点并使用正确的穿刺手法,以减少气胸或血气胸的发生。

3. 囊袋内血肿和囊袋感染 囊袋内血肿可能与止血不彻底、患者年龄大、术后继续使用抗血小板或抗凝药物有关。对于缝合囊袋前渗血明显，但无明确渗血部位的患者，可放置引流条；对于血肿体积大的患者，在加压包扎的同时可进行囊袋内持续负压吸引。囊袋内血肿易继发感染，此外起搏器植入后期也可发生感染。治疗囊袋感染通常需要将起搏器全部取出，同时配合抗感染治疗。

预防措施：充分止血，术中严格遵守无菌操作原则，术中所用器械严格灭菌。

4. 起搏器外露 囊袋破溃造成的起搏器外露可能是由感染或囊袋大小与脉冲发生器不匹配所致。

预防措施：术中严格遵循无菌操作原则。在制作囊袋或更换起搏器时，需仔细观察囊袋大小与起搏器是否匹配，注意观察囊袋皮肤颜色，及时识别并处理囊袋大小不匹配的情况。

5. 心脏穿孔 多由电极导线穿破心肌或冠状窦引起。穿破心肌后不易引起严重的心脏压塞，而刺破冠状窦可引起严重的心脏压塞；因此需密切观察患者情况，一旦发现穿破心肌，应立刻将电极导线轻轻后撤，必要时立刻组织抢救，进行心包穿刺或外科心包手术修补。

预防措施：过程中保持轻柔操作，保证电极导线位置正确。

6. 臂丛神经损伤 臂丛神经损伤多发生在穿刺或分离静脉的过程中。

预防措施：熟悉术区的解剖结构，保持轻柔、准确操作。

7. 空气栓塞 多由于插入鞘管、拔出引导钢丝但还未插入电极导线时，以及锁骨下静脉与肺部均有损伤时，患者深吸气或咳嗽所致；严重的空气栓塞可能致命。一旦怀疑患者发生空气栓塞，应密切监测患者生命体征，准备进行吸氧、机械通气、扩容、升压、高级生命支持等支持治疗。

预防措施：插入鞘管并拔出引导钢丝后，术者可用手指堵住鞘管，迅速插入电极导线，并嘱患者在此期间不要深呼吸或咳嗽。

8. 血栓形成或栓塞 血管损伤可能会引起血栓形成，而右心房、右心室若产生栓子并脱落，可能会导致肺栓塞。发现血栓形成时，可予抗凝治疗，若超声发现心腔内有大量血栓，应考虑血栓摘除术。

预防措施：采用新型电极导线可降低引起严重血栓形成的概率。操作过程中保持轻柔、精密，减少血管损伤，可很大程度上降低血栓形成与栓塞的发生。

9. 电极导线脱位 电极导线脱位可能会影响起搏器的感知和夺获功能。轻微脱落造成的感知或起搏失灵可通过提高灵敏度和增大脉冲功率解决。若程控无效，则须再次手术，重新定位电极导线。

预防措施：术中确保电极与心肌接触部位稳固可靠，牢固固定电极导线与肌肉组织，告知患者置入脉冲发射器侧的上臂应避免过大幅度活动。

10. 与起搏器功能相关的并发症 包括起搏器综合征、起搏器介导的心动过速等，多可通过程控解决。

预防措施：置入起搏器使用"VVI模式"时，术中应注意测量患者自主心律和起搏心律下的血压，从而及时判断是否有问题。对于起搏器介导的心动过速，可通过调整心房起搏器的不应期进行预防。

(八) 操作注意事项

1. 在学习起搏器植入操作前,需系统学习心脏电生理及起搏器的相关理论,包括起搏器植入操作的适应证、禁忌证;还要熟悉心血管系统及相关器官的解剖结构,掌握起搏器植入的基本操作及常见并发症的处理方法。操作团队内需有训练有素的心血管专科医生、技术员和护士。

2. 起搏器植入操作过程必须严格遵守无菌操作原则。

3. 经静脉植入心内膜电极导线安装起搏器一般采用局部麻醉。局部麻醉药物不应过量,用量过高可能会导致窦性停搏或完全性房室传导阻滞。

4. 采用锁骨下静脉径路时,穿刺点应在锁骨中点下方,不应过分靠内,否则电极导线在锁骨和第1肋间隙通过时会受到过度挤压,引起锁骨下静脉挤压综合征,且可能造成导线断裂。

5. 血管或心脏解剖结构变异,会造成电极导线植入困难或失败。一旦遇到送入导线或导丝困难的情况,应积极行血管造影,争取及早发现问题、采取应对措施,不应盲目粗暴地推送导丝或电极导线,以免损伤重要结构。

6. 脉冲发生器囊袋不宜过大或过小。囊袋过大有可能使脉冲发生器在内翻动、牵拉导线致导线移动,甚至使两个极面倒转造成起搏失灵;囊袋过小可能导致脉冲发生器对周围组织造成持续压迫,甚至磨破皮肤导致脉冲发生器外露。

7. 手术过程中应有专人负责心电图监测,备有高级生命支持的抢救药品和器械。

8. 对心肌应激性高,术前即有频发室性心律失常的患者,应予有效的抗心律失常药物控制,术中尽量减少对心肌的刺激。

(九) 相关知识

目前临床应用的永久起搏器包括:①传统的单腔起搏器、双腔起搏器;②植入型心律转复除颤器(ICD)、心脏再同步化治疗中使用的三腔起搏器(cardiac resynchronization therapy pacemaker,CRT-P)和心脏再同步化植入型心律转复除颤器(cardiac resynchronization therapy defibrillator,CRT-D)。

1. 单腔起搏器 电极导线置入心室,不感知心房的电活动,可能会造成心房与心室收缩不同步。

2. 双腔起搏器 电极导线置入右心房与右心室,心房导线感知心房的电活动并触发脉冲发生器产生信号来起搏心室,部分模拟了正常心脏收缩的顺序。但仍存在左右心室收缩不同步的问题。

3. CRT-P 与 CRT-D:CRT-P 是通过双心室同步起搏,恢复心脏的电机械同步收缩,从而增强心脏泵血功能。CRT-D 在 CRT-P 的基础上同时具有 ICD 的功能,能有效地预防由于室性心动过速或心室颤动导致的心脏性猝死。

此外,随着心脏起搏设备与技术的发展,越来越精确的心脏起搏,如束支起搏和希氏束起搏正在被更多的医生使用。这些起搏方式具有更精确、更接近生理起搏方式、预后更好的优点。

三、心脏起搏器植入术规范检查表

心脏起搏器植入术规范核查见表 2-8-1;心脏起搏器植入术规范评估见表 2-8-2。

表 2-8-1　心脏起搏器植入术规范核查表

项目	内容	是	部分	否
操作前准备	核对患者信息：包括患者姓名、性别、年龄、主诉			
	询问患者禁食、禁饮情况			
	询问患者既往有无高血压，心、肺、脑疾病等病史			
	询问患者有无服用抗血小板药物、抗凝药物（如阿司匹林、氯吡格雷等）；是否已按要求停药；有无出凝血异常的疾病史			
	询问患者有无麻醉药物过敏史			
	查看患者血常规、生化、肾功能、凝血功能、胸部 X 线片、心电图等检查结果			
	向患者宣教，并确定患者已签署术前谈话及手术知情同意书			
	术前半小时给予镇静药物			
	术前建立静脉通路，连接心电监护			
	物品（器械）准备：脉冲发生器、心室电极导线及心房电极导线；专用血管穿刺包，内含 J 形头引导钢丝（外径 0.035inch，长 35cm）、10ml 注射器、18 号血管穿刺针、8~12F 剥离鞘管和扩张管；接地良好的心电图机或多导生理记录仪；起搏系统测试仪；起搏器程控仪；透视设备；标准手术器械和缝合材料；急救设备			
	为患者术区备皮，消毒铺巾			
	完成三方核查，填写手术安全核查表			
	术者正确刷手、穿手术衣、戴无菌手套			
操作过程	**静脉穿刺**			
	选择正确的穿刺位点			
	局部麻醉			
	正确进行解剖血管或进行血管穿刺			
	依次送入引导钢丝、拔出穿刺针、扩张管扩皮、置入鞘管、送入电极导线			
	电极导线的安放、测试与固定			
	将心室电极送入正确位置			
	透视检查心室电极的位置，调整电极导线头端张力			
	测试心室电极，包括 R 波振幅和起搏阈值，能够正确达到理想阈电流与阈电压			

续表

项目	内容	是	部分	否
操作过程	定位满意后拔出导丝			
	以最大脉冲起搏,观察膈肌有无抽动			
	固定导线后复测起搏阈值与感知灵敏度			
	固定电极导线			
	正确记录测试参数与起搏资料			
	将心房电极送入正确位置			
	透视检查心房电极位置,调整电极导线头端张力			
	再次测试心房电极,包括 R 波振幅和起搏阈值,能够正确回管理想阈电流与阈电压			
	固定电极导线			
	固定导线后复测起搏阈值与感知灵敏度			
	正确记录测试参数与起搏资料			
	制作起搏器囊袋			
	逐层浸润麻醉至胸大肌表面			
	用手术刀或手术剪紧贴胸大肌表面分离组织,制作囊袋;保证囊袋大小适宜			
	囊袋内部严格止血			
	用抗生素溶液冲洗囊袋 3 次			
	正确连接电极导线与脉冲发生器			
	将脉冲发生器置入囊袋,注意方向是否正确。富余导线盘绕在脉冲发生器下方。固定脉冲发生器			
	检查起搏器功能			
	逐层缝合关闭切口。覆盖无菌敷料并固定			
操作后处置	患者留置于术后观察室,直至病情稳定、镇静剂作用基本消失			
	向患者或家属简要交代手术情况			
	术后沙袋压迫起搏器囊袋 8~12 小时			
	术后应尽可能早拍摄胸部 X 线片前后位、侧位各一张,同时行 12 导联心电图检查并存档			
	与患者交代随访事项:①出现呼吸困难、晕厥、乏力症状时及时就诊。②若植入起搏器部位出现疼痛、颜色改变时,应及时就诊。③植入后1、3、6 个月各随访一次之后每年随访一次,起搏器预期寿命到达前一年内每月一次			

表2-8-2　心脏起搏器植入术规范评估表

项目	好(5分)	一般(3分)	差(1分)
操作过程流畅度			
操作检查熟练度			
人文关怀			

评分标准：

好：操作过程清晰流畅，无卡顿、检查熟练；放置电极导线的方法与位置正确，正确测试并固定电极导线，囊袋位置大小适宜，严格执行无菌操作；人文关怀到位，有术前交流、术中安慰及术后注意事项的交代。

一般：操作过程能整体完成，有卡顿(次数<3)；放置电极导线的方法与位置基本正确，能正确测试并固定电极导线，囊袋位置大小基本适宜，送入导丝的过程遇到卡顿能够正确调整，执行了无菌操作；人文关怀不足，但能有部分的术前交流、术中安慰及术后注意事项的交代。

差：操作过程有卡顿(次数>6)，操作粗暴；放置电极导线的方法与位置、测试并固定电极导线的操作或囊袋制作中有明显错误，无菌操作出现明显错误；缺乏人文关怀。

四、常见操作错误及分析

1. 电极导线头端张力不适宜，可能因未送入足够长的导线至心腔或心腔内导线走行扭曲造成；可能会导致电极脱位。

2. 电极导线头端固定不牢固，可能是是由于患者心脏扩大、右心耳结构变异或已被切除造成；也有可能由操作者操作不熟练导致。

3. 囊袋位置未考虑患者肢体活动的需求，或囊袋大小与脉冲发生器不匹配。在患者使用置入侧肢体进行重复动作、精细动作或动作幅度过大时，可能会造成电极脱位。囊袋大小不适宜可能会造成脉冲发生器发生移动，或囊袋缺血破溃最终导致起搏器外露。

五、目前常用训练方法简介

1. 模型训练　目前可用于心脏起搏器植入术的训练模型：①可用于心脏起搏器等心脏介入类器械性能测试、功能演示及培训的软质硅胶心脏模型(图2-8-1)；②可配合深静脉穿刺的模型(图2-8-2)，能训练静脉穿刺至送入鞘管的操作；③以及心脏导管模型(图2-8-3)。不同模型包括不同的内结构，如静脉系统、心腔等，可以用于练习静脉穿刺、导丝及电极的送入、固定等操作，训练操作直观。不足是相对操作不全面、变化较少且手感与真实操作不同，适合流程和基本操作手法的训练。

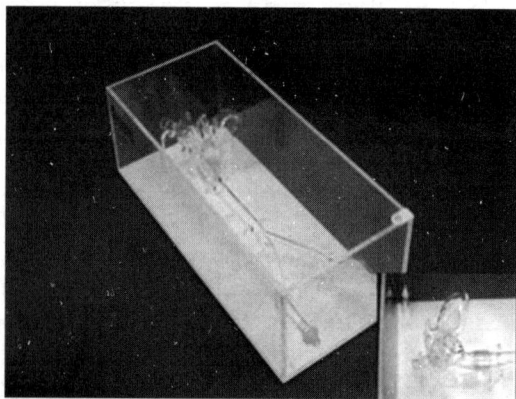

图2-8-1　心脏血管模型

此外，可在模拟导管室中进行训练。模拟导管室完全模拟真实导管室中的设备，对模拟人进行手术操作，可以通过模拟导管机提供实时模拟的透视图像，极大程度上模拟了在真人身上的操作。缺点是成本高，可及性相对较低。

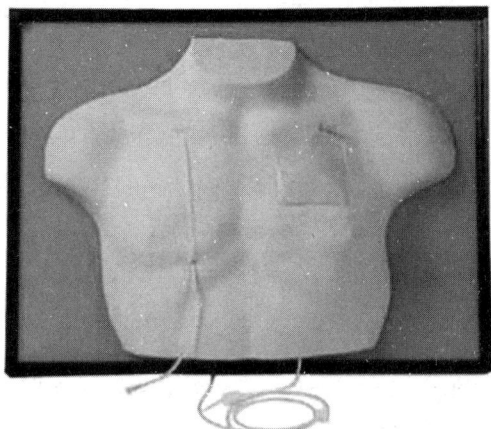

图 2-8-2 中央静脉插管模型

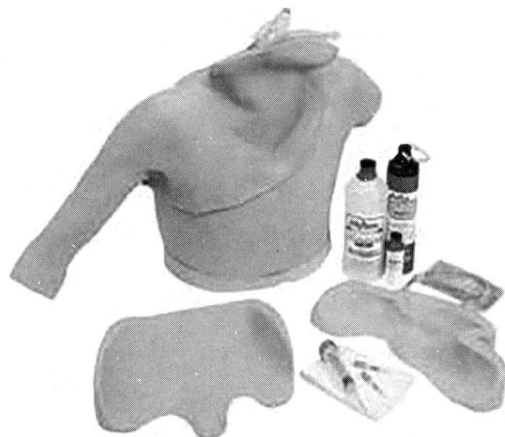

图 2-8-3 心脏导管模型

2. 虚拟训练 心导管虚拟训练器(图 2-8-4)是通过模拟心导管操作环境,使得心导管技术学习过程可视化,并具备可参与性。其采用了人体解剖视觉重现和力反馈技术、触觉反馈系统等,提供模拟的实时透视影像,在使用过程中,可给予相应的触觉反馈,这使得操作更为真实,为学员提供了可以安全有效地进行训练的机会。

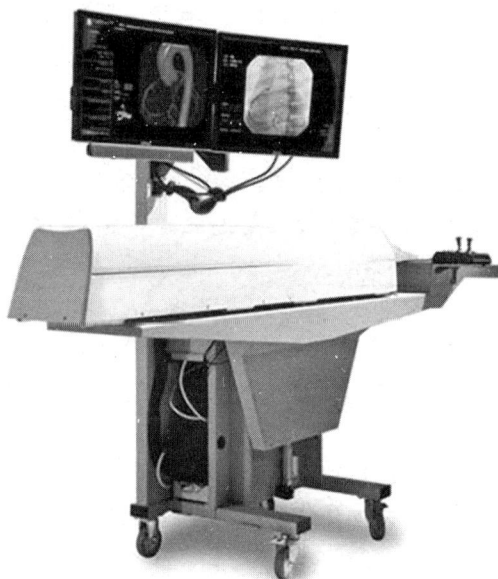

图 2-8-4 心导管虚拟训练系统

3. 其他 心脏起搏器植入还可通过活体动物模型(活体猪)来训练。

六、相关知识测试题

1. 患者,女,59 岁,因"反复晕厥 1 年"就诊。心电图检查发现三度房室传导阻滞,既往有高血压病史,具体用药不详。下一步处理**不恰当**的是

A. 告知心脏起搏器植入术风险,患者签字后完成心脏起搏器植入

B. 测量血压

C. 血常规检查

D. 肾功能检查

E. 凝血常规检查

2. 患者,男,55岁,因"体检发现三度房室传导阻滞"就诊。既往有心房颤动病史,服用华法林并规律监测 INR,现拟为其植入起搏器。下列术前准备中,**不恰当**的是

A. 完善心电图检查

B. 完善血常规、凝血功能、生化等检查

C. 完善心脏超声

D. 继续服用华法林至术前 24 小时

E. 术前 6~8 小时禁食、禁饮

3. 患者,64岁,因"反复晕厥半年"就诊。24 小时动态心电图检查发现频发的窦性停搏,拟通过锁骨下静脉径路为其植入起搏器。心室与心房电极均固定后,术中透视所见电极导线位置形态不应出现的是

A. 电极导线路径为锁骨下静脉 - 上腔静脉 - 右心室 - 右心房

B. 在右前斜位上,心室导线在跨越三尖瓣环前后有一圆滑的反"S"形弧线

C. 在侧位透视时,心室电极导线应向前方

D. 在侧位透视时,心室电极导线应向后方

E. 在侧位透视时,心房电极导线指向前方

4. 患者,女,66岁,因"起搏器囊袋破溃 1 周"就诊。既往有二度Ⅱ型房室传导阻滞,起搏器植入术后 4 年,规律程控。体格检查发现,患者体温 37.9℃,右胸前壁起搏器囊袋破溃,周围皮肤红肿,脉冲发生器外露,囊袋中有黄色黏稠分泌物,导线颜色改变。下列处理措施中,**不适当**的是

A. 可将原导线剪断,取出脉冲发生器、清创并缝合囊袋

B. 对囊袋进行彻底清创,取黄色分泌物送细菌培养 + 药敏试验以指导用药

C. 经验性使用抗生素抗感染

D. 拔除电极导线

E. 待感染控制后在对侧重新植入一套全新的起搏系统

5. 患者,53岁,6个月前行心脏起搏器植入术。下列选项中,在此次就诊中**不是**必须进行的是

A. 详细询问患者植入起搏器前后的症状及改善

B. 一般体格检查,同时需关注囊袋及周围皮肤状态

C. 心电图检查

D. 程控起搏器参数

E. 胸部 X 线片检查

答案:1. A 2. D 3. D 4. A 5. E

（刘启明 陈俊香）

第三章

消化内科技能培训

第一节 胃镜检查术

一、概述

通过胃镜,能顺次、清晰地观察食管、胃、十二指肠球部,甚至十二指肠降部的黏膜状态,而且可以进行活体的病理学和细胞学检查的过程称胃镜检查。自 1868 年,德国医生 Kussmaul 制成硬式胃镜以来,胃镜经历了由硬式至可曲,由纤维至电子的发展历程。随着消化内镜技术的不断发展,各种附件的应用,与计算机及图文处理系统的有机结合,其临床应用也由简单的观察、诊断方法发展成为了现代消化系统疾病诊断、治疗中不可缺少的诊疗手段。随着无痛舒适医疗技术的发展,麻醉下的无痛胃镜检查也已全面开展。

二、胃镜检查操作规范流程

(一) 适应证

1. 有上消化道症状 包括恶心、呕吐、吞咽困难、上腹不适、上腹胀痛、胃灼热及反酸、吞咽不适、呃噫、嗳气、呃逆及不明原因食欲缺乏、体重下降、贫血等,怀疑食管、胃及十二指肠疾病的患者。

2. 急 / 慢性上消化道出血 其病因及部位不明者。

3. 明确病变 其他影像学检查怀疑上消化道病变,需行胃镜检查明确病变部位及性质者。

4. 肿瘤筛查 上消化道肿瘤高危人群或有癌前病变及癌前疾病普查或复查需求者。

5. 内镜随访 癌前病变,如溃疡、萎缩性胃炎等的随访;药物疗效观察或者手术后随访。

6. 胃镜下治疗 如胃内异物、胃息肉、食管贲门狭窄等。

(二) 禁忌证

1. 绝对禁忌证

(1)因严重心肺疾病,如严重心律失常、心肌梗死活动期、重度心力衰竭、哮喘发作期、呼吸衰竭不能平卧,而无法耐受内镜检查者。

(2)食管、胃、十二指肠急性穿孔等危重患者。

（3）休克、昏迷、脑卒中等意识明显障碍者。

（4）精神异常不能配合内镜检查者。

（5）有急性重症咽喉部疾病，胃镜不能插入者。

（6）腐蚀性食管损伤的急性期。

（7）明显的胸主动脉瘤。

2. 相对禁忌证　急性或慢性病急性发作，经治疗可恢复者。

（1）心肺功能不全。

（2）血压偏高患者。

（3）消化道大出血者，血压波动较大或偏低。

（4）出血倾向，血红蛋白低于 50g/L 或 PT 延长 1.5 秒以上。

（5）高度脊柱畸形或巨大消化道憩室。

（三）操作前的准备

1. 患者的准备

（1）为避免交叉感染，应制订合理的消毒措施规范，并根据规范在检查前完善 HBsAg、抗 HCV、抗 HIV 等相关检查。

（2）检查前应禁食 ≥6 小时，禁饮 >2 小时；怀疑有胃排空延缓、梗阻或者不全梗阻症状者，需禁食、禁饮更长时间，必要时应洗胃。

（3）有高血压、冠心病和心律失常者，术前测血压及心电图检查；若发现禁忌证，应暂缓检查。

（4）签署胃镜检查知情同意书。

（5）黏液祛除剂（如链霉蛋白酶）及祛泡剂（如二甲硅油）：有需要时，在检查前 10~30 分钟服用，可清除胃内黏液与气泡，改善胃部视野，提高微小病变的检出率。

（6）1% 盐酸达克罗宁胶浆或 1% 利多卡因胶浆：检查前 5 分钟予含服 10ml，或咽部喷雾麻醉。有条件的医疗单位可在麻醉医生的配合下使用静脉镇静或麻醉，进而提高受检者内镜检查的舒适度。

（7）镇静解痉药：一般患者不必使用。对精神紧张的患者，可在检查前 15 分钟肌内注射或缓慢静脉注射地西泮 10mg；解痉药如山莨菪碱或阿托品，可减少胃蠕动及痉挛以便于观察，使用时需注意其口干、尿潴留等副作用。

（8）检查前应向患者进行充分解释、说明，消除患者的恐惧感，嘱其平静呼吸、不要咽口水，从而避免不必要的恶心反应。

（9）嘱患者松开衣领口及裤带，如有活动性的假牙应取出；嘱轻轻咬住牙垫，左侧卧位躺于检查床上，头部略向前倾，身体放松，双腿屈曲。

2. 物品（器械）的准备

（1）胃镜相关设备正常，包括注气、注水、吸引器正常。

（2）图像采集系统及图文报告系统操作正常。

（3）监护设备、氧气及急救药品准备妥当。

（4）消毒巾垫于患者口侧，消毒巾上放置承接口腔流出的唾液或呕出物的弯盘。

3. 操作者的准备

（1）核对患者信息：包括患者姓名、性别、年龄、主诉。

（2）确认禁食、禁饮时间。

（3）询问患者既往有无高血压，心、肺、脑疾病等病史；有无服用抗血小板药物、抗凝药物（如阿司匹林、氯吡格雷等）的情况；有无出凝血异常疾病史。

（4）无痛胃镜需询问有无麻醉药物过敏史。

（5）查看患者血常规、凝血功能、心电图等检查结果。

（6）明确患者有无胃镜检查禁忌证。

（7）确定患者已签署胃镜检查知情同意书。

（四）操作步骤

1. 进镜方法

（1）操作者用左手持胃镜操作部，右手持胃镜前端约20cm处的硬性部，调节上下弯角钮，使软管部略弯曲，令胃镜纵轴与食管方向一致。胃镜在直视下，经口圈插入口腔，缓缓沿舌背、咽后壁插入食管，内镜前端部通过食管入口后会有"落空感"。

（2）胃镜插入食管后（距门齿15cm），边注气边进入，观察食管腔有无狭窄、黏膜有无溃疡、肿块等其他病变。一般在距门齿40cm左右（38~42cm）可见贲门及齿状线，注气使贲门开放后将胃镜插入胃体。

（3）胃镜通过贲门时，应适当充气后进入胃体，沿胃体小弯侧循腔进镜通过胃体，直达胃窦幽门，观察胃腔有无狭窄，黏膜有无溃疡、肿块等其他病变。进入胃窦后，要使幽门口始终保持在视野的中央，以便推进内镜进入球部；在幽门开放情况下，通过幽门进入十二指肠球部时会有"落空感"。

（4）胃镜进入球部后，沿十二指肠上角进入十二指肠降段，观察十二指肠乳头。

2. 退镜观察

（1）十二指肠降段：胃镜下可见十二指肠降段黏膜为环形皱襞，降段的四壁命名及水平定位均以十二指肠乳头为定位标准。乳头及纵行皱襞所在的一侧为内侧壁，对侧为外侧壁，视野的上、下为前壁和后壁，水平定位以十二指肠乳头为标准，平乳头、乳头下/上数厘米水平。

（2）十二指肠球部：十二指肠上角是球腔入降的转折点，退镜过程中不能太快，需仔细观察球降交界。球部四壁的命名与胃部相同，分为前壁、后壁、小弯及大弯，十二指肠球部的观察中尤其要注意后壁，不要漏诊后壁的溃疡或其他病变。

（3）胃窦：胃窦的观察以幽门为中心。四壁的判定：视野上方为胃角标志的小弯侧，视野下方为大弯侧，视野左、右分别为前、后壁。若小弯无法全部窥视，可将胃镜沿大弯侧反转观察。观察胃窦及幽门时，应在俯视全貌后近距离仔细观察，并需观察幽门开闭运动及是否有十二指肠液返流等功能性改变。

（4）胃角：观察胃角时，在胃窦部用低位反转法，可见两个腔，可见镜身的为胃体腔，可见幽门的为胃窦腔，交界的切迹即为胃角切迹；胃角四壁的判定：视野的左侧为前壁，右侧为后壁，上方为小弯，下方为大弯；成人前后壁间距为5cm左右。胃角的正面观察在胃镜退至胃体中下部时进行。

（5）胃底、贲门部：观察胃底（穹窿部）需进行反转观察，有两种方法：低位反转法和高位反转法（U形反转）。

1）低位反转法：在胃窦反转观察胃角后，胃镜沿胃体腔继续前进，看清胃体小弯侧后再

提拉胃镜至胃底部。四壁的判定:视野的上方为小弯侧,视野的下方为大弯侧,黏液湖在大弯侧,左侧为后壁,右侧为前壁。并回拉镜身使镜面接近贲门,左右旋转观察,不要遗漏镜身后贲门小弯侧,此处为贲门癌的好发部位。

2)高位反转法:在胃镜退至胃体中上部时,向右转动镜身,同时调角钮继续推送胃镜,使镜身在紧贴贲门口处反转,调整角钮观察胃底贲门。此法多用于活检或者治疗时的操作,残胃时候的反转实际上类似于高位反转。

(6)胃体:胃体较大,体腔类似隧道,胃体四壁的判定:视野下方大弯侧为纵向走行(如脑回状的黏膜皱襞),上方小弯为胃角的延续部,视野左右分为胃体前后壁。胃体按与贲门的距离分为胃体上、中、下部三部分,中部又称垂直部,由于其后壁与胃镜面呈切线关系,因而易遗漏病变。

(7)食管、贲门:观察完胃部后,退镜至贲门,正面观察贲门口黏膜和齿状线,需注意观察贲门启闭情况,齿状线是食管黏膜与胃黏膜的分界线,因为呈锯齿状,所以称齿状线。从门齿到食管入口约15cm,到贲门约40cm,食管分为上、中、下三段,食管中段有左心房压迹,并可见搏动运动。关于食管四壁的判定:其定位与胃及十二指肠不同,视野的上方为右侧壁,下方为左侧壁,左侧为前壁,右侧为后壁,但是镜身旋转的时候会发生改变;难以判断的时候可以依据食管内残留的液体来判断,液体潴留侧为左侧壁。食管的三个生理狭窄:第1个狭窄为起始部,环状软骨下缘,即相当第6颈椎下缘平面,距门齿15cm;第2个狭窄位于左主支气管的后方与其交叉处,即第4~5胸椎之间的高度,距门齿约25cm;第3个狭窄为食管通过膈的食管裂孔处,相当于第10胸椎水平,距门齿约40cm。食管的这三个狭窄,是异物易滞留和食管癌的好发部位,应引起注意。

3. 摄片留图　胃镜下应观察管腔的大小、形态、胃壁及皱襞情况;黏膜、黏膜下血管、分泌物性状,以及胃蠕动情况。对可疑部位行摄片、活检、刷取细胞涂片等操作。

(1)食管:通常食管内摄片4张,包括食管上段、中段、下段和齿状线,需四壁均包括在内。

(2)胃底贲门:倒视见贲门内口1张,正视摄片前、后壁各1张。

(3)胃体:通常12张,上、中、下部的前、后壁及大、小弯侧各有1张。

(4)胃角:胃角前、后壁及胃角整体共3张。

(5)胃窦幽门:6张,包括胃窦前、后壁,大、小弯侧,以及胃窦整体、幽门口。

(6)十二指肠球部:球部前、后壁,大、小弯侧,以及球部整体、球降交界处。

(7)十二指肠降部:十二指肠乳头、降部整体(包括四壁)。

(8)病灶的追加拍摄:若发现病灶,则需要通过更多的观察和摄片来了解关于病灶的情况。通常情况下,至少拍摄3张照片:①体现病灶所在部位的远距离照片;②中距离拍摄;③近距离观察。

(五) 并发症及处理

1. 麻醉意外　麻醉胃镜检查过程中可出现误吸、过敏反应、呼吸困难、苏醒延迟等,甚至意识障碍乃至死亡。因此内镜操作过程中必须由专职麻醉医生进行麻醉,避免发生严重的并发症。

预防措施:保持轻柔操作,注气不能过多,术前应询问病史、了解既往病史及药物使用情况。

2. 心、肺、脑血管意外 ①心脏意外，如心绞痛、心肌梗死、心律失常和心搏骤停；②肺部并发症，如低氧血症、呼吸困难；③脑血管意外。

尤其以老年人或原有心、脑、肺疾病的患者容易出现；多由操作时注气过多使冠状动脉血流量减少、操作时间过长、患者耐受度降低等可能引起的心电图异常、血压升高等因素所致。

预防措施：保持轻柔操作，注气不能过多，术前应询问病史；老年人或原有心、脑、肺疾病的患者，应术前测量血压，并完善心电图及肺功能检查。一旦出现心脑血管意外，应立即中止检查，就地组织抢救。

3. 消化道穿孔 可由于活检取材过深或撕拉过度，或在较深的溃疡底部活检引起。也可由于胃镜操作经验不足，特别是对消化道解剖结构不明，或是操作粗暴、动作不熟练，以及存在原发病变等导致；这时穿孔部位通常在咽喉梨状窝、食管入口、幽门口和十二指肠球部前壁等操作胃镜的难点处。

预防措施：保持轻柔操作，循腔进镜，活检时注意深度。一旦发生穿孔，应立即中止检查，可行 X 线透视观察膈下是否有游离气体来判断，必要时可先放胃管并请外科协助处理。

4. 消化道出血 多发生在活检后、内镜治疗或者有凝血机制障碍的患者；也可能因为操作不当由器械引起损伤；或者因注气过多使患者剧烈呕吐后发生贲门黏膜撕裂后出血。

预防措施：保持轻柔操作，注气不能过多，术前应询问病史，有出血倾向或怀疑静脉曲张者，应尽量避免活检；必要时术前检查出凝血时间、血小板计数及凝血酶原时间。活检时一定要保持视野清晰、看清病灶、避开血管；活检结束若发现出血，应及时采取止血措施，包括喷洒冰盐水及去甲肾上腺素溶液、注射 1:10 000 肾上腺素溶液或硬化剂，血管性出血必要时用金属止血夹来止血；一定要观察到出血停止后才能退镜，必要时给予输血及外科协助处理。

5. 感染 操作时反流引起的吸入性肺炎、咽部外伤感染、一过性菌血症，以及器械清洗消毒不彻底引起的医源性感染等。

预防措施：保持轻柔操作，适时抽吸，严格器械清洗消毒。

6. 药物副作用 术前药物过敏引起头晕、恶心、头痛、手指麻木，甚至呼吸困难、血压下降，过敏性休克等。

预防措施：术前仔细询问药物过敏史，出现时应立即给予抗过敏处理。

7. 低血糖反应 因患者长时间禁食、禁饮，会出现心悸、乏力、出汗、饥饿、面色苍白、震颤、恶心呕吐等低血糖反应，较严重的还可有意识模糊、精神失常、肢体瘫痪、大小便失禁、昏睡、昏迷等。

预防措施：术前仔细询问病史，出现相应症状时应立即给予进食进饮，必要时给予高糖治疗。

8. 其他 下颌关节脱臼、喉头痉挛、贲门撕裂综合征、腮腺肿大、支气管哮喘、虚脱、坠床、惊厥、癫痫发作、拔镜困难等；还有因操作时间长、注气过多引起腹内压增高或胃痉挛的情况；非穿孔性气腹等比较少见。

预防措施：保持轻柔操作，注气不能过多，术前仔细询问病史，根据情况给予酌情处理。

(六) 操作注意事项

1. 操作前 需学习有关消化内镜检查的相关理论，包括内镜操作的适应证、禁忌证；熟悉消化道及相关脏器的解剖结构,掌握常见消化道疾病及相关疾病的内镜表现及处理原则,保持轻柔操作,避免暴力进镜。

2. 操作过程中　需循腔进镜,保持视野清晰,如胃腔内仍有黏液附着,需要清洁干净。

3. 观察胃腔的过程中　适当注气,并需要吸气及充气相结合来进行检查,仔细观察,特别是病变好发区,并尽量不留盲区。

4. 活检　需在直视情况下进行靶向活检,并注意向患者交代活检后注意事项。

5. 术后处理　仅行常规胃镜检查而未行活检的患者,术后 2 小时咽喉部无不适感,无明显腹胀、腹痛便可进食,患者最好进食半流质。麻醉胃镜检查术后 24 小时内禁止行驾车、高空作业等危险性操作,并且需要专人陪同;而行活检的患者术后需要禁食 2~3 小时,之后可进食冷流质,1 天后恢复正常饮食。同时需注意观察有无呕血、黑便的情况。

(七) 相关知识

目前临床应用的电子胃镜主要有以下 3 种类型。

1. 普通胃镜　插入部外径 10.0mm 左右,活检钳道孔径为 2.8mm,有效工作长度约为 1 000mm;弯曲部弯曲角度:向上 180°~210°,向下 90°,左右各 90°~100°,视野角 140°;景深 3~100mm。

2. 超细型胃镜　插入部外径 6.0~7.0mm,活检钳道孔径为 2.0mm,其余类同普通型电子胃镜。该类内镜由于镜身细小,适合于老人、儿童及有食管狭窄的患者检查。

3. 手术电子胃镜　其特点是活检钳道孔径较大,便于通过各种治疗器械。其钳道孔径有 1.2mm 及 5.2mm 等数种,并有单孔道、双孔道两类。由于钳道孔径较粗,操作时患者会有不适感。

三、胃镜检查术规范检查表

胃镜检查术规范核查见表 3-1-1;胃镜检查术规范评估见表 3-1-2。

表 3-1-1　胃镜检查术规范核查表

项目	内容	是	部分	否
操作前准备	核对患者信息:包括患者姓名、性别、年龄、主诉			
	询问禁食、禁饮情况			
	询问患者既往有无高血压,心、肺、脑疾病等病史			
	询问有无服用抗血小板药物、抗凝药物(如阿司匹林、氯吡格雷等);有无出凝血异常疾病史;麻醉胃镜需询问有无麻醉药物过敏史			
	查看患者血常规、凝血功能、心电图等检查结果			
	明确患者有无胃镜检查禁忌证			
	确定患者已签署胃镜检查同意书			
	物品(器械)准备:确定胃镜相关设备正常,包括注气、注水、吸引器正常;图像采集系统及图文报告系统操作正常。监护设备、氧气及急救药品准备妥当			

续表

项目	内容	是	部分	否
操作过程	**进镜过程**			
	胃镜顺利通过食管入口			
	按顺序通过食管、齿状线及贲门			
	按顺序通过胃体、胃窦达幽门			
	按顺序通过幽门达球部			
	按顺序通过球部、至十二指肠乳头			
	观察摄片：每个部位均需有取图动作，可听到采图声音提示			
	观察并口述观察所见：十二指肠降部			
	十二指肠球部			
	胃窦、幽门			
	胃角			
	反转观察胃体			
	反转观察胃底、贲门			
	胃体下部			
	胃体中部			
	胃体上部			
	贲门、齿状线			
	食管			
	观察并能准确描述病变情况			
	部位			
	大小			
	形状			
	边缘			
	周围黏膜情况			
	可能诊断			
	鉴别诊断			
	并在病变部位活检			
操作后处置	向患者简要介绍检查情况			
	交代患者术后注意事项，如饮食建议，观察是否有呕血、黑便等情况			

表3-1-2　胃镜检查术规范评估表

项目	好(5分)	一般(3分)	差(1分)
操作过程流畅度			
操作检查熟练度			
人文关怀			

评分标准:

好:操作过程清晰流畅,无卡顿,检查熟练;进镜及退镜方法正确;人文关怀到位,有术前交流、术中安慰及术后饮食及注意事项的交代。

一般:操作过程能整体完成,有卡顿(次数<3);检查进镜及退镜中方法基本正确,胃镜反复触及消化道壁(次数<3);人文关怀不足,但能有部分的术前交流、术中安慰及术后饮食及注意事项的交代。

差:操作过程有卡顿(次数>6),操作粗暴;胃镜反复触及消化道壁(次数≥3次);缺乏人文关怀。

四、常见操作错误及分析

1. 进入食管入口时误入气管　因为食管、气管前后毗邻的解剖关系,患者在插胃管时易紧张、恐惧、不合作,难以配合进行吞咽动作;也可由操作者操作技术欠熟练,未完全对准食管入口处等所致。

2. 操作不规范、粗暴　操作时胃镜反复触及消化道壁、在操作过程中注气过多、右手频繁离开镜身去辅助左手控制胃镜操作部,以及检查中视野频繁偏于消化道腔一侧、观察不完整、操作粗暴等。

3. 活检后不观察出血情况　由于操作者操作欠规范,活检后直接退镜。

五、目前常用训练方法简介

1. 模型训练　目前胃镜训练常用的训练模型有胃镜训练模型、内镜逆行性胰胆管造影术训练模型,以及整体的内镜检查模型(消化内科技能模型)。模型包括食管、胃、十二指肠各部器官,可以操作定位;还可以查看食管、胃、十二指肠黏膜情况,以及学习、查看包括食管静脉曲张、胃息肉、胃溃疡、胃癌早期、十二指肠溃疡、十二指肠癌,共六种病变的情况。优点是可用相对真实的胃镜进行训练,触觉反馈、立体感觉与真实操作相近;不足是相对操作变化较少,仅适合于流程和基本操作手法的训练。

2. 虚拟训练　消化内镜虚拟训练器通过模拟消化内镜操作环境,使得内镜学习过程可视化,并具备可参与性,从而让内镜学员能更好地学习到消化内镜操作技能。目前使用较广泛的虚拟内镜有 GI Mentor Ⅱ 模拟器及 EndoVR 模拟虚拟训练系统,它们均采用了人体解剖视觉重现技术,使模拟器的画面清晰、脏器逼真;还采用了触觉反馈系统,在使用过程中,模拟患者可能给予的相应触觉反馈,这使得操作更为真实,能进一步加深使用者对操作的感觉体会。虚拟内镜模拟器给内镜学员提供了一个安全的教学环境,可以安全、有效地进行全方位训练,提高其方向认知能力、手眼协调能力和操作诊断能力。

3. 其他　胃镜角度钮训练及循腔进镜可以利用自制简易模型,比如用纸箱、卷纸等自制模型,还可以用动物模型(常用猪)来训练。

六、相关知识测试题

1. 患者,女,65岁,因"上腹不适3个月"就诊。既往有心脏病史,具体用药不详。下列处理中,**不恰当**的是
   A. 告知胃镜风险,患者签字后完善检查
   B. 心电图检查
   C. 测量血压
   D. 血常规检查
   E. 凝血常规检查

2. 患者,男,20岁,因"解黑便1次"就诊。下列检查中,对诊断最必要的是
   A. 心电图检查
   B. 大便隐血检查
   C. 告知胃镜风险,患者签字后完善检查
   D. 血常规检查
   E. 测量血压

3. 患者,43岁,胃镜检查后觉心慌、出汗。下列处理中,最有效的是
   A. 测量血压   B. 吸氧   C. 心电图检查
   D. 补充糖水   E. 给予抗过敏治疗

4. 患者,因"误服'厕洁净'1小时"就诊。下列检查中,**不恰当**的是
   A. 心电图检查   B. 胃镜检查   C. 腹部超声检查
   D. 血常规检查   E. 凝血功能检查

5. 患者,53岁,1年前行胃镜下早期癌症ESD术。下列检查中,在此次就诊必须进行的是
   A. 血常规检查   B. 凝血常规检查   C. 心电图检查
   D. 腹部超声检查   E. 胃镜检查

答案:1. A 2. C 3. D 4. B 5. E

(李新华 吴 静)

第二节   肠镜检查术

一、概述

结肠镜检查是目前诊断结肠疾病,特别是结肠癌及癌前病变的首选方法。结肠镜能够清楚地观察结肠黏膜的细微变化,如炎症、糜烂、溃疡、出血、色素沉着、息肉、癌症、血管瘤、憩室等病变。结肠镜插入技术分为2种:①双人操作法;②单人操作法。后者是近年来在国内外被广泛采用的结肠镜检查技术。

单人操作法:对患者进行结肠镜检查过程中,检查者为一个人,左手控制旋钮,来进行送气、水和吸引,同时右手负责插入及旋转内镜;遵照不使肠管过度伸展的原则,通常是一边进行肠管的短缩化,一边插镜。单人操作法历经20余年的实践,不断改进并逐步完善了操作

理论及技巧,操作方法已经成熟;但当单人操作难以完成时,可转为双人操作。随着无痛舒适医疗的发展,麻醉下的无痛肠镜检查也已全面开展。

二、肠镜检查操作规范流程

(一) 适应证

1. 有下消化道症状 原因不明的大便习惯改变、排便疼痛,腹部胀痛、消化道出血、肛门不适等。

2. 明确病变 腹部包块、消瘦或贫血原因不明者;原因不明的低位肠梗阻;转移性腺癌寻找原发病灶者。

3. 明确病变性质 肠腔狭窄、肠息肉、癌肿等病变,须取活检进一步明确病变性质者。

4. 肿瘤筛查 结肠癌高危人群筛查或肠道疾病普查。

5. 内镜随访 溃疡性结肠炎、克罗恩病等疾病的随访,药物疗效观察、内镜下治疗及结直肠手术后随访者。

6. 内镜下治疗 肠道狭窄扩张或支架植入,结肠息肉、早期肿瘤的切除等。

(二) 禁忌证

结肠镜检查绝对禁忌证较少,多为相对禁忌证。患者如有以下情况存在,在充分评估病情并与患者及其家属沟通且充分告知病情后,在做好严密监护和急救准备的情况下,仍可进行检查。

1. 直肠严重狭窄、肛周脓肿、肛裂。

2. 急性重度结肠炎、重度放射性肠炎。

3. 腹腔内广泛粘连者。

4. 癌症晚期伴有腹腔内广泛转移者。

5. 急性弥漫性腹膜炎,怀疑消化道穿孔者。

6. 严重腹水者、妊娠妇女。

7. 严重心肺功能衰竭、严重高血压、脑血管病变、精神异常及昏迷的患者。

(三) 操作前的准备

1. 患者的准备

(1)术前告知,签署知情同意书:向患者说明检查目的及必要性。知情同意书的内容包括:①肠镜检查的目的、操作方法、术前药物及术中操作可能引起的并发症;②操作过程中活检可能引起持续出血或大出血;③因个体差异,可能出现不同程度的不适或疼痛感;④对于服用抗凝药物的患者,告知停药要求及出血风险。

(2)肠道准备:肠道准备的情况很大程度上影响了结肠镜检查的效果,理想的肠道准备应该是保证肠道清洁度高,从而使镜检成功率高、患者痛苦小。理想的肠道准备,应分为饮食准备及清洁肠道2个环节进行。

1)饮食准备:检查前嘱患者进食细软、少渣的半流质及流质食物,避免进食青菜、水果等富含纤维素且不易消化的食物,避免进食颜色较深,可能影响观察的食物;检查当天早晨应禁食,如不耐饥饿者可饮糖水或静脉补充葡萄糖。

2)清洁肠道:肠道清洁的效果不仅取决于药物,患者的饮水情况也应考虑在内;理想的清洁肠道时间不应超过24小时,内镜诊疗最好于口服清洁剂结束后4小时内进行(无痛结肠镜检查建议在 6 小时后进行)。常用肠道准备药物及用法如下。

①聚乙二醇电解质散(polyethylene glycol-electrolyte powder,PEG):目前最受推荐的肠道清洁剂。用法:在内镜检查前 4~6 小时,服用 2 000~3 000ml 的 PEG 等渗溶液,每 10 分钟服用 250ml,2 小时内服完,直至排出清水样便,可以不再继续服用;如排便性状达不到上述要求,可加服 PEG 溶液,对于无法耐受一次性大剂量 PEG 肠道准备的患者,可考虑分次服用的方法。

②硫酸镁:具有饮用水量少、依从性好、价格便宜的优点。用法:在内镜检查前 4~6 小时,硫酸镁 50g 稀释后 1 次性服用,同时饮水量约 2 000ml,大多数患者可以完成充分的肠道准备,建议患者在排出清水样便后,不再继续饮水。特别注意,硫酸镁浓度过高有导致脱水、高镁血症的风险。

③磷酸钠盐:主要成分为磷酸氢二钠和磷酸二氢钠,其作为高渗溶液,可将水分从肠道组织吸收到肠腔中。特点:口服磷酸钠溶液剂的量较少(通常 1 500ml),患者依从性好;腹胀、恶心和呕吐等胃肠道不良反应小;在镁盐、PEG 无效或不可耐受的情况下可选用。用法:建议分 2 次服用,每次间隔 12 小时,可在内镜检查前 1 天 18:00 和内镜检查当天 06:00 各服 1 次;每次标准剂量为 45ml,含磷酸二氢钠 43.2g,磷酸氢二钠 16.2g,用 750ml 水稀释;建议在可耐受的情况下多饮水,直至出现清洁水样便。

(3)检查过程中患者体位:嘱患者左侧卧位,侧躺于检查床上,身体放松,双膝弯曲,双手紧抱双膝紧贴腹部。在检查过程中,根据检查需要更换体位:到达脾曲之前保持左侧卧位;到达脾曲至横结肠中央部时改为右侧卧位;自横结肠中央部至升结肠末段时取左侧卧位;从升结肠末段到盲肠之间时选择左侧卧位或仰卧姿势是最合理的体位。

2. 器械准备　在肠镜诊疗前,调试好内镜设备图像,冷光源是否正常,注气注水是否正常,内旋是否可达正常位置,检查相关诊疗配件如活检、圈套器、染料是否配备,高电设备是否运转正常等。

3. 操作者准备

(1)核对患者信息:包括患者姓名、性别、年龄、主诉;详细了解病史,认真阅读实验室检查结果及影像学检查报告。

(2)检查前应向患者进行充分解释、说明,消除患者恐惧心理,取得患者配合。

(3)了解肠道准备过程中患者饮食状况,肠道准备后的排便以淡黄色透明水样便为佳。

(4)询问患者既往有无高血压,心、肺、脑疾病等病史;有无服用抗血小板药物、抗凝药物(如阿司匹林、氯吡格雷等);有无出凝血异常疾病史。

(5)无痛肠镜需询问有无麻醉药物过敏史。

(6)明确有无禁忌证,对有相对禁忌证的患者,应请相关专科医生进行会诊,协助进行临床监护。

(四)操作步骤

1. 双人操作检查法

(1)检查操作的基本原则:循腔进镜是结肠镜检查的基本原则,也是结肠镜检查安全进行的重要前提。在插镜过程中,要注意观察有无袢圈形成,准确判断肠腔走行,随时调节弯角钮,跟踪肠腔进镜;在脾曲及肝曲等弯曲处,可采用辨明肠腔走行的短距离滑进,避免盲目滑进。在进镜的过程中,适时改变体位。退镜是寻找肠腔、防止袢圈形成、解除袢圈的重要手法。有时视野中呈现一片红色,说明镜端抵在肠壁

结肠镜检查术
(视频)

黏膜上,此时应缓慢退镜,方能看清肠腔。如果继续盲目进镜,则不仅看不到肠腔,而且易形成袢圈,甚至引起穿孔。

(2)识别和消除袢圈

1)识别袢圈的形成:在插镜过程中,可以通过以下几个方面了解肠镜是否形成袢圈:①插镜距离与先端推进的距离不相等;②插镜过程中,先端部不前进,反而自肠腔内向后倒退,当退镜时,先端部反而前进;③先端部缺乏抖动反应。

2)消除袢圈的几种手法:①钩拉法,当镜头越过弯角而不能继续前进时,术者调控弯角钮使镜头保持最大限度的弯角以钩住肠壁,然后缓慢退镜,至头部稍有滑动时为止;此时袢圈解除,肠管被拉直、缩短,然后可继续循腔进镜。②旋镜法,当纤维结肠镜形成大的袢圈时,可在退镜的同时配合旋镜法,尤其是在通过肝曲时。一般旋转的方向取决于袢圈的形式,通常先采用顺时针旋转镜身退镜,若此时镜头先端产生矛盾运动而前进,即可继续后拉镜身,至先端部停止前进,并稍微后退为止;如果顺时针旋转镜身退镜时,先端部随之后退,则改为逆时针旋转镜身退镜。③抖动镜身法:术者通过目镜观察肠腔,同时用右手迅速来回抖动镜身,抖动幅度为进镜 5~10cm,然后退出 3~7cm,如此反复进行,可使肠管缩短、肠腔变直,避免形成袢圈。

3)定向滑进:在结肠锐角弯曲部位,有时虽向各个方向调节弯角钮,但仍然难以看清肠腔,此时应采取短距离的定向滑进。方法:准确判断肠腔走向,并调节角钮使镜端对准肠腔中央,然后小心地沿肠壁的斜坡滑进,多可迅速通过弯曲部,看清肠腔。在滑进过程中,应随时注意观察黏膜的色泽变化。若无明显阻力、视野中肠黏膜颜色正常、向后滑动顺利、患者无不适,可顺利完成定向滑进。如遇阻力增加、黏膜颜色变苍白、血管纹理变模糊且不滑动、患者自觉疼痛时,应停止进镜,并退镜,辨明肠腔走向后再进镜;切忌盲目、暴力进镜,以免发生穿孔等意外。

检查的基本原则是循腔进镜、尽量少注气、循腔滑进、不断进退镜身。除此之外,还应注意以下一些环节:①保持肠镜纵轴成一直线,使手控制镜身的移动能传到肠镜的先端。②持镜身的自由感,在插入的过程中需要不断地确认镜身的自由感,也就是肠镜的先端部是否有随控制镜身的手的移动而移动的感觉,保持镜身的自由感也就是保持肠镜纵轴的短缩状态。③注意解剖结构和标志,大肠内有五处固定点:直肠、乙状结肠和降结肠的交界处、脾曲、肝曲、盲肠,在进镜困难的情况下,可变换体位并配合助手按压腹部来使角度变小,以便于进镜。此外,在拐弯和游离度大的肠段,要注意滑镜太多而未见肠腔时不可贸然进镜,以防止穿孔的发生。④结肠镜下定位方法,检查中可能出现循腔不进或病灶堵塞而中止检查,此时要确定到达的部位,但不能单凭镜管插达的深度或大肠在内镜下的解剖特征来定位,应该据以下 3 方面综合考虑:大肠管腔黏膜在内镜下的形态和解剖特征、结肠镜插入镜身的长度、腹壁上见到透光的位置。

综上所述,进镜的时候一定要轻柔,要在直视下辨别清楚肠腔后,缓慢进镜;并应随时与患者交流,询问有否不适,以免意外发生。

2. 单人操作检查法　因单人操作法在操作上与双人操作法有许多相似之处,故此处仅列出不同之处。

(1)进镜方法:肠镜检查基本持镜的位置应保持在距肛门 20~30cm 的地方,这样能保持镜身成直线,同时有利于获得较好的操作手感,从而能较为轻松地移动内镜的前端。同时这样的操作可以把肛门作为支点,使镜身的先端部能够自由地随意移动,若离肛门太近,则镜身旋转会较为困难。

(2)肠道缩短法:最重要的一点在于随时回拉内镜。如果用力推入内镜,可使肠管结袢,加重患者疼痛感,而且结袢越多,带来的痛苦和操作难度越大,在弯曲处适当地减少肠腔内气体量并回拉内镜,可使锐角转钝化。操作要领:确认肠腔内没有过度充气,然后将内镜回拉数厘米,消除肠管的过度伸展,然后迅速前后移动内镜,通过反复操作使肠管得以收缩套叠在拉直的镜身上。

3. 结肠不同部位的通过方法

(1)直肠乙状结肠(简称"直乙")交界部:患者取左侧卧位,双手抱双膝紧靠腹部。操作者先行肛门指检以检查肛门口,确定无梗阻性病变。让助手右手握镜身,食指按于镜端,与肛口呈斜行方向直接插入。之后立即左手持内镜先端部,右手辅助进镜,双手相距10cm左右。操作者握持肠镜的操纵部,操作上、下、左、右弯角钮及旋转镜身来控制镜端方向,根据提示进退镜身,循腔进镜。达到直肠后可见3条直肠横襞,前进15cm左右后向右旋镜身,并沿肠腔走行方向滑进,即可很容易地通过直乙交界部,进入乙状结肠。

(2)乙状结肠、乙状结肠降结肠(简称"乙降")交界部:乙状结肠与降结肠交界部的肠管呈锐角走行,由于其为游离肠袢进入固定肠袢的固定点,所以通过降乙交界部比较困难。肠镜到达该部后难以找到肠腔,一般可见向左走向急弯的肠管,此时沿该方向滑进10~30cm,即可通过该部,并见呈隧道样肠腔的降结肠。此时若再行进镜操作,通常会出现不前进或反而后退的状况,并导致患者出现剧烈腹痛,其原因是乙状结肠形成"N""P"或"α"形等袢圈,这时需要操作者用钩拉、旋转、翻转等手法使镜身拉直才能继续推进。其中钩拉法是最常用的,对上述3种袢圈均有效,旋转和翻转法则很难知道准确的旋镜方向。采用钩拉法在通过乙降交界部见到降结肠肠腔后,在推进镜身时如出现内镜先端不前进,即可拉退镜身,若见内镜先端不向外退出,相反有时向前进,可以拉直至镜身完全变直,插镜时镜端能轻易循腔前进即可顺利通过降结肠抵达脾曲。

(3)脾曲及横结肠:脾曲是固定的降结肠肠段与游离的横结肠肠段交界处组成的一个固定点。内镜先端部抵达脾曲时,可见顶端黏膜呈浅蓝色,并向左急行弯曲;镜身向左后先端部沿着行走方向滑进通过脾曲。越过脾曲后,立刻看到肠腔呈三角形的横结肠,该处经常出现继续进镜而不前进,甚至后退的现象,说明插镜用的力不能有效地传递到镜端,其原因是乙状结肠重新形成袢圈。这时可用改变体位或腹壁加压的方式来解决,转变体位法即令患者由原来的左侧卧位转变成平卧,甚至右侧卧位,因为这两个体位可使脾曲弯角变钝,插入力容易通过镜身传导至先端部;腹部加压主要是助手按压左下腹部乙状结肠位置,防止乙状结肠袢圈形成,使插入力容易通过镜身传导至内镜先端部。同时将镜子退至脾曲远端降结肠内,使镜身在乙状结肠全部拉直后方能实施,否则拉镜不成功。一旦肠镜通过脾曲20~30cm,则不需要再用上述方法也能很顺利循腔通过横结肠。

(4)肝曲及升结肠:肝曲部可以通过肝脏透过肠管壁显现出来的所谓的"蓝斑"确认。肝曲是游离的横结肠与固定的升结肠交界处的一个固定点。结肠镜通过横结肠下垂的弯曲段后,在接近肝曲时可见肠壁黏膜呈蓝色和肠腔向左的急行弯曲。进镜如出现内镜先端部不前进或反而后退,可能是因为横结肠下垂、肠腔内气体过多或乙状结肠袢圈再次形成,需要助手协助按压腹部,拉退镜身同时多次抽吸肠腔内多余气体,这样可以使内镜先端部向前,接近肠壁黏膜呈蓝色的肝曲,同时向左寻找肠腔,有时也需要向右寻找肠腔。一旦见到三角形的升结肠肠腔,立即插镜即可顺利通过肝曲及升结肠。如反复数多次插入失败,可改用腹壁加压来防止乙状结肠袢圈再次形成,从而顺利通过肝曲及升结肠。

(5)盲肠:通过肝曲之后,多数情况下内镜先端部会出现在升结肠,很快就会抵达盲肠,其标准是必须见到扁平形或乳头形的回盲瓣、扁平圆形或新月形的阑尾口,以及呈"V"或"Y"字形盲肠顶端的皱襞。此时要注意肠腔内不宜过度充气,适当吸引可能更有助于到达或靠近盲肠;让患者使用左侧卧位,会使内镜更容易到达盲肠。到达盲肠后,让患者换成仰卧位,可以使积存在盲肠部分的液体流向升结肠,从而能够清楚地观察盲肠的整体形态。

肠镜在整个插入过程中,判断所通过的解剖部位均应该依视野中所见肠腔形态和黏膜皱襞特征为标准,肠镜插入长度是判断抵达各肠段位置和乙状结肠处是否形成袢圈的重要标志。

(6)回盲瓣:拉直镜身(距肛门 70cm 左右),看清瓣口(口朝侧壁或微朝肛侧),对准进镜,若反复不进,则让助手推挡于盲肠部;若看不见瓣口(多口朝盲端),调头端 ≥90°,从回盲口贴着肠壁退向回盲中部,往往可以挤进瓣口,在逐渐放松头端角度的同时,推进镜身便可进入回肠。

(7)回肠末端:如回肠瓣开口向上直接对镜端视野,即可直接循腔插入,通过回盲瓣进入回肠末端。如开口侧向对镜端视野,先将镜端插抵盲肠,然后后退镜身,镜端弯向开口方向并稍右旋,即可滑进至回肠末端 20~40cm。随着内镜技术的完善,通常要求 90% 以上结肠镜检查达到回肠末端。

4. 退镜观察　退镜观察时间不短于 6 分钟,自回盲部、回盲瓣、升结肠、肝曲、横结肠、脾曲、降结肠、乙状结肠及直肠退回;肠镜下应观察管腔的大小、形态、管壁及皱襞情况;黏膜色泽、光滑度、黏膜下血管、分泌物性状等。

5. 操作中注意事项

(1)送气和吸引:在插入过程中送气过量会使肠腔过度扩张,导致肠管弯曲的部位形成锐角;并且送气过多会引起肠管扩张,给患者带来痛苦,致使肠管缩短操作困难。送气量只要能达到使医生从黏膜皱襞方向判断出肠管走向的程度即可。在操作不顺利时,应该多使用空气抽吸法和向后退镜法,或者用手按压腹部和变换患者体位。

(2)旋转和角度的协调操作:右手旋转(旋转操作)、进退内镜与左手的角度操作之间的协调非常重要。例如,通过直乙和乙降交界部之间的肠管时,就应该将内镜镜身与肛门至左前方乙降交界部之间的肠管轴保持一致,并且在右旋内镜的同时缩短肠管。但不可过分右旋内镜,以免造成偏离肠管轴。

(3)变换体位与手法推压:如果乙降交界部、脾曲、肝曲等部位的弯曲角度都很小,可更换患者的体位,主要是利用重力作用改变肠管的走行方向,使内镜的插入操作顺利进行。更换卧姿对肠管较长且弯曲过度的患者是极为有效的方法之一,肠管过于迂曲、冗长或有肠粘连时,由助手在受检者腹部相应部位进行推顶、按压常能马上顺利通过。然而,这种防袢、解袢的手法是需要丰富的经验、手感积累,常要花费很大力气、很长时间才可能成功。

6. 摄片留图　对可疑部位应摄片。摄片部位为:回肠末端、回盲部、回盲瓣、升结肠、肝曲、横结肠、脾曲、降结肠、乙状结肠及直肠,每个肠段至少摄片 1 张,需四壁均包括在内。

(五) 并发症及处理

部分并发症同胃镜检查,如麻醉意外、消化道穿孔、消化道出血、药物副作用、低血糖反应以及心、肺、脑血管意外等。特殊情况如下。

1. 消化道感染　操作时损伤肛门、加重的痔疮、一过性菌血症、器械清洗消毒不严引起的医源性感染等。

预防措施:保持轻柔操作、适时抽吸、严格进行器械清洗消毒。

2. 消化道穿孔　穿孔部位通常直乙交界处、脾曲、肝曲等操作难点处。

预防措施:保持轻柔操作、循腔进镜、活检时注意深度。一旦发生穿孔,应立即中止检查,可行 X 线透视观察膈下是否有游离气体来判断,必要时请外科医生协助处理。

3. 其他　过度呼吸导致的碱中毒、抽筋、虚脱、坠床、惊厥、癫痫发作、拔镜困难等;还有因操作时间长、注气过多引起的肠内压增高或肠痉挛;非穿孔性气腹等比较少见。

预防措施:保持轻柔操作,注气不能过多,术前仔细询问病史,根据情况给予酌情处理。

(六) 操作结束后注意事项

1. 一般诊断性检查,肠道内气体不多者不需要观察,检查后即可离院或返回病房。如为肠道内积气较多而一时不能排出者,检查后数小时内应少活动、暂勿进食,以避免加重腹胀。

2. 感觉痛苦较重者,可再次行肠镜吸出肠内气体,随后应留院观察,以防意外,疼痛减轻后允许离院;若抽气后不见明显缓解则不能除外穿孔,应立即行立位腹部 X 线透视;如仍不能排除穿孔或可能发生破裂,应留院观察。

3. 术后无不适且未行活检者,可进饮食;术中病情较重或取活检组织者,应少活动,进流质或流质少渣且不产气食物;同时需注意腹痛、便血情况。

(七) 相关知识

目前临床常用的电子肠镜型号中,HQ 代表标准图像及高画质,Q 代表高画质,A 代表可变硬度,I 代表标准长度,H 代表高清,Z 代表光学放大。常用的电子肠镜,如 CF-Q260AI、GIF-HQ290、CF-HQ290I 等。CF-HQ290I 肠镜,具有高清高画质,插入部外径 12.9mm,活检钳孔道外径 3.7mm,弯曲部弯曲角度向上 180°~210°,向下 180°,左右各 160°,视野角 140°,镜深 130mm。蓝激光系统型号有 EGL-590 等。

三、肠镜检查术规范检查表

肠镜检查术规范核查见表 3-2-1;肠镜检查术规范评估见表 3-2-2。

表 3-2-1　肠镜检查术规范核查表

项目	内容	是	部分	否
操作前准备	核对患者信息:包括患者姓名、性别、年龄、主诉及既往相关检查			
	询问禁食、禁饮情况,以及大便情况、女性患者是否经期			
	询问患者既往有无高血压,心、肺、脑疾病等病史			
	询问有无服用抗血小板药物、抗凝药物(如阿司匹林、氯吡格雷等);有无出凝血异常疾病史;麻醉操作需询问有无麻醉药物过敏史			

项目	内容	是	部分	否
操作前准备	查看患者血常规、凝血功能、心电图及既往结果			
	明确患者有无肠镜检查禁忌证			
	确定患者已签署检查知情同意书			
	询问有无特殊病史或传染病病史及接触史			
	物品(器械)准备:确定相关设备正常,包括注气、注水、吸引器正常;图像采集系统及图文报告系统操作正常。监护设备、氧气及急救药品准备妥当			
操作过程	**进镜过程**			
	肠镜顺利插入肛门			
	按顺序通过肛门、直肠及直乙交界处			
	按顺序通过乙状结肠、降结肠,达到脾曲			
	按顺序通过横结肠,达到肝曲			
	按顺序通过升结肠,到达回盲部			
	通过回盲瓣,到达回肠末端			
	观察拍照:按照拍照要求在各个部位均需有取图动作,可听到采图声音提示			
	退镜观察并口述观察所见			
	回肠末端			
	回盲瓣			
	回盲部			
	阑尾开口			
	升结肠			
	肝曲			
	横结肠			
	脾曲			
	降结肠			
	乙状结肠			
	直肠			
	观察并能准确描述病变情况			
	部位			
	大小			
	形状			

续表

项目	内容	是	部分	否
操作过程	边缘			
	周围黏膜情况			
	可能诊断			
	鉴别诊断			
	并在病变部位活检			
操作后处置	向患者简要介绍检查结果			
	交代患者术后注意事项,如饮食建议、胀气明显者应少活动;观察是否有腹胀痛、便血等情况			

表 3-2-2　肠镜检查术规范评估表

项目	好(5分)	一般(3分)	差(1分)
操作过程流畅度			
操作检查熟练度			
人文关怀			

评分标准:

好:操作过程清晰流畅,无卡顿,检查熟练;进镜及退镜方法正确;人文关怀到位,有术前交流、术中安慰及术后饮食及注意事项的交代。

一般:操作过程能整体完成,有卡顿(次数 <3);检查进镜及退镜中方法基本正确,肠镜反复触及消化道壁(次数 <3);人文关怀不足,但能有部分的术前交流、术中安慰及术后饮食及注意事项的交代。

差:操作过程有卡顿(次数 >6);操作粗暴,肠镜反复触及消化道壁(次数 ≥3);缺乏人文关怀。

四、常见操作错误及分析

1. 肠镜插入肛门时误入阴道　因为肛门与阴道毗邻的解剖关系,容易混淆,或患者本身存在直肠阴道瘘。多因病史询问不详细或操作技术欠熟练所致。

2. 腹痛明显或不能忍受　①操作时未遵循"循腔进镜"的原则,镜身反复触及管壁或形成袢;②操作过程中注气过多;③带袢进镜。多由操作者操作技术欠熟练或患者欠合作,以及操作粗暴引起。

3. 活检后不观察出血情况　由于操作者操作欠规范,活检后直接退镜。

五、目前常用训练方法简介

1. 模型训练　目前常用的模型为肠镜训练模型,其与人体结肠的材质非常相似。能模拟消化道解剖结构,训练消化内镜医生的手眼协调能力,学习内镜的基本操作,训练内镜下的深度感和方向感;能模仿插入人体大肠内时肠道蠕动的感觉;可观察管腔内增生性结肠息肉和癌变,可识别良性和恶性病理变化。优点是用相对真实的肠镜进行训练,触觉反馈、立体感觉与真实操作相近；不足是相对操作变化较少，仅适合于流程和基本操作手法的训练。

2. 虚拟训练　消化内镜虚拟训练器与胃镜相似，利用不同的模块训练，通过仿真模拟设备，训练学员检查大肠的整个肠腔，模拟各种难度的病理组合并应用于结直肠和盲肠。

3. 其他　训练方法同胃镜，参见"第三章第一节"。

六、相关知识测试题

1. 患者，女，43岁，行肠镜检查后觉心慌、出冷汗。下列处理中，最有效的是

    A. 测量血压   B. 吸氧   C. 心电图检查

    D. 平躺并嘱咐进食   E. 给予抗过敏治疗

2. 患者，女，70岁，因"反复便秘3年"就诊。近来有咳嗽，既往有心脏病史及高血压病史，具体用药不详，需要完善无痛肠镜检查。下一步处理**不恰当**的是

    A. 告知肠镜检查风险，患者签字后完善检查

    B. 心电图检查

    C. 测量血压

    D. 心脏超声

    E. 凝血常规检查

3. 患者，男，38岁，因"结肠炎性息肉治疗术后复查"就诊。建议完善肠镜检查。下列检查中，对诊断最必要的是

    A. 心电图检查

    B. 大便隐血检查

    C. 告知检查风险，签字后完善检查

    D. 凝血常规检查

    E. 测量血压

4. 患者，男，53岁，3个月前因"乙状结肠侧向生长型息肉"行"肠镜下ESD治疗术"。下列选项中，此次门诊必须复查的是

    A. 血常规检查   B. 凝血常规检查   C. 心电图检查

    D. 腹部B超检查   E. 肠镜检查

5. 某医院消化科新招一批医生，既往未进行过内镜操作及培训。进行胃肠镜操作前，可参加的学习、培训项目是

    A. 胃肠镜训练模型进行训练

    B. 自制简易模型训练角度钮

    C. 离体动物模型

    D. 消化内镜虚拟训练器

    E. 观摩带教医生操作

答案：1. D　2. A　3. C　4. E　5. ABCDE

（徐美华　吴　静　李新华）

第三节 消化道黏膜活检术

一、概述

活检术是活体组织检查术的全称,即指因临床诊断、治疗的需要,从患者体内以切取、钳取或穿刺等方式取出病变组织,并进行病理学检查的技术。人体消化道属于空腔器官,而消化道黏膜位于消化道的最内层,因此消化道黏膜活检术需要借助消化内镜技术来实现。内镜直视下活检是诊断胃肠道疾病常用手段,也是消化内镜检查的一项突出优势。其为内镜诊断提供了病理学依据,对于鉴别良、恶性病变起到了决定性的作用。活检是消化内科常用的取材方法,正确的病理诊断依赖于正确的取材方法选择。活检钳活检为临床应用最为广泛的取材方法之一,本章节重点介绍临床常用的活检钳活检技术。

二、消化道黏膜活检术操作规范流程

(一) 适应证

内镜检查时发现消化道黏膜有异常情况,如黏膜粗糙、色泽改变、表面苔样分泌物、正常黏膜纹消失;或者出现黏膜溃疡、片状浅凹糜烂、息肉、结节、串球状或丘疹状隆起、黏膜受碰撞后易出血,以及胃肠道蠕动减弱或胃肠道壁僵直,一般均需进行活检。

消化道黏膜活检术适用于如下几种情况。

1. 肿瘤确诊　判定消化道肿瘤组织学类型、浸润范围等。
2. 疾病鉴别　消化道良、恶性疾病的鉴别诊断。
3. 病理诊断　消化道良性病变如溃疡、炎症、萎缩、肠上皮化生、息肉等。
4. 感染诊断　幽门螺杆菌感染、其他细菌感染的诊断。

(二) 禁忌证

对于某些患者,消化道黏膜活检可能会引发难以控制的并发症,因此消化道黏膜活检术存在如下禁忌证。

1. 有出血倾向者。
2. 静脉曲张及血管病变,如动静脉畸形、蓝色橡皮疱样痣综合征、毛细血管扩张症,以及出血后裸露血管残端者。
3. 已确诊消化道恶性黑色素瘤患者。

(三) 操作前的准备

1. 患者准备　与相关消化道内镜检查术(胃、肠镜、小肠镜)前准备要求相同。内镜黏膜活检术属低风险内镜操作,术前无须停用阿司匹林、氯吡格雷等抗血小板药物;服用华法林抗凝的患者,应在内镜检查前 1 周检查 INR,如 INR 在治疗范围内则可继续用药,如 INR 超出治疗范围,应减少用药直到 INR 降至治疗范围内;对于使用利伐沙班、达比加群酯等直接口服抗凝药物者,建议检查当天不服药。

2. 器械准备　根据检查类型,准备不同规格的活检钳,并确定活检钳是否正常关闭;准备滤纸及装有甲醛溶液的标本瓶。

3. 操作者的准备　需要双人操作,其他同相关消化道内镜检查术。

（四）操作步骤

1. 进钳 助手选好活检钳后，站在消化内镜操作者的右后侧，操作者接过活检钳后缓慢插入活检口，如遇阻力，切勿猛插，以免损伤器械管道。必要时可在钳头涂一些润滑剂，检钳从活检孔插出约 2.0cm 处活检较为适宜，如为侧视型十二指肠镜，活检钳伸出活检孔后抬起抬钳器方可进入视野。

2. 活检 调整内镜的插入深度和角度，尽量获得病变的正面图像，并使活检钳尽可能垂直指向活检部位；如遇到困难，可通过旋转活检钳手柄和金属螺旋管，使张开的圈与溃疡边缘垂直，用力并确切地夹住组织，最后稍猛一拉，将活检钳拔出活检管道；若为直视镜，应先伸出活检钳，以保证获得最满意的标本且保护好活检口，理想的组织块应当包括黏膜肌层在内，以更好地为病理学诊断提供依据。

当呼吸影响活检时，可令患者暂时屏住呼吸。当病变部有蠕动时，可稍等片刻，待蠕动停止后再活检；若蠕动过于频繁，可肌内注射丁溴东莨菪碱 20mg。

另外，夹取的组织标本要及时放入盛有 10% 甲醛溶液（中性固定液）的小瓶内，并在小瓶的标签上写明患者姓名、瓶号、活检部位与块数。

活检一定要在直视下进行，当血迹或黏液较多掩盖病灶时，要冲洗或吸引至能看清病灶及活检钳时再钳取。同时一定要避开血管和出血灶，以免引起或加重出血。一般也不要在溃疡中心最深处活检，以防穿孔。

3. 染色 为了进一步提高消化道黏膜活检阳性率，必要时可进行染色。通过染色，黏膜表面的细小凹凸变化、隆起灶病变表面的性状、起始部的形态，凹陷性病变的溃疡边缘黏膜，特别是结肠息肉腺体开口等都能更清楚地显现出来，这对于鉴别良、恶性病变具有重要意义。

4. 针对不同部位、不同消化系统疾病的病理取材

（1）食管：对于具有典型的食管反流症状但内镜检查阴性的患者，行食管下端黏膜活检可能会发现诸如乳头伸长、基底细胞增生，以及细胞间隙增宽等食管炎症的微小变化；如怀疑嗜酸细胞性食管炎，则需在近端食管及远端食管各行 1~2 次活检；病毒性食管炎需在病灶的边缘及基底部行多次活检。标本除了行标准组织学检测外，还需行免疫组化检查，必要时行病毒培养及聚合酶链检测；对于念珠菌感染型食管炎，细胞刷检要优于活检。

（2）胃及十二指肠：2017 年中华医学会《中国慢性胃炎共识意见》中，取材块数和部位由内镜医生根据需要决定，一般取 2~5 块，如取 5 块，则胃窦的 2 块取自距幽门 2~3cm 处的大弯侧和小弯侧；胃体取距幽门 8cm 的大弯（胃体大弯中部）和距胃角近侧 4cm 的小弯，以及胃角各 1 块。对可能或肯定存在的病灶应另取材，并行幽门螺杆菌的检测。

用于科研的标本按照新悉尼系统要求取 5 块活检。

单个胃息肉需行病理活检，直径 ≥1cm 的胃底腺息肉或直径 >0.5cm 的增生性息肉，活检后需行息肉切除；而对于所有腺瘤性息肉，不管大小均应切除；对于多发胃息肉，可选择其中最大的行息肉切除，然后根据病理活检的结果进行相应处理。

乳糜泻病灶可能局限在十二指肠球部，因此对临床怀疑乳糜泻者，推荐应在十二指肠球部及降段用标准活检钳行 1~6 次活检；虽然内镜下发现黏膜异常处会考虑优先活检，但有时病灶可被正常黏膜所覆盖，因此多点活检对诊断乳糜泻非常重要。

（3）空回肠及结肠：对于炎症性肠病，需在病变和正常黏膜处多点取材，从盲肠至直肠（包括回肠末端）每隔 10~20cm 黏膜活检 1~2 次。原则上在炎症受累区域多点取材，对于溃

疡病灶,应在溃疡基底、边缘、周围黏膜,以及溃疡之间多点活检。

（五）并发症及处理

内镜下活检一般来说是比较安全的,活检时患者可能有轻度"虫咬感",除非延长检查时间,否则一般并不增加患者痛苦。但若不按规程操作,或者操作时视野不清,则可能发生如下并发症。

1. 消化道出血 每次活检都会引起少量渗血,但活检后通常会自行停止;如在出血部位活检,或食管胃底静脉曲张误取血管,或者患者存在出血性疾病及凝血功能障碍,可发生出血。出血量多时可引起黑便或呕血。

预防措施:术前应询问患者病史,口服华法林者应提前 1 周检查凝血功能并评估出血风险;术前检查出凝血时间、血小板计数及凝血酶原时间等,有出血倾向或静脉曲张可疑者,应尽量避免活检。活检时一定要保持视野清晰,要看清病灶、避开血管,活检结束若发现出血,要及时采取止血措施,包括喷洒冰盐水、去甲肾上腺素溶液,注射 1:10 000 肾上腺素溶液或硬化剂,血管性出血必要时可用金属止血夹或钛夹止血;一定要观察到出血停止后才能退镜。如术后发生出血,按照消化道出血相关原则及方法处理。

2. 消化道穿孔 发生原因主要为活检取材过深或撕拉过甚,或者在较深的溃疡底部进行活检。一旦发生穿孔,应立即中止检查,可行 X 线透视观察膈下是否有游离气体来判断;应使用金属止血夹夹闭穿孔处并放置胃管,禁食 24~48 小时。若能早期发现,经上述处理后一般均可康复。

3. 消化道感染 正常人咽喉部及消化道均有细菌存在:如乙型肝炎患者血液、唾液及胃液内均能检测出 HBsAg,可导致消化道感染;胃幽门螺杆菌等也可引起感染。活检钳是损伤胃肠道黏膜的器械,其杆部又是弹簧式环绕结构,因此活检时有可能引起交叉感染,导致菌血症或传播乙型肝炎病毒和幽门螺杆菌、艾滋病毒等。据报道,经内镜检查传播的最常见病原菌为沙门菌、假单胞菌,以及分支杆菌。

预防措施:严格按照内镜洗消标准流程进行内镜的清洗消毒,内镜洗消条件较差的机构,检查前均应对患者抽血检查肝功及肝炎标志物。每例患者检查后都应对内镜和活检钳进行彻底清洗和消毒。HBsAg 阳性者使用专门内镜和活检钳,并在检查后用戊二醛及环氧乙烷进行消毒。

（六）操作注意事项

1. 活检钳选择 上消化道黏膜活检一般于内镜检查完毕前进行,全面检查后,根据不同病灶及部位来选择不同的活检钳;下消化道黏膜在发现病变时即可活检。目前活检钳已达几十种类型,不同类型的活检钳适合消化管的不同部位和不同病变:①一般性活检可用普通活检钳;②如需保持活检标本的完整性,不受挤压破坏,可选用钳瓣有窗孔的活检钳;③如遇在侧壁上易滑动的部位或息肉样病变,可选用钳中间带针的活检钳;④如遇较硬肿瘤,可使用带牙的嘴形活检钳;⑤如遇严重狭窄,内镜不能通过时,则可选用向一侧开放的活检钳。

2. 活检原则

（1）选择性活检,第一块标本要尽量准确,发现病变后,首先应仔细观察其全貌,选择病变最显著、最典型或最可疑的部位作为第一处活检的取材部位,尤其当病变尚处于早期,病变组织范围很小时更应注意这一点,以免因出血导致病变被掩盖。

（2）标本要足够大,深度以达到黏膜肌层为佳。

（3）针对不同的病变，要选择不同的活检部位，若选择恰当，可大大提高活检的阳性率，否则往往会造成假阴性。①一般隆起性病灶，应重点于隆起顶端取材，其次也要在基底部取材；②顶部有糜烂溃疡的病变，应在糜烂或溃疡边缘取材；③对于黏膜下肿瘤，由于表面会覆盖正常黏膜，必要时可使用高频电烧灼法在肿瘤表面制造一个人工溃疡，然后再进行活检，或者使用可旋转或大钳瓣的活检钳进行"深凿式"活检；④浅凹陷性病变主要在基底部取材，有围堤的溃疡应在围堤内缘四周取材。

活检时还应注意要不集中在一处，分散取材，这样获得阳性结果的机会较多。有时临床上为了进一步研究某一疾病的性质、分布、范围及程度，还可采用多处定位活检法，每一块标本最好分开保存，标上不同的编号，并附上草图以对应不同的活检部位。

（4）在不同部位进行活检时，根据部位高低，先在低处活检，后在高处活检，这样可避免血液流至低处遮盖病灶。

3. 术后处理

（1）饮食：活检1小时后方可饮凉水（避免温、热水），2小时后方可进食。活检当天应进食较凉且软烂易消化的食物，避免进食热、硬及刺激性的食物，如蔬菜、水果、肉类及辛辣的食物等；禁止饮酒、喝浓茶和浓咖啡。

（2）注意事项：活检术后应注意询问和观察患者的症状体征，如是否有黑便、血便、呕血、腹痛等，以便早期发现术后出血、穿孔等情况。必要时可应用质子泵抑制剂、止血药及止血夹等预防消化道出血及穿孔。

（七）相关知识

根据原卫生部颁布的《内镜清洗消毒技术操作规范（2004年版）》规定，活检钳应无菌，必须"一用一灭菌"。一次性活检钳是无菌产品，一人一钳，用完销毁，杜绝交叉感染。

活检钳由钳头、外管、手柄、滑环和手环组成，钳头和外观采用不锈钢材料制成，其他采用ABS材料制成。产品应能承受50N的静态拉力，且持续10秒各部分不能有松脱现象；产品钳头硬度、粗糙度、耐腐蚀性等性能应符合国家规定；产品应无菌，环氧乙烷残留应不大于$10\mu g/g$。活检钳主要有以下几种（图3-3-1）。

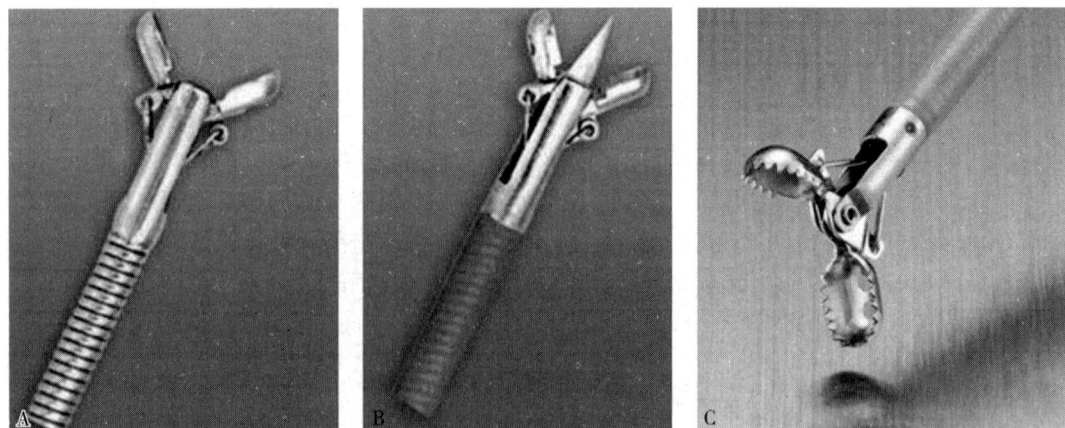

图3-3-1 活检钳分类

A. 临床常用活检钳；B. 带固定刺钳，用于易滑脱组织活检，但不适用于壁较薄组织（如食管）；

C. 大口径活检钳，用以钳夹获取大块组织。

三、消化道黏膜活检术规范检查表

消化道黏膜活检术规范核查见表 3-3-1；消化道黏膜活检术规范评估见表 3-3-2。

表 3-3-1 消化道黏膜活检术规范核查表

项目	内容	是	部分	否
操作前准备	核对患者信息,包括:患者姓名、性别、年龄			
	询问有无服用抗血小板药物、抗凝药物(如阿司匹林、氯吡格雷等);有无出凝血异常疾病史			
	确定患者已签署检查知情同意书			
	查看患者血常规、凝血功能检查结果			
	明确患者有无检查禁忌证			
	询问有无特殊病史或传染病病史			
	物品(器械)准备:确定活检钳是否正常关闭;图像采集系统是否正常			
操作过程	**操作过程**			
	助手应站在内镜操作者的右后方,特殊情况可调整			
	配合内镜操作者顺利插入活检钳			
	准确对应病变部位			
	按照内镜操作者指令开闭活检钳			
	迅速钳取组织后拍照、退出			
	标本处理			
	术后标本拍照并保存至标本瓶中			
	退镜观察无进一步处理方可结束			
操作后处置	向患者及家属简要介绍检查结果			
	展示活检标本			
	嘱送至病理科进行检查并签字			
	交代患者术后注意事项,观察是否有呕血、血便及腹痛等情况			

表 3-3-2 消化道黏膜活检术规范评估表

项目	好(5分)	一般(3分)	差(1分)
操作过程流畅度			
操作检查熟练度			
人文关怀			

评分标准:

好:操作过程清晰流畅,活检方法正确;人文关怀到位,有术后饮食及注意事项的交代。

一般:操作过程能整体完成,活检方法基本正确;人文关怀不足,术后饮食及注意事项的交代欠完整。

差:操作过程操作粗暴,活检方法不正确,活检多次无黏膜组织;缺乏人文关怀。

四、常见操作错误及分析

1. 操作时操作者或助手站错位置,导致不便于内镜操作,且未能根据消化道病变部位进行调整。

2. 患者与医生配合欠佳,活检未取到黏膜组织。

3. 活检时动作粗暴,导致出血或穿孔。

4. 取出标本后未及时装入标本瓶,或这标本瓶标签标注不完整或错误。

五、目前常用训练方法简介

训练方法与消化道内镜检查训练相同,在检查的同时进行活检训练操作训练。通过消化道内镜模型训练,可观察管腔内黏膜病变,并可以进行活检训练,简单易操作。消化内镜虚拟训练器可以通过不同模块进行活检训练。也可使用动物消化道黏膜进行活检训练。

六、相关知识测试题

1. 患者,女,70岁,因反"复便秘3年"就诊。肠镜检查发现乙状结肠2处大小约0.8cm×1.0cm亚蒂息肉。患者既往有心脏病史及高血压病史,具体用药不详。为明确诊断,下一步最需要了解的患者信息是

  A. 家族史　　　　　　　B. 心电图检查结果　　　　　C. 血压

  D. 心脏超声检查结果　　E. 凝血常规检查结果

2. 患者,男,38岁,因"结肠炎性息肉治疗术后复查"就诊,完善肠镜检查,再次发现黏膜病变。此时最合适的处理是

  A. 进行黏膜活检钳活检　B. 大便隐血检查　　　　　C. 告知检查风险

  D. 直接内镜下治疗　　　E. 测量血压

3. 患者,男,55岁,因"外院怀疑'皮革胃'"要求来本院确诊。此次术前检查必须进行的是

  A. 血常规检查　　　　　B. 凝血常规检查　　　　　C. 心电图检查

  D. 腹部超声检查　　　　E. 进行"深凿式"活检

4. 下列针对消化道黏膜活检的说法中,正确的是

  A. 选择性活检的第一块标本要尽量准确

  B. 活检标本深度以达到黏膜肌层为佳

  C. 隆起性病灶在其顶部(充血、糜烂等)及基底部(糜烂、凹凸不平、色泽改变等)进行活检取材

  D. 平坦性病变应在周边、中央,以及黏膜皱襞中断处活检

  E. 溃疡性病变应在边缘黏膜隆起处活检,避开坏死组织

5. 活检钳活检术如不按规程操作,可能发生的并发症有

  A. 感染　　　　　　　　B. 病变残留　　　　　　　C. 出血

  D. 穿孔　　　　　　　　E. 溃疡发生

答案:1. E　2. AC　3. E　4. ABCDE　5. ACD

(徐美华　吴　静　李新华)

第四节　内镜超声检查术

一、概述

内镜超声检查术（endoscopic ultrasonography，EUS）是将微型高频超声探头安装在内镜顶端，检查时既能通过内镜直接观察腔内形态，又能进行实时超声扫描，以获得消化道各层的组织学特征及周围邻近脏器的超声图像，从而进一步提高内镜和超声的诊断水平的一种方法。与普通超声相比，由于插入的探头更接近病变处，使声路更短而声衰减更小，并采用高频技术，可明显提高图像分辨率，从而能发现微小病灶。目前，超声内镜已广泛用于消化道及胆胰病变的诊断及治疗。消化系统腔内超声主要包括经消化道管腔（食管、胃、十二指肠、结肠和直肠）、胆管、胰管、壶腹和腹腔进行的直视下和非直视下超声扫查。

二、超声内镜检查操作规范流程

（一）适应证

1. 协助诊断　消化道可疑癌变的诊断，黏膜下肿瘤的诊断及性质判断：如平滑肌瘤、间质瘤、脂肪瘤等；纵隔病变的诊断及性质判断；判断消化管壁外压迫性病变的起源及性质。

2. 判断程度　判断已确诊癌病灶浸润深度、周围淋巴结有无转移及与周围器官的关系；消化性溃疡良恶性鉴别及良性溃疡的分期，消化道恶性肿瘤的肿瘤淋巴结转移（tumor node metastasis，TNM）分期。

3. 胰胆病变诊断　胰腺病变，如慢性胰腺炎，胰腺肿瘤；胆道系统疾病，如胆总管结石、胆道肿瘤。

4. 观察疗效　判断食管静脉曲张程度与栓塞治疗的疗效。

5. 引导穿刺活检　经内镜超声引导下行腹腔病变穿刺活检术，如胰腺肿瘤、腹腔淋巴结穿刺活检术。

（二）禁忌证

超声胃镜、肠镜的禁忌证与普通胃镜、肠镜检查相同。

（三）操作前的准备

准备超声内镜相关设备，包括超声探头、注气、注水、吸引器、超声系统正常外；其余超声胃镜的准备与胃镜检查准备，超声肠镜的准备同肠镜检查准备。

（四）操作步骤

1. 超声探查方法

（1）直接接触法：在不充盈水囊情况下，探头直接接触黏膜进行扫查，凸型线阵式超声内镜有时应用此法。探头紧贴组织，使探头与组织间气体屏障消失，适用于病变较大处或消化道周围器官的探查。使用该法时，应避免用力过度，以防探头对组织造成的压力过大而影响管壁结构的观察。

（2）水浸法：向消化管腔内注入无气水，使病变处浸没在水中，探头在水中靠近病变处并探查。有些部位需要改变体位才能浸没在水中（图3-4-1，见文末彩色插图）。在食管、胃窦、胃角、贲门小弯侧、十二指肠等部位，水难以积聚，病灶不易被浸没在水中，但应尽量避免一次性注入大量无气水，以免造成误吸。一般注入300~500ml无气水，然后进行吸引，将消化管腔内的气体抽尽，同时可结合体位改变，有利于病灶浸没在水中。

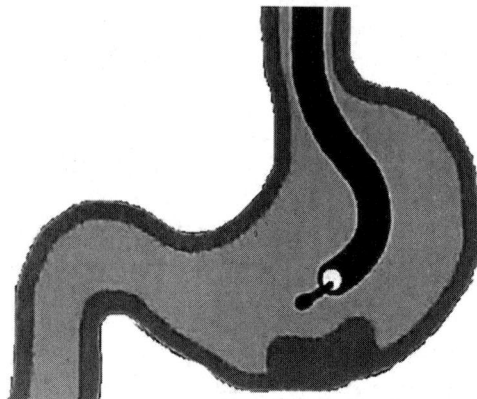

（3）水囊法：经注水管道向探头外水囊内注入3~5ml无气水，使其接触消化道壁以显示壁的层次及其外侧相应的器官。该方法可根据需要来调节注入水囊内的水量，适合于几乎所有病变的检查（图3-4-2，见文末彩色插图）。需要注意的是，采用水囊法时，若水量过多导致压力过大，会使超声内镜检查时管壁结构层次发生变化。

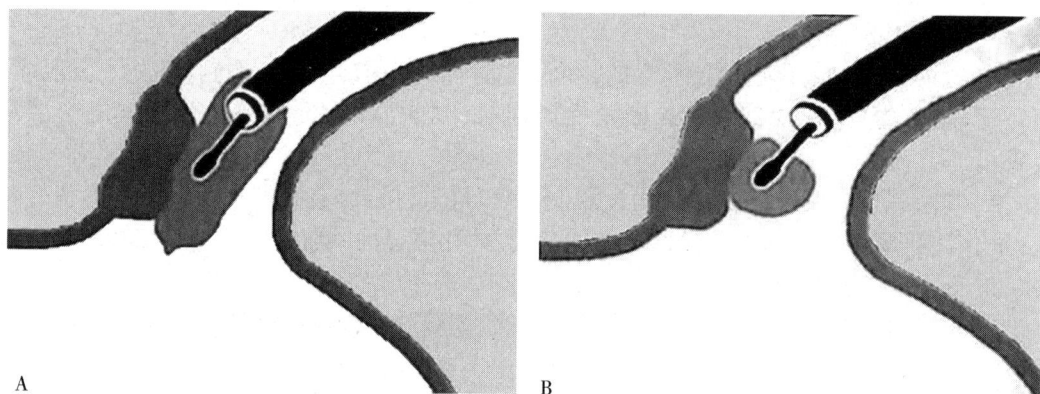

图3-4-1　水浸法

A

B

图3-4-2　水囊法
A.水囊裹住内镜前端；B.自带水囊的超声探头。

（4）水囊法加浸泡法：超声内镜插至检查部位后，先充盈水囊，吸出腔内空气，再注入无气水300~500ml；此时，由于水囊的阻塞作用，注入管腔的无气水不易流失，管腔内气体的干扰也较小，从而使得到的声像图更为清晰（图3-4-3，见文末彩色插图）。该方法常用于食管、胃底、胃体中上部、十二指肠及周围邻近脏器的检查。由于食管、十二指肠蠕动较快，检查中也可不断补充注水。

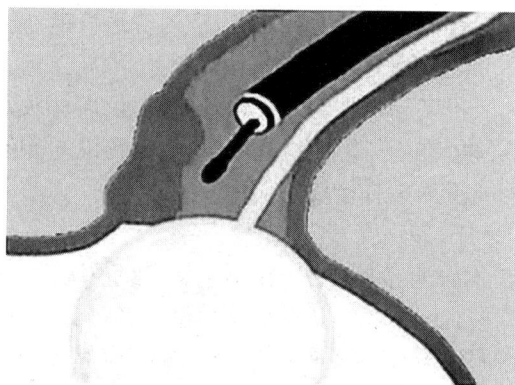

2. 上消化道EUS　超声内镜顺利通过咽喉部是检查成功的关键。因超声内镜前端硬性部较长、外径较粗，因而插入难度较普通

图3-4-3　水囊法加浸泡法

胃镜更大。为能够一次插入成功,当术者插镜至咽喉部时,可将患者下颌轻轻往上抬,使咽部与食管呈一直线,从而便于插入。也可嘱患者咽口水、做吞咽动作。

(1)食管:先插镜至胃腔,然后退镜至食管腔,边退镜边观察食管壁内病变、壁外占位及纵隔淋巴结。对于食管左侧壁及后壁的病变,当镜端距其太近时,反而无法观察到,此时可适当退镜,再一次明确病变位置后,将超声内镜靠近,吸引食管内的空气,通过水浸法或水囊法,开始超声观察。

检查前可先将内镜进镜至病灶近端,充盈内镜水囊,再注水充盈食管腔,此时由于水囊膨胀阻断食管腔,能够有效防治水反流与误吸的发生,该方法仅适合于食管病变。另一种适合探查食管病灶的方法为:超声内镜检查前先插入带有水囊的导管至胃底部、充盈水囊并牵拉以堵塞贲门,再插入内镜、向食管腔内注水,然后行超声探查。扫描到病变时,应记录病变距门齿的距离、起源层次、内部回声性质、边界、大小、界限。通常超声探头与病变距离应保持在1~2cm,最佳位置为病变刚好在内镜视野前斜方40°~50°,与超声探头相距2cm左右。

对浅表或直径1cm左右的食管局灶性病变,主要通过水浸法进行超声扫描,此时应用频率为12MHz或20MHz;水囊过大会压迫食管壁,使浅表病变及管壁结构显示不清,故不推荐。对于较大的食管病变,可通过水囊法,并应用频率5MHz或7.5MHz来显示整体图像。由于食管癌淋巴结转移时可出现"跳跃式"现象,故需应用5MHz或7.5MHz的频率扫描食管全段。食管壁在超声下可见5层结构,由内至外:第1层为薄的高回声层,代表浅表黏膜层;第2层为低回声层,相当于黏膜肌层;第3层高回声层,相当于黏膜下层;第4层为低回声层,代表固有肌层;第5层高回声层,相当于外膜。

(2)纵隔:将超声内镜送至食管下端,此时探头通常在患者左侧,可适当抽出食管内气体,在水囊中注入5ml水,然后左右旋转镜身,寻找到无回声、平行于食管长轴的胸主动脉。在胸主动脉处向右旋转镜身,可以相继观察到左肺、左心房、右肺、奇静脉及脊柱。从胸主动脉向左旋转,使探头沿食管右壁从后向前移动,可见搏动的左心房、二尖瓣及左心室,进一步右旋退镜,可见左心室流出道及主动脉瓣。继续退镜,显示隆突下区,此处左心房或上肺静脉的头侧可显示右肺动脉,呈一类圆形切面,此为隆突下淋巴结细针穿刺的重要部位。继续退镜,显示呈无回声、圆形的主动脉弓,在主动脉弓水平旋转镜身,可使肺动脉及主动脉弓同时显影,肺动脉及主动脉之间的区域称为主动脉-肺动脉窗(aortopulmonary window,A-P window),此为纵隔淋巴结细针穿刺区域。此时,稍退镜可显示主动脉弓向上分出的左颈总动脉及其深侧的左头臂静脉。扫描到病变时,应记录病变距门齿的距离、起源层次、内部回声性质、边界、大小、界限及与周围组织的关系。

(3)胃:将超声内镜前端进至胃窦近幽门口,然后向球囊内注水,并持续吸引来排出胃腔内空气,当抽尽胃内空气后,尽量保持球囊于胃腔中央,缓慢退镜。观察顺序同普通内镜检查。明确胃病变位置后,吸尽胃内的空气,通常选择水浸法,通过注入无气水,使胃腔充满或水浸没病灶后,开始超声观察;少数情况下使用水囊法。如需观察胃整体结构或胃腔全周,至少需注入500ml无气水;对于局限性病变,可注入100~200ml无气水,只要病变处被水淹盖即可。变换体位可以帮助操作者检查一些特殊部位,右侧卧位可使胃窦显示良好,仰卧位对观察前壁更有利,而俯卧位有利于对后壁以及胰腺进行检查。操作时,应注意将探头垂直于胃壁及病变处。超声下胃壁结构同样分为5层,相比于食管,胃表面黏液多,因此其最内层高回声较明显;胃浆膜下有较多脂肪组织,而食管外膜下几乎没有脂肪。

（4）十二指肠：超声内镜送至十二指肠降部的十二指肠乳头位置处，吸尽十二指肠腔内气体，选择水囊法加浸泡法，先向水囊内注入无气水 3~5ml，然后通过内镜活检孔向十二指肠腔内再注入适量无气水，即可进行超声扫描。先扫查十二指肠乳头附近结构，逐步退镜至十二指肠球部，球部扫查后，吸出水囊内无气水，再退回至胃部。由于十二指肠蠕动快，储水能力差，故检查中需不断注水，因此使用小探头对十二指肠进行扫描时，最好使用治疗内镜或双管道内镜；也可使用气囊堵塞球腔注水法，即在内镜顶端 5cm 处置入气囊，检查时，在吸出肠内气体后，向气囊内注入 20~50ml 气体，使之膨胀而堵塞肠腔，接着用水浸法超声观察病变处。正常十二指肠壁的层次与食管、胃大体相同。

在观察十二指肠乳头部时，同时可扫描到壶腹部。由于超声内镜探头较长且为斜视镜，故该处的观察难度较大。操作时水囊少量注水，同时腔内灌注一定量无气水，避免空气影响的同时充分展开十二指肠腔，以利于病变的充分显露及与周围正常结构之间的比对；另外还需了解壶腹区有无低回声团块及正常壶腹部结构有无破坏，观察胆总管、主胰管有无扩张，内部有无异常回声，胰腺实质有无改变以及区域淋巴结有无肿大。

3. 胰腺与胆管 EUS

（1）胰腺：胰腺的检查分为胃内及十二指肠内扫查 2 部分。

1）胃内扫查：自齿状线开始，将主动脉（圆形结构）置于屏幕下方 6 点钟的方向，逐渐进镜，待其第一个分支（腹腔动脉干）出现，再轻微进镜，可见其分出脾动脉和肝动脉，此分支处可看到胰腺组织，在胰腺深处还可看到门静脉汇合处。看到胰腺组织后，逆时针、顺时针旋转内镜并辅以旋钮及推拉，可看到胰腺颈部、体部和尾部。在顺时针旋转缓慢退镜时，可看到下方的左肾及右侧的脾脏，其间就是胰腺尾部。反向旋转缓慢进境可将胰体显示。上述动作反复数次直至认为胰腺体尾部观察满意为止。

2）十二指肠内扫查：自十二指肠降部开始，首先寻找标志性结构，即上方的下腔静脉、腹主动脉及脊柱横断面，对侧的肠系膜上动脉及胰腺钩突部，右下方为右肾。此处首先可看到粗大的主动脉，初始呈纵行走行，后逐渐呈圆形结构。在主动脉右侧即为胰腺钩突，一般将主动脉置于 7 点钟的位置，胰腺就在 6 点钟的位置，然后缓慢退镜观察。逐渐退镜至十二指肠球部顶端，球囊注水至球内无气时开始观察，首先找到肝脏，并将其置于屏幕的左上方，胰头在 6 点钟方向。在此处可见到 4 个标志：①纵行向下十二指肠壁的固有肌层；②胆总管，沿十二指肠壁紧贴探头走向肝脏，走行与门静脉类似，呈无回声的管状结构，其管壁可分出 3 层回声；③胰管，有时胰管与胆管不能在一个平面出现，需将内镜轻推以显示胰管；④门静脉，位于屏幕左侧的最大管状结构。在此应推拉镜头、使其进行不同方向旋转运动等，以显示上述结构。

正常胰腺实质呈均匀点状回声，对比肝回声略粗大。主胰管呈管状结构，最大内径 ≤3mm，通常主胰管内径为 2mm，在胰头部平均为 3mm，体部平均 2.1mm，体尾交界处平均 1.6mm。

（2）胆道：内镜送入十二指肠乳头平面，从肝侧开始观察，将肝定位于屏幕左上部，退镜对左、右胆管的分支部进行观察，尽量避免混进空气而干扰超声声像。观察时调节内镜与乳头的距离、插入角度，保持探头位于管腔中心。确认右肝动脉交叉的胆管及胆囊管的分支部，扫描出右肝动脉更外侧的门静脉。随着沿胆管走行的门静脉，观察胆管周围的胰腺实质，扫描出下部胆管。因主胰管靠近胆管，需稍退镜以观察乳头部。观察时需注意胆管走行、管腔内径、管壁厚度、管壁内有无异常占位，以及与胆管毗邻的血管、淋巴结和脏器情况。

目前认为,正常成人的肝外胆管上段内径 >8mm 为扩张,6~8mm 为可疑扩张;老年人的肝外胆管上段内径 >10mm 为扩张。胆总管壁全层厚度一般不超过 1mm;胆管壁由内向外以"强回声→低回声→强回声"分为 3 层,内侧强回声为黏膜层,中层低回声为纤维肌层及外筋膜,外层强回声为浆膜下脂肪组织层。

4. 下消化道 EUS

(1)结肠:内镜插入方法与普通肠镜相同,插入时受检者取左侧卧位,进至脾区使内镜变直后,改为仰卧位,回盲部及升结肠扫查时,体位略偏左前斜位。结肠检查时常混合使用水囊法及水浸法,为获得清晰超声声像图,必须将病灶完全浸于无气水中,因此需根据病灶位置调整患者体位。对正常肠腔外结构的掌握有利于快速定位:乙状结肠外可见膀胱底部、髂内血管及左侧卵巢;结肠脾曲可见脾、左肾及胃底部;横结肠后方为胰腺,上方为胃;结肠肝曲可见肝脏、胆囊;升结肠后方可见右肾。正常结肠的肠壁结构与食管、胃壁基本相同,超声图像由内到外以"高→低→高→低→高"分为 5 层,组织学上对应为"黏膜界面及浅表黏膜→黏膜层→黏膜下层→固有肌层→浆膜层"。

(2)直肠:常规直肠指检,大致了解病变大小及位置。肛门进镜后,首先可观察到肛管的三层结构:①黏膜层,为最内层低回声结构;②肛门内括约肌,为中层低回声结构,由肛管壁内环肌增厚形成;③外层的肛门外括约肌,环绕内括约肌,又分为皮下部、浅部和深部,深层肌束又与耻骨直肠肌混合,呈高回声条带。寻找到病变后,将镜头置于病变近端,缓慢充起水囊,并向肠腔内注满水,此时要将传感器置于肠腔中心。先确认膀胱位置,使其位于 12 点钟方位,缓慢退镜,男性在 12 点钟位置可出现精囊腺,为低回声狭长结构;继续退镜,可显示 12 点钟方位处低回声蚕豆状结构,即前列腺。女性患者在退镜时,膀胱下方首先出现低回声、圆形的子宫声影,接着出现阴道影像,其中心为强回声带,提示有气体存在。直肠壁的超声结构与结肠壁结构相同。

5. EUS 报告书写 消化道超声内镜诊断的报告描述一般分为内镜描述和超声描述。

(1)内镜描述:位于超声内镜报告的开始,内镜描述的主要内容与普通内镜描述基本相同,拍照留图也同普通内镜。

(2)超声描述:包括病变的部位、大小、形状、边界、回声(高低和是否均匀),以及病变的起源和病变与周围组织的关系;对于恶性病变,还要描述局部淋巴结情况。拍照留取病变的完整超声声像图。

(五)并发症及处理

部分并发症同普通胃肠镜检查,如麻醉意外、心肺脑血管意外、消化道出血、药物副作用、低血糖反应等。

1. 消化道穿孔 ①由于超声内镜的前端相对较长且较硬,若术者内镜操作经验不足,特别是对消化道解剖结构不熟悉,就容易因操作粗暴、动作不熟练而在进镜时造成穿孔;②可由于活检取材过深或撕拉过甚,或在较深的溃疡底部活检引起穿孔;③穿孔部位通常发生在有角度(口咽或十二指肠球部前壁)、狭窄(食管入口或幽门口)或盲腔(咽喉梨状窝或憩室)的部位。

预防措施:保持轻柔操作,循腔进镜,活检时注意深度。一旦发生穿孔,应立即终止检查,可行 X 线透视来观察膈下是否有游离气体以判断;必要时先放胃管并请外科协助处理。

2. 窒息 发生率极低,多由胃内注水过多时变动患者体位所致。

预防措施:注水量 ≤500ml,术中变换体位时尽量抽尽胃内液体。

（六）操作注意事项

1. **操作前** 在学习超声内镜操作前，必须熟练掌握一般消化道内镜的操作技术，需学习有关超声内镜检查的相关理论，包括超声内镜操作的适应证、禁忌证；还要熟悉消化道及相关脏器的解剖结构，掌握常见消化道疾病及相关疾病的超声内镜表现及处理原则，保持轻柔操作，避免暴力进镜。

2. **操作过程中** 需循腔进镜，保持视野清晰，如腔内仍有黏液附着，需要清洁干净。运用水囊法或水浸法时，超声探头应距病变 1~2cm，操作中，尽量将探头与病变垂直，保证病灶测量的准确性。当在病变表面扫描不清管壁层次时，应在病变边缘扫描以明确病变起源层次，当病变大于 1.5cm 或 2cm 时，难以看清全貌，应改用标准超声内镜。

3. **超声图像的调节方法** ①检查任何部位均先用低倍、圆形、全景图，发现病灶后再逐级放大；②显示局部病灶可取放大的半圆切面图；③频率切换：观察消化道或其外邻近器官时均先选择 7.5MHz 频率，待初步显示病灶后再切换成其他频率，以反复比较。

4. **术后处理** 仅行常规超声内镜检查而未行活检的患者，若术后咽喉部无不适感，无明显腹胀、腹痛则 2 小时后可进食，患者最好进食半流质；而行活检的患者术后需要禁食、禁饮 2~3 小时，之后可进食冷流质，1 天后恢复正常饮食。同时需注意观察有无呕血、黑便、便血情况。

（七）相关知识

1. **超声内镜的种类** 超声内镜大体上分 2 类：环扫式（或"扇形式"）和线阵扫描式（或"凸阵式"）超声内镜。

(1) 环形扫描式超声内镜：优点在于操作简便，360° 旋转扫描可清楚显示消化道管壁层次；缺点是马达易损，超声仪不能进行体表检查。

(2) 线阵扫描式超声内镜：只有对准了特定方位才可显示病灶，不能同时观察消化管四壁，但超声内镜主机可用于进行多普勒超声及体表超声检查。

2. **超声频率的选择** 超声频率越高，分辨率越佳，但探查深度也越浅。临床常用的超声小探头工作频率是固定的，因而需根据病灶大小、性质选择不同频率的探头。临床上常用的小探头可清晰显示消化管壁 5 层结构，20MHz 频率的高频探头可显示 7 层以上管壁结构。

三、超声内镜检查术规范检查表

超声内镜检查术规范核查见表 3-4-1；超声内镜检查术规范评估见表 3-4-2。

表 3-4-1 超声内镜检查术规范核查表

项目	内容	是	部分	否
操作前准备	核对患者信息：包括患者姓名、性别、年龄、主诉			
	询问禁食、禁饮，以及大便情况，女性患者需询问是否处于经期（超声肠镜）			
	询问患者既往有无高血压，心、肺、脑疾病等病史			
	询问有无服用抗血小板药物、抗凝药物（如阿司匹林、氯吡格雷等）；有无出凝血异常疾病史			

续表

项目	内容	是	部分	否
操作前准备	查看患者血常规、凝血功能、心电图的检查结果			
	明确患者有无超声内镜检查禁忌证			
	确定患者已签署超声内镜检查同意书			
	物品(器械)准备:确定超声内镜相关设备正常,包括超声探头、超声系统、注气、注水、吸引器正常;图像采集系统及图文报告系统操作正常。监护设备、氧气及急救药品准备妥当			
操作过程	**操作要点**			
	根据不同部位特点灵活选用水囊法及注水法			
	超声探头与病变有一定距离(1~2cm)			
	超声探头垂直于病变表面			
	观察下列部位存在的病变且对其进行描述及采图			
	超声胃镜:食管			
	纵隔			
	胃(贲门、胃底、胃体、胃窦、幽门)			
	十二指肠、壶腹部			
	胰腺			
	胆管及胆囊			
	肝脏			
	超声肠镜:结肠			
	直肠			
	观察并能准确描述病变情况			
	部位			
	大小			
	形状			
	边界			
	回声(高低及是否均匀)			
	病变起源			
	病变与周围组织关系			
	可疑恶性病变周围淋巴结			
	可能诊断			
	鉴别诊断			
	在病变部位活检			
操作后处置	向患者简要介绍检查情况			
	交代患者术后注意事项,如饮食建议,观察是否有呕血、黑便、腹痛、腹胀、便血等情况			

表 3-4-2　超声内镜检查术规范评估表

项目	好(5分)	一般(3分)	差(1分)
操作过程流畅度			
操作检查熟练度			
人文关怀			

评分标准:

好:操作过程清晰流畅,无卡顿,检查熟练,进镜及退镜方法正确;人文关怀到位,有术前交流、术中安慰及术后饮食及注意事项的交代。

一般:操作过程能整体完成,有卡顿(次数 <3),检查进镜及退镜中方法基本正确,内镜反复触及消化道壁(次数 <3);人文关怀不足,但能有部分的术前交流、术中安慰及术后饮食及注意事项的交代。

差:操作过程有卡顿(次数 <6),操作粗暴,内镜反复触及消化道壁(次数 ≥3)。缺乏人文关怀。

四、目前常用训练方法简介

1. 基础知识　超声内镜学习前,首先应了解 EUS 的声学基础、熟悉超声内镜及其部件和相关器械,熟练掌握普通胃肠镜操作方法,胃肠镜的训练模型及方法见本章第一节与第二节相应内容。

2. 训练方法　通过消化内镜模型及消化内镜模型虚拟训练器即可进行超声内镜训练,其能使学员辨识超声解剖学标志的能力得到提高。还可在动物体内进行训练,了解黏膜层次及回声。

五、常见操作错误及分析

1. 食管检查时注入无气水过多　在超声检查时,如果注入的无气水过少而未能浸没病变,会无法得到清晰的超声图像;但在若注入无气水过多,则容易反流至口腔,增加误吸的风险。操作时可采用以下方法减少并发症。

(1)注水前尽量抽尽胃和食管腔内的空气,这样可以减少注水量,大部分操作在注水 50~100ml 后即可完成;结束检查退镜前尽量吸尽食管和胃腔内的液体,降低误吸的风险。

(2)选用带有副送水管道的胃镜,在超声微探头插入活检孔道的情况下,可以通过副送水管道向食管管腔内注水。

(3)多使用水浸法,少使用水囊法。使用水囊法进行扫查时,水囊容易挤压食管管壁,导致无法清晰分辨体积较小病变的来源层次。并且水囊法容易使水囊以上食管内存留液体,增加误吸的风险。

2. 反复注水　气泡干扰超声探查时,为吸引气泡而反复注水。

解决方法:将内镜先端部活检孔道开口处靠近气泡进行吸引,可以取得较好的效果,同时因吸引孔道中有探头占据,所以食管管腔内的水不会被大量吸出,减少反复注水的次数。

六、相关知识测试题

1. 下列关于超声内镜的说法中,**错误**的是

   A. 胃的超声内镜检查时常用水囊法,较少使用水浸法

   B. 超声内镜可分为环形扫描式超声内镜及线阵扫描式超声内镜

   C. 超声内镜检查时,超声探头应尽量垂直于病变

   D. 超声探头工作频率越高,分辨率越佳,但探查深度越浅

   E. 线阵扫描式超声内镜只有对准特定方位才可显示病灶,不能同时观察消化管四壁

2. 下列选项中,属于超声内镜检查适应证的是

   A. 不明原因的黑便   B. 胃 ESD 术后随访

   C. 结肠癌高危人群癌前普查   D. 食管黏膜下肿瘤性质判定

   E. 腐蚀性食管炎

3. 超声胃镜检查时,患者应采取的体位是

   A. 仰卧位   B. 右侧卧位   C. 左侧卧位

   D. 俯卧位   E. 半坐卧位

4. 食管外膜在超声内镜下的回声性质是

   A. 无回声   B. 高回声   C. 低回声

   D. 混合回声   E. 以上均有可能

5. 下列选项中,**不是**超声内镜绝对禁忌证的是

   A. 胸主动脉瘤   B. 腐蚀性胃炎   C. 心肌梗死急性期

   D. Hb<60g/L   E. 消化道穿孔

答案:1. A 2. D 3. C 4. B 5. D

(彭 杰 吴 静 李新华)

第五节 内镜下黏膜切除术

一、概述

　　内镜下黏膜切除(endoscopic mucosal resection,EMR)是消化道中的良性和早期恶性扁平隆起性病变(如早期胃肠癌、扁平腺瘤和广基无蒂息肉)经内镜下措施(注射和吸引),使病变与其固有层分离,造成一"假蒂",然后圈套电切的技术,是一种结合内镜下息肉切除术和内镜黏膜下注射术发展而来的治疗方法。

二、内镜下黏膜切除操作规范流程

(一)适应证

　　1. 消化道扁平息肉、病变处直径 <2cm 的早期癌及部分源于黏膜下层和黏膜肌层的肿瘤。

　　2. 常规内镜下活检不易作出精确诊断的病变。

　　3. 癌前病变的切除。

（二）禁忌证

1. 绝对禁忌证

（1）无法耐受或配合内镜检查者、有高度麻醉风险者。

（2）淋巴结转移的消化道早癌，进展期癌（侵犯固有肌层的癌）。

（3）严重凝血功能障碍。

（4）严重贫血、感染未纠正的。

2. 相对禁忌证　病变处抬举征阴性。

（三）操作前的准备

1. 患者的准备　需签署内镜下特殊治疗知情同意书，其余准备同胃肠镜检查。

2. 物品（器械）的准备　需准备及检查治疗内镜、电外科发生器、二氧化碳泵、内镜注射针、黏膜下注射液（高渗生理盐水或 1∶10 000 的肾上腺素盐水）、与内镜相匹配的透明帽、EMR 套扎器等；其余准备同胃肠镜检查

3. 操作者的准备　制订病变的切除策略，明确患者有无内镜治疗的禁忌证及是否已签署内镜特殊治疗知情同意书。其余准备同胃肠镜检查。

（四）操作步骤

常规使用复方碘溶液（卢戈液）或靛胭脂溶液染色确定病变范围，然后进行内镜超声检查来确定病变深度及有无淋巴结转移。主要有方法如下。

1. 黏膜下注射切除法　又称盐水溶液抬举辅助息肉切除术。用内镜注射针在病灶基部边缘黏膜下分点注射高渗生理盐水或 1∶10 000 的肾上腺素盐水，使之与黏膜下层分离并充分隆起，形成安全的水垫。水垫抬举起病灶后，应用高频圈套器切除病变黏膜，可以单次切除或分片切除，网篮回收标本后送病理检查，然后进行创面处理。

2. 透明帽法　在内镜头端安装与之匹配的透明塑料帽，圈套器置于透明帽前端凹槽内，将内镜定位在目标病变，黏膜下注射形成安全的水垫，透明帽对准要切除的病变，将病变黏膜吸引到透明帽中，收紧圈套器，通过圈套切除技术切除病变黏膜，然后将病变黏膜送病理检查，然后进行创面处理。

3. 套扎器法　内镜头端安装的套扎器，将套扎器前端透明帽定位在目标病变上方，可以有或没有黏膜下层注射，施加吸引将病变吸引到套扎器前端透明帽中，同时释放橡皮圈套扎病变，使之呈亚蒂样假息肉，然后使用电切圈套器于套扎上方或下方切除假息肉，切除病变回收送病理检测，进行创面处理。也可用尼龙绳代替套扎。

4. 分片切除法　适用于病灶较大，不能一次圈套切除，或者凹陷性病变注射后隆起不明显者。可先切除主要病灶，后切除周围小病灶。

（五）并发症及处理

1. 消化道穿孔　内镜下切除并发穿孔，一般较少，并发腹膜炎症状较轻；术后禁食、取半卧位、积极抗感染治疗，多数可通过金属止血夹夹闭裂口完成修补。若上述治疗无效或发生迟发性穿孔，则需尽快手术。

2. 消化道出血　内镜下切除并发急性术中出血或迟发性出血；明确出血点后可用氩气刀、止血钳、注射硬化剂或金属止血夹止血。

3. 狭窄　术后并发狭窄相对少见，主要发生于食管、贲门与幽门区，常见于术后黏膜缺损程度 ≥3/4 环周的患者。针对术后狭窄的治疗方法，主要有内镜下球囊扩张、支架植入和

激素治疗(口服/内镜下局部注射)等。

4. 其他并发症　如麻醉意外、药物副作用、低血糖反应,以及心、肺、脑血管意外。还可能有一些少见的并发症,如肺部感染、气体栓塞、胃旁脓肿、胃腔血肿等。

(六) 操作注意事项

1. EMR 操作前

(1)进行 EMR 操作的医生需有内镜下成功电切或者冷切除 50 例以上的操作经验,同时有能成功闭合切除后创面及内镜下止血的能力。

(2)术前精确定位并确定内镜下切除的方式,有助于尽快完成切除及创面处理,缩短手术时间,减少并发症的发生。

2. EMR 操作中　良好的黏膜下注射应该是动态的,且将组织抬举到腔内朝向内镜。应该以完全圈套切除为目标,整块圈套切除适用于直径 <20mm 的病变,与分块切除相比,复发率较低。对于分块切除 EMR,应从病变的一侧边缘开始,并尝试包括 2~3mm 的正常边缘黏膜。使用前一个黏膜缺损的边缘作为下一个圈套的位置,以降低残留的风险。

3. 术后处理

(1)术后需禁食,排气后可给予少量流质,待胃肠道功能恢复后,可逐渐恢复少量流食,6~8 天后恢复普通饮食。禁食与少量饮食期间,应从静脉供给水、电解质和营养物质。

(2)术后若出现疼痛,应安静休息,避免用力活动,必要时可肌内注射镇痛药(如哌替啶或吗啡),以减轻疼痛。

(3)术后可能有轻度发热,不思饮食,体温一般在 38℃ 以下,3~5 天可恢复正常。若发热持续 1 周以上或体温不断升高,应考虑发生感染。

(4)术后出现恶心、呕吐一般是麻醉反应,待麻醉药物作用消失后可缓解,但要防止误吸。

(5)有严重腹胀者,可应用持续性胃肠减压。

(6)术后呃逆,可能是神经中枢或膈肌直接受刺激引起的,可采用压迫眶上神经、胃肠减压、给予镇静药物或针刺等。

(七) 相关知识

1. 术后标本规范化处理　规范化处理术后的标本有助于精确进行组织病理学评估。首先将标本用细针完整地固定于平板上,以充分延展标本。在标本周围标记该标本在体内的相对位置,例如口侧、肛侧、前壁、后壁等。尽量于 30 分钟内浸没于 4% 中性甲醛溶液或10% 中性缓冲甲醛溶液中。之后将标本拍照记录并送检,按 2~3mm 的距离下刀平行地切割组织,将所有组织取材检查,最好进行完整的病理还原。

2. 术后监测和随访规范化　对癌前病变患者,在 EMR 术后第 1 年及第 2 年各行内镜检查 1 次,以后每 3 年随访 1 次。早期癌症 EMR 术后的 3、6、12 个月定期内镜随访,并行肿瘤指标和影像学检查;无残留且未复发者,术后每年随访 1 次;有残留或出现复发者,视情况继续行内镜下治疗或追加外科手术切除,每 3 个月随访 1 次,病变完全清除后每年随访 1 次。

3. 复发及处理　对于随访过程中出现复发的患者,由于其淋巴结转移率与单癌灶无明显差异,可经内镜评估后,再次行 EMR、内镜下黏膜剥离术(endoscopic submucosal dissection,

ESD)或外科手术治疗。而对于原位复发的患者,原切除创面瘢痕形成,粘连明显,黏膜下注射效果多不理想,再次 EMR 或 ESD 相对困难,且具有一定的出血和固有肌层损伤风险。建议由具有丰富 ESD 经验的内镜专家再次尝试 ESD 切除,必要时外科手术治疗。

三、内镜下黏膜切除术规范检查表

内镜下黏膜切除术规范核查见表 3-5-1;内镜下黏膜切除术规范评估见表 3-5-2。

表 3-5-1 内镜下黏膜切除术规范核查表

项目	内容	是	部分	否
操作前准备	核对患者信息:包括患者姓名、性别、年龄、主诉			
	询问禁食、禁饮,以及大便情况,女性患者应询问是否处于经期(治疗肠镜)			
	询问患者既往有无高血压、心、肺、脑疾病等病史			
	询问有无服用抗血小板药物、抗凝药物(如阿司匹林、氯吡格雷等)的情况及有无出凝血异常疾病史			
	查看患者血常规、凝血功能、心电图及既往结果			
	明确患者有无内镜下治疗禁忌证			
	确定患者已签署内镜下治疗知情同意书			
	物品(器械)准备:确定治疗内镜相关设备正常,包括注射针头、电外科发生器、二氧化碳泵、黏膜下注射液、与内镜相匹配的透明帽、EMR 套扎器、注气、注水、吸引器正常;图像采集系统及图文报告系统操作正常。监护设备、氧气及急救药品准备妥当			
操作过程	**根据不同病变灵活选择 EMR 方式**			
	确定病变类型			
	黏膜下注射形成水垫			
	切除病变			
	回收切除病变			
	创面处理			
	观察下列部位存在的病变且对其进行描述及采图			
	常规胃肠镜检查过程病变定位			
	部位			
	大小			
	形状			
	边界			
	术后创面处理			
	可能诊断			
	鉴别诊断			

续表

项目	内容	是	部分	否
操作后处置	向患者简要介绍检查情况			
	交代患者术后注意事项,如饮食建议,观察是否有呕血、黑便、腹痛、腹胀、便血等情况			

表 3-5-2 内镜下黏膜切除术规范评估表

项目	好(5分)	一般(3分)	差(1分)
操作过程流畅度			
操作检查熟练度			
人文关怀			

评分标准:

好:操作过程清晰流畅,无卡顿,操作熟练,病变定位准确,完整切除;人文关怀到位,有术前交流、术中安慰及术后饮食及注意事项的交代。

一般:操作过程能整体完成,病变定位基本准确,病变基本切除;人文关怀不足,但能有部分的术前交流、术中安慰、术后饮食及注意事项的交代。

差:操作粗暴,病变定位偏差大,只部分切除病变;缺乏人文关怀。

四、常见操作错误分析

最常见的错误是内镜下黏膜切除方式选择不当,直接电切能够达到治疗效果时却选择 EMR 或者 ESD 的方式,造成过度治疗,增加医疗成本及出现并发症的风险。

五、目前常用训练方法简介

最常用及最有效的训练方法是动物实验,在活体猪模型或者离体猪胃上进行实际操作,完成规范的内镜下黏膜切除。

六、相关知识测试题

1. 患者,男,于当地医院胃镜检查,示胃窦可见一大小约 1.5cm×1.8cm 的亚蒂黏膜隆起,活检示低级别内瘤变。下列治疗方式中,最适宜的是

A. 腹腔镜下胃肿块切除术　　　　B. 内镜下黏膜切除术　　　　C. 内镜下息肉切除术

D. 内镜下黏膜剥离术　　　　E. 内镜下黏膜活检术

2. 患者,女,结肠镜检查发现直肠侧向生长型息肉,大小约 1.0cm×1.2cm,病检示腺瘤性息肉。下列处理中,最适宜的是

A. 腹腔镜下直肠肿块切除术　　　　B. 内镜下息肉切除术　　　　C. 内镜下黏膜切除术

D. 内镜下黏膜活检术　　　　E. 内镜下黏膜剥离术

3. 患者,女,因"结肠黏膜隆起"行肠镜下黏膜切除术,手术后 10 小时内患者出现便血。下列处理中,**不恰当**的是

A. 禁食　　　　B. 补液　　　　C. 药物止血

  D. 肠镜下止血　　　　　　　　E. 紧急剖腹探查

4. EMR 的适应证**不包括**

  A. 消化道扁平息肉　　　　　　　　B. 直径 <2cm 的隆起型黏膜癌

  C. 局限于黏膜层的早期癌　　　　　D. 浸润至黏膜下的溃疡型癌

  E. 直径 <2cm 的侧向发育型肿瘤

5. EMR 的手术方式包括

  A. 透明帽法　　　　　　　B. 黏膜下注射法　　　　　　C. 分片切除法

  D. 环形切开法　　　　　　E. 套扎器法

答案：1. B　2. C　3. E　4. D　5. ABCE

（欧阳淼　吴　静　李新华）

第六节　内镜逆行胰胆管造影术

一、概述

  内镜逆行胰胆管造影术（endoscopic retrograde cholangiopancreatography，ERCP）是指侧视型十二指肠镜插至十二指肠降部，由活检管道内插入造影导管至乳头开口部或瘘口处，向胆管及胰管内注入对比剂，然后进行 X 线胰胆管造影检查，以显示胰胆管的技术，为胰腺胆道疾病重要的诊治手段之一。

  1. **诊断性 ERCP**　仅以注入对比剂显示胰胆管、进行细胞刷检取材、Oddi 括约肌测压等诊断为目的。

  2. **治疗性 ERCP**　通过各种器械对胆胰管病变进行治疗性操作。

  自 1968 年 Occur 首先开展 ERCP 以来，检查方法不断改进，从推进法（Push 法）到 1973 年 Cotton 开创的拉直法（Pull 法），使内镜直线化，胆管造影成功率显著提高。而内镜下乳头括约肌切开术（endoscopic sphincterotomy，EST）的临床应用，使 ERCP 成为治疗胆胰疾病的重要手段。

二、内镜逆行胰胆管造影术操作规范流程

ERCP 不能作为一线的诊断手段，应尽量避免行单纯诊断性 ERCP。

（一）适应证

1. 疑有胆管结石、肿瘤、炎症、寄生虫者或梗阻性黄疸且原因不明者。

2. 胆囊切除或胆道手术后症状复发者。

3. 临床疑有胰腺肿瘤、慢性胰腺炎者或复发性胰腺炎（缓解期）或原因不明者。

4. 疑有十二指肠乳头或壶腹部炎症、肿瘤或胆源性胰腺炎需去除病因者。

5. 怀疑有胆总管囊肿等先天性畸形及胰胆管汇流异常者。

6. 原因不明的上腹痛而怀疑有胆、胰疾病者。

7. 因胆、胰疾病需收集胆汁、胰液或进行奥迪括约肌测压者。

8. 因胰胆病变需进行内镜下治疗者、胰腺外伤后怀疑胰胆疾病者。

9. 胆管手术疑有外伤者。

10. 怀疑胰腺有先天性变异者。

11. 某些肝脏疾病患者。

(二) 禁忌证

1. 有上消化道狭窄、梗阻,估计内镜不能抵达十二指肠降段者。

2. 有心肺功能不全,及其他内镜检查禁忌者。

3. 非胆源性急性胰腺炎或慢性胰腺炎急性发作期。

4. 有出血倾向者。

5. 对于碘过敏者,可选用非离子型对比剂(碘海醇),术前作好急救准备工作,密切观察患者反应情况。

(三) 操作前准备

1. 患者准备

(1)术前禁食 6~8 小时,患者穿着不宜太厚,去除有金属的物品等。可不必停用必须的口服药(如降压药、抗心律失常药等)。凝血功能异常者术前应给予纠正;长期服用阿司匹林等抗血小板药物者,术前常应停药 1 周以上;服用华法林者可改用低分子肝素。

(2)签署知情同意书,详细向患者交代检查或手术的必要性、ERCP 的高风险性及相关可能的并发症,让患者及家属有充分的思想准备。术前进行充分解释说明,消除患者顾虑,争取积极配合。

(3)进行碘过敏及抗生素过敏试验。

(4)术前肌内注射山莨菪碱 20mg,地西泮 5~10mg,哌替啶 25~50mg。以减少患者术中的不适反应。以上药物术中根据情况可适当追加剂量。根据病情,必要时应给予心电监护及吸氧。

2. 器械准备

(1)内镜及相关图像系统:ERCP 常用的内镜为侧视型十二指肠镜,有多种型号,专用的电子十二指肠镜主要分为诊断型电子十二指肠镜和治疗型十二指肠镜 2 大类。

1)诊断型电子十二指肠镜:其工作原理是通过旋转抬钳钮来控制插入附件在工作通道出口处的抬举动作,便于进行操作,能够正面观察十二指肠乳头部。

2)治疗型电子十二指肠镜:与诊断型相比,内镜的操作部、先端部等结构基本相同,区别在于内镜的头部直径和弯曲部直径略大。

(2)附件:插管用的造影导管、导丝、乳头切开刀、针状切开刀、可造影的球囊导管、直径 0.018~0.035inch 的导丝、ERCP 用胆管活检钳或细胞刷、取石网篮及取石球囊、鼻胆引流管、胆胰管支架、胆道扩张探条及扩张球囊等。

(3)X 线设备及防护用具:C 形臂 X 线机,最好有升降、向 2 个方向倾斜及管球旋转等功能的操作台。具有高分辨率及数据转换性能的 X 线设备,能够将影像等信息传入计算机工作站。工作人员安全防护用的铅衣(双面铅衣)、铅帽等。从事 ERCP 人员应配置的 X 线剂量监测卡。

(4)对比剂和其他器械:对比剂首选非离子型,如碘普罗胺、碘海醇,也可用离子型对比剂(如 60% 泛影葡胺)。高频电装置,如高频电刀等。具有监测心电、脉搏、血压、呼吸、血氧饱和度功能的生命体征监护仪。注射针和止血夹等。配备必要的急救药品、麻醉药物、呼吸机和除颤仪等急救设备。

3. 操作者准备

(1)穿戴好铅衣、铅帽、铅围脖。

(2)戴好护目镜。

(3)佩戴辐射计量卡。

(4)测试十二指肠镜注气注水、吸引、大小旋钮等各项功能。

其余同胃镜检查准备。

(四) 操作步骤

1. 患者体位 患者采取俯卧位或半倾卧位,静脉麻醉者可让患者先取左侧卧位,内镜进入十二指肠后转为俯卧位。

2. 进镜

(1)十二指肠镜进镜方法基本类同普通胃镜,其为侧视视野,不能窥视食管壁。内镜先端略向上弯曲,顺应口腔和食管轴线,术者左手持镜放低,使十二指肠镜平行于检查床,经口腔轻轻插镜越过舌根到达咽部。

(2)进入食管时,内镜前端弯曲角度不宜过大,否则容易进入气管。通过食管到达贲门后将大旋钮复位,内镜呈直线状态缓慢进镜,越过贲门后少量注气,内镜轴向左转,此时内镜前端应略向上弯曲进镜。

(3)顺行沿胃体小弯侧方向下压大旋钮,向右侧旋转镜轴的同时进镜,即可由胃体到达胃窦部。上推大旋钮看到幽门,接近幽门使其位于视野下方中央呈"落日征"。通过幽门时,下压大旋钮使内镜前端上抬,同时轻轻推送内镜,"落日"逐渐下沉直至消失,内镜即进入十二指肠球部。

(4)进入球部后,上推大旋钮可以看到十二指肠黏膜,观察球部有无溃疡、狭窄等异常表现,向右旋转镜轴轻送内镜,前端上弯可进到降部。通常上旋大钮和右旋小钮,同时右旋镜轴,缓慢向外拉镜,此时会观察到内镜先端滑入十二指肠深部,此方法即为拉直法,可使十二指肠镜直线化。透视下直线化内镜呈"L形",其前端距门齿 55~65cm。少数患者胃十二指肠结构特殊,或由于胆胰疾病致十二指肠僵硬,拉直镜身时不能稳定在十二指肠,或不能接近乳头,此时不适合拉直法,可采用弯曲镜身操作,即推进法。行推进法时,患者取左侧卧位,内镜到达降部后乳头位于视野左侧,调整到乳头为正面像位置,通常插管时镜轴朝向左侧。此方法可能因镜身遮挡胰管及胆管,使其显像不佳。注意在插镜过程中尽量少注气。

(5)寻找主乳头并调整好位置,内镜拉直后缓慢退镜即可观察到主乳头,其开口上方有纵行的隆起(胆总管末端穿过肠壁形成的隆起),表面有数条横行皱襞,邻近乳头开口的横行皱襞为缠头皱襞,在乳头肛侧有纵行小带,是寻找乳头的重要标志。乳头形态多数呈乳头型,其次为半球型及扁平型,少数可有特殊变异。副乳头通常位于主乳头右上方,相距约2cm,较主乳头小,通常无缠头皱襞和小带。在降部如果观察不到主乳头,应注意仔细寻找。短小无皱襞的乳头常被十二指肠皱襞遮盖,可适当注气,用导管或切开刀挑起可疑的皱襞寻找。如果降部有憩室,乳头通常在憩室邻近位置,也可位于憩室边缘或憩室内,注意仔细寻找。肠内泡沫或黏液会影响辨认乳头,需要注水冲洗。

3. 插管 经活检孔插入导管,通过调整内镜上下左右旋钮,旋转镜身,推进或回拉内镜,并调节抬钳器,使导管与乳头开口垂直,调整好乳头位置后锁定内镜角度旋,熟练者亦可不锁定角度钮,将导管插入乳头。

(1)胆胰管插管:将乳头切开刀或导管经内镜工作管道插入,抬起抬钳器,待导管插入遇到阻力后放下抬钳器,推出导管准备插管,乳头插管主要采取导丝引导插管,通常用乳头切开刀和头端柔软的超滑导丝插管。切开刀插入乳头开口数毫米的深度,用导丝插管;也可先将导管前端靠近乳头开口不插入,单独用导丝试探。插导丝要轻柔,最好由术者操作,以便更好地感觉和控制导丝,不断调整方向,而不是让助手盲目插入。导丝进入胆管时有阻力消失感,此时 X 线透视观察导丝沿胆管或胰管走行方向,提示是否插入胆管或胰管。

(2)深插管:通常用切开刀经乳头沿胆管方向深插入,进入胆管后再插入导丝或造影。深插管需要有一定的操作经验,尽量避免反复进入胰管。

(3)造影法插管:是在乳头切开刀或造影导管插入乳头开口后注入少量对比剂,在壶腹部或胆胰管末端显影后沿其走行方向插管或插入导丝的一种方法。在乳头部位试造影时,不要用力推导管,否则可能会导致括约肌变形或前端位置不正确,造成黏膜下注射对比剂引起局部水肿。在试插管失败时,注入少量对比剂观察胆胰管末端走行方向,有利于插管,但造影插管要尽量避免反复胰管显影。

(4)选择性胆管插管:应沿 11~12 点钟方位由下向上插管,口侧隆起的方位标志着胆管括约肌走行方向。利用内镜上下左右旋钮,旋转镜轴及使用抬钳器等方法精确调整导管方向,以口侧隆起为方向进行插管。常规管插管不成功时,可采用留置导丝胆管插管,针状刀切开等方法。

(5)选择性胰管插管应在乳头开口方向沿 1~2 点钟方位插管,插管时内镜先端部应角度小或接近平直状态,距离乳头近有利于胰管插管,不时轻微改变方向位置有利于插管成功。

4. 造影 在透视下经造影导管注入对比剂,在荧光屏上见到胆管或胰管显影,显示病变。尽量减少不必要的胰管显影,以防术后胰腺炎的发生。

5. 摄片 胰胆管显影后,进行摄片并存储。

6. 治疗 根据患者胰胆管病变情况,采取不同内镜下治疗措施(如括约肌切开取石、放置引流管或支架缓解胆管梗阻、瘘管支架放置等)。

(五)并发症及处理

1. 胰腺炎 ERCP 术后胰腺炎的发病率为 1%~7%,有些情况下发病率会更高。应密切观察患者生命体征。还应适当补液,并禁食。术后 2 小时及第 2 天应常规化验血常规、血淀粉酶,之后根据情况决定观察期。发生术后胰腺炎时,应予生长抑素治疗。

2. 消化道穿孔 十二指肠穿孔最常见的原因是导丝置入时用力过猛、乳头括约肌切开及扩张过大等;而食管、胃穿孔则多为侧视镜使用不熟练导致。手术导致的解剖改变会明显增加穿孔的风险(如既往毕 II 式胃大部切除术后患者)。有明显腹痛,怀疑胃肠穿孔的患者,应给予胃肠减压治疗,并及时行胸腹部透视以及腹部 CT 检查,以尽早明确并给予相应处理。小的穿孔内科保守治疗有效,大的穿孔往往需要手术处理。

3. 括约肌切开术后出血 大部分出血可自行停止,对于持续活动性出血患者,往往需要再次内镜下止血;绝大部分患者可通过以上方法止血,极少数情况下需要手术治疗。

4. 感染 其中胆管炎多见,术后胆管炎发病率不超过 1.0%;胆囊炎的发病率为 0.2%~0.5%。在引流通畅的情况下,一般抗感染治疗有效。

(六) 操作注意事项

1. 术后一般常规应用抗生素 3 天,以防感染。

2. 密切观察临床上有无发热、腹痛、呕血、黑便等变化。

3. 术后检查血常规及血淀粉酶动态变化情况。

4. 操作报告及影像资料应妥善处置,主要操作者或助手应及时书写操作报告,详细描述检查过程中的发现、影像特点及其影像诊断;全面叙述所采取的治疗方法、步骤及其初步结果,如有必要,还需补充操作中出现的异常情况,术后可能发生的并发症及其相关处理建议;应及时提供完整的书面报告及影像资料。医疗文书及影像资料按规定应存档管理。

5. 如取石后留置引流管,应待术后机体恢复正常,造影证实无残留结石后,再择时拔除引流管。如结石尚未取净,应进行二次内镜取石或手术治疗。

6. 胆道支架的处理应根据患者的具体病情和支架治疗的目的决定留置支架的时间;留意患者支架在位及通畅情况,一旦出现不明原因的发热、黄疸等,应首先考虑支架失效(阻塞或移位);应及时接受检查,必要时重新置入支架。胰管支架不宜留置过长时间,一般建议操作后 2 周内去除。

(七) 相关知识

近年来,随着内镜设备及器械的不断发展,ERCP 技术也得到了不断发展,包括内镜下鼻胰管引流术、内镜下鼻胆管引流术、内镜下胆管金属支架引流术、经内镜十二指肠乳头括约肌柱状气囊扩张术、经内镜逆行胰管支架引流术、经内镜逆行胆管支架引流术、经内镜十二指肠乳头括约肌切开术、经口胰管镜、经口胆道镜、胆胰管管腔内超声等技术。除此之外,Oddi 括约肌功能检测、胆胰管的细胞学刷检、胆胰管腔内射频消融术等技术的应用也提高了胆胰疾病的诊断率,促进了胆胰疾病学的发展,也极大地丰富了 ERCP 的内容。这些操作极大地提高了肝内外胆管结石、良恶性胆道梗阻、胆道感染、急慢性胰腺炎、胰腺恶性肿瘤等的治疗效果,推动了消化病学和介入内镜学科的发展。ERCP 治疗具有创伤小、临床效果好、安全性高、并发症少等优点,对高龄或身体状态较差而不适合行开腹手术的患者更加适用。但应严格把握适应证,并做好术前准备及术后处理。

三、内镜逆行胰胆管造影术规范检查表

内镜逆行胰胆管造影术规范核查见表 3-6-1;内镜逆行胰胆管造影术规范评估见表 3-6-2。

表 3-6-1 内镜逆行胰胆管造影术规范核查表

项目	内容	是	部分	否
操作前准备	核对患者信息:包括患者姓名、性别、年龄、主诉			
	询问禁食、禁饮情况			
	询问患者既往有无高血压,心、肺、脑疾病等病史			
	询问有无服用抗血小板药物、抗凝药物(如阿司匹林、氯吡格雷等);有无出凝血异常疾病史			
	查看患者血常规、凝血功能、心电图等检查结果			
	查看碘过敏及抗生素过敏试验结果			

项目	内容	是	部分	否
操作前准备	明确患者有无 ERCP 检查禁忌证			
	确定患者已签署 ERCP 检查知情同意书			
	确定术前已用药			
	物品(器械)准备:确定十二指肠镜、导丝、造影导管、乳头切开刀、取石器、碎石器、扩张探条、扩张气囊、引流管、支架、内镜专用的高频电发生器、注射针和止血夹、X 线设备等,以及相关设备(注气、注水、吸引器)正常;图像采集系统及图文报告系统操作正常。防护用具、对比剂、监护设备、氧气及急救药品准备妥当			
操作过程	**进镜**			
	十二指肠镜顺利通过食管入口			
	按顺序通过食管、齿状线及贲门			
	按顺序通过胃体、胃窦达幽门			
	按顺序通过幽门达球部			
	按顺序通过球部、至十二指肠乳头			
	插管			
	调节乳头位置,使导管与乳头开口垂直			
	导管插入乳头			
	造影			
	透视下经造影导管注入对比剂			
	在荧光屏上见到胆管或胰管显影,显示病变			
	拍片			
	胰胆管显影后,进行拍片存储			
	观察并能准确描述病变情况			
	部位			
	大小			
	形状			
	边缘			
	周围情况			
	可能诊断			
	鉴别诊断			
操作后处置	向患者简要介绍检查情况			
	交代患者术后注意事项,如饮食建议,并观察是否有腹痛、呕血、黑便等情况			

表 3-6-2　内镜逆行胰胆管造影术规范评估表

项目	好(5分)	一般(3分)	差(1分)
操作过程流畅度			
操作检查熟练度			
人文关怀			

评分标准：

好：操作过程清晰流畅，无卡顿，检查熟练；进镜、插管、造影方法正确，无对比剂外漏；人文关怀到位，有术前交流、术中安慰及术后饮食及注意事项的交代。

一般：操作过程能整体完成，有卡顿(次数 <3)；检查进镜、插管、造影方法基本正确，反复插管(次数 <3)；人文关怀不足，但能有部分的术前交流、术中安慰及术后饮食及注意事项的交代。

差：侧视十二指肠镜通过贲门后，在胃底盘桓，不能有效进入胃窦部，反复插管(次数 >6)或不能顺利插管；操作粗暴，对比剂外漏；缺乏人文关怀。

四、常见操作错误分析

1. 术前未掌握 ERCP 的适应证和禁忌证，不能完成该项操作。

预防措施：严格掌握 ERCP 的适应证与禁忌证。

2. 侧视十二指肠镜通过贲门后，在胃底盘桓，不能有效进入胃窦部。

预防措施：操作者应熟练掌握前视胃镜操作技能与基础。

3. 侧视十二指肠镜通过贲门时其侧缘割伤贲门黏膜，导致大出血。

预防措施：考虑到侧视十二指肠镜侧缘锐利，故操作应尽量轻柔。

4. 十二指肠镜进入降部后回拉力度过大，可能导致十二指肠穿孔。

预防措施：尽量保持轻柔操作。

5. 不能有效地选择性插管进入胆总管或胰管。

预防措施：术前仔细分析患者各项胰胆管的影像学检查，分析预测胆胰管可能的走向。

6. 乳头切开可能引发的大出血或穿孔。

预防措施：应力求精细操作，避免拉链式切开乳头；应熟知乳头局部血管分布位置，可能接近血管时，尽量避开或使用凝固电流。

五、目前常用训练方法简介

目前有 ERCP 训练模型及整体的 CLA4 内镜检查 OGI 模型，消化内镜虚拟训练器有 ERCP 虚拟训练模块可以训练操作。亦可以用动物(常用猪)来训练。

六、相关知识测试题

1. 患者，女，65 岁，因"反复上腹痛"而怀疑有胆、胰疾病。下列处理中，对诊断来说最有帮助的是

A. 胃镜检查　　　　　B. EUS 检查　　　　　C. 腹部超声检查

D. ERCP 检查　　　　E. 腹部 CT 检查

2. 患者,女,34 岁,ERCP 检查后 2 小时。下列处理中,最为必要的是

 A. 测量血压   B. 吸氧   C. 血、尿淀粉酶检查

 D. 心电图检测   E. 腹部超声检查

3. 患者,男,因"饮酒后出现腹痛、恶心、呕吐"就诊。检查发现血尿淀粉酶明显升高。下列检查中,**不恰当**的是

 A. 心电图检查   B. ERCP 检查   C. 腹部超声检查

 D. 血常规检查   E. 血尿淀粉酶检查

4. 患者,男,因"胆囊切除术后 2 年,又出现腹痛"就诊。腹部超声提示胆管可疑结石。下面检查中,对诊断最有帮助的是

 A. ERCP 检查   B. 心电图检查   C. 腹部超声检查

 D. 血常规检查   E. 血尿淀粉酶检查

5. 患者,男,ERCP 检查术后,出现剧烈腹痛。下列检查中,对诊断最有帮助的是

 A. 心电图检查   B. 腹部超声检查   C. 血常规检查

 D. 血尿淀粉酶检查   E. 腹部立位 X 线片

答案:1. D   2. C   3. B   4. A   5. E

（欧阳淼   吴 静   李新华）

第四章

肾内科技能培训

第一节　肾活检穿刺术

一、概述

肾活检穿刺术是在超声引导下,用穿刺针穿刺取得肾脏组织标本,完成肾脏病理检查所采用的操作。肾组织病理检查是肾脏病诊断、指导治疗、判断预后,以及肾脏病研究中必不可缺少的手段。1923 年,Gwyn 首先报道了在全身麻醉下行开放性肾活检,之后经历了直视下负压抽吸法肾活检以及经皮肾穿刺活检等阶段。1954 年,Kark 和 Muchrake 改良了穿刺方法,以维姆 - 西尔弗曼(Vim-Silverman)针穿刺,取材满意度达 96%,且没有严重并发症。再之后,相关研究者又发明了多种穿刺针、穿刺枪供临床选用,肾活检技术发展到当下已经相当成熟。肾活检成为肾脏临床诊断和发现新的病理疾病和特征的重要检查方法。

二、肾活检操作规范流程

(一)适应证

1. 原发性肾脏疾病

(1)急性肾炎综合征:急性肾炎治疗 2~3 个月,病情未见缓解。

(2)急进性肾炎综合征:怀疑急进性肾炎,应尽早活检明确病因和病理改变。

(3)原发性肾病综合征:成人患者常规需要;儿童在微小病变性肾病临床表现不典型时需要,激素治疗不敏感时,应尽早活检明确诊断。

(4)镜下血尿:变形红细胞血尿临床诊断不清时,血尿比较明显时,伴有蛋白尿、高血压、肾功能损伤时,应尽早活检,明确诊断和判断预后。

(5)无症状性蛋白尿:尿蛋白持续 > 1g/d,诊断不清时。

2. 急性肾损伤　临床及实验室检查无法确定急性肾损伤的病因,又没有明确的禁忌证时,应及时行肾穿刺活检;病程超过 4 周,肾功能未恢复者,也应行肾穿刺活检。

3. 慢性肾脏病　原因不明的慢性肾脏病;慢性肾脏疾病患者肾功能急剧恶化时;肾脏体积没有缩小,在能控制好血压、确保凝血功能正常情况下,可行活检。

4. 继发性肾脏疾病　所有的自身免疫性疾病均可导致肾脏损伤,尤其是系统性红斑狼疮,肾活检是病理分型的依据;病理改变的肾脏活动和慢性指数是狼疮性肾炎治疗的依据,也是预后判断的指标；抗肾小球基底膜病、小血管炎等系统性疾病继发的肾脏损伤；糖尿病肾病在临床表现不典型者，如伴有大量血尿、肾病发展迅速或表现为急进性肾小球肾炎。

5. 移植肾

(1)肾功能明显减退但原因不清者。

(2)严重排斥反应决定是否切除移植肾。

(3)怀疑原有肾脏病在移植肾中复发。目前也提倡移植肾脏定期肾活检，尽早发现排斥反应，从而及时调整治疗。

6. 家族性肾脏疾病　家族中已受累的成员行肾活检可能明确诊断，并可减少家族其他成员进一步检查。

7. 重复肾活检　重复肾穿刺对了解疾病演变、评价药物疗效及估计预后有重要意义，一般认为以下情况可考虑行重复肾穿刺。

(1)肾病综合征患者：激素敏感者，但多次复发后怀疑病理类型转变时，应重复肾穿刺；激素治疗无效，考虑病情进展，判断预后也可重复肾活检。

(2)狼疮性肾炎：病理类型随着疾病的进展或缓解会发生改变，需要重复肾活检，来调整治疗方案。

(3)肾脏活动性病变：如新月体性肾炎，在激素免疫抑制治疗后，应重复肾活检，了解肾脏恢复情况，制订后续治疗方案。

(4)移植肾脏：可定期活检，早期发现排斥反应。

(二) 禁忌证

1. 绝对禁忌证

(1)明显的出血倾向者、重度高血压治疗无效者、精神病患者或不合作者。

(2)先天性或后天性孤立肾、海绵肾、多囊肾、肾动脉狭窄等。一般孤立肾是肾活检的禁忌证，但现在随着穿刺技术的提高、超声或 CT 的实时引导、自动穿刺枪的改进、孤立肾活检的安全性明显提高，在必须活检且有严密监控的情况下也可进行。

(3)慢性肾脏疾病，双肾已明显缩小和 / 或双肾皮质明显变薄。

(4)活动性肾盂肾炎，肾结核，肾盂积水或积脓，肾脓肿或肾周围脓肿。

2. 相对禁忌证

(1)肾脏大囊肿。

(2)肾脏恶性肿瘤或大动脉瘤。

(3)过度肥胖、重度腹水。

(4)肾脏位置过高(深吸气肾下极也不达第 12 肋下)或游走肾。

(5)其他：严重心力衰竭、贫血、低血容量、妊娠及年迈者。

上述禁忌证中，某些症状如果能被纠正，肾穿刺仍可进行，多数禁忌证都是相对的而不是绝对的。每一个肾穿刺单位对肾组织活检的认知能力和水平不同，所规定的肾组织活检禁忌证也有所不同。

(三) 操作前的准备

1. 患者的准备

(1)常规检查：检查血常规、凝血全套，以及肝、肾功能；有凝血功能异常的患者，需进一步明确病因，采取有效的治疗措施，待凝血功能恢复正常后，方可行肾活检。血小板减少患者术前 24 小时内输血小板。严重贫血者,待血红蛋白上升到 80g/L 后方可行肾穿刺活检。

(2)有高血压的患者,必须将血压控制在 140/90mmHg 以下再行活检。

(3)B 型超声检查:测量肾脏大小、位置、活动度及双肾皮质的厚度;了解是否有解剖异常,如孤立肾、多囊肾、异位肾、肾积水等。

(4)透析与肾穿刺:急性肾损伤或急进性肾炎的患者需行肾活检以明确诊断,同时需透析治疗,肾穿刺前行无肝素透析,透析后 24 小时根据情况行肾活检穿刺,穿刺后继续无肝素透析 1 周。

(5)停用有关药物:阿司匹林在术前 7 天停用,华法林至少在术前 2 天停用,非甾体抗炎药在手术当天停用;有凝血功能异常倾向时,可术前 2~3 天肌内注射维生素 K_1,术前 30 分钟静脉注射酚磺乙胺来预防出血,术后可继续使用止血药物 1~3 天。

(6)签署肾活检术知情同意书。

(7)患者应该在活检前反复练习吸气和屏气的动作,以便在穿刺时肾脏能够下移并能固定,尽量避免肾脏的划伤。

(8)应该练习在床上排尿,以免患者术后卧床休息时因排便困难而增加患者的痛苦。

(9)女性患者尽量避开经期。

(10)准备固定腹带、盐包。

2. 物品(器械)的准备

(1)准备络合碘、消毒棉签、麻药、无菌巾、胶布。

(2)引导超声运行正常。

(3)活检穿刺针或穿刺枪。

(4)心电监护仪观察术后情况。

(5)肾组织标本的初步处理所需物品:立体显微镜、生理盐水、4℃小冰箱、10% 中性甲醛、2% 戊二醛。

3. 操作者的准备

(1)核对患者信息:包括患者姓名、性别、年龄、临床诊断。

(2)详细询问病史,特别注意有无出血性疾病史,有无高血压,心、肺、脑疾病等病史,有无发热等情况。

(3)询问有无服用抗血小板药物、抗凝药物(如阿司匹林、氯吡格雷等);及其停用时间。

(4)透析患者询问透析肝素使用情况。

(5)女性患者询问月经情况。

(6)医生必须向患者及其家属说明肾组织活检的意义、手术的安全性及可能出现的并发症,消除患者及其家属的顾虑,配合活检。

(7)查看患者血常规、凝血功能、肾脏超声结果。

(8)明确患者有无肾活检的禁忌证。

(9)确定患者已签署肾活检检查知情同意书。

(四)操作步骤

1. 患者体位准备 患者取俯卧位,腹部肋缘下(相当于肾区位置)垫盐包,以减少肾脏活动,并将肾脏顶向背部,减少进针深度;双上肢置于头顶两侧,头向一侧偏斜,嘱患者平静呼吸和放松身体。

肾活检穿刺术
(视频)

2. 超声定位　于肾脏下极,即肾活检穿刺部位标记穿刺点,测量穿刺针的进针深度。

3. 消毒、铺单及麻醉　常规络合碘消毒皮肤、铺无菌手术巾。2% 利多卡因逐层浸润麻醉皮肤、皮下组织,直至接近肾脏包膜。

4. 穿刺取材　将穿刺针沿穿刺点刺入皮肤、皮下组织,在超声引导下将穿刺针贴近肾包膜,并调整进针角度;指导患者深吸气,直到患者肾脏下极移至穿刺针下方;此时让患者屏住呼吸,按压自动穿刺针触发按钮,快速使活检穿刺针刺入肾下极,然后立即撤回穿刺针;完成后指导患者恢复正常呼吸。

5. 检查肾组织　取出穿刺针里的肾脏组织,用显微镜检查组织,确保获得肾皮质。用同样方法取肾组织 2~3 条,以获得足量组织来完成肾脏免疫组织学、电镜、光镜的检查。

6. 穿刺后观察　穿刺后超声观察肾周出血情况,局部加压包扎,腹带固定,平车送返病房监护观察。

7. 肾组织标本的初步处理　显微镜下检查组织并分割,皮质区 1mm 组织送电镜,2mm 组织送免疫荧光,尽量保证送检部分包含有肾小球的组织,其余部分送光镜检查。送检组织需置入不同固定液中,电镜部分用 2% 戊二醛固定液;免疫荧光部分用生理盐水纱布包裹,置入 4℃ 小冰箱,1 小时内送检;光镜部分用 10% 中性甲醛固定液。

8. 移植肾活检　患者取仰卧位,超声定位穿刺部位,应避开肾血管和肾集合管,首选移植肾下极外侧区,也可选择移植肾背侧或肾上极区;对移植肾所在髂窝处皮肤进行消毒、铺巾及局部麻醉,应注意麻醉深度,避免过深而损伤肾脏,穿刺方法与自体肾活检相同。

（五）操作后处理

1. 术后心电监护 24 小时,观察血压和心率变化。

2. 术后患者仰卧位严格卧床 6~8 小时,如果没有出血情况,6 小时后可在床上适当运动,24 小时后下床活动。2 周内避免剧烈运动。

3. 注意观察尿色变化,是否有肉眼血尿。有肉眼血尿者,应适当给予补液和多饮水,防止血块形成,堵塞尿路;并应延长卧床时间,直至肉眼血尿消失或明显减轻。

4. 如有出血证据,使用止血药物 3 天。术后如需血液透析的患者,1 周内采用无肝素血液透析。

5. 注意患者腰痛或腹痛情况,如疼痛明显,注意观察血红蛋白变化,并复查肾脏超声。

6. 注意患者情绪,如精神紧张者,可适当镇静。

7. 嘱患者避免增加腹压动作,如咳嗽和用力大便、憋尿等,如便秘可使用通便药或灌肠。

（六）并发症及处理

1. 肾周血肿　肾周血肿是肾活检后不可避免的情况。如果进行 CT 检查,可发现血肿发生率为 57%~91%,但大多数为小血肿,没有临床症状,1~2 周内可自行吸收。有临床症状的血肿发生率为 5.35%~7.80%,表现为腰痛、腰胀、血红蛋白下降、血压下降等。活检后血红蛋白平均下降 10g/L,如血红蛋白持续下降,可考虑输血。出血量大且经内科治疗无效时,则需选择肾血管造影,明确出血部位,然后行血管介入栓塞术。大的血肿容易并发感染,引起肾周脓肿,还需及时使用抗生素治疗。

2. 血尿　肾穿刺后镜下血尿发生率几乎为 100%,常在 1~2 天内消失,无须特殊处理。肉眼血尿的发生率为 2%~12%,平均 3.5% 左右,大多发生在活检当天,1~6 天内转为镜下血尿。处理方法：大量饮水及绝对卧床休息，可给予血凝酶、维生素 K 等处理。注意观察血红蛋白变化，必要时给予输血或介入治疗。

3. 动静脉瘘　发生率可达 18%，但大多数无症状，在行多普勒超声或增强 CT 时才发现，超过 95% 以上患者 2 年内自愈。如出现肉眼血尿反复发作、高血压、肾功能损害时，需要介入栓塞治疗。

4. 疼痛　当局部麻醉消退后，进针部位会出现不同程度的钝痛，大部分患者能耐受，必要时也可给予止痛药。如出现剧烈疼痛，提示肾周血肿的可能，需行肾脏超声检查以了解血肿大小。患者肉眼血尿可能伴发血凝块，产生肾绞痛，与输尿管梗阻症状类似。

5. 其他　排尿不出，应术前进行锻炼避免此情况发生；术后可进行局部按摩和热敷，帮助排尿；如仍不能缓解，可插导尿管。

（七）操作注意事项

1. 穿刺点的选择是提高肾组织活检成功率及避免并发症的关键。一般均选择肾脏下极外侧缘进行穿刺取材。此处可避开肾脏大血管，且不易穿入肾盏及肾盂，而且此处肾组织含皮质多，能使取材满意，术后并发症少。

中南大学湘雅二医院肾病科采用切割针垂直穿刺的定位方法：将穿刺侧肾脏按纵轴方向均匀分为 6 等分，肾脏下 1/6 部分称之为该肾脏的下极，将该下极的外 1/2 区域确定为穿刺点；经过数百例穿刺证实，这是一种比较安全，值得推荐的定位方法。

2. 穿刺时尽量让患者屏住呼吸，穿刺和退针要迅速，以免划伤肾包膜。

3. 术后强调患者卧床休息，并尽量避免尿潴留的发生。

4. 切忌同时穿刺双肾，也不允许进针次数过多。

5. 穿刺进针定位必须准确，超声应清晰显示肾脏轮廓，尤其是肾下极的位置和结构，显示穿刺针尖要清晰，尽量贴近肾包膜及下极。

（八）相关知识

目前临床上常用的活检针的规格为 14G（1.6mm）、16G（1.2mm）、18G（1.0mm），其根据针的外芯直径大小来区别。14G 和 16G 取得的肾组织量差别不大，但 14G 出血风险更高。18G 穿刺针较细，取出肾组织较小，在一些特殊情况（如肾功能差、肾脏较小等）下，可考虑使用。临床上最常用的活检针为 16G 规格。

常用的活检方式为切割式，以 Tru-Cut 活检针为代表；另一种方式为负压抽吸式，以 Menghini 活检针为代表。

1. 切割式肾活检穿刺术　切割针主要有 Franklin 改进的 Vim-Silverman 分叶针和人工 Tru-Cut 针，常用的是后者。

（1）Tru-Cut 针：这种穿刺针由针芯及套管 2 个部分组成：①针芯前端为实体单斜面锐利针尖，其后有长约 2.0cm 的凹槽，距离呈斜面的针尖 0.5cm，用来取肾脏组织。②套管针为紧套在针芯外的薄壁管，尖端也成斜面，向前推进其尖端刚好与针芯尖端吻合，向后退出可露出取物槽，其边缘锐利，方便取切割的肾脏组织，同时也能保护取出的标本。

（2）人工 Tru-Cut 法：穿刺时套管和针芯一起刺入，抵达肾包膜后嘱患者屏住呼吸，先将针芯刺入肾组织，将肾组织嵌入凹槽，保持针芯不动，再将套管针刺入，切下肾组织，将套管及针芯一起拔出，后退出套管，取出凹槽内肾组织。此方法是 20 世纪 80 至 90 年代最常用的穿刺方式，但 2 个动作需紧密连接，需要熟练程度高，取材的量较负压抽吸式少。

（3）自动化 Tru-Cut 法：为了简化操作,提高安全性和成功率,将人工法的第二步改为弹簧控制,产生了半自动化活检枪；近年又在此基础上改良为全自动活检枪(图 4-1-1)。此方法操作简单,单人即可操作,是目前常用的肾活检方法。枪内有 2 组弹簧,分别用来引发带槽的针芯和具有锐利切割的套管针。操作者在穿刺前设置好 2 个弹簧,接近肾包膜后,按压开关即可自动完成切割取材。全自动活检枪又分为一次性和可重复使用 2 种。

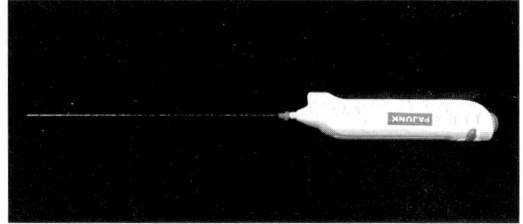

图 4-1-1　全自动活检枪

2. 负压吸引抽吸式　根据造成负压方法的不同,分为人工负压和自动负压。人工抽吸负压法需要 2 人操作,其中一人穿刺,另一人用注射器抽吸造成负压,使用的活检针包括 Turkey 针和 Menghini 负压式抽吸针,常用的是后者。

（1）Menghini 负压式抽吸针：长 12~18cm,外芯 1.6~1.8mm(型号为 18G 和 16G),内径 1.3~1.5mm,针尖呈单斜面、60° 斜角、锐利、有针芯。穿刺时和针芯一起穿刺皮肤、皮下组织、肌层,到达肾包膜时,拔除针芯,放入一个小针芯,长 2~3cm,上端呈扇形,防止肾组织吸入注射器内。再连上带有注射器的橡胶管,注射器内预充生理盐水,助手回抽注射器造成负压。术者嘱患者屏住呼吸后,迅速将穿刺针刺入肾脏 2cm 左右,再迅速拔除穿刺针；之后助手用注射器内盐水将穿刺针内的肾组织冲出。此操作取出的肾组织较多,但需要 2 人配合。

（2）此后有在此基础上改良的自动负压吸引针,如 Roholm 针和 Jamshidi 针等。

3. Bioprince 活检枪　是介于抽吸和切割式活检之间的另一种方法,为环钻针,是圆柱切割型。前端为三叉的结构,便于更好的抓取组织。Tru-Cut 是侧切割组织,取得的组织为半圆柱形。Bioprince 活检枪为 End-Cut,是全芯切割式,取得的肾组织为圆柱形(图 4-1-2),18G 的活检针可以和 16G 的 Tru-Cut 针取得相同量的肾组织,但出血的风险更低。

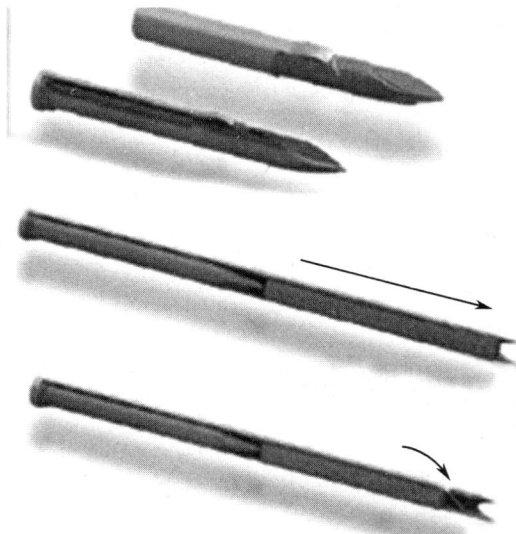

图 4-1-2　Bioprince 活检枪

三、肾活检穿刺术规范检查表

肾活检穿刺术规范核查见表 4-1-1；肾活检穿刺术规范评估见表 4-1-2。

表 4-1-1　肾活检穿刺术规范核查表

项目	内容	是	部分	否
操作前准备	核对患者信息：包括患者姓名、性别、年龄			
	询问患者有无出血性疾病史，并排除出血性疾病			
	询问患者既往有无高血压，心、肺、脑疾病等病史			
	询问有无服用抗血小板药物、抗凝药物（如阿司匹林、氯吡格雷等）；及其停用时间			
	查看患者血常规、凝血功能、肾脏超声的检查结果			
	女性患者确认避开经期			
	确定患者已签署肾活检检查知情同意书			
	物品（器械）准备：确定麻药、活检穿刺针			
	操作运行正常			
操作过程	确认患者体位摆放正确，嘱患者平静呼吸和放松身体			
	确认超声定位，确认进针深度			
	络合碘消毒皮肤、铺无菌手术巾			
	2% 利多卡因逐层浸润皮肤、皮下组织			
	确认穿刺针能顺利操作，弹簧工作正常			
	穿刺针沿穿刺点进入皮肤、皮下			
	在 B 超引导下将穿制针贴近肾包膜			
	调整进针角度			
	指导患者深吸气，直到患者肾脏下极移至穿刺针下方			
	让患者屏住呼吸			
	按压自动穿刺针触发按钮，快速进针			
	迅速撤回穿刺针			
	指导患者恢复正常呼吸			
	确认穿刺组织为肾皮质			
	重复上述过程取得足够肾组织			
	术后嘱持续超声确认穿刺后肾周出血情况			
操作后处置	局部加压包扎，腹带固定			
	交代患者仰卧位严格卧床 6~8 小时			
	根据患者出血情况交代使用止血药物			

表 4-1-2 肾活检穿刺术规范评估表

项目	好(5分)	一般(3分)	差(1分)
操作过程流畅度			
操作检查熟练度			
人文关怀			

评分标准:

好:操作过程清晰流畅,无卡顿,操作熟练;选取最合适的穿刺位置,穿刺过程迅速;人文关怀到位,有术前交流、术中安慰及术后注意事项的交代。

一般:操作过程能整体完成,有卡顿(次数<3);选取穿刺位置合适,穿刺过程基本熟练;人文关怀不足,但能有部分的术前交流、术中安慰及术后饮食及注意事项的交代。

差:操作过程有卡顿(次数>6),操作不熟练;缺乏人文关怀。

四、常见操作失误及分析

1. 未穿刺到肾活检组织 穿刺针尖应贴近肾包膜;超声引导时,也应观察穿刺针在肾脏横断面的位置,需要调整穿刺针的走向。

2. 穿刺取到的肾组织为肾髓质 肾脏病理观察的主要是肾小球病变,肾小球主要分布在肾皮质,穿刺时应尽量采取肾脏下极外侧缘,也可用斜角进针法,从而取到较多的肾皮质。

3. 划伤肾包膜 穿刺时进针不能过深,以免损伤肾脏;穿刺时尽量让患者屏住呼吸,穿刺和退针时要迅速。

五、目前常用训练方法简介

目前临床上可用的训练模型有躯干模型(图 4-1-3)为部分躯干模型,可以由超声引导进行穿刺练习,可以显示体表和超声下的肾脏解剖结构,适用于临床进行操作练习。

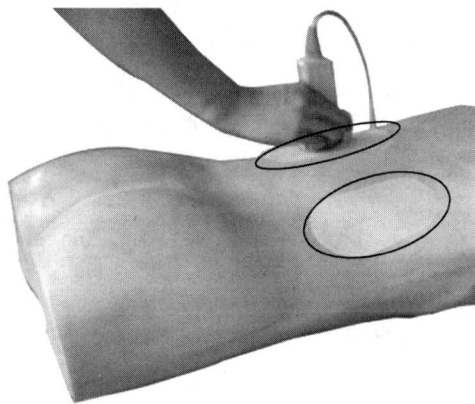

图 4-1-3 躯干模型

六、相关知识测试题

1. 患者,男,20岁,因"发现尿蛋白(++)2个月"就诊。下列检查中,最具有确诊意义的是

    A. 肾活检   B. 尿沉渣

    C. 尿蛋白定量   D. 肾脏超声

    E. 肾脏 CT

2. 以下情况中,最需要肾活检帮助诊断的是

    A. 肉眼血尿伴尿频、尿急、尿痛   B. 海绵肾

    C. 肾病综合征复发者   D. 肾结石

    E. 急性肾损伤多尿期

3. 肾活检术后患者出现肾周血肿伴血压下降。最有效的治疗是

    A. 卧床休息   B. 介入下肾动脉栓塞术   C. 使用止血药物

    D. 补液治疗   E. 升压药物的使用

4. 下列选项中,**不属于**肾活检术后需要注意的情况是

    A. 患者的血压和脉搏   B. 患者的尿色变化

    C. 患者的腹痛或腰痛情况   D. 患者的血红蛋白变化

    E. 患者的肾功能变化

5. 下列选项中,**不属于**肾活检术后可能出现并发症的是

    A. 肾周血肿   B. 急性肾损伤   C. 肉眼或镜下血尿

    D. 腰痛   E. 肾脏动静脉瘘

答案:1. A　2. C　3. B　4. E　5. B

(符　晓　陈俊香　肖　力)

第二节　深静脉置管术

一、概述

深静脉置管是临床上输血、补液、静脉内营养支持、给药和测定中心静脉压公认的重要诊疗措施。作为肾内科专科医生,掌握深静脉置管至关重要。因为当患者急需在短时间内开始血液净化治疗时,深静脉置管是一种简单、即刻能用、相对安全的体外血管通路。按时间分类,深静脉置管分为临时置管和永久置管。导管置入的部位有颈内静脉、股静脉和锁骨下静脉。

二、深静脉置管操作规范流程

(一) 适应证

1. 深静脉临时置管术

(1)经皮颈内静脉置管术

1)血液净化患者。

2)长期静脉输入刺激性药物(如化疗)的患者。

3)胃肠外高营养治疗者。

4)快速大量输液、输血治疗。

5)危重患者抢救或大手术等监测中心静脉压。

6)经中心静脉导管放置临时或永久心脏起搏器。

7)外周静脉通路不易建立或不能满足需要者。

8)空气栓塞经中心静脉至右心房抽气。

9)其他:心导管治疗、肺动脉导管等。

(2)经皮股静脉置管术

1)同经皮颈内静脉置管术。

2)卧床及全身情况较差者;有明显充血性心力衰竭、呼吸困难、颈部较大肿瘤者;不选

用经皮颈内静脉置管术者。

3)锁骨下静脉、上腔静脉血栓形成者,或颈内、锁骨下静脉插管有困难者。

(3)经皮锁骨下静脉置管术:同经皮颈内静脉置管术,但由于该方法的合并症较严重,一般不推荐应用。

2. 深静脉长期导管置管术

(1)肢体血管条件差,无法建立动静脉内瘘的慢性肾衰竭患者。

(2)心功能较差,不能耐受动静脉内瘘分流的慢性肾衰竭患者。

(3)病情较重,或合并有其他系统的严重疾病,预期生命有限的慢性肾衰竭患者。

(4)肾移植前过渡期的慢性肾衰竭患者。

(二)禁忌证

无绝对禁忌,相对禁忌证如下。

1. 经皮颈内静脉、股静脉、锁骨下静脉临时置管术

(1)广泛静脉系统血栓形成。

(2)穿刺部位有感染。

(3)解剖的变异。

(4)凝血功能障碍。

(5)在待穿刺处已存在导管(如外周置入中心静脉导管)。

(6)近期安装过起搏器的患者最好在4~6周后再进行颈内静脉置管。

(7)患者不合作。

2. 深静脉长期导管置管术

(1)手术置管部位的皮肤或软组织存在破损、感染、血肿、肿瘤。

(2)患者不能配合,不能平卧。

(3)患者有严重的出血倾向。

(4)患者存在颈内静脉解剖变异或严重狭窄,甚至缺如。

(5)既往在预定插管的血管有血栓形成史、外伤史或血管外科手术史。

(三)操作前的准备

1. 患者的准备

(1)为避免交叉感染,应制订合理的消毒措施,并严格执行消毒措施,在检查前完善HBsAg、抗HCV、抗HIV等相关检查。

(2)判断患者能否平卧或半卧,配合置管。

(3)签署置管知情同意书。

(4)必要时可采用超声定位或超声引导穿刺。

2. 物品(器械)的准备

(1)穿刺针。

(2)导丝。

(3)导管:导管分单腔、双腔、三腔导管三种,不同类型导管各有其优缺点。

1)单腔导管:血流从单一管腔出入,可行单针透析,目前已很少用,也可以将单腔导管作为引出血液的通路,另外找周围静脉完成回路。

2)双(三)腔导管:"无效腔"减少,再循环减少,导管相对较粗,穿刺难度增加。目前主

要使用的是双腔导管,因为三腔导管会使感染机会增加,故不推荐常规使用。

(4)肝素帽。

(5)注射器、缝皮针、缝线、小尖刀片、无菌纱布、透气敷料等。

(6)2%利多卡因5ml、肝素100ml、生理盐水200ml。

3. 操作者的准备

(1)核对患者信息:包括患者姓名、性别、年龄、主诉。

(2)查看患者血常规、凝血功能等检查结果,确认有无使用抗血小板或抗凝药物。

(3)明确患者有无静脉置管禁忌证。

(4)确定患者已签署静脉置管知情同意书。

(四)操作步骤

1. 经皮颈内静脉临时置管术

(1)器材准备:20~40mg/dl的肝素生理盐水冲洗穿刺针、扩皮器及双腔管。

(2)体位:以右颈内静脉穿刺为例,患者去枕平卧,头转向左侧,肩背部垫一薄枕取头低位10°~15°。

(3)定位:对于有条件的单位,建议行超声定位或引导下穿刺(见下文"超声引导下经皮颈内静脉临时置管术")。穿刺部位因右颈内静脉与无名静脉和上腔静脉几乎成一直线且右侧胸膜顶低于左侧,右侧无胸导管,故首选右颈内静脉插管。根据穿刺点的不同,分为前、中、后三种路径,其中以中路最为常用。

1)前路法:胸锁乳突肌前缘向内推开颈总动脉,胸锁乳突肌前缘中点(即喉结/甲状软骨上缘水平)为定位点。触及颈总动脉,旁开0.5~1.0cm。针尖与皮肤成30°~45°,针尖指向同侧乳头,胸锁乳突肌中段后颈内静脉深,合并气胸的可能性小,但易误入颈总动脉。

2)中路法:胸锁乳突肌三角(以胸锁乳突肌的锁骨头、胸骨头和锁骨形成的三角区)的顶部作为穿刺点,其在距锁骨上缘3~5cm,颈总动脉前外侧处。进针方法:锁骨内侧端上缘切迹作为骨性标志,颈内静脉正好经此而下行与锁骨下静脉汇合。穿刺时左拇指按压此切迹,在其上方3~5cm处进针,针尖与皮肤成30°~45°,针尖略偏外。此路径颈内静脉较浅,穿刺成功机会大。

3)后路法:定位点为胸锁乳突肌外侧缘中、下1/3交点处作为进针点(锁骨上缘3~5cm)。针尖呈水平位,在胸锁乳突肌的深部,指向胸骨柄上窝。

(4)常规消毒:戴无菌手套,铺无菌洞巾,用0.5%~1.0%利多卡因进行穿刺点局部麻醉。

(5)进针:用含一定量生理盐水的注射器连接穿刺针,穿刺针与皮肤成30°~45°,针尖指向同侧乳头,进针过程中边进边回抽。有突破感后,如见暗红色回血,说明针尖已进入静脉内,如不能确定是否为静脉,可拔出注射器,保留针头,观察血液流出速度,如血液为喷射状,或呈鲜红色,提示可能误穿动脉。进针深度一般为1.5~3.0cm,肥胖者多为2cm;置管长度:男性13~15cm,女性12~14cm,小儿5~8cm。

(6)进导丝:保持穿刺针固定,由导丝口送入导丝。

(7)拔穿刺针:导丝进入15~20cm后拔出穿刺针,将导丝留在血管内。

(8)扩皮:沿导丝将扩皮器送入皮下扩皮,如皮肤或皮下组织较紧,可以小尖刀侧切小口。

(9)进导管:拔出扩皮器,将已预冲肝素生理盐水的导管沿导丝套入,导丝尾部从导管静脉端穿出并关闭静脉夹,将导管送入颈内静脉后即可拔出导丝。

(10)判断导管是否通畅:分别回抽导管动静脉两端,观察回血是否顺畅,再于两端分别注入肝素生理盐水 5ml,冲净残血,用肝素帽封管。

(11)固定导管:用皮针与缝线将导管颈部的硅胶翼与皮肤缝合,固定导管,再以敷料覆盖包扎。

(12)建议置管后行胸部 X 线片检查,了解导管位置。

2. 超声引导下经皮颈内静脉临时置管术

(1)显示血管并定位:在患者颈部涂上耦合剂,超声探头置于颈部,调节增益和深度,扫描颈部确定血管是否通畅和穿刺位置,确定导入的方向后擦干耦合剂。

(2)常规消毒:戴无菌手套,铺无菌洞巾,用 0.5%~1.0% 利多卡因进行穿刺点局部麻醉。

(3)准备探头:在探头上涂好耦合剂,套上一次性使用的无菌罩。

(4)穿刺:在置管处找到将被置管的静脉,置入接着注射器的穿刺针。

(5)超声引导:超声监测穿刺针进入静脉的过程,用注射器抽取血液来确定穿刺针是否进入颈内静脉。

(6)其余步骤同"经皮颈内静脉临时置管术"。

3. 经皮股静脉临时置管术

(1)备皮:腹股沟穿刺处常规备皮。

(2)体位:患者仰卧位,屈膝、大腿外旋外展 45°,特殊患者(如心力衰竭)不能平卧可采用半坐位;完全坐位或前倾位则不宜行股静脉置管。

(3)穿刺点定位:腹股沟韧带下 2~3cm,股动脉内侧 0.5~1.0cm 处。

(4)其余操作步骤同"经皮颈内静脉临时置管术"。

4. 经皮锁骨下静脉临时置管术

(1)锁骨下径路

1)体位:上肢垂于体侧并略外展,头低足高 15°,肩后垫小枕(背曲),使锁肋间隙张开,头转向对侧。

2)穿刺点定位:锁骨中、外 1/3 交界处,锁骨下 1.0cm。

3)皮肤消毒:按胸部手术要求消毒皮肤上至发际,下及全胸与上臂,铺洞巾。

4)穿刺:先用 0.5%~1.0% 利多卡因于穿刺点行局部麻醉。右手持连结注射器的穿刺针,针尖向内偏向头端直指锁骨胸骨端的后上缘进针,针干与皮肤表面成 25°~30°,进 3.0~5.0cm。余步骤同前所述。

(2)锁骨上径路

1)体位:肩部垫小枕、头转向对侧、暴露锁骨上窝。

2)穿刺点定位:胸锁乳头肌锁骨头外侧缘,锁骨上约 1.0cm。

3)穿刺:针尖与锁骨或矢状切面成 45° 角,在冠状面针尖成水平或略前偏 15°,朝向胸锁关节进针。

5. 深静脉长期导管置管术 操作一般在手术室进行,有条件的话可在超声引导下进行穿刺,或在放射介入科进行在 X 线下调整导管位置的操作。以右侧颈内静脉插管为例。

(1)体位:患者仰卧位头略偏向左,充分暴露右侧颈部三角区(胸锁乳突肌胸骨头、锁骨头及锁骨上缘组成的三角区)。

(2)穿刺,送导丝:同临时颈内静脉导管置入。

(3)于体表标记好长期导管的出口位置:使导管的涤纶套在出口内 1~2cm 处,并使导管尖端位于右侧胸骨旁的第 3、4 肋间。

(4)分离皮下隧道:用 0.5%~1.0% 利多卡因局部麻醉后,于作好标记的长期导管出口处皮肤切 2cm 左右的小口,沿切口向上分离皮下组织,形成皮下隧道至导丝出口处,并于导丝出口处做 2cm 切口。

(5)沿皮下隧道引出导管:用隧道针将长期导管的末端从皮肤出口处沿皮下隧道引出至导丝处,使导管涤纶袖套距隧道出口 2cm 以上。

(6)置入撕脱鞘:沿导丝送入扩张器,扩张皮肤及皮下组织后,沿导丝置入带芯的撕脱鞘。

(7)拔出导丝及撕脱鞘芯:拔出的同时立即以指腹堵住撕脱鞘口以避免血液流出或空气进入。

(8)置入导管:沿撕脱鞘腔置入长期导管,向两侧撕开撕脱鞘至长期导管全部进入,注意避免导管打折。

(9)判断导管是否通畅:注射器分别于留置导管的动静脉端反复抽吸、推注,确定两端血流通畅。

(10)有条件的话可在 X 线下检查留置导管的末端位置,正常应位于上腔静脉接近右心房的开口处。

(11)肝素生理盐水封管关闭夹子,拧上肝素帽。

(12)缝合切口,缝合固定留置导管于皮肤上,无菌敷料包扎。

(五) 并发症及处理

1. 经皮颈内静脉临时置管术

(1)穿刺部位出血或血肿:局部压迫即可。颈内静脉一般情况下压力不高,特别是患者在插管后取半卧位或坐位时,压力更低,不会造成大量出血。反而是穿刺时造成的一些皮下小血管,特别是颈外静脉、皮下小动脉的出血可能会导致大量出血,此时一般的处理是压迫止血,必要时请外科医生予以结扎止血。一般血肿可以很快吸收,较大的血肿有压迫窒息的可能,必要时要紧急行气管插管并请外科医生处理。

(2)误穿动脉:常见于颈内动脉及锁骨下动脉。

处理方法:立即拔出穿刺针,指压 20 分钟,否则易发生血肿。如导管已放入,则固定导管,请血管外科医生手术拔出导管。

(3)气胸及血气胸:无论是颈内静脉还是锁骨下静脉穿刺,在扩张或送管时都可能撕裂静脉,甚至将导管穿透静脉而送入胸腔内,从而造成血胸;如果同时还损伤到肺组织,则可造成血气胸。

处理方法:若出现上述现象,应确认导管是否在胸腔内,原导管不宜当时便草率拔出,而应在外科医生监视下拔除,必要时开胸从胸腔内缝合止血。

(4)感染:颈内静脉导管的感染风险较股静脉导管低,但长期留置可增加感染的机会。临床表现为:①出现不能解释的寒战、发热,尤其是透析过程中出现;②局部压痛和炎症反应;③白细胞计数增高,多通过血培养确诊。

处理方法:确诊后即应拔除导管,并进行细菌培养,同时应用抗生素治疗;严格无菌操作。

(5)心律失常:导丝插入过深或导管过长,临床表现多为窦性心动过速或心房颤动,且为一过性,存在严重心脏疾病的患者可引起致命的室性心律失常。

处理方法:操作时避免导丝或导管插入过深,如发生心律失常应立即将其退出心脏;之后部分患者可自行缓解,若缓解不理想,也可给予抗心律失常药物。术前应准备充分,操作应轻柔,对于有严重心脏疾病的患者,应避免颈内静脉置管。

(6)空气栓塞:若患者处于低血容量状态,而穿刺前又未取头低位穿刺,当穿中中心静脉导致静脉开放后,由于头部处于较高位置,可形成负压,此时一旦撤掉注射器,静脉便会与外界相通,通过心脏的舒张可将空气吸入心脏。对后天性心脏病(无心内分流)的患者,进入少量空气可不引起严重后果,但对有心内分流的先天性心脏病患者(尤其是右向左分流的发绀患者)可能引起严重后果。

处理方法:穿刺时应注意观察,发现去掉注射器后血液不向外流而是向体内流的时候,应该立即用指腹堵住穿刺针末端,并尽快放入导丝。空气栓塞一旦发生,应立即让患者取左侧卧位,并做好机械通气的准备,必要时请外科医生处理。

(7)折管:多由导管质量差、术中患者躁动或行颈内静脉置管时扩张不充分导致。

处理方法:应使用质量较好的导管;扩张充分,不光扩张皮肤,还应扩张到颈内静脉。

(8)心肌穿孔:由于导管太硬且送管太深直至右心房,同时心脏收缩而导致穿破心房壁(也有穿破右心室壁的报道),心脏直视手术切开心包即能发现,给予适当处理即可。但在非心脏手术或是抢救危重患者时,常常会引起心脏压塞,如不能及时发现并正确诊断,后果十分严重,死亡率很高。

处理方法:送管不宜过深,右侧颈内静脉导管长度一般为12~14cm。左侧颈内静脉导管长度一般为14~16cm。一定要正确选择规格合适的导管,并在插管后立即行胸部X线片检查,如果发现插管过深,可向外适当拔出一部分导管并固定。

(9)导丝断裂或导丝留在血管内:当导丝沿穿刺针送入血管时,如果发现不顺利,常常会抽出导丝,此时动作不可过猛,否则穿刺针锋利的针尖边缘有可能会将导丝切断而导致一部分导丝留在体内;导丝送入血管成功后,扩张血管或者放置导管时,一定要确保导丝尾端长出扩张管或者导管末端,否则,再扩张或者送入导管时,会将导丝送入血管内。发生导丝断裂到血管内或者导丝全部进入血管时,应该请血管介入科或血管外科医生协助解决。

(10)神经损伤:常见臂丛神经损伤,患者可出现同侧桡神经、尺神经或正中神经刺激症状;若患者主诉有放射到同侧手臂的电感或麻刺感,应立即退出穿刺针或导管。

2. 经皮股静脉临时置管术

(1)穿刺部位出血或血肿(包括腹膜后):局部血肿压迫处理即可,腹膜后大血肿需要外科处理。

(2)误穿股动脉或导管植入股动脉:立即拔出穿刺针或导管,压迫止血20~30分钟。

(3)其他感染、导丝断裂、折管并发症同"经皮颈内静脉临时置管术"。

3. 经皮锁骨下静脉临时置管术

(1)血气胸:是锁骨下静脉穿刺较常见的并发症,发生率与术者的技术熟练程度有关。穿刺时应尽量避免刺破胸膜,一旦出现该并发症,应立即拔出导管,对严重病例应行胸腔引流。

(2)上腔静脉或右心房穿孔、纵隔出血、心脏压塞：主要与解剖变异、导管质地较硬、不光滑，以及扩张器进入过深有关，必要时请外科医生处理。

(3)心律失常：症状及处理方法见"经皮颈内静脉临时置管术"。

(4)胸导管损伤：胸导管汇入左锁骨下静脉与颈内静脉连接处，在左锁骨下静脉插管时偶可引起乳糜胸或淋巴瘘，有时可见乳状液体从穿刺部位漏出。

(5)锁骨下静脉狭窄：属于远期并发症，发生率高。原因为锁骨下静脉内膜增生肥厚和/或血栓形成。轻度狭窄者一般不引起症状，但如果在该侧上肢建立动静脉内瘘，由于静脉回流量增加，可出现上肢不同程度的水肿；程度较重的锁骨下静脉狭窄患者，可直接引起上肢水肿。

处理方法：可将内瘘结扎或在狭窄的静脉处应用球囊扩张或放入支架治疗。

4. 深静脉长期导管置管术　预防及处理同其他静脉临时置管术。

（六）操作注意事项

1. 经皮颈内静脉临时置管术

(1)左肺高于右肺，因此左侧颈内静脉置管较右侧气胸风险更高，且可能损伤胸导管。左侧导管长度 18~21cm，右侧为 16cm。

(2)非特殊情况不在拟行动静脉内瘘的同侧置管，以避免腔静脉阻塞综合征的发生。

(3)较股静脉穿刺的并发症更多，术前应向患者及家属充分说明，并签署知情同意书。

(4)如患者曾行同侧静脉插管，可能会存在颈内静脉狭窄或移位，此时可行血管超声定位来确认。

(5)颈内静脉穿刺对体位要求较高，正确的体位是穿刺成功的前提；对于心力衰竭较重而难以平卧的患者，建议行股静脉置管。

(6)定位欠清晰时可先用 5ml 注射器探查，穿刺针穿入血管后如见暗红色血液，说明进入静脉的可能大，如推注压力小，则进入静脉的可能性更大；但心力衰竭患者静脉压较高，而低氧血症患者动脉血颜色较暗，需要注意鉴别。

(7)当需要穿刺左侧颈内静脉时，因该侧颈内静脉与锁骨下静脉汇合成左头臂静脉后形成一定角度，注意扩皮器进入不要太深，以免损伤血管。

(8)避免同一部位反复穿刺，重复穿刺时可变换不同部位，以减少组织和血管的损伤。

(9)如穿刺针误入动脉或难以确定是否进入静脉，则应拔出穿刺针并充分压迫，一般穿入动脉需压迫 20 分钟左右才能止血。确认无出血后再继续穿刺，如穿刺到颈内动脉，建议改换其他部位。

2. 经皮股静脉临时置管术

(1)双腔管，导管长度 19~20cm。

(2)如患者血管条件差，术前触摸不到股动脉，应进行血管超声检查。术前应向患者及家属说明手术的必要性及可能出现的并发症等，征得同意并签字后方可进行。

(3)导丝进入过程中如遇阻力切勿强行推进，转动方向后再进。如仍有阻力，则需退出穿刺针和导丝，重新选择穿刺部位。

(4)扩皮器扩皮时动作应轻柔，避免将导丝压折。

(5)插导管前注意留在体外的导丝长度应长于导管，沿导丝插管时应及时打开静脉夹，使导丝露出。

（6）由于股静脉影响患者活动、易感染，不宜长时间使用。

3. 经皮锁骨下静脉置管术

（1）导管长度 18~21cm。右侧优于左侧，气胸风险更小。

（2）尽量保持穿刺针与胸壁呈水平位，贴近锁骨后缘。

（3）锁骨下静脉走行弯曲，扩张器扩皮时进入血管不宜过深，一般以 2~3cm 为宜，以免损伤血管。

（4）锁骨下静脉与颈内静脉成角较大，甚至接近直线，因而导丝容易进入头部颈内静脉。此时患者可能感觉到同侧颈部或耳部不适，这种情况下应退出导丝 5~10cm，再轻柔地重新插入。

（5）如有条件可用超声引导插管，以增加成功率、减少并发症。

4. 深静脉长期导管置管术

（1）中心静脉长期置管基本注意事项与临时性静脉置管相同，需要特别注意的是，如有条件应在超声引导下穿刺置管或在放射介入科进行操作。

（2）选择左侧颈内静脉置管时应注意该侧头臂静脉角度大，撕脱鞘不要全部进入体内以免损伤静脉壁。

（3）皮肤切口应足够大，包括皮肤全层和皮下组织，以减少鞘管针通过皮肤及皮下组织的阻力，避免鞘管针通过坚韧的皮肤时引起鞘管口开裂。

（4）沿撕脱鞘放置导管时注意动作要快，以免空气进入血管内造成空气栓塞。

（5）应注意避免导管在皮下打折、扭转，确保管腔通畅。

（七）相关知识

1. 置管部位的选择 一般而言，置管首选颈内静脉置管，因为颈部易于保护、不易感染，可置管时间相对较长；其次，颈内静脉压力较低，容易压迫止血，并且血栓形成和血管狭窄发生的概率低。此外右颈内静脉与无名静脉和上腔静脉几乎成一直线，且右侧胸膜顶低于左侧、右侧无胸导管，故首选右颈内静脉插管。

对于需紧急抢救、神志不清、不能主动配合、不能搬动的患者，以及有明显充血性心力衰竭、呼吸困难、不能平卧的患者，可考虑选择股静脉置管。其操作相对简单、安全，但是股静脉置管有以下缺点：①邻近外阴、肛门，易污染，感染率较高，保留时间短；②易误穿入股动脉；③导管易折，且不易固定；④下肢活动相对受限；⑤血栓风险增高。由于经皮锁骨下静脉置管穿刺技术难度较高，导致锁骨下静脉狭窄以及血栓形成的发生率也较高，一般不推荐应用。

2. 长期及临时置管的选择 一般来说，颈内静脉和锁骨下静脉导管适合持续使用 2~3周，股静脉导管一般适合使用于 3~7 天的透析治疗。因此对于需要把导管作为长期血管通路的患者，如对一小部分预计生存期短的肾功能衰竭患者、肾移植前过渡期的患者、患有严重的动脉血管病的患者（不建议内瘘手术）、低血压而不能维持瘘管血流量（如心力衰竭）的患者，应考虑行长期置管。

3. 导管的类型 临时置管使用非隧道式导管。现有多种不同的非隧道式导管可用，组成材料有聚乌拉坦、聚乙烯、聚氯乙烯和医用级硅胶等。外干直径范围为 8.0~13.5F，提供的泵流速为 300~400ml/min。有单腔、双腔、三腔导管（不推荐使用三腔管）。有三种双腔导管形状：直头、弯头（"M" 形）和预弯型导管。

长期置管推荐使用隧道式透析导管；这种导管多为带聚酯套的双腔导管。安置导管时，通常会将导管套放置在距皮肤出口处1~2cm的皮下部位。组织向套内生长可封闭导管隧道，降低感染风险。导管由硅胶和其他柔软可屈的聚合物（如薄的聚乌拉坦）构成，这与非隧道式导管所用的材料相比，导致血栓形成的可能性更低；隧道式导管较钝、柔软且易弯曲。此外，相比于非隧道式导管（最大为13.5F），隧道式导管有更大的尺寸（15.5F或16F），从而允许更大的血流速率（>400ml/min）。导管有多种结构和尖端设计，包括双D型、同轴型、猎枪型、阶梯式尖端、对称式尖端和分离式尖端等。不同的设计旨在提高血流速率、尽量减少再循环和防止导管尖端阻塞。通过导管尖端的错位设计、开口上方应用突出的分隔阀门或在远端分离导管腔，可将导管的尖端分离。一些导管被设计成带有内置弯曲的自定心结构以便将导管的尖端推离血管壁或心腔。

4. 导管相关性感染的危险因素

（1）导管类型：导管越粗、越硬、越复杂则越容易发生感染。有研究发现，单腔导管感染率为1.1%，双腔导管感染率则高达2.9%。双腔导管与单腔导管相比，管腔增多、操作增多，从而使感染机会也增多。多腔导管发生导管相关性感染的危险性较单腔导管明显增加，可能的原因是导管的每一个腔都是导管相关性感染发生的来源，多一个腔就相对增加了感染的机会。

（2）置管部位：中心静脉置管的感染发生率与导管留置部位有着明显的关系。经外周静脉置入中心静脉导管的感染率最低；股静脉置管感染率最高。导管接头被认为是污染导管内面的起始部位。

（3）导管留置时间：导管留置时间是影响导管相关性感染发生的主要危险因素之一，随着静脉导管留置的时间延长，皮肤细菌沿静脉导管侵入血流的概率也大大增加。导管相关性血流感染与长期置管而致管腔内细菌定植有关。

（4）医护人员的操作技能：目前认为操作人员和患者皮肤上的表皮葡萄球菌是最主要的病原菌来源。医护人员没能严格执行无菌制度、技术不熟练、对导管的频繁操作、导管留置期间的护理不当等，都可增加导管相关性感染的风险。

（5）患者的基础疾病：伴有严重的基础疾病及免疫力低下的危重患者，感染的发生率高。

（6）年龄：高龄患者（>80岁）体质弱、抗感染能力差；年龄较小者（14~20岁）血管管腔与成人相比较小，而导管粗细未变，导管对血管内膜刺激较大，因而发生静脉炎症的概率较成人高。

三、深静脉置管术规范检查表

深静脉置管术规范核查见表4-2-1；深静脉置管术规范评估见表4-2-2。

表4-2-1　深静脉置管术规范核查表

项目	内容	是	部分	否
操作前准备	核对患者信息：包括患者姓名、性别、年龄			
	了解、熟悉患者病情，与患者或家属谈话，进行充分地解释、说明，争取得到清醒患者的配合			
	查看患者血常规、凝血功能			

续表

项目	内容	是	部分	否
操作前准备	如果部位需要,行局部备皮(股静脉)			
	查看患者血常规、凝血功能等检查结果			
	明确患者有无深静脉置管禁忌证			
	确定患者或家属已签署深静脉置管知情同意书			
	物品(器械)准备:深静脉穿刺包,2%利多卡因 5ml,肝素 100ml,生理盐水 200ml。监护设备、氧气及急救药品准备妥当			
操作过程	口述三种置管途径的优缺点			
	术者正确刷手、穿手术衣、戴无菌手套			
	摆体位:以右颈内静脉穿刺为例,患者去枕平卧,头转向左侧,肩背部垫一薄枕,取头低位 10°~15°			
	以穿刺点为中心常规消毒皮肤 3 遍,铺无菌洞巾			
	正确选择穿刺点:以右颈内静脉穿刺中路法为例。胸锁乳突肌三角(以胸锁乳突肌的锁骨头、胸骨头和锁骨形成的三角区)的顶作为穿刺点,其距锁骨上缘 3~5cm,颈总动脉前外侧			
	5ml 注射器抽吸利多卡因局部麻醉,其后针尖与皮肤成 30°~45°,针尖略偏外,试穿刺			
	用 5ml 注射器接穿刺针沿试穿刺点进针方向行静脉穿刺,见回血后,固定针头,沿侧孔插入有长度标记无损伤导丝,连注射器一起拔出穿刺针			
	扩张器扩张皮肤,经导丝插入导管,拔出导丝			
	分别回抽导管动静脉两端观察回血是否顺畅,再于两端分别注入肝素生理盐水 5ml,冲净残血,用肝素帽封管			
	用皮针与缝线将导管颈部的硅胶翼与皮肤缝合,固定导管,再以敷料覆盖包扎			
操作后处置	交代患者术后注意事项,如置管处渗血应及时换药,尽量减少股静脉置管侧屈髋以减少管子弯折的风险			

表 4-2-2　深静脉置管术规范评估表

项目	好(5分)	一般(3分)	差(1分)
操作过程流畅度			
操作检查熟练度			
人文关怀			

评分标准:

好:操作过程清晰流畅,无卡顿;操作熟练,操作过程顺利;人文关怀到位,有术前交流、术中安慰及术后饮食及注意事项的交代。

一般:操作过程能整体完成,有卡顿(次数<3);操作方法基本正确,试穿刺次数<3;人文关怀不足,但能有部分的术前交流、术中安慰及注意事项的交代。

差:操作过程有卡顿(次数>6);操作粗暴,试穿刺次数≥3 次;缺乏人文关怀。

四、常见操作错误及分析

1. 穿刺无回血　正式穿刺时所用针头比试穿刺时用的枕头更粗更钝,穿刺时易将静脉壁向前推移,甚至压瘪,尤其是低血容量的患者,因此进针深度往往较试穿刺时要深。有时穿透静脉也未抽得回血,这时可缓慢退针,边退边抽往往可抽得回血。

2. 局部血肿　应掌握多种进路的穿刺技术,不可强调某一进路的成功率高而进行反复穿刺,这样可造成局部组织的严重创伤和血肿。

3. 血管损伤　穿刺过程中穿刺针要直进直退,需改变穿刺方向时,必须将针尖退至皮下,否则会增加血管损伤的风险。

4. 操作过程中损伤导管　固定导管时,缝针固定时一定要避免在皮下穿破导管。

五、目前常用训练方法简介

主要训练方法为虚拟训练,采用中心静脉置管模拟训练系统(图 4-2-1)使得深静脉置管学习过程具备可参与性。该模拟器包括 3 个可互换的穿刺区域:地标性穿刺区域、超声穿刺区域和透明插管区域。学员将学习 3 个技能:如何进行更安全的穿刺、如何避免可能伴随穿刺的并发症、如何将导管插入正确的位置。如果操作不正确,将立即通过反馈显示错误。每个训练垫都放置在覆盖穿刺部位和导管路径的右上乳房和颈部右半部,是一个精确的,与实物大小相仿的模型,其中包含骨骼、静脉、动脉和上肺的解剖结构。穿刺垫用于提供安全穿

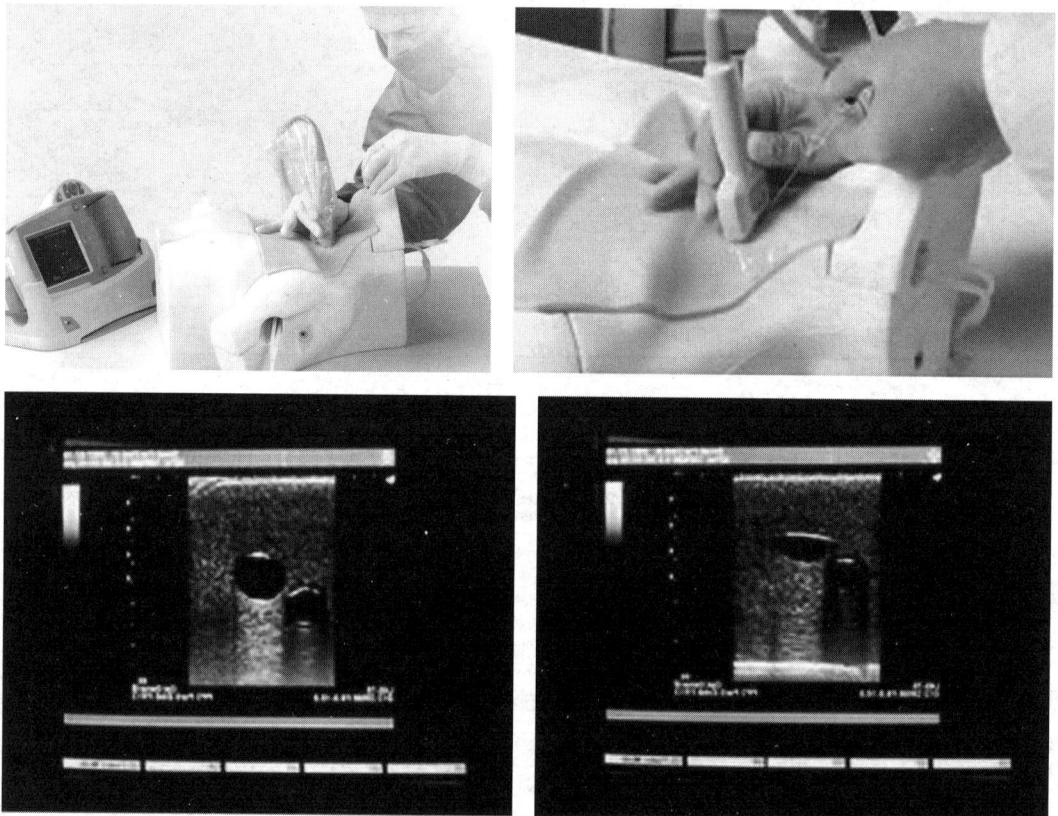

图 4-2-1　中心静脉置管模拟训练系统

刺锁骨下静脉或颈内静脉并将导管植入深静脉的培训。该模型可以看到颈动脉搏动。超声穿刺垫允许在超声扫描下训练颈内静脉穿刺;清晰的扫描图像有助于理解如何在观看超声监护仪的同时将静脉与动脉区分开并进行安全穿刺。用于三维解剖学理解的透明块还可以用作训练导丝插入技能的有效培训工具。

六、相关知识测试题

1. 患者,男,因"急性肾功能衰竭"目前需要急诊透析,患者有气促症状,无法平卧。首选置管部位及导管长度为

    A. 股静脉,16cm   B. 股静脉,20cm

    C. 右侧颈内静脉,16cm   D. 左颈内静脉,20cm

    E. 右侧锁骨下静脉,20cm

2. 相对于右侧颈内静脉,左侧颈内静脉置管可能发生_____的风险更高,另外有_____的风险

    A. 心脏压塞;纵隔出血   B. 窦性心律失常;静脉空气栓塞

    C. 气胸;胸导管损伤   D. 心脏压塞;胸导管损伤

    E. 气胸;窦性心律失常

3. 如已将导管置入颈内动脉,则下列选项中,**错误**的是

    A. 立刻拔出导管,加压止血   B. 固定导管,防止导管脱出

    C. 请血管外科医生会诊,修补血管   D. 予以肝素封管防止血栓形成

    E. 完善血管造影,明确血管走行及导管位置

4. 下列选项中,**不属于**误穿刺到动脉的征象的是

    A. 鲜红色血液   B. 血液快速推动注射器

    C. 血气分析提示氧分压为 90mmHg   D. 拔出注射器,保留针头,血液喷射

    E. 暗红色血液

5. 发生导管感染的危险因素**不包括**

    A. 无菌操作不严格   B. 患者全身情况差

    C. 导管留置时间长   D. 置管后未及时使用抗生素

    E. 采用股静脉置管

答案:1. B   2. C   3. A   4. E   5. D

(陈晓君 陈俊香 肖 力)

第三节 自体动静脉内瘘成形术

一、概述

自体动静脉内瘘(internal arteriovenous fistula,AVF)是维持性血液透析患者首选的长期血管通路,指通过外科手术,吻合患者的外周动脉和浅表静脉,使得动脉血液流向浅表静脉,达到血液透析所需的血流量要求,并便于血管穿刺,从而建立血液透析体外循环。该手术由Brescia首先提出并建立。临床上常见的动静脉内瘘手术以前臂腕部桡动脉 - 头静脉内瘘最

常用；其次为腕部尺动脉 - 贵要静脉内瘘、前臂静脉转位内瘘（主要是贵要静脉 - 桡动脉）、肘部内瘘（头静脉、贵要静脉或肘正中静脉 - 肱动脉或其分支的桡动脉或尺动脉）、下肢内瘘（大隐静脉 - 足背动脉、大隐静脉 - 胫前或胫后动脉）、鼻咽窝内瘘等。血管吻合方式主要包括 3 种：端侧吻合、侧侧吻合，以及动、静脉端端吻合。此节主要以前臂腕部桡动脉 - 头静脉内瘘吻合术为例，介绍内瘘手术的操作流程与规范。

二、自体动静脉内瘘成形术规范流程

（一）适应证

1. 如果患者选择血液透析作为肾脏替代治疗的方式，且预计半年内须进入维持性血液透析治疗，建议将患者转诊至血管通路医生处接受相关评估，首选建立动静脉内瘘。

2. 肾小球滤过率 $< 30\text{ml}/(\text{min}\cdot 1.73\text{m}^2)$ 的患者（包括首次就诊时即诊断需要维持性透析治疗的患者），应接受终末期肾病管理以及治疗方式选择的教育，治疗方式包括肾移植、腹膜透析、血液透析，以及保守治疗。也应对患者家属及家庭护理人员进行上述终末期肾病治疗选择的教育，以取得配合及协助。

3. 尿毒症症状明显，保守治疗难以控制者，应尽早实施自体动静脉内瘘成形术或者人工血管移植内瘘手术，残余肾功能可不作为必需的界定指标。

（二）禁忌证

1. 绝对禁忌证

（1）四肢近端大静脉或中心静脉存在严重狭窄、明显血栓或因邻近病变影响静脉回流。

（2）患者前臂血管通畅试验（Allen 试验）阳性，禁止行前臂动静脉内瘘端端吻合。

2. 相对禁忌证

（1）预期患者存活时间 < 3 个月。

（2）心血管状态不稳，心力衰竭未控制或低血压患者。

（3）手术部位存在感染。

（4）同侧锁骨下静脉安装心脏起搏器导管。

（三）操作前的准备

1. 术前评估

（1）病史温习：①（中心）静脉穿刺置管史、起搏器置入史；②糖尿病、充血性心力衰竭、外周血管疾病、接受抗凝药物治疗或存在凝血系统异常、合并肿瘤或其他影响患者预期寿命的疾病、心脏瓣膜病、皮肤病的病史；③乳腺根治术史；④吸烟史；⑤上肢、颈部及胸部外伤或手术史等。

（2）物理检查：①动脉系统双上肢血压、动脉弹性、动脉搏动检查，以及 Allen 试验。②静脉系统流出静脉的连续性和可扩张性（绑扎止血带后检查）、中心静脉是否存在狭窄征象（水肿、侧支循环、既往中心或外周静脉置管瘢痕）。

（3）辅助检查：彩色多普勒超声检查（color Doppler ultrasonography，CDS）评估动静脉直径与通畅性、动脉血流量、动脉硬化程度、静脉可扩张性、静脉距皮距离，建议手术医生参与检查，并以 CDS 扫描进行外周血管评估。建议首次行自体动静脉内瘘成形术的最小动脉内径应 ≥ 1.5mm、静脉内径应 ≥ 2mm（束臂后）。必要时进行数字减影血管造影（digital subtraction angiography，DSA）检查。对于动脉及中心静脉，DSA 优于 CDS，存在病变者可同时进行腔内治疗。对于尚有一定残余肾功能的患者,检查治疗前需评估对比剂对残肾功能的影响。

(4)心脏系统:通过症状、体征及超声心动图等相关检查评估心脏功能,左心室射血分数小于 30% 的患者暂不建议进行内瘘成形术。对于经过治疗仍不能达标者,如确实需要进行血液透析治疗,可考虑选择带隧道和涤纶套的透析导管或行动脉表浅化。

2. 物品(器械)的准备　纤维血管吻合手术包:包括弯盘一个、50ml 量杯 2 个、卵圆钳 1 把、巾钳 4 个、爱立斯钳 2 把、手术刀柄(3 号)1 把、刀片(10 号)1 片、凹凸齿(哈巴狗弯)止血夹(3cm 和 5cm)各 2 个、弯全齿血管钳(14cm 和 16cm)各 2 把、弯蚊式血管钳 1 把、显微直血管钳(14cm)1 把、显微持针钳(带锁,14cm,直头宽 0.4mm)1 把、显微剪(14cm,直)1 把、显微镊(16cm,直头宽 0.15mm)2 把、显微镊(16cm,直头宽 0.3mm,2 把、眼科直剪刀 1 把、眼科弯剪刀 1 把、手术直剪刀(14cm)1 把、鼠齿镊(12cm)1 把、持针器(14cm)1 把、血管拉钩 2 个、留置针 1 个、7-0 无损伤血管缝合线(不可吸收性缝合线)、1 号缝合线(不可吸收性缝合线)、4 号缝合线(可吸收性缝合线)、三角针、圆针。

3. 操作者的准备

(1)与患者及家属谈话沟通,交代手术的过程及可能出现的并发症,得到患者及家属的理解和配合,签署手术知情同意书。

(2)核对患者信息:包括患者姓名、性别、年龄、住院号。

(3)询问有无麻醉药物过敏史。

(4)询问患者既往有无高血压、心、肺、脑疾病等病史,有无服用抗血小板药物、抗凝药物(如阿司匹林、氯吡格雷等);有无出凝血异常疾病史。

(5)查看患者血常规、凝血功能、心电图及既往结果。

(6)明确患者有无动静脉内瘘成形术的禁忌证。

(7)确定患者已签署动静脉内瘘成形术同意书。

(四)操作步骤

1. 手术定位　患者取仰卧位或坐位,手术侧上肢外旋外展,平放于手术操作台上。用手术画线笔或龙胆紫棉签标记动静脉血管走行。

2. 消毒铺巾　常规碘伏消毒、铺巾。

3. 局部麻醉　1% 利多卡因局部浸润麻醉,也可以采取臂丛麻醉。

4. 切开皮肤　在桡动脉和头静脉之间纵行切开皮肤 3~4cm,切口选择应尽量能充分暴露桡动脉及头静脉,便于分离血管。若动脉与静脉相距较远,也可在动脉和静脉侧分别做 2 个纵行切口。

5. 分离静脉　血管钳分离皮下组织,寻找并游离头静脉,结扎并切断近心端分支,分支血管靠近头静脉主干的残端留取不宜过短,以免结扎时引起头静脉狭窄。头静脉游离长度为 2~3cm,以能搭到桡动脉处为宜,远端穿 1 号或 0 号丝线备用。

6. 分离动脉　术者示指触及桡动脉搏动,游离皮下组织,血管钳分离腕掌侧韧带,用弯血管钳前端挑出动脉鞘,穿一根专用皮筋牵拉,打开动脉鞘,小心分离与之伴行的静脉,游离桡动脉 1.0~1.5cm 并结扎分支,再穿一根专用皮筋备用。

7. 离断静脉　用血管钳挑起已游离好的头静脉并确保头静脉无扭曲,近心端夹血管夹,远心端结扎。在远心端斜行剪断头静脉,5ml 注射器接无创针头(可用 18 号或 20 号无翼套管针外芯),1:1 肝素生理盐水(肝素 100mg+ 生理盐水 100ml)注入头静脉管腔冲洗残余血液,如头静脉细小,可行液性扩张。

8. 血管吻合

(1)端侧吻合:将桡动脉的控制皮筋提起,两端夹血管夹,将双侧皮筋用血管钳固定,注意张力不宜过大,以免引起血管痉挛。用眼科剪尖刺入桡动脉,或用手术刀尖(11 号尖刀)刺破桡动脉,眼科剪沿该破口剪开桡动脉 6~8mm 的纵向切口,肝素生理盐水冲洗血管腔。先在 2 个交叉点端缝合 2 个标记线,用 7-0 无损伤血管缝合线由远心端向近心端连续缝合动静脉,缝至近心端后与原来的缝合线残端打结固定,至少打 6 个结。

缝合过程中应间断用无创针头注入肝素生理盐水冲洗,湿润血管腔。在缝合最后一针前,再次用低浓度的肝素生理盐水冲洗血管腔,待血管腔充盈后缝合最后一针,然后与标记线打结。缝合完毕后,先松开静脉夹,然后松开动脉夹。此时观察血管吻合口有无漏血和血流通畅情况。如有少量漏血,用湿纱布块轻轻压迫后即可止血;如漏血较多,要找准漏血点,用单针缝合。开放血流后,一般情况下,在静脉段均能摸到较为明显的血管震颤。

(2)端端吻合:动脉近心端夹血管夹,远心端结扎,于远心端切断动脉,肝素生理盐水冲洗管腔,采用 7-0 无损伤血管缝合线先作两定点吻合,并作牵引用,然后进行动静脉前壁和后壁连续或间断吻合,针距间隔大约 1mm,吻合口大小 6~8mm 为宜。吻合完毕后,打开动脉血管夹。

9. 吻合皮肤 用手触摸到吻合口血管震颤,说明内瘘通畅。若吻合口的漏血速度快,可以补针;如轻度漏血,可以轻压吻合口数分钟,一般都能止血;必要时也可局部敷用凝血酶或生物蛋白胶。检查无渗血后,可给予庆大霉素 5ml 冲洗切口,缝合皮肤(注意缝合皮肤不宜过紧,以免压迫瘘口影响瘘的血流量)。

(五)并发症及处理

1. 术后渗血 如渗血较少可轻压止血,压迫时注意保持血管震颤的存在;如有较多渗血需要打开伤口,寻找出血点并结扎止血。

2. 急性血栓形成

(1)好发部位:吻合口、内瘘流出道。

(2)干预措施:一旦发现血栓,应尽早干预。措施包括:手法按摩、药物溶栓、福格蒂导管(Fogarty catheter)取栓、手术切开取栓、内瘘重建等。

3. 血管狭窄 一旦发现,应尽快进行影像学检查,包括 CDS、CTA 及 DSA 等,其中 DSA 是诊断"金标准"。

(1)干预指征:狭窄超过周围正常血管管径 50%,伴有以下情况:①内瘘自然血流量 < 500ml/min;②不能满足透析处方所需血流量;③透析静脉压升高,穿刺困难;④透析充分性下降。

(2)干预方法:包括经皮腔内血管成形术(percutaneous transluminal angioplasty,PTA)及外科手术。血管狭窄发生在动静脉吻合口或近吻合口静脉侧者可选择外科手术或经皮血管成形术;发生在穿刺部位时优选 PTA。

4. 静脉高压征 指内瘘术后 2 周仍有肢端水肿,或内瘘使用过程中出现内瘘侧肢体水肿、胸壁静脉曲张等,应行 CTA、MRA、DSA 等。中心静脉狭窄首选的治疗是 PTA,在以下情况时可以考虑支架植入:①血管成形术后弹性回缩(狭窄超过 50%);②3 个月以内狭窄复发。PTA 失败可结扎内瘘缓解静脉高压症状。

5. 动脉瘤

(1)定义:自体内瘘静脉在内瘘手术后数月或数年发生扩张,伴有搏动,瘤壁含血管壁全层,超过相邻正常血管内径 3 倍以上,且内径 > 2cm。

(2)发生部位:吻合口、穿刺部位、非穿刺部位的静脉流出道、全程。

(3)处理指征:皮肤受损、继发血栓影响内瘘流量、静脉压增高、穿刺区域受限、手部出现缺血症状;出现高输出量心力衰竭等。

(4)处理措施:治疗需考虑瘤体大小及破裂风险。瘤体直径小于 3cm 或无破裂风险者可严密观察,避免穿刺,佩戴护腕。大于 3cm 或具有破裂风险的动脉瘤可结合发生部位及患者自身血管条件选择处理方法。

6. 高输出量心力衰竭

(1)高流量内瘘定义:临床可利用内瘘自然血流量(Qa)与心输出量(CO)比值评估内瘘相关的心血管风险:当 Qa ≥ 1 500ml/min,且 Qa/CO ≥ 20% 时,为高流量内瘘。

(2)透析通路相关高输出量心力衰竭处理方法:减少内瘘流量,方法包括缩窄内瘘流出道、建立旁路减流、结扎内瘘等。

(3)暂无症状患者应常规每 3 个月进行 1 次胸部 X 线片、心脏超声检查,以评估左心室参数,必要时采取干预措施。

7. 通路相关性缺血综合征

(1)定义:是指动静脉内瘘建立后,局部血流动力学发生变化,造成远端肢体供血减少,出现缺血性改变的一组临床综合征,主要表现有肢体发凉、苍白、麻木、疼痛等,严重者可出现坏死。

(2)临床分级:依据临床缺血程度将该病分为 4 级。

0 级:无缺血症状。

1 级:轻度,手指末端发凉,几乎不伴有其他临床症状。

2 级:中度,透析或运动时出现肢体缺血性疼痛。

3 级:重度,静息状态下出现疼痛或组织出现溃疡、坏疽等症状。

(3)手部保暖、功能锻炼及改善血液循环的药物治疗。缺血症状严重、临床分级为 2~3 级者,需手术治疗。

8. 感染　动静脉内瘘感染较少见且较易控制,遵循外科感染处理方法。局部皮肤有发红、轻度破损时,应避开有局部症状的皮肤穿刺,加强消毒,严格执行无菌操作;局部涂抗生素软膏,并给予红外线灯照射。若局部红、肿、热、痛并有脓肿形成,应暂停使用内瘘,将脓肿切开引流,并遵医嘱静脉使用抗生素。如有局部症状伴寒战、高热,应暂停使用内瘘,常规行血培养及药敏试验,静脉使用抗生素,并跟踪病情发展,必要时行内瘘结扎。

(六) 术后处置

1. 抗凝药物使用　若患者存在高凝状态或血压较低,且术后无渗血,可给予全身抗凝,如口服或肠溶阿司匹林、口服氯吡格雷等,也可皮下注射低分子肝素,但要注意个体化。

2. 功能检查　术后静脉能触及震颤,听到血管杂音。术后早期应多次检查,以便早期发现血栓形成,及时处理。

3. 适当抬高内瘘手术侧肢体,可减轻肢体水肿。

4. 每 3 天换药 1 次,10~14 天拆线,注意包扎敷料时不加压力。

5. 注意身体姿势及袖口松紧,避免内瘘侧肢体受压。

6. 术后避免在内瘘侧肢体输液、输血及抽血化验。手术侧禁止测量血压,术后 2 周内手术侧上肢禁止缠止血带。

7. 术后 24 小时术侧手部可适当进行握拳及腕关节运动,以促进血液循环,防止血栓形成。

(七) 内瘘相关知识与成熟判断

1. 促使内瘘尽快"成熟" 在术后 1 周且伤口无感染、无渗血、愈合良好的情况下,每天用术侧手捏握皮球或橡皮圈数次,每次 3~5 分钟;术后 2 周可在上臂捆扎止血带或血压表袖套,术侧手进行握拳或握球锻炼,每次 1~2 分钟,每天可重复 10~20 次。

2. 穿刺时机 内瘘成熟至少需要 4 周,最好等待 8~12 周后再开始穿刺。若术后 8 周静脉还没有充分扩张,且血流量<600ml/min,透析血流量不足(除外穿刺技术因素),则为内瘘成熟不良或发育不全。若术后 3 个月尚未成熟,则认为内瘘手术失败,需考虑制作新的内瘘。

3. 穿刺血管的选择 动静脉内瘘初次穿刺时,首先要观察内瘘血管走向,以触摸来感受所穿刺血管管壁的厚薄、弹性、深浅及瘘管是否通畅。通畅的内瘘触诊时有较明显的震颤及搏动,听诊时能听到动脉分流产生的粗糙吹风样血管杂音。

4. 穿刺顺序与方法 内瘘的使用要有计划,一般从内瘘远心端到近心端进行阶梯式或纽扣式穿刺,然后再回到远心端,如此反复。不要轻易在吻合口附近穿刺和定点穿刺。

三、动静脉内瘘成形术规范检查表

动静脉内瘘成形术规范核查见表 4-3-1;动静脉内瘘成形术规范评估见表 4-3-2。

表 4-3-1 动静脉内瘘成形术规范核查表

项目	内容	是	部分	否
操作前准备	核对患者信息:包括患者姓名、性别、年龄、主诉			
	询问中心静脉置管病史			
	询问患者既往有无高血压、心、肺、脑疾病等病史			
	询问有无服用抗血小板药物、抗凝药物(如阿司匹林、氯吡格雷等);有无出凝血异常疾病史;有无麻醉药物过敏史			
	查看患者血常规、凝血功能、心电图等检查结果			
	明确患者有无动静脉内瘘成形术禁忌证			
操作前准备	确定患者已签署动静脉内瘘成形术知情同意书			
	物品(器械)准备:肝素生理盐水、麻醉药;确认监护设备、氧气及急救药品准备妥当			
操作过程	手术画线笔或龙胆紫棉签标记动静脉血管走行			
	常规碘伏消毒、铺巾			
	利多卡因局部浸润麻醉			
	皮肤切开的深度与长度			
	游离头静脉,结扎并切断近心端分支			

续表

项目	内容	是	部分	否
操作过程	游离桡动脉 1.00~1.55cm,并结扎分支			
	离断头静脉,结扎远心端			
	肝素生理盐水正确冲洗头静脉			
	正确行头静脉桡动脉端侧吻合或端端吻合			
	正确吻合皮肤			
	常规消毒包扎			
	向患者简要介绍手术情况			
操作后处置	交代患者术后注意事项,包括出血的观察、如何感触震颤、换药拆线时间、内瘘功能锻炼等			

表 4-3-2　动静脉内瘘成形术规范评估表

项目	好(5分)	一般(3分)	差(1分)
操作过程流畅度			
操作检查熟练度			
人文关怀			

评分标准:

好:手术成功,震颤及血管杂音强;操作过程清晰流畅,解剖结构清楚,分离血管熟练,外科打结及血管吻合方法正确;人文关怀到位,有术前交流、术中安慰及术后注意事项的交代。

一般:操作过程能整体完成,震颤及血管杂音尚可;解剖结构基本清楚,分离血管、外科打结及血管吻合方法基本正确,术中出血较少;人文关怀不足,但能有部分的术前交流、术中安慰及术后饮食及注意事项的交代。

差:术后无震颤或血管杂音弱;操作粗暴,外科打结及血管吻合方法错误;缺乏人文关怀。

四、常见操作错误及分析

1. 静脉检查要全程观察充分扩张,避开狭窄或塌陷处进行手术。

2. 静脉条件不差的情况下,动脉压力是主要影响因素。

3. 静脉属支较多时,要找对主干,避免使用无效血管。

4. 当患者血管条件差,且术者把握不大的情况下,术前可行彩色超声检查明确血管情况。

5. 若肢体远端血管细,且压力不足,则肘部内瘘的成功率较高。

6. 手术技巧　麻醉充分,动作轻柔,避免重复操作,以减轻血管痉挛和损伤;充分游离血管,避免血管牵拉成角;吻合口边距、针距要均匀。

五、目前常用训练方法简介

动静脉内瘘成形术目前缺乏经典的练习模型,考虑到该手术的最大难点主要是血管吻合,因此对于学员而言,主要应该强化小血管的吻合技巧训练。

鸡翅血管吻合是较好的训练手段,其材料简单易得、血管解剖容易,还可同时进行端端、端侧和侧侧吻合。

手术器械准备：10-0 缝线，血管夹 1 把，显微镊子 2 把，显微剪刀 2 把（尖端尖细/尖端圆钝各一把），显微针持 2 根，眼科剪刀 1 把，普通镊子 1 把，1ml 注射器 2 支。

1. 鸡翅端端吻合

（1）血管外膜必须剃干净（否则严重影响操作）。

（2）长尖的剪刀一刀剪开血管。

（3）先缝合血管上下两端，再将血管断面均分缝合。

（4）镊子不触碰血管内膜，只提血管外膜。

（5）缝合时线距和针距均匀一致。

2. 鸡翅端侧吻合

（1）血管外膜必须剃干净，供体血管剪开 45°，如果管腔狭小，可以向后剪开，再将吻合口修剪成椭圆形。

（2）受体血管用 1ml 注射器打开，再用尖头显微剪刀剪开（保持切口规整）。

（3）先缝合一端，再缝合另一端，每一端都留线尾拉线和打结用。

（4）保持针距和线距一致。

3. 鸡翅侧侧吻合

（1）血管外膜必须剃干净（否则严重影响操作）。

（2）1ml 注射器打开血管，尖的直剪刀剪开血管壁。

（3）先缝合血管上方，并打结，针从血管上方绕至血管底部，先缝合底面，再缝合上面。

（4）针距和线距保持一致。

（5）最后记得拉线。

六、相关知识测试题

单选题

1. 动静脉内瘘吻合术时，最常采用的血管是
   - A. 前臂腕部桡动脉 - 头静脉内瘘
   - B. 腕部尺动脉 - 贵要静脉内瘘
   - C. 贵要静脉 - 桡动脉
   - D. 肘部肱动脉 - 头静脉内瘘

2. 内瘘术后多少小时，术侧手部可适当活动如握拳、腕关节运动以利血液循环
   - A. 6 小时
   - B. 12 小时
   - C. 24 小时
   - D. 72 小时

3. 内瘘成熟至少需要几周
   - A. 2 周
   - B. 4 周
   - C. 6 周
   - D. 8 周

4. 内瘘成熟不良或发育不全的指征**不包括**
   - A. 术后 8 周静脉未充分扩张
   - B. 血流量 <500ml/min
   - C. 透析血流量不足
   - D. 皮下厚度小于 6mm

5. 动静脉内瘘推荐启用时间为
   - A. 2 周
   - B. 4 周
   - C. 6 周
   - D. 8 周

6. 造成动静脉内瘘失功最常见的原因是

    A. 心力衰竭   B. 内瘘血栓形成

    C. 内瘘感染   D. 内瘘出血

多选题

1. 动静脉内瘘成形术常见的并发症包括

    A. 血栓   B. 感染

    C. 血管狭窄   D. 血管瘤或假性动脉瘤

    E. 肿胀手综合征

2. 理想内瘘成熟的标志包括

    A. 术后 4~6 周   B. 血流量>600ml/min

    C. 血管内径>6mm   D. 血管处皮下厚度<6mm

    E. 可穿刺血管 60mm 以上,边界清晰

答案:

单选题:1. A   2. C   3. B   4. D   5. D   6. B

多选题:1. ABCDE   2. ABCDE

(贺理宇   陈俊香   肖 力)

第四节　腹膜透析置管术

一、概述

腹膜透析是治疗终末期肾病的主要肾脏替代治疗方法之一。相比于血液透析,腹膜透析具有操作简便、对血流动力学影响小、对中分子溶质清除率高、可保护残余肾功能、价格相对低廉,以及可居家透析等优势。随着腹膜透析管路连接系统的简化更新、新型透析液生物相容性的提高、自动腹膜透析技术的持续革新和医保制度的日趋完善,腹膜透析的整体技术得以不断进步,腹膜透析患者长期生存率逐渐提高,接受腹膜透析治疗的终末期肾病患者人数和比例不断增加。

建立持久、安全的透析通路是保证腹膜透析长期顺利进行的前提条件和关键环节。目前腹膜透析置管术主要包括:直视手术切开法置管、腹膜镜法置管、盲穿法置管等。目前我国腹膜透析中心多采用直视手术切开法置管。

二、腹膜透析置管术操作规范流程

(一) 适应证

1. **慢性肾衰竭**:腹膜透析适用于多种原因所致的慢性肾衰竭治疗。下列情况可优先考虑腹膜透析:

(1)老年人、婴幼儿和儿童。腹膜透析不需要建立血管通路,可避免反复血管穿刺给儿童带来的疼痛、恐惧心理。并且对易合并心血管并发症的老年人心血管功能影响小,容易被老年人和儿童接受。

(2)有心、脑血管疾病史或心血管状态不稳定,如心绞痛、心肌梗死、心肌病、严重心律失

常、脑血管意外、反复低血压和顽固性高血压等。

（3）血管条件不佳或反复动静脉造瘘失败。

（4）凝血功能障碍伴明显出血或出血倾向，尤其是颅内出血、胃肠道出血、颅内血管瘤等。

（5）尚存较好的残余肾功能。

（6）偏好居家治疗，或需要白天工作、上学者。

（7）交通不便的农村偏远地区患者。

2. 急性肾损伤　国际腹膜透析学会的相关指南推荐腹膜透析可作为急性肾损伤患者肾脏替代治疗的有效措施。对于危重患者，腹膜透析对血流动力学影响小，可以缓慢、平稳、持续地清除体内毒素、水及炎症介质，有利于肾脏功能恢复，并且发生失衡综合征和颅内高压的可能性较小。

3. 急性药物和毒物中毒　腹膜透析既能清除毒物，又能清除体内潴留的代谢产物及过多水分。

4. 慢性肝脏疾病和急性肝衰竭　合并慢性肝脏疾病，特别是肝硬化的终末期肾病患者通常有出凝血功能障碍，并且多存在外周血管阻力降低，血透超滤导致循环容量突然下降，可导致或加剧患者的低血压。间歇性血液透析可导致血浆渗透压和电解质波动，从而使脑水肿危险增加，可能导致或加重脑病。腹膜透析具有不需要使用抗凝药物、较少发生低血压、可持续引流腹水、持续清除溶质，以及通过腹膜透析液葡萄糖吸收补充热量等特点，对于合并慢性肝脏疾病的患者具有一定优势。

5. 难治性充血性心力衰竭　透析可减轻难治性心力衰竭患者体内的水钠潴留，以及肾脏灌注不足所致的氮质血症。与血液透析比较，腹膜透析具有血流动力学稳定、不需要特殊设备、可居家进行的特点，以及对残余肾功能具有保护作用；并且腹膜透析可清除具有心肌抑制作用的许多细胞因子和体液因子，因而对心脏也具有保护作用。腹膜透析时的钠筛作用可有效纠正低钠血症，这也是腹膜透析治疗心力衰竭的一个优势。

6. 急性胰腺炎　急性胰腺炎可导致许多毒性物质从胰腺释放到腹腔，这些物质吸收入血可产生严重并发症，如低血压，甚至休克、出血、非心源性肺水肿等。及时行腹膜透析可以在这些内源性毒性物质吸收之前将其清除。

7. 银屑病　腹膜透析可清除导致银屑病的中分子致病因子和炎症介质。另外，有研究者认为腹膜透析可从腹腔清除多形核细胞，这些细胞的蛋白酶可引起皮肤角质层的破坏性改变。有研究发现，多形核细胞透析清除数量与皮肤病变的改善明显相关。

8. 低温和高温　采用腹膜透析复温不仅可提高机体核心温度，还能同时清除体内潴留的酸性代谢产物，从而有效提高低温症抢救成功率。同样，作为降温措施也可用于治疗物理性高温及感染性高温，如使用较低温度腹膜透析液治疗脑膜炎双球菌脓毒血症所致的顽固性高热。

9. 经腹腔营养治疗　腹膜腔可作为提供营养物质的一个途径，糖、氨基酸及脂肪均能进行跨膜转运，当胃肠道及经静脉营养不能利用时，可考虑使用腹膜腔作为营养治疗途径。

（二）禁忌证

1. 绝对禁忌证

（1）慢性持续性或反复发作的腹膜炎或腹腔内肿瘤广泛腹膜转移导致患者腹膜广泛纤

维化、粘连、透析面积减少,进而影响液体在腹腔内的流动,使腹膜的超滤功能减弱或丧失,溶质转运效能降低。

(2)严重皮肤病、腹壁广泛感染或腹部大面积烧伤患者无合适部位置入腹膜透析管。

(3)任何导致腹膜透析不能顺利进行的腹部机械问题,如外科难以修补的疝、脐突出、腹裂、膀胱外翻等,都会影响腹膜透析效果或增加感染的风险。

(4)严重腹膜缺损。

(5)存在精神或神经问题:患者有明显智力缺陷、认知功能障碍或运动能力丧失或手眼不协调,不能成功进行透析液交换,透析依从性差,不能有效识别或解决透析过程中可能出现的问题。

2. 相对禁忌证

(1)腹部手术3天内,腹腔置有外科引流管:腹部手术后置有引流管,腹膜透析时腹膜透析液会引流出腹腔,同时还易于发生腹膜炎。腹膜的切口愈合需三天以上,所以腹部新近手术后3天以上才能行腹膜透析治疗。

(2)腹腔有局限性炎症病灶。

(3)炎症性或缺血性肠病或反复发作的憩室炎:行腹膜透析治疗发生感染的概率增大。

(4)肠梗阻:肠梗阻患者腹胀导致腹腔容积缩小,腹膜透析置管困难,易出现腹膜透析液引流不畅。

(5)腹部疝未修补和椎间盘疾病:腹膜透析可增加腹内压,使腹部疝病情加重,行腹部疝修补术后,才可进行腹膜透析治疗。椎间盘疾病也可因腹内压增高而加重,不宜行腹膜透析治疗。

(6)腹腔内血管病变:多发性血管炎、严重的动脉硬化、硬皮病等患者由于弥漫性的血管病变导致腹膜滤过功能下降。

(7)晚期妊娠、腹内巨大肿瘤及巨大多囊肾　此类患者腹腔容积明显缩小,透析效果不佳。但多数多囊肾患者仍可进行腹膜透析。

(8)严重肺功能不全　严重肺功能不全患者如慢性阻塞性肺气肿时,灌注腹膜透析液会使膈肌抬高影响肺通气,加重患者呼吸困难,且易并发肺部感染。

(9)严重营养不良　常存在手术切口愈合和长期经腹膜透析液蛋白丢失的问题。

(10)高分解代谢者　小分子代谢产物生成加速,使常规腹膜透析不能充分清除。如增加透析剂量和交换频率、改变透析模式如自动腹膜透析、潮式腹膜透析、持续循环腹膜透析等,也可用于治疗高分解代谢患者。

(11)硬化性腹膜炎　反复发作的腹膜炎、难治性霉菌性腹膜炎,以及长期使用高渗腹膜透析液均可导致硬化性腹膜炎,使腹膜透析效能下降及超滤功能减弱或丧失。

(12)过度肥胖　尤其是肥胖伴身材矮小的患者常存在置管和透析充分性方面的问题。

(三) 操作前的准备

1. 患者评估

(1)腹膜透析指征的评估:腹膜透析治疗前要对患者的原发病、尿毒症症状、残余肾功能、贫血状况、血压、液体和酸碱平衡、营养状态、饮食、睡眠、心理状态、临床用药、患者腹部情况(特别是腹部手术史、疝、消化系统疾病等),以及合并疾病情况(如多囊肾、糖尿病神经源性膀胱、脏器脱垂等)等进行整体临床评估,了解患者有无腹膜透析的禁忌证。

(2)手术风险的评估:①心功能,测量患者血压、心率,进行心电图检查,若发现禁忌证,应暂缓置管;对于严重心力衰竭不能平卧的患者,可临时血液透析治疗1~2次,待患者可平卧后再行腹膜透析置管术。②凝血功能:完善血常规、出凝血功能检查(包括血红蛋白、血小板、凝血酶原时间、活化部分凝血酶原时间、纤维蛋白原等)。③患者家庭环境和卫生状况,确认患者能否独立完成换液操作(家庭辅助人员情况)等。

2. 患者的准备

(1)完善传染病筛查。

(2)置管前一天按腹部外科手术常规要求进行备皮,注意腹部皮肤(特别是脐部)的清洁,勿损伤皮肤。

(3)置管前嘱患者排空膀胱、排便或为其通便。

(4)嘱患者松开裤带,平躺于手术台上,身体放松。

3. 物品(器械)的准备

(1)腹膜透析置管手术包、腹膜透析管、引导钢丝、隧道针、钛接头、短管。

(2)确认手术抽吸系统、监护设备、氧气及急救药品准备妥当。

4. 操作者的准备

(1)与患者及家属谈话沟通,交代手术的过程及可能出现的并发症,以争取得到患者及家属的理解和配合,签署手术知情同意书。

(2)核对患者信息:包括患者姓名、性别、年龄、住院号。

(3)询问有无麻醉药物过敏史。

(4)手术当天可以预防性使用抗生素,可以有效预防术中感染。一般患者不必使用镇静解痉药,对精神过度紧张者,可酌情使用镇静药物。

(5)置管前根据患者左、右利手,以及身高、肥胖程度、腹围、裤带位置、既往手术切口,确定置管位置和隧道及出口位置,并作好标记(建议结合患者坐位或立位标记出口位置)。

(6)工作服穿戴整齐,按"七步洗手法"洗好手,戴无菌手套。

(四) 操作步骤

1. 切口选择　通常在耻骨联合向上 9~13cm,右侧或左侧旁正中切口。

2. 消毒铺巾　按下腹部手术常规消毒腹部皮肤,铺无菌巾单。

3. 麻醉　利多卡因在切口处分层局部麻醉。

4. 切开皮肤　在标记的皮肤切口处做长为 3~5cm 的皮肤切口,钝性分离皮下组织至腹直肌前鞘。

5. 切开腹直肌前鞘　提起腹直肌前鞘做纵行小切口,沿手术切口将腹直肌前鞘剪开 2~4cm,酌情再次局部麻醉,钝性分开腹直肌。

6. 切开腹膜荷包缝合　提起并切开腹直肌后鞘,暴露腹膜。用血管钳轻轻提起腹膜,在确认未钳夹肠管或大网膜后,在腹膜上做一小切口(以仅能通过腹膜透析管为标准),用血管钳夹住小切口边缘,在距腹膜切口边缘 0.8~1.0cm 左右处行荷包缝合,暂时不结扎。荷包缝合时应确认未缝住肠管或网膜。

7. 准备腹膜透析导管　将腹膜透析导管置于肝素盐水中充分浸泡(肝素 12 500U 加入生理盐水 500ml),引导钢丝上涂抹石蜡油以润滑,穿入腹膜透析导管内,导管末端应空出 2~3cm 的距离,引导钢丝另一端用血管钳夹住,并把内含导丝的腹膜透析导管腹内段弯曲成

腹膜透析置管术(视频)

弧形。确保在外力作用下,导丝不会突出导管外。

8. 置入腹膜透析导管 将内含导丝的腹膜透析导管置入腹膜荷包,沿腹壁向下滑行至膀胱底,将导管向后进行 180° 转动,若操作者感觉导管有落空感,说明导管末端已达直肠膀胱陷凹或直肠子宫陷凹,此时拔出引导钢丝。向导管内注入适量(100~200ml)生理盐水或腹膜透析液,若流出的液体量大于注入量的 1/2 或引流液呈线状,可将荷包扎紧打结,将隧道针接在导管外出口。

9. 缝合腹直肌前鞘 确认导管周围无渗液后清洁伤口,强调由下向上、间断"八字"形缝合腹直肌前鞘,将深部涤纶套埋入腹直肌内。由下向上缝合有利于保持腹膜透析导管平卧在腹腔内,避免导管移位。

10. 建立皮下隧道 确定腹膜透析导管在皮肤的出口位置,使皮下涤纶套距离出口2~3cm。沿着导管皮下隧道及出口处行局部麻醉,隧道针引导导管穿过皮下组织,自上而下呈弧形从皮肤引出,隧道出口方向朝向外下方。

11. 切口缝合 连接钛接头及外接短管,确认无渗血、渗液后,逐层缝合皮下组织和皮肤。无菌敷料覆盖手术切口和隧道口。

(五)并发症及处理

1. 早期并发症

(1)出血:尿毒症毒素潴留可导致凝血功能障碍,术前使用抗凝药物,以及术中止血不彻底都是腹膜透析置管术后出血的高危因素。出血部位以腹前壁血肿多见,部分患者可见腹膜透析导管出口处出血,也可由于切口部位出血经荷包口流向腹腔而出现血性腹膜透析液。

处理方法:选择合适切口部位、术中避免损伤血管,以及仔细彻底止血,术后防止患者剧烈咳嗽等,是避免出血性并发症的关键。对于腹壁和出口处出血,可以采取局部压迫止血。出现血性腹膜透析液时,可采用未加温的腹膜透析液反复冲洗腹腔,用腹带加压包扎腹部,若出血无明显改善,应打开伤口寻找出血部位加以止血。

(2)早期腹膜透析液渗漏:置管后的 30 天内发生的腹膜透析液渗漏称为早期腹膜透析液渗漏,危险因素包括肥胖、糖尿病、年龄 > 60 岁、多产妇、长期应用类固醇类药物、多次置管等。表现为导管周围渗漏、前腹部局限性水肿,以及引流量减少,严重者可以表现为大阴唇、阴囊、阴茎水肿。该并发症通常与手术相关,常见于腹膜荷包口缝线结扎不紧或者缝线滑脱、置管后立即透析时灌入液体量过大,或者咳嗽导致腹膜撕裂等。

处理方法:如发生渗漏,应暂停腹膜透析 2 周,改为血液透析,或者改为小剂量卧位间歇性腹膜透析或夜间间歇性腹膜透析。无效时需进行 CT 扫描明确渗漏部位,并行外科手术修复。

(3)疼痛:可表现为局限性或弥漫性腹痛,会阴部及肛周部位疼痛。主要是为腹膜透析导管腹内段末端刺激周围腹膜所致,一般于置管后 1~2 周自动消失。部分是由于腹膜透析液温度过高或过低,注入液体过快而刺激肠管,或者引流液体时抽吸作用对肠管产生牵拉导致。

处理方法:减慢注入和引流液体的速度,将腹膜透析液温度控制在 37℃ 左右。置管后出现的切口周围疼痛时,可用镇痛剂控制。个别患者可能因腹膜透析液 pH 低而导致腹膜透析液灌入时疼痛,可加用碳酸氢盐(5~25mmol/L)提高腹膜透析液 pH。

(4)腹腔脏器穿孔:包括肠穿孔和膀胱穿孔,较少见。既往腹腔手术者可能存在的腹腔内粘连,或者腹胀所致腹部张力过高都可能增加手术肠穿孔的风险。

处理方法:术前嘱患者排空膀胱、排便或为其通便,术中操作时动作轻柔可减少肠穿孔和膀胱穿孔的发生。腹膜透析置管所致肠穿孔一般较少,在术后24~48小时因网膜包裹可自行愈合。术后应严格禁食,并使用抗生素预防感染,同时给予胃肠外营养治疗并维持水电解质和酸碱平衡。如在病程中出现发热、呕吐或腹部刺激症状,应及时进行外科手术干预。术后进行腹膜透析液交换时出现下腹部不适、尿路刺激征或灌入腹膜透析液后患者马上需要排尿,应高度警惕膀胱穿孔。一旦确诊膀胱穿孔,应及时外科手术干预。

2. 晚期并发症

(1)导管功能障碍:主要表现为腹膜透析液注入或引流障碍。常见原因包括腹膜透析导管移位、肠管或充盈的膀胱压迫堵塞、异物堵塞、网膜包裹、腹腔内粘连、隧道内导管扭曲,以及腹膜荷包结扎过紧。

1)导管移位:导管移位指导管的腹内段漂移出真骨盆,多发生在术后2周内。部分导管移位是由于置管时,其导管末端未置于直肠膀胱陷凹或直肠子宫陷凹,或者由于大网膜牵拉、升结肠的蠕动,或者不断牵拉腹膜透析管腹腔外段导致腹腔内段导管的摆动等造成的。可通过腹部X线检查证实导管是否移位。

处理方法:可以选择非手术方法使导管复位。①服用泻药或灌肠,促进肠蠕动;②在X线透视下进行腹部按摩或采用福格蒂导管(Fogarty catheter)来引导归位;③腹腔镜直视下复位。若上述方法无法使导管复位,可以考虑重新进行外科手术置管。

2)肠管或充盈膀胱的压迫:嘱患者排空膀胱或口服缓泻剂排出大便。

3)异物堵塞:早期导管阻塞常可由血凝块堵塞所致,几天后可能缓解。若患者引流液内含有肉眼可见的纤维蛋白,而又出现腹膜透析液引流不畅,应高度怀疑为纤维蛋白凝块阻塞所致。

处理方法:可用肝素生理盐水加压注射或灌注冲洗,以上方法若无效,可采用尿激酶注入导管内并封管;也可以用内镜刷去除导管内凝块。

4)网膜包裹:常发生在手术置管后不久,可能与新的腹膜透析导管的生物相容性有一定的关系。

处理方法:一般若加强活动或加压冲洗无效,可通过手术切开或在腹腔镜下分离吸附在导管内的大网膜,同时切除包裹及多余的网膜。

5)隧道内导管扭曲或腹膜荷包结扎过紧:可通过手术矫正。

(2)感染:包括切口感染、皮肤隧道口及隧道感染。

1)切口感染:较少见,可通过预防性使用抗生素、术中止血彻底、缝合紧密不留无效腔、术后及时换药及更换敷料来预防切口感染的发生。

2)皮肤隧道口及隧道感染:一般表现为皮肤硬结、红肿、皮肤出口处溢脓,以及高度增生的肉芽组织形成。沿隧道走向有压痛,周围组织肿胀硬结,隧道周围皮肤有灼热感则提示隧道感染。通常是由导管周腹膜透析液渗漏、导管经常受到牵拉、微生物侵入,以及患者自身营养不良、糖尿病、长期使用免疫抑制剂等因素引起。

预防措施:腹膜透析导管外口方向应朝下,妥善固定导管,避免过多牵拉,保持导管出口处清洁干燥。若为鼻腔金黄色葡萄球菌携带者,应鼻腔内使用抗生素。

处理方法：一旦发现感染，应及早处理，局部用络合碘、过氧化氢溶液、生理盐水清洗伤口，涂抹抗生素乳膏，每天换药 1~2 次。感染严重者可口服抗生素治疗。经上述处理 2 周左右无明显改善并继续恶化时，应考虑拔除导管。

（3）晚期腹膜透析液渗漏：腹膜透析开始 30 天后出现的腹膜透析液渗漏称为晚期腹膜透析液渗漏，较少见。可通过核素显像或 CT 检查确定渗漏部位。

处理方法：同早期渗漏，如保守治疗无效，通常需要手术治疗。

（4）皮下涤纶套外露：如果皮下涤纶套距离出口处较近，加上腹膜透析管反复牵拉，或者出口处反复感染，可导致皮下涤纶套外露。另外若皮下隧道不是顺应导管自然形状，而是强行弯曲导管，会产生迫使涤纶套外露的张力。

预防措施：腹膜透析导管出口处方向不宜过度向下，一般皮下涤纶套距离出口处 2cm 左右，肥胖患者可适当增加距离，同时应预防和及时处理出口处和隧道感染。

（六）操作注意事项

1. 注意在手术过程中检查导管通畅性和引流情况。

2. 注意涤纶套位置、皮下隧道和出口的定位。

（1）内涤纶套置于腹直肌鞘内，组织会内生入涤纶套，可避免导管旁疝、渗漏等并发症。

（2）外涤纶套应置于距皮肤出口 2~3cm 处，可避免外涤纶套外露和出口处感染等并发症。

（3）隧道出口位置应低于手术切口位置，并方向朝外下方，有利于引流通畅，减少感染发生。

（4）隧道针的直径不应超过导管的直径，以透析导管刚好能穿过最佳，隧道出口也应定位合理。避免使用不合理的器械来建造隧道，从而减少隧道出口处并发症。

3. 术后注意保持患者大便通畅，避免深蹲、床上屈膝等动作，鼓励年轻及体质较好的患者在术后早期下床活动，这有利于减少腹膜透析液引流不畅的发生。

4. 术后应注意将导管固定好，避免牵拉，以利于导管出口处的愈合，减少渗漏及导管相关感染的发生。

5. 避免术后频繁换药，但如果有渗液、感染或卫生条件不良时，应严格按照无菌要求操作，加强换药。

6. 开始透析的时机建议　患者病情许可时，在腹膜透析置管 2 周后开始腹膜透析治疗，以利手术伤口的愈合。若患者病情紧急，需要手术后立即开始透析治疗者，建议透析从小剂量、卧位治疗开始，可采用间歇性腹膜透析或夜间间歇性腹膜透析，根据患者情况再逐渐增加剂量。

（七）相关知识

除了直视手术切开法置管外，维持性腹膜透析置管还有另外 2 种方式：腹膜镜法置管和经皮穿刺法置管。

1. 腹腔镜法置管　该方法是在全身麻醉的配合下，通过腹腔镜技术置入腹膜透析管。可耐受全身麻醉的拟行手术切开置管患者均可考虑采用腹腔镜置管，但因依赖全身麻醉和腹腔镜技术，其费用较高，更适合有既往腹部手术史、需同时行腹部探查和粘连松解等的患者。该方法采用一个细的套针插入套管，外覆盖螺旋形的 Quill 导管鞘，在可视的情况下把整个套管系统插入到理想的位置，退出套管针，仅留下 Quill 导管鞘以引导透析导管到达选择好的位置,建立隧道,把涤纶套置于肌肉中。

2. 经皮穿刺法置管 该方法可在床边进行,快速且经济,适用于紧急情况下的短期腹膜透析患者。经皮穿刺法根据改良 Seldinger 穿刺法来操作,使用 Tenckhoff 套管针、导丝和管鞘系统进行操作,在不可视的情况下将导管插入腹腔,深涤纶套仅放置于腹部肌肉组织之外。该方法风险较大,易出现出血、内脏损伤及渗漏。可在超声引导下进行穿刺,以增加安全性。

对于已选择腹膜透析治疗的患者,应考虑提前埋置腹膜透析管以备用,将导管腹外段先埋于皮下,当开始腹膜透析时,通过小切口拉出导管外段,可立刻开始全剂量腹膜透析治疗。

3. 临床常用的腹膜透析导管

(1) Tenckhoff 直管:为目前国内外应用最广泛的长期腹膜透析导管。2 个涤纶套将导管分为 3 段,即腹外段(约长 10cm)、皮下隧道段(约长 7cm)及腹内段(约长 15cm)。

(2) Tenckhoff 卷曲管:腹内段末端卷曲,卷曲段长度 18.5cm。导管末端有多个小孔,便于腹膜透析液流入和流出。

(3) 鹅颈直管:导管的皮下段存在永久性弯曲,以预防浅层涤纶套外露且使出口方向向下以减少出口处感染的机会。

(4) 鹅颈卷曲管:鹅颈管的基础上,腹内段末端卷曲。

有英国研究者应用了一种改良后的腹膜透析导管,即在直管末端添加重 12g 的钨涂层,使其密度高于腹膜透析液,可通过重力作用使其位于腹腔低位以达到自定位效果,进而解决导管移位的问题。与传统腹膜透析管比较,加重的腹膜透析导管更加适用于既往腹部手术史及腹膜透析导管失败的患者。此研究结果还需要前瞻对照研究进一步证实。

三、腹膜透析置管术规范检查表

腹膜透析置管术规范核查见表 4-4-1;腹膜透析置管术规范评估见表 4-4-2。

表 4-4-1 腹膜透析置管术规范核查表

项目	内容	是	部分	否
操作前准备	核对患者信息:包括患者姓名、性别、年龄、住院号			
	询问是否已排大小便			
	询问患者既往有无高血压,心、肺、脑疾病等病史			
	询问有无麻醉药物过敏史			
	查看患者血常规、凝血功能、心电图及既往结果			
	明确患者有无腹膜透析置管禁忌证			
	确定患者已签署腹膜透析置管术知情同意书			
	物品(器械)准备:腹膜透析置管手术包、腹膜透析管、引导钢丝、隧道针、钛接头、短管。确认监护设备、氧气及急救药品准备妥当			
	工作服穿戴整齐,按"七步洗手法"洗好手,戴无菌手套			

项目	内容	是	部分	否
操作过程	切口选择：耻骨联合向上 9~13cm，右侧或左侧旁正中切口			
	按下腹部手术常规消毒腹部皮肤，铺无菌巾单，利多卡因在切口处分层局部麻醉			
	在标记的皮肤切口处做长为 3~5cm 的皮肤切口，钝性分离皮下组织至腹直肌前鞘			
	将腹直肌前鞘剪开 2~4cm，钝性分开腹直肌			
	提起并切开腹直肌后鞘，用血管钳轻轻提起腹膜，在确认未钳夹肠管或大网膜后，在腹膜上做一小切口，用血管钳夹住小孔边缘，在距腹膜切口边缘 0.8~1.0cm 左右行荷包缝合，暂时不结扎			
	将引导钢丝上涂抹石蜡油以润滑，穿入已充分浸泡于肝素生理盐水中的腹膜透析导管内，导管末端应空出 2~3cm 的距离，引导钢丝另一端用血管钳夹住，并把内含导丝的腹膜透析导管腹内段弯曲成弧形			
	将内含导丝的腹膜透析导管置入腹膜荷包，沿腹壁向下滑行至膀胱底，将导管向后进行 180° 转动，拔出引导钢丝			
	由下向上、间断"八字"形缝合腹直肌前鞘，将深部涤纶套埋入腹直肌内			
	确定腹膜透析导管在皮肤的出口位置，使皮下涤纶套距离出口 2~3cm。沿着导管皮下隧道及出口处局部麻醉，隧道针引导导管穿过皮下组织，自上而下呈弧形从皮肤引出，隧道出口方向朝向外下方			
	连接钛接头及外接短管，逐层缝合皮下组织和皮肤			
	无菌敷料覆盖手术切口和隧道口			
操作后处置	绑好腹带，帮患者穿好衣服			
	交代患者术后注意事项			

表 4-4-2 腹膜透析置管术规范评估表

项目	好(5分)	一般(3分)	差(1分)
操作过程流畅度			
操作检查熟练度			
人文关怀			

评分标准：

好：置管术各步骤顺序正确，手术操作熟练流畅；人文关怀到位，有术前交流、术中安慰及术后注意事项的交代。

一般：置管术各步骤顺序存在个别错误或遗漏，手术操作基本合格；人文关怀不足，但能有部分的术前交流、术中安慰及术后注意事项的交代。

差：置管术各步骤顺序存在明显错误或遗漏，手术操作粗暴，无人文关怀。

四、常见操作错误及分析

1. 用血管钳提起腹直肌后鞘或腹膜并切开时，未确认是否钳夹肠管或大网膜，可能损伤肠管。

2. 行荷包缝合时,距离腹膜切口边缘太近,可能引起结扎后缝线边缘腹膜滑脱;结扎时扎住网膜,网膜收缩后结扎处腹膜出现缝隙;深部涤纶套未埋入腹直肌内,引起腹膜透析液渗漏。

3. 隧道出口位置高于手术切口位置,并方向向上,不利于引流通畅,同时会增加感染的发生概率。

五、目前训练方法简介

目前选择国外的一种混合仿真模型来用于腹膜透析置管操作培训,该模型使用养殖猪的腹壁(一块从腹膜到皮肤的组织)和人体模型混合制成(图 4-4-1)。由于猪腹壁的结构与人的相似,因此可以在此模型中模拟腹膜透析置管的过程。其中,人体模型是通过人体计算机断层扫描图像对直肠子宫陷凹和盆腔其他结构进行三维复制(图 4-4-2),因此如果导管放置正确,可以进行液体引流。

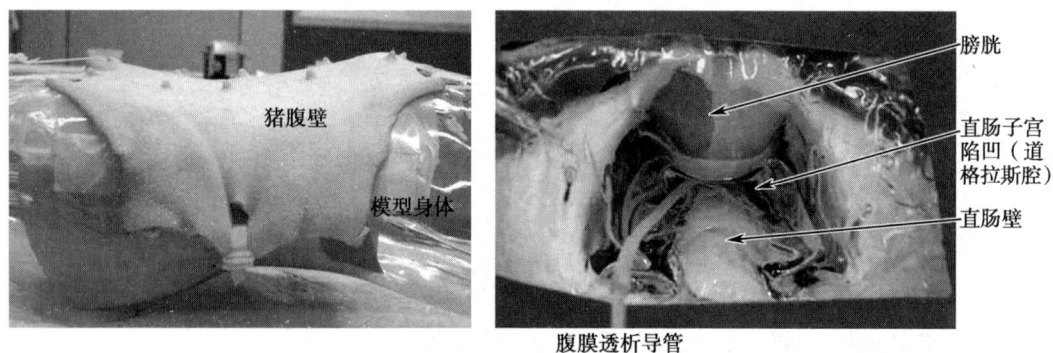

图 4-4-1　腹膜透析置管操作培训混合仿真模型

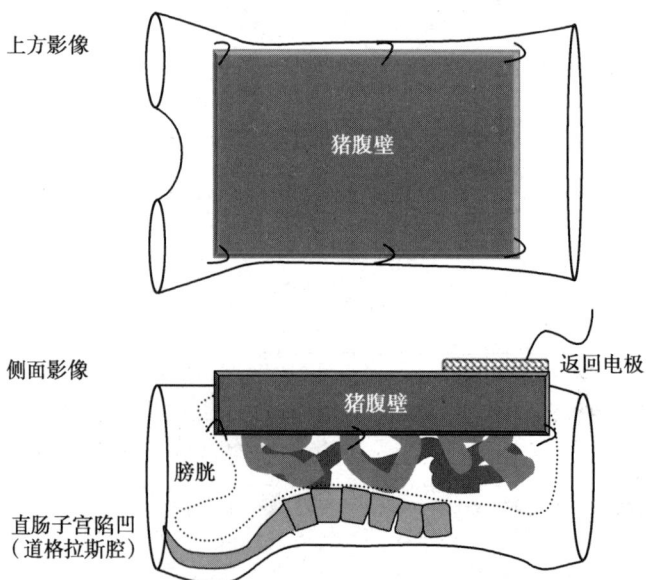

图 4-4-2　混合仿真模型结构示意图

六、相关知识测试题

1. 腹膜透析置管手术术前应常规嘱患者
  A. 排大小便
  B. 禁食
  C. 憋尿
  D. 清洁灌肠

2. 腹膜透析置管手术切口应选择
  A. 腹直肌正中
  B. 腹直肌内或外侧缘
  C. 腹外斜肌内或外侧缘
  D. 腹内斜肌内或外侧缘

3. 腹膜透析置管导管末端应位于
  A. 横膈膜下
  B. 腹前外侧壁
  C. 腹膜后间隙
  D. 直肠膀胱/子宫陷凹

4. 腹膜透析导管深部的涤纶套要尽量置于
  A. 腹直肌外
  B. 腹壁皮下
  C. 腹直肌内
  D. 腹膜外筋膜之内

5. 腹膜缝合方式应为
  A. 荷包缝合
  B. 间断缝合
  C. 八字缝合
  D. 连续缝合

答案: 1. A　2. B　3. D　4. C　5. A

(李飔家　陈俊香　肖　力)

第五节　关节穿刺术

一、概述

关节穿刺术是在无菌技术操作的条件下,用注射器或穿刺针刺入关节腔内抽取关节积液,从而了解积液性质,为临床诊断提供依据,并可向关节腔内注射药物达到治疗疾病的效果。

二、关节穿刺术操作规范流程

(一) 适应证

1. 诊断不明的关节腔积液,需检测积液性质协助诊断。

2. 穿刺抽液,以减轻关节腔压力。

3. 关节腔内药物注射治疗。

4. 协助关节镜检查。

(二) 禁忌证

1. 穿刺局部的皮肤有破溃、感染病灶等。

2. 有凝血机制障碍、出血性疾病。

3. 严重的糖尿病、血糖控制欠佳者。

4. 败血症或者脓毒血症患者,严重心肺疾病不能耐受穿刺者。

（三）操作前的准备

1. 患者准备

（1）常规检查：完善血常规、凝血全套、乙肝三对、丙肝抗体、HIV 筛查等相关检查。

（2）影像学检查：如关节正侧位 X 线片。

（3）根据穿刺关节的不同，训练患者采取不同的体位。

（4）测量患者的脉搏和血压，完成穿刺部位的体格检查，如膝关节积液时可行浮髌试验判断关节腔积液情况。

（5）检查前应向患者进行充分地解释、说明，消除患者的恐惧感。

（6）签署关节穿刺术手术知情同意书。

2. 物品（器械）准备

（1）治疗车、治疗盘（含常规消毒物品）。

（2）穿刺包、注射器、利多卡因、无菌手套、无菌孔巾、无菌纱布、无菌试管、胶布等，如需关节腔内注射药物，应准备好所需药物及注射器。

（3）急救药物，如肾上腺素等。

（4）必要时，在 C 形臂 X 线、超声引导下操作。

3. 操作者准备

（1）核对信息：包括患者姓名、性别、年龄、穿刺部位；如需注射药物还需核对药物（药名、剂量、有效期、浓度）。

（2）核对知情同意书。

（3）询问患者既往有无高血压、心、肺、脑疾病等病史、有无服用抗血小板药物（如阿司匹林、氯吡格雷等）、抗凝药物（如肝素、华法林等）；有无出凝血异常疾病史。

（4）询问患者有无药物过敏史。

（5）核查患者血常规、凝血功能、病原学、影像学等检查结果。

（6）再次确认患者有无关节穿刺术禁忌证。

（四）操作步骤

1. 备皮　在穿刺处剃除毛发并进行体表清洁。

2. 确定穿刺点　关节穿刺点的选择原则：避开血管、神经、肌腱等重要结构，并易于进入关节腔的部位。

（1）肩关节：患者取端坐位，患肢轻度外展外旋，肘关节屈曲给予适当支撑。

1）前方入路：在喙突与肱骨小结节之间垂直刺入肩关节腔。

2）后方入路：在肩峰后外侧角下 1cm，向前内侧指向喙突方向刺入肩关节腔。

（2）肘关节

1）肘关节屈曲 90°，紧靠桡骨头近侧，于后外向前下进针，刺入肘关节腔。

2）在尺骨鹰嘴顶端和肱骨外上髁之间，向内前方刺入肘关节腔。

3）尺骨鹰嘴上方，肱三头肌肌腱前下方，刺入肘关节腔。

（3）腕关节：患者取仰卧位或坐位，手掌朝下。

1）腕关节背部入路：在拇伸肌的肌腱和示指固有伸肌的肌腱之间，刺入腕关节。

2）尺骨茎突处入路：在尺骨茎突的外侧，横行刺入腕关节。

（4）髋关节

1）前侧入路：患者取平卧位，在腹股沟韧带中点向下 2.0~2.5cm 与股动脉外侧 2.0cm 处所形成的交点处垂直进针，刺入髋关节。当针头触及骨质后，稍向后退针再抽吸。穿刺者务必用示指触及股动脉搏动，以免损伤。

2）后侧入路：患者采取平卧位。在大腿外侧，大转子的上方，沿股骨颈平行的方向进针 8~10cm 即进入髋关节腔，瘦小者或患儿一般进针 4~5cm 即可进入关节腔。

（5）膝关节

1）髌骨外上缘穿刺点：患者仰卧位，膝关节伸直，髌骨外上缘处与股外侧肌交界处（按压股四头肌腱外侧，即股外侧肌下凹陷处），斜向内下，以 45° 穿刺进入膝关节腔，此穿刺部位为大多数临床医生所采用。或者以髌骨中心点，做一条水平线和垂直线，其第一和第二象限，各做一条 45° 的平分角，该平分线与髌骨外缘的交点，即是穿刺点。

2）髌骨外下缘穿刺点（外侧膝眼）：患者屈膝 90°（或微屈 30° 左右），紧贴髌骨下缘、髌韧带外侧 1cm 处（外侧膝眼，可看到一小凹陷）为穿刺点，向内成 45°（与矢状面成 45°），进行穿刺，针头完全刺入即可（此穿刺部位较适合初学者）。

3）髌骨侧面穿刺点：患者仰卧位，膝关节伸直，将髌骨内缘分为 3 份，其中下 1/3 交界处向后 0.5cm 即为进针点，针尖朝向外后上方，与冠状面成 20°~30°，与水平面成 10°~15°，经皮肤、皮下、髌骨内侧支持带、关节囊，即进入膝关节腔。

（6）踝关节：在外踝或内踝下缘，向内上进针，经踝部与距骨之间刺入踝关节腔。

3. 消毒铺巾　在穿刺点部位，自内向外，使用络合碘消毒皮肤，消毒范围直径约 15cm。打开穿刺包，戴无菌手套，检查穿刺包内器械，铺盖消毒孔巾。

4. 局部麻醉　以 5ml 注射器抽取 2% 利多卡因 2~3ml，在穿刺点作皮肤及皮下的局部逐层浸润麻醉，先打皮丘，后垂直进针，注射前应回抽，观察无血液后，方可推注麻醉药。

5. 穿刺过程

（1）根据不同的穿刺部位，选择相应的穿刺针，肘关节、膝关节等关节腔相对表浅，可直接选用 10ml 或 20ml 注射器进行穿刺；肩关节、髋关节等关节腔位置相对较深，应选用 18~20 号长穿刺针进行穿刺。

（2）穿刺时左手固定进针部位皮肤，右手持穿刺针，缓慢向关节腔进针，当有落空感时，可抽出关节液。穿刺过程中如果针头碰到骨质，可以改变方向或穿刺点，切忌强行进针，否则容易损伤关节面或将针头折断。应尽量避免反复穿刺。如需关节腔内给药，可将药液用注射器抽好，与穿刺针连接，回抽少量关节液稀释，然后缓慢注入关节腔。

（3）穿刺过程中，应严格遵守无菌操作规范，同时应边抽吸边进针，注意有无抽出新鲜血液，如有则应将穿刺针退出少许，改变方向后再继续进针。

（4）穿刺时注意密切观察患者反应，如有头晕、面色苍白、出汗、心悸等表现，应立即停止操作，并对症处理。

6. 标本送检　标本采集后，分别装入 3 个无菌试管中：第 1 管，行微生物学检查及一般性状检查；第 2 管，每毫升滑液用 25U 肝素抗凝，行细胞学及化学检查；第 3 管，不加抗凝药物，直接观察有无凝固。同时记录抽出液量，不宜选用草酸盐和乙二胺四乙酸粉剂进行抗凝。

（五）穿刺后处理

穿刺抽液完毕后，快速拔出穿刺针，按压、消毒穿刺点，覆盖无菌纱布，以胶布固定；大量穿刺抽液后,还应适当加压包扎并固定。若积液较多,可多次抽液,一般每周 2 次为宜。术后再次复测患者脉搏及血压,并观察术后反应,交代注意事项:术后 6 小时内保持穿刺处干燥,48 小时内避免局部外用药,术后休息 1~2 天,注意有无并发症。

(六) 并发症及处理

关节穿刺术的并发症较少见,少数情况下可出现以下情况。

1. **穿刺部位血肿或关节积血**　由于穿刺部位周围有血管、神经、肌腱、韧带,进行穿刺操作时若有不慎,可造成损伤。

预防措施:操作前熟悉该部位的解剖理论知识,掌握常用的穿刺点的定位方法,保持轻柔操作,避免反复穿刺,避免过快、过深进针。

处理方法:一旦发生严重的周围组织损伤,应立即停止操作并采取相关措施。

2. **关节腔感染**　穿刺部位周围皮肤有破溃、皮疹、蜂窝织炎或严重感染等;或是经穿刺伤口引起关节腔内感染,器械清洗消毒不严引起的医源性感染等。

预防措施:严格把握适应证,穿刺部位周围皮肤有破损的不宜行关节穿刺术,严格器械清洗消毒。

3. **关节软骨损伤**　关节腔内反复注射类固醇类药物,可造成关节软骨损伤。

预防措施:原则上关节腔内注射类固醇药物在 6 个月内不应超过 2 次,怀疑有感染时禁忌使用。

4. **心脑血管意外**　比较罕见,包括心脏意外,如心绞痛、心肌梗死、心律失常、心搏骤停及脑血管意外等,尤其是老年人或既往有心、脑、肺疾病的患者容易出现。多是由于患者精神过度紧张,或操作时间过长,患者耐受度降低等原因而引起心律失常、血压升高等。

预防措施:保持轻柔操作,操作过程中注意安抚患者,术前应询问病史。

处理方法:一旦出现心脑血管意外,应立即中止穿刺,就地组织抢救。

5. **其他**　疼痛、药物过敏、操作不成功及其他不可预料的意外。

预防措施:麻醉后注意询问患者感受以确定麻醉是否成功,术前学习相关知识,以提高操作成功率,根据情况给予酌情处理。

(七) 关节液检查相关知识

1. **肉眼观察**

(1)量:正常关节腔内存在 0.1~2.0ml 滑液,很难抽出,静置后不凝固。

(2)颜色:①正常滑液为淡黄色透明液体。②暗红色或陈旧性血液往往提示外伤。③抽出血液中含有脂肪滴,提示关节内骨折。④抽出脓液或浑浊的液体则提示感染,如急性痛风性关节炎其特征呈草绿色,较为浑浊,无亮泽;而慢性痛风性关节炎常表现为乳白色如白灰水样;有时在滑液中可见少量的滑膜、软骨或纤维等组织的浮游碎片。

(3)透明度:正常关节液为透明清亮。浑浊者多与白细胞增加有关,也可能是大量结晶、脂肪小滴、纤维蛋白或块状的退化滑膜细胞形成的悬浮组织,可标为:清、微浑、浑浊等。

(4)黏稠度:正常关节液的黏稠度高。关节炎症时,由于透明质酸聚合物被游离的溶解酶分解,关节液的黏稠度不同程度的降低,常用拉丝试验检查其黏稠度。化脓性关节炎时,关节液则拉不出丝来。

(5)凝块形成:正常关节液不含纤维蛋白原和其他凝血因子,因此不会凝固。当发生炎症时,血浆中凝血因子渗出可形成凝块,凝块大小与炎症程度成正比。

2. 显微镜检查

(1) 细胞计数：正常关节液无红细胞，白细胞计数参考范围为 $(200\sim700)\times10^6/L$。关节炎症时，白细胞数增多；若为化脓性关节炎，白细胞计数常超过 $50\,000\times10^6/L$；若为痛风和类风湿关节炎，白细胞计数可高于 $20\,000\times10^6/L$。但淋病奈瑟氏菌感染的早期，关节液中的细胞数不增加。

(2) 细胞分类：正常关节液中含有约 65% 的单核 - 巨噬细胞，以及约 10% 的淋巴细胞和约 20% 的中性粒细胞，偶见软骨细胞、组织细胞。炎症活动期，中性粒细胞可超过 75%；化脓性关节炎时，中性粒细胞可高达 95%。病毒感染，结核杆菌感染时，淋巴细胞和单核细胞增加，并有可能出现异型淋巴细胞。在类风湿关节炎、痛风等中，可见中性粒细胞内有大量免疫复合物形成的包涵体，呈灰色，大小约 $0.52\mu m$，这种细胞被称为类风湿细胞（又称"RA"细胞）。在系统性红斑狼疮的关节液中，可发现狼疮细胞，但并非特异性。

3. 结晶　结晶检查，除使用一般生物光学显微镜检查外，最好用偏振光显微镜。常见的结晶有尿酸盐、焦磷酸钙、磷灰石、脂类和草酸钙结晶，以及手套上的滑石粉结晶和注射治疗后的皮质类固醇结晶。

(1) 尿酸盐结晶：在偏振光显微镜下呈双折射的针状或杆状结晶，长度在 $5\sim20\mu m$。有尿酸盐结晶时，不能排除同时有细菌存在。

(2) 焦磷酸钙结晶：多呈棒状、长方形或菱形，长度为 $1\sim20\mu m$，宽度约为 $4\mu m$，可见于假性痛风、甲状旁腺功能亢进、家族性低尿钙高血钙症、血色病、含铁血黄素沉积症、甲状腺功能减退、淀粉样变性等。

(3) 磷灰石结晶：非双折射性的，直径仅 $1\mu m$ 左右，不易在光镜下认出，这些结晶重叠成球状时较易发现。同时，这种结晶可被细胞吞噬后成为胞质内的包涵体，偶见于关节钙化中。

(4) 脂类结晶：胆固醇结晶较为常见，除平板缺口形外，在慢性渗出液中也可呈双折射针形或菱形，见于类风湿关节炎、结核性关节炎。

(5) 草酸钙结晶：形态与尿液中草酸钙结晶相似，见于慢性肾衰竭，以及先天性草酸盐代谢障碍引起的急、慢性关节炎。

(6) 滑石粉结晶：呈"十字架形"，直径为 $5\sim10\mu m$。见于手术后残留滑石粉引起的慢性关节炎。

(7) 皮质类固醇结晶：可呈针状、菱形，有时呈短棒状、盘状、碎片状或重叠成大块状。这种结晶可存在于注射过该药的关节腔内，并持续数月之久。

4. 生化检查

(1) 粘蛋白凝块形成试验：正常关节液的黏蛋白凝块形成良好。如果凝块形成一般或差，说明透明质酸聚合物已有解聚或被稀释，但无鉴别诊断价值。

(2) 蛋白质：正常关节液，总蛋白质为 $10\sim30g/L$，白蛋白与球蛋白之比约为 4∶1，无纤维蛋白原。炎症时由于渗出增加，总蛋白、白蛋白、球蛋白和纤维蛋白原等均增加。关节液中蛋白质增加可反映炎症的程度，含量由低到高依次为：健康人、创伤性关节炎者、类风湿关节炎者、感染性关节炎者。

(3) 葡萄糖：测定关节液葡萄糖时，应同时测定患者的空腹血糖，正常滑液中葡萄糖含量相比血糖含量稍低，其差值在 0.5mmol/L 以内，差值如在 2.2mmol/L 以上时，应考虑为化脓性关节炎,因为细菌会增加葡萄糖的消耗。

(4)尿酸:滑液显微镜检查发现疑似尿酸盐结晶时,可用生化定量方法测定尿酸含量,这对痛风的诊断有帮助。

(5)乳酸:化脓性关节炎的滑液中,乳酸明显升高。类风湿关节炎时滑液的乳酸可见轻度增加。目前关节液中乳酸含量无公认的参考值。

5.免疫学检查

(1)类风湿因子:类风湿关节炎患者的关节液中,类风湿因子阳性率较血清中更高,可以早于血清出现,但并非特异性;例如结核性关节炎,滑液中也可出现类风湿因子阳性。

(2)抗核抗体:有70%系统性红斑狼疮和约20%的类风湿关节炎的关节液中可检出抗核抗体。

三、关节穿刺术规范检查表

关节腔穿刺术规范核查见表4-5-1;关节腔穿刺术规范评估见表4-5-2。

表4-5-1 关节腔穿刺术规范核查表

项目	内容	是	部分	否
操作前准备	评估:详细了解病情,做好必要的辅助检查,查看相关检查结果,确定适应证,排除禁忌证			
	自身准备:着装整洁、规范洗手、戴口罩和帽子			
	准备并检查用物:关节穿刺包、消毒棉球、18~20号穿刺针、5ml或10ml或20ml注射器、2%利多卡因、无菌手套、无菌试管、油性画线笔、胶布;如需关节腔内注射药物,应准备好所需药物及注射器;检查用物完好性及有效期			
	与患者及家属沟通,交代操作目的、操作过程及可能出现的风险,签署知情同意书			
操作过程	核对患者手腕带,询问患者姓名			
	向患者及其家属解释,以取得患者配合;询问患者有无过敏史;测血压和脉搏			
	体位			
	肩关节穿刺:取端坐位,患肢轻度外展外旋,肘关节屈曲给予适当支撑			
	肘关节穿刺:取平卧位,肘关节屈曲90°			
	腕关节穿刺:取仰卧位或坐位,手掌朝下			
	髋关节:取平卧位			
	膝关节穿刺:取平卧位			
	踝关节穿刺:取平卧位			
	穿刺点定位:通过活动关节并触摸关节间隙来证实穿刺点,做好标记			
	肩关节穿刺点:前方入路:于喙突与肱骨小结节之间。后方入路:于肩峰后外侧角下1cm			

项目	内容	是	部分	否
操作过程	肘关节穿刺点:肘关节屈曲 90°,紧依桡骨头近侧;或在尺骨鹰嘴顶端和肱骨外上髁之间			
	腕关节穿刺点:腕背部入路:在拇伸肌的肌腱和示指固有伸肌的肌腱之间;尺骨茎突处入路:一般在尺骨茎突的外侧			
	髋关节穿刺点:前侧入路:患者取平卧位,在腹股沟韧带中点向下 2.0~2.5cm 与股动脉外侧 2.0cm 所形成的交点处;后侧入路:患者同样采取平卧位,在大腿外侧,大转子的上方,沿股骨颈平行的方向			
	膝关节穿刺点:膝关节伸直,将髌骨内缘分为 3 份,其中下 1/3 交界处向后 0.5cm 处;股外侧肌下凹陷处;外侧膝眼			
	踝关节穿刺点:在外踝或内踝下缘			
	消毒:以穿刺点为中心,用络合碘棉球消毒 3 遍;消毒范围直径约 15cm			
	打开穿刺包,然后戴无菌手套			
	检查穿刺包内物品并铺巾:检查包内物品是否齐全;铺无菌洞巾			
	检查穿刺针是否通畅;抽取 2% 利多卡因至注射器;穿刺点自皮肤至深筋膜层进行局部浸润麻醉			
	关节腔穿刺:左手固定穿刺皮肤,右手持针,经麻醉穿刺点,按照一定方向,刺入关节腔;若穿刺针的抵抗感消失,提示针已到达关节腔;左手固定穿刺针,右手抽吸见有关节液			
	抽液:抽取适量关节液;同时观察患者全身情况			
	拔针:缓慢拔针;盖无菌纱布;压迫 2~3 分钟			
	穿刺点局部消毒后盖无菌纱布;用胶布固定			
操作后处置	安置患者;整理处置用物(垃圾分类处理);规范洗手			
	向患者及家属交代注意事项			
	测血压和脉搏;观察关节局部情况;并做好记录			

表 4-5-2　关节腔穿刺规范评估表

项目	好(5分)	一般(3分)	差(1分)
操作过程流畅度			
操作检查熟练度			
人文关怀			

评分标准:

好:操作过程清晰流畅,动作熟练;进针穿刺、抽液及注射方法正确;人文关怀到位,有术前交流、术中安慰及术后注意事项的交代。

一般:操作过程能整体完成,动作基本熟练;进针穿刺、抽液及注射方法基本正确;人文关怀不足,但能有部分的术前交流、术中安慰及术后注意事项的交代。

差:操作过程不熟练,操作粗暴;进针穿刺、抽液及注射方法不正确;缺乏人文关怀。

四、操作不成功的常见原因

1. 诊断有误,关节腔内无或只有少量积液。

2. 肥胖患者脂肪较厚,穿刺针难以准确和完全刺入关节腔。

3. 关节腔有慢性炎症,导致滑膜肥厚,穿刺针进针受阻。

4. 穿刺针腔内梗阻。

五、目前常用训练方法简介

1. 模型训练　各类关节穿刺模型,可为医生及医学生们提供模拟训练,如肩关节腔穿刺抽液模型、膝关节腔穿刺抽液模型等;此类模型多采用高分子树脂制成,皮肤和肌肉分层清楚,具有完整的膝关节解剖结构,体表标志明显,可反复进行穿刺,易于针刺并有逼真的进针感;可通过单向阀,向关节囊内反复注入液体,模拟滑液。仿真模拟操作的优点是能够极大地提高培训者的操作技能,从而有效避免反复穿刺给患者带来的痛苦和不信任感。

2. 其他　采用离体动物模型来训练。

六、相关知识测试题

1. 下列关节穿刺点的描述中,**不正确**的是

　　A. 在尺骨鹰嘴顶端和肱骨外上髁之间,向内前方刺入肘关节腔

　　B. 于喙突与肱骨小结节之间,垂直刺入肩关节腔

　　C. 腹股沟韧带中点下 2cm 处,股动脉的外侧垂直进针刺入髋关节腔

　　D. 以髌骨中心做一条水平线,从水平线和髌骨内(外)缘的交点向内侧刺入膝关节腔

2. 患者,女,41 岁,因"双侧腕关节红肿、疼痛"就诊,拟行关节穿刺。其目的**不包括**

　　A. 关节腔积液引流减压　　　　　　　B. 关节腔积液常规检查

　　C. 关节腔内注射免疫抑制剂　　　　　D. 关节腔积液病原学检查

3. 患者,43 岁,体质指数 $30.2kg/m^2$,因"左膝关节肿胀"需行左侧膝关节穿刺术,操作过程中第一次穿刺未成功。下列处理中,**不合适**的是

　　A. 怀疑诊断有误,直接拔出穿刺针,结束操作

　　B. 在原穿刺部位调整角度,再次进针

　　C. 因患者皮肤脂肪较厚,用穿刺针代替注射器来进行穿刺

　　D. 改变穿刺点,如行关节内侧穿刺,可改为关节外侧穿刺

4. 在膝关节穿刺术前,一般**不需要**进行的检查是

　　A. 膝关节正侧位 X 线片　　　　　　B. 心电图检查

　　C. 凝血功能检查　　　　　　　　　　D. 血常规检查

5. 患者,男,53 岁,左侧第 1 跖趾关节突发肿胀、疼痛,出现功能障碍。下列关节腔积液的肉眼性状中,最有可能出现的是

　　A. 淡红色洗肉水样　　　　　　　　　B. 白色脓液

　　C. 陈旧血性液体　　　　　　　　　　D. 浑浊草绿色积液

　　答案:1. D　2. C　3. A　4. B　5. D

(李　芬　陈俊香　肖　力)

第六节 经皮肾囊肿穿刺术

一、概述

单纯性肾囊肿是常见的肾脏疾病,随着影像学技术的发展及普及,健康体检的广泛开展,单纯肾囊肿在健康人群中非常普遍。对于直径小于 5cm 且无任何症状的囊肿,一般不需治疗。当囊肿大于 5cm 或出现临床症状时,则可根据具体情况进行治疗。实时超声引导下经皮肾囊肿穿刺术是目前临床上应用较为广泛的一种治疗方式,相对于开放性囊肿去顶减压术及腹腔镜下囊肿去顶减压术而言,具有安全有效、创伤小、术后恢复快等特点,可以进行多次穿刺,对于年老体弱,不适合手术者,优势更加明显。单纯肾囊肿穿刺的抽液复发率较高,1981 年 Bean 报道使用 95% 乙醇注入肾囊肿进行硬化治疗,经过 3~30 个月的观察,34 例对象中只有 1 例复发。其后的报道也取得了同样的疗效。

二、经皮肾囊肿穿刺术操作规范流程

(一) 适应证

1. 常规超声检查确诊为单纯性肾囊肿,且囊肿位于肾中下极者,出现以下情况之一:①囊肿过大,直径超过 5cm;②出现症状、体征,如腰痛、血尿、腰部包块等;③囊肿压迫引起肾积水;④患者或临床医生对诊断不放心,要求穿刺以明确。

2. 肾盂旁囊肿 此类囊肿容易压迫肾盂、肾盏,造成肾积水,宜及早穿刺治疗,不必等到囊肿直径超过 5cm 才处理。

3. 感染性肾囊肿,抽取脓液后注射抗生素治疗。

4. 肾包虫囊肿。

(二) 禁忌证

1. 绝对禁忌证

(1)患有严重心肺疾病,如严重心律失常、心肌梗死活动期、重度心力衰竭、哮喘、呼吸衰竭不能平卧,以及严重高血压未控制者。

(2)休克、昏迷、脑卒中、精神异常及意识明显障碍,不能配合肾囊肿穿刺治疗操作者。

(3)诊断不明确,不能排除以下疾病者:①重复肾输尿管异位开口,合并上方肾盂积水;②肾盂源性囊肿;③恶性肾肿瘤。

(4)严重凝血功能障碍,凝血酶原时间(prothrombin time,PT)或活化部分凝血活酶时间(activated partial thromboplastin time,APTT)延长 3.0 秒以上,且无法纠正者。

(5)严重肾功能损害者。

2. 相对禁忌证 急性或慢性病急性发作,经治疗可恢复者。

(1)严重贫血,血红蛋白低于 80g/L 者。

(2)严重高血压,血压 > 160/90mmHg 者。

(3)心肺功能不全者。

(三) 操作前的准备

1. 患者的准备

(1)为避免交叉感染,制订合理的消毒计划措施,根据消毒措施检查前完善 HBsAg、抗 HCV、抗 HIV、梅毒等相关检查。

(2)检查前常规测血压,完善血常规、肾功能、凝血功能、心电图检查。

(3)签署肾囊肿穿刺术检查知情同意书。

(4)有高血压、冠心病和心律失常者,术前测血压及心电图检查;若发现禁忌证,应暂缓检查。

(5)术前行呼吸训练:深吸气后屏气,然后缓慢吐气。

(6)由于术后需卧床 24 小时,因此术前可以练习在床上如厕。

(7)检查前应向患者及其家属进行充分解释、说明,消除患者的恐惧感,嘱其平静呼吸。

(8)嘱患者排空膀胱,作好个人卫生,俯卧于操作床上。

2. 物品(器械)的准备

(1)超声设备正常。

(2)麻醉药(利多卡因)、穿刺针、5ml 注射器、50ml 注射器、硬化剂、纱布、络合碘。

(3)监护设备、氧气及急救药品准备妥当。

3. 操作者的准备

(1)核对患者信息:包括患者姓名、性别、年龄、主诉。

(2)询问患者既往有无高血压,心、肺、脑疾病等病史,有无服用抗血小板药物、抗凝药物(如阿司匹林、氯吡格雷等);有无出凝血异常疾病史。

(3)术前询问有无麻醉药物过敏史。

(4)查看患者血常规、凝血功能、心电图及既往结果。

(5)明确患者有无经皮肾囊肿穿刺术抽液禁忌证。

(6)确定患者已签署皮肾囊肿穿刺术抽液操作同意书。

(四) 操作步骤

1. 超声定位

(1)患者保持俯卧位于操作床上,上臂举至头部,腹部垫一小枕头。

(2)在超声下找到囊肿的最大切面,确认囊肿距体表最近、囊肿与腹壁间无其他组织,在显示最清晰处进行体表定位。针路尽量避免经过肾实质,并避开肝脏、肠管等脏器;避开肾盂肾盏;使用彩色多普勒超声来避开可见血管,于体表进行穿刺点定位。

(3)超声测量囊肿左右、上下及前后径,估算囊肿的体积。根据囊肿大小、位置及深度来测量并确定穿刺针进针的角度和深度。

2. 穿刺抽液

(1)常规皮肤消毒,不留白;戴无菌手套,铺无菌孔巾,核对麻醉药物,于穿刺点行皮丘注射,边进针边回抽及推药。

(2)以无菌鞘包裹超声探头,在皮肤上涂无菌超声凝胶,在超声引导下穿刺针进入皮肤,逐层进入皮下、肌肉直至肾包膜。当穿刺针接近肾包膜时,嘱患者屏气,活检针的针尖迅速刺入囊腔,使针尖达囊肿的中部。

(3)拔出针芯后如有囊液流出,留置套管并接 50ml 注射器抽吸囊液。在抽吸过程中,针尖回声应尽可能保持在囊肿的中心部位,将囊液全部抽净。若需要行硬化剂治疗,则继续注射硬化剂;若不需要进行硬化剂治疗,则拔针局部消毒后加压包扎。

3. 注射硬化剂　由于单纯囊肿穿刺抽液治疗的复发率较高,目前在囊肿穿刺抽液的基础上还进行硬化剂注射治疗;该方法可使囊肿上皮细胞失活,以减少肾囊肿复发。

(1)在抽净囊液后,注入 95%~98% 的乙醇硬化剂,注入量为抽出囊液量的 1/4,若囊液超过 200ml,乙醇的注入量仍为 50ml,不需要增多;在囊液达 500ml 以上时,可适当增加乙醇的注入量。

(2)乙醇注入后保留 5~10 分钟,使囊壁上皮固定,然后全部抽取出来再注入,反复操作 2~3 次,直至抽出清澈透明的液体。为提高疗效,可再注入 5ml 乙醇保留,治疗可以就此结束。

(3)拔出穿刺针,穿刺点消毒无菌纱布覆盖并固定。

4. 加压包扎　以盐包在穿刺部位局部加压,用腹带包扎,用平车将患者送回病房;清理用物,垃圾分类处理。

(五) 并发症及处理

1. 疼痛　当局部麻醉逐渐消退后,进针部位可能会有疼痛,大部分患者可以耐受,必要时可使用镇痛药物。若穿刺侧出现剧烈腰痛或腹痛,提示可能有肾周出血,应尽快完善相关检查。肉眼血尿可能发展为血凝块,产生绞痛。

2. 出血　主要为肾周血肿,临床可表现为血尿,腰痛甚至血压下降。术后若出现以上临床表现,应立即完善血常规、床旁超声,以明确是否有出血,是否形成血肿及血肿大小。一旦确诊,应严格卧床休息,监测生命体征(血压、心率),维持正常的凝血功能(静脉用止血药),适当补液,必要时输血、输血浆;有条件可行肾血管造影以确定出血部位,同时可行栓塞止血,必要时行开放手术或肾切除。

3. 感染　多见于囊腔内合并感染的患者。临床表现为术后出现发热、腰痛,以及尿频、尿急、尿痛等情况。治疗以抗感染为主,必要时行脓肿切开引流。

4. 肾内动静脉瘘　发生率极低。一般无明显临床症状,多在术后的超声检查中发现,一般不需要特殊处理。少数患者可能有肉眼血尿、高血压,出现肾功能损害则需要栓塞治疗。

(六) 操作注意事项

1. 在囊肿穿刺操作前,需掌握有关经皮肾囊肿穿刺术的适应证、禁忌证;熟悉肾脏及周围脏器的解剖结构和位置,掌握经皮肾囊肿穿刺术的操作事项及相关并发症的处理。

2. 操作过程中,穿刺针的针尖应保持在囊腔中心,并尽可能抽尽囊液。

3. 注入乙醇后,若抽出的乙醇的量和注入的量相近,可认定在注入乙醇前囊液已经抽尽;若抽出的液体量远远超出注射量,则提示注入乙醇前囊液未抽尽,可能造成乙醇浓度稀释,而不能达到满意的硬化治疗目的,故应在抽尽后重复一次乙醇注射。

(七) 相关知识

1. 硬化剂优缺点

(1)乙醇溶液:95%~98% 乙醇溶液在 1~3 分钟内可使囊肿上皮细胞失活,但是要 4~12 小时才能将囊肿壁完全浸透,因此乙醇对肾实质的损害很少,是一种安全、有效的硬化剂。

(2)无水乙醇:虽然疗效较好,但大部分患者副作用较大,如刺激性疼痛、灼烧感、恶心及醉酒反应等。

(3)聚桂醇:一种新型的泡沫硬化剂,其安全性及有效性已被认可,且操作简便,注射后不需要将其抽出及进行囊腔内置换冲洗。副作用较无水乙醇轻。

(4)其他:鱼肝油酸钠、四环素、乙酸等也可以用于囊肿的灭活,进行肾囊肿硬化治疗。

2. 穿刺针的选择　一般选用 18~22G 细针,也可选用内径为 0.5mm 的"Y"形细针。

三、经皮肾囊肿穿刺术规范检查表

经皮肾囊肿穿刺术规范核查见表 4-6-1;经皮肾囊肿穿刺术规范评估见表 4-6-2。

表 4-6-1　经皮肾囊肿穿刺术规范核查表

项目	内容	是	部分	否
操作前准备	核对患者信息:包括患者姓名、性别、年龄、主诉			
	询问患者既往有无高血压,心、肺、脑疾病等病史			
	询问有无服用抗血小板药物、抗凝药物(如阿司匹林、氯吡格雷等);有无出凝血异常疾病史			
	询问有无麻醉药物过敏史			
	查看患者血常规、凝血功能、心电图及既往结果			
	明确患者有无经皮肾囊肿穿刺术抽液禁忌证			
	确认患者已签署皮肾囊肿穿刺术抽液操作知情同意书			
	物品(器械)准备:超声设备正常;麻醉药(利多卡因)、穿刺针、5ml 注射器、50ml 注射器、硬化剂、纱布、络合碘;确认监护设备、氧气及急救药品准备妥当			
操作过程	**穿刺过程**			
	协助患者保持俯卧位于操作床上,上臂举至头部,腹部垫一小枕头			
	穿刺点常规皮肤消毒,不留白			
	戴无菌手套,铺无菌孔巾,核对麻醉药物,于穿刺点行皮丘注射,边进针边回抽及推药			
	以无菌鞘包裹超声探头,在皮肤上涂无菌超声凝胶,在超声引导下穿刺针进入皮肤,逐层进入皮下、肌肉直至肾包膜			
	当穿刺针接近肾包膜时,嘱患者屏气,活检针针尖迅速刺入囊腔,使针尖达囊肿的中部			
	拔出针芯后如有囊液流出,留置套管接 50ml 注射器抽吸囊液			
	在抽吸过程中,针尖回声应尽可能保持在囊肿的中心部位,将囊液全部抽净			
	注射硬化剂			
	在抽净囊液后,注入 95%~98% 的乙醇硬化剂,注入量为抽出囊液量的 1/4,若囊液超过 200ml,乙醇的注入量仍为 50ml,不需增多,仅在囊液达 500ml 以上时,可适当增加乙醇的注入量			

续表

项目	内容	是	部分	否
操作过程	乙醇注入后保留 5~10 分钟,使囊壁上皮固定,然后全部抽取出来再注入,反复操作 2~3 次至抽出清澈透明的液体。为提高疗效,可再注入 5ml 乙醇保留			
	拔出穿刺针,穿刺点消毒、无菌纱布覆盖并固定			
	加压包扎			
	以盐包在穿刺部位局部加压,用腹带包扎,平车将患者送返病房			
	清理用物,垃圾分类处理			
操作后处置	向患者简要介绍检查穿刺情况			
	交代患者术后注意事项,如需仰卧 24 小时,观察是否有腰痛、血尿、生命体征不稳等情况			

表 4-6-2　经皮肾囊肿穿刺术规范评估表

项目	好(5分)	一般(3分)	差(1分)
操作过程流畅度			
操作检查熟练度			
人文关怀			

评分标准:

好:操作过程清晰流畅,动作熟练;进针穿刺、抽液及注射方法正确;人文关怀到位,有术前交流、术中安慰及术后注意事项的交代。

一般:操作过程能整体完成,动作基本熟练;进针穿刺、抽液及注射方法基本正确;人文关怀不足,但能有部分的术前交流、术中安慰及术后注意事项的交代。

差:操作过程不熟练,操作粗暴;进针穿刺、抽液及注射方法不正确;缺少人文关怀。

四、常见操作错误及分析

1. 囊液未能抽净　穿刺针进入囊腔内部位置过浅,没有到达囊腔中心后偏下的位置,导致无法抽吸到囊腔底部的囊液。

2. 针尖多次触碰囊壁　操作时穿刺针针尖多次触碰囊壁是由于操作者操作粗暴,针尖进入囊腔过深引起。

五、目前常用训练方法简介

目前该手术暂无适合普及的训练方法。

六、相关知识测试题

1. 患者,男,45 岁,因"左侧腰部胀痛不适 3 个月"就诊。腹部超声显示左肾有一 50mm×45mm 的囊性暗区,考虑左肾囊肿可能。既往有心脏病史,具体用药不详。下一步

处理中,不恰当的是

  A. 告知肾囊肿穿刺术抽液相关风险,患者签字后进行穿刺操作

  B. 心电图检查

  C. 测量血压

  D. 血常规检查

  E. 凝血常规检查

  2. 患者,男,54 岁,体检发现右肾有一 54mm×60mm 的囊性暗区,考虑右肾囊肿可能。下列治疗中,最合适的是

  A. 继续观察,定期复查   B. 肾囊肿硬化治疗

  C. 利尿   D. 透析治疗

  E. 抗感染治疗

  3. 患者,男,50 岁,肾囊肿硬化治疗后有头晕、出汗伴腰痛。下列处理中,**不合适**的是

  A. 测量血压   B. 复查血常规

  C. 肾脏超声检查   D. 给予止痛药治疗

  E. 绝对卧床休息

  4. 患者,右肾囊肿硬化治疗后出现右侧腰痛,血压下降,复查腹部超声发现右肾包膜下有一 28mm×56mm 的暗区,考虑包膜下血肿可能。下列处理中,**不适当**的是

  A. 绝对卧床休息   B. 预防性抗感染治疗

  C. 使用静脉止血药,并监测凝血功能   D. 补液治疗

  E. 必要时行肾动脉栓塞治疗

  5. 患者,48 岁,1 年前行经皮肾囊肿硬化治疗。系列检查中,在此次就诊时必须进行的是

  A. 血常规检查   B. 凝血常规检查

  C. 心电图检查   D. 腹部超声检查

  E. 腹部 X 线片

  答案:1. A 2. B 3. D 4. B 5. D

(王　畅　陈俊香　肖　力)

第五章

血液内科技能培训

第一节 骨髓活体组织检查术

一、概述

骨髓活体组织检查术（bone marrow biopsy）是临床获取骨髓组织的一种常用诊断技术。临床上骨髓活体组织检查术用于协助骨髓血液形态学检查，以协助临床诊断、观察疗效、判断预后等。可简称为"骨髓活检"。

二、操作规范程序

（一）适应证

某些疾病的诊断需要了解骨髓组织结构的变化，以及骨髓细胞与组织之间的相互关系；有时会出现在骨髓穿刺时出现"干抽"现象。以上情况均应进行骨髓活体组织病理检查。

1. 多次骨髓穿刺抽吸取材失败。

2. 为正确判定血细胞减少患者骨髓增生程度及其病因。

3. 可疑罹患原发性或者继发性骨髓纤维化症、骨髓增生异常综合征、某些白血病、骨髓转移癌、再生障碍性贫血、多发性骨髓瘤、恶性淋巴瘤、淀粉样变性、肉芽肿病的患者。

4. 骨髓活检对急性髓系细胞白血病的诊断，以及化疗是否达到真正完全缓解的判断有意义；部分患者涂片检查显示已达完全缓解，但骨髓抽吸 - 活检双标本一步法取材的活检切片内仍可检出白血病性原始细胞簇，此时应继续给予巩固化疗，直至切片内此种异常定位的白血病性原始细胞簇消失为止。

5. 对于骨病本身和某些骨髓疾病，如囊状纤维性骨炎、骨纤维发育异常症、畸形性骨炎（Paget 病）、骨软化症、骨质疏松症和骨髓腔真菌感染等的诊断，骨髓活检也能提供有意义的资料。

（二）禁忌证

1. 血友病、明显出血倾向患者。

2. 妊娠中晚期进行骨髓活检应慎重。

（三）操作前的准备

1. 患者的准备

（1）开始骨髓活检前，需要与患者及其家属交代检查的必要性、穿刺的风险，检查前应向其进行充分解释、说明,消除患者的恐惧感;患者应避免空腹行骨髓活检。

(2)签署骨髓活体组织检查知情同意书。

(3)嘱患者松开裤带,选择患者的穿刺部位(多选择髂后上棘、髂前上棘为穿刺点),采取适当的穿刺体位(选择髂后上棘为穿刺点的话一般取俯卧位,也可以选择侧卧位)。

(4)询问患者是否有药物过敏史,麻醉前需进行利多卡因皮试检查。

2. 物品/器械的准备

(1)消毒好的骨髓穿刺包(包含无菌孔巾1个、直钳一把、5ml一次性注射器1个、10/20ml干燥一次性注射器1个)。

(2)一次性骨髓活检针。

(3)常规消毒物品:络合碘、棉签、无菌纱布、胶布等。

(4)2%利多卡因10或20ml。

(5)保存骨髓活体组织标本的带盖小试管或小瓶(可以根据具体检查要求,固定液可选用10%甲醛或95%乙醇溶液)。

(6)必要时备氧气,急救药品准备妥当。

3. 操作者准备

(1)核对患者信息:包括姓名、年龄、床号、主诉。

(2)问患者既往有无高血压,心、肺、脑疾病等病史;有无服用抗血小板药物、抗凝药物(如阿司匹林、氯吡格雷等);有无出凝血异常疾病史。

(3)确定患者已签署骨髓活体组织检查知情同意书。

(4)确认患者详细检测项目,检查物品准备是否齐全。

(5)操作者工作服穿戴整齐,按"七步洗手法"洗好手,戴无菌手套。

(四) 操作步骤

1. 患者采取适当体位。

2. 常规消毒患者穿刺部位的皮肤,操作者戴无菌手套,打开无菌骨穿包,铺无菌孔巾。

3. 用2%利多卡因进行局部浸润麻醉,从皮肤、皮下组织至骨膜分层麻醉。

4. 取一次性骨髓活组织检查穿刺针,检查穿刺针。操作者左手拇指和示指将穿刺部位皮肤压紧固定,右手持穿刺针手柄以顺时针方向进针至骨质一定深度后,拔出针芯,在针座后端连接上活检接柱,继续按顺时针方向进针,至其深度达1.0~1.5cm,再前后左右晃动穿刺针,针管前端的沟槽即可将骨髓组织离断。

5. 按顺时针方向退出穿刺针,取下穿刺针上的接柱,用针芯推出穿刺针前端的骨髓组织,立即置于95%乙醇或10%甲醛中固定,并及时送检。

6. 干棉球压迫止血,以2%碘酊棉球消毒穿刺部位,敷以消毒纱布并固定。

7. 嘱咐患者检查后平卧休息,穿刺部位在24~48小时内保持局部干燥。

(五) 并发症及处理

1. 麻醉意外　骨髓活检过程中可能出现过敏反应、呼吸困难,甚至出现意识障碍乃至死亡。

预防措施:保持轻柔操作,术前应询问病史,了解既往病史及药物使用情况,尤其注意药物过敏史。

骨髓活体组织
检查术

处理方法：一旦出现麻醉意外，应立即中止检查，就地组织抢救。

2. 心脑血管意外　①心脏意外，如心绞痛、心肌梗死、心律失常和心搏骤停；②肺部并发症，如低氧血症、呼吸困难及脑血管意外等。尤其是老年人或原有心、脑、肺疾病的患者容易出现。本并发症发生率不高，但对于可能发生心脑血管意外的高危患者要警惕。

预防措施：保持轻柔操作，局部麻醉到位，术前应询问病史，必要时老年人或原有心、脑、肺疾病的患者术前可检查血压、完善心电图及肺功能。

处理方法：一旦出现心脑血管意外，应立即中止检查，就地组织抢救。

3. 感染　穿刺部位出现局部感染、一过性菌血症、器械清洗消毒不严引起的医源性感染等。

预防措施：避免在感染部位检查，保持轻柔操作，严格按无菌原则常规消毒，严格器械清洗消毒。

4. 穿刺部位出血及血肿　多发生于活检后或者有凝血机制障碍的患者，也可能是因为操作不当引起器械损伤所致。

预防措施：保持轻柔操作，避免撕裂骨膜上的血管，操作时避开皮肤可见的血管。术前应询问病史，有出血倾向或凝血机制障碍的患者应尽量避免骨髓活检，术前检查凝血常规、血小板计数以评估出血情况。操作结束后，按压止血时间要足够。

（六）操作注意事项

1. 穿刺前应检查出凝血时间，有出血倾向者穿刺时应特别注意，血友病患者禁止骨髓活检。

2. 开始进针不宜太深，否则不易取得骨髓组织。

3. 穿刺手法要正确，操作时穿刺针要位于穿刺点上，有些患者骨质偏硬，穿刺时容易"滑针"、偏位，要注意避免。

4. 进针的轴要与骨面切线垂直，若角度不对或偏位，易穿至周围骨皮质区内，从而取不到符合要求的骨髓组织，使操作失败。

5. 穿刺针进针深度也要注意：过浅，会进入骨皮质内或髓、皮质交接部，活检时取出的组织为骨质而无造血组织；过深，则易穿透骨髓腔进入对面骨皮质区。一般是穿刺针刚刚能固定后，拔出针芯换上接柱，再进针 1.5~2.0cm 取活检。

6. 取出活检针之前，一定要多个方向摇动穿刺针，离断骨髓组织，尤其是儿童，其组织中胶原丰富、钙质少、韧性大，不易离断，易导致穿刺取材失败，有时拔出穿刺针后才发现针管内是空的。

7. 由于骨髓活检穿刺针的内径较大，抽取骨髓液的量不易控制，容易导致骨髓稀释，故一般不用骨髓活检针吸取骨髓液做涂片来进行形态学检查。

（七）相关知识

目前临床应用的骨髓活检针主要有以下 2 种类型。

1. 一次性骨髓活检针　目前在临床上采用较多，包括针体、针芯、套管、附件，针管尖端锋利带缺口，利于离断骨髓组织（图 5-1-1）。

2. 可重复使用骨髓活检针　每次使用后需要清洗、高压消毒，目前临床相对使用较少。可重复使用骨髓活检针包括针体、针柄（连着针芯）、接柱（一般 2 个，长度分别为 1.5cm 和 2.5cm）。

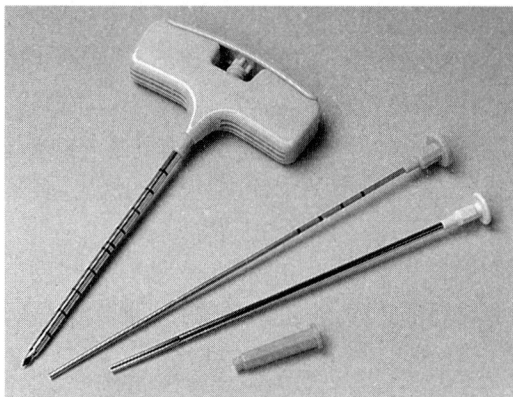

图 5-1-1　一次性骨髓活检针

三、骨髓活检规范检查表

骨髓活检规范核查见表 5-1-1；骨髓活检规范评估见表 5-1-2。

表 5-1-1　骨髓活检规范核查表

项目	内容	是	部分	否
操作前准备	核对患者信息：包括患者姓名、性别、年龄、主诉			
	询问是否进食，以及食物的情况			
	询问患者既往有无高血压，心、肺、脑疾病等病史			
	询问有无服用抗血小板药物、抗凝药物（如阿司匹林、氯吡格雷等）；有无出凝血异常疾病史			
	询问有无麻醉药物过敏史			
	查看患者血常规、凝血功能、心电图等检查结果			
	明确患者有无骨髓活检的禁忌证			
	确定患者已签署骨髓活组织检查知情同意书			
	物品（器械）准备：消毒骨髓穿刺包、一次性 / 可重复性骨髓活检针、消毒物品、骨髓活体组织标本固定小试管；确认监护设备、氧气及急救药品准备妥当			
	操作者准备：工作服穿戴整齐，按"七步洗手法"洗好手，戴无菌手套			
	选择适当体位			
	常规皮肤消毒			
	2% 利多卡因，从皮肤、皮下至骨膜分层局部麻醉			
	取一次性骨髓活组织检查穿刺针，检查穿刺针			
	操作者左手拇指和示指将穿刺部位皮肤压紧固定			
	右手持穿刺针手柄以顺时针方向进针至骨质一定深度后，拔出针芯，在针座后端连接上活检接柱			

项目	内容	是	部分	否
操作前准备	继续按顺时针方向进针,至其深度达 1.0~1.5cm			
	上下左右晃动穿刺针,针管前端的沟槽即可将骨髓组织离断			
	按顺时针方向退出穿刺针			
	取下穿刺针上的接柱,用针芯从针尖端向针柄端推出穿刺针前端的骨髓组织,立即置于95%乙醇或10%甲醛溶液中固定,并及时送检			
	干棉球压迫止血,2%络合碘棉球消毒穿刺部位,敷以消毒纱布并固定			
	操作过程中询问患者是否有不适症状			
操作后处置	向患者简要介绍检查情况			
	操作结束后交代患者术后注意事项,如操作结束后嘱咐患者平卧休息,穿刺部位24~48小时内保持局部干燥			
	操作结束后,垃圾分类放置			

表 5-1-2　骨髓活检规范评估表

项目	好(5分)	一般(3分)	差(1分)
操作过程流畅度			
操作检查熟练度			
人文关怀			

评分标准:

好:操作过程清晰流畅,无卡顿;穿刺针进针部位、角度、深度正确,操作熟练;人文关怀到位,有术前交流、术中安慰及术后饮食及注意事项的交代。

一般:操作过程能整体完成;进针部位、角度、深度稍有欠缺,有卡顿(次数<3);人文关怀不足,但能有部分的术前交流、术中安慰及术后饮食及注意事项的交代。

差:操作过程有卡顿(次数>6);操作粗暴;缺乏人文关怀。

四、常见操作错误及分析

1. 开始进针太深,不利于取到骨髓组织。

2. 没有取出针芯更换接柱,导致采不到骨髓组织。

3. 进针时采用错误的左右旋转方式进针,而不是采用正确的同一个方向旋转进针,这样骨髓组织容易被搅碎。

4. 取骨髓活体组织标本时,进针深度不够,所取活检组织标本量太少。

5. 没有离断骨质及骨髓组织即退出穿刺针,穿刺失败。

6. 保存骨髓活体组织标本的带盖小试管或小瓶内放入的固定液错误,导致标本固定不好,影响检验。

五、常见训练方法及培训要点介绍

目前尚无很逼真的骨髓活检术仿真训练模型,多采用骨髓穿刺仿真训练模型更换穿刺部位材料来替代,但是进针感受性与真实操作之间存在较大的差异。

六、相关知识测试题

1. 患者,女,72 岁,因"乏力、面色苍白 3 个月"就诊,既往有心脏病病史,具体用药不详。下一步处理**不恰当**的是

    A. 告知骨髓活体组织检查风险,确认患者签署知情同意书后立即完善检查

    B. 心电图检查

    C. 测量血压

    D. 血常规检查

    E. 凝血常规检查

2. 患者,女,23 岁,骨髓活体组织检查后出现心慌、出汗。下列处理中,最有效的是

    A. 测量血压   B. 吸氧   C. 心电图检查

    D. 补充糖水   E. 给予抗过敏治疗

3. 患者,62 岁,半年前发现全血细胞减少、脾大。下列检查中,在此次就诊时必须进行的是

    A. 血常规检查   B. 凝血常规检查   C. 肝炎检查

    D. 腹部超声检查   E. 骨髓活体组织检查

4. 患者,男,因"牙龈出血 1 小时"就诊,幼年时即诊断为血友病 A。下列检查中,**不恰当**的是

    A. 心电图检查   B. 骨髓活体组织检查   C. 腹部超声检查

    D. 血常规检查   E. 凝血功能检查

5. 骨髓活体组织检查操作过程中,可导致穿刺活检最后失败的原因包括

    A. 穿刺过浅   B. 骨髓组织离断不好

    C. 进针时左右旋转进针   D. 操作过程中未更换活检接柱

    E. 穿刺过深

    答案:1. A 2. D 3. E 4. B 5. ABCDE

(蒋铁斌 吕 奔)

第二节 浅表淋巴结细针穿刺活检术

一、概述

淋巴结穿刺活检术,是指为了病理学或病原学诊断目的而使用细针,从肿大淋巴结处取出细胞样本的操作。根据穿刺针的针头直径可分为粗针穿刺(14~18G 针头)和细针穿刺(20~22G 针头);根据穿刺淋巴结位置分为浅表淋巴结穿刺和深部淋巴结穿刺;根据是否使用引导设备,又分为徒手淋巴结穿刺和超声影像引导下淋巴结穿刺。本节主要讲述浅表淋

巴结徒手细针穿刺活检术。

淋巴结细针穿刺（fine needle aspiration，FNA），始于 20 世纪初，当时用于诊断继发性梅毒、丝虫病、鼠疫等传染病。1921 年，Guthrie 描述了淋巴结穿刺涂片经自然干燥、罗氏染色（Romanowsky stain）后用于疾病诊断的操作过程、方法；1930 年后，淋巴结细针穿刺开始广泛应用于淋巴结结核、HIV 感染、淋巴结炎、淋巴瘤、实体瘤淋巴结转移等的临床诊断。

由于淋巴结细针穿刺使用的穿刺针头较细、操作创伤小，其优点是可以快速、安全、相对无痛地获得淋巴结细胞组织样本，不需要住院，费用较低，基本不会留下手术伤疤。但细针穿刺无法获取完整的淋巴结结构，穿刺获得的细胞数量少，且可能被挤压变形，标本量不足以行进一步进行免疫组化检测。因此，当临床可疑诊断为淋巴瘤时，首选外科手术切除完整淋巴结送病理活检，而不是淋巴结细针穿刺活检。但在患者全身状态差、血细胞明显减少、严重脏器功能异常而不能耐受淋巴结切除手术、淋巴结肿块巨大或与大血管紧密包绕粘连无法安全切除等情况下，可选择淋巴结穿刺活检。

淋巴结粗针穿刺活检可获取相对充分的组织量以满足病理和诊断需求，但粗针穿刺所造成的创伤相对较大，对于淋巴结大小、质地有要求，多需在超声等引导下进行操作。细针穿刺相对简便易行。

二、淋巴结细针穿刺活检术操作规范流程

(一) 适应证

1. 对淋巴结肿大进行病因诊断与鉴别诊断，常见病因如下。

(1) 造血系统肿瘤：如淋巴瘤、恶性组织细胞病等。

(2) 反应性淋巴结病变：如淋巴结反应性增生、嗜酸性淋巴肉芽肿、坏死性淋巴结病等。

(3) 淋巴结特殊病原感染：如淋巴结结核、淋巴结真菌感染、传染性单核细胞增多症、艾滋病、猫抓病、黑热病等。

(4) 伴淋巴结肿大的结缔组织病：如系统性红斑狼疮、类风湿性关节炎、干燥综合征、成人 Still 病、皮肤黏膜淋巴结综合征等。

(5) 实体肿瘤淋巴结转移。

备注：临床可疑淋巴瘤或转移癌时，为明确诊断、分型和预后判断需要获取完整淋巴结结构，从而进一步行进行细胞形态学、免疫组化、基因检测、流式细胞学等检查，淋巴结细针穿刺活检的取材不能满足临床需求，故需首选淋巴结完整手术切除活检。只有在无法耐受手术或不能手术切除等情况下，为快速定性诊断，才可选择淋巴结穿刺活检。

2. 对于液性肿大淋巴结进行脓液、血液抽取。

(二) 禁忌证

1. 绝对禁忌证

(1) 存在严重出血风险者，如血小板重度减低、血友病或获得性凝血功能障碍。

(2) 不能配合淋巴结穿刺检查者，如精神异常、意识明显障碍或极度衰弱患者。

(3) 生命体征不稳定患者。

2. 相对禁忌证

(1) 存在穿刺后感染或伤口愈合不良风险者：拟穿刺局部皮肤炎症反应明显或即将溃烂。

（2）存在损伤周围组织、血管、神经风险：①颈部淋巴结穿刺时，严重咳嗽、急性哮喘发作、不能配合的患者；②淋巴结较小、不易固定且毗邻大动脉或神经的患者。

（3）有潜在出血风险者：近一周内口服抗凝药物或抗血小板聚集药物。

（4）存在诱发生命体征不稳定因素者：急性或慢性病急性发作，如心肺功能不全、严重高血压或血压偏低；经治疗不可恢复者。

（5）麻醉药物过敏。

（三）操作前的准备

1. 患者的准备

（1）完善相关检查、检验

1）出血感染风险评估：完善凝血功能、血常规等检验。

2）淋巴结及周围组织血管情况评估：完善淋巴结彩色超声，明确待穿刺淋巴结的大小、形态、内部回声、有无液化坏死区域、与周围组织的关系、淋巴结内部血供及邻近血管神经分布情况等；盆腔淋巴结穿刺活检前需要充盈膀胱，口服造影剂显示肠道，CT 增强扫描以区分淋巴结和血管、肠道。

3）生命体征评估：术前完善心电图、血压测量、呼吸情况等检查。

（2）知情同意

1）检查前向患者及其家属进行充分解释、说明，增进理解和配合，消除患者的恐惧感。

2）签署淋巴结穿刺活检知情同意书。

（3）术前一般要求

1）术前禁食 4~6 小时。

2）咳嗽者口服镇咳剂，精神过度紧张者服用镇静药物。

3）术前排空膀胱。

（4）患者体位：根据穿刺淋巴结所在区域，患者选择坐位或仰卧位，充分暴露穿刺部位，注意保暖。多数情况下，淋巴结穿刺可选择仰卧位；锁骨上较小淋巴结穿刺时，坐位更安全。

2. 物品（器械）的准备

（1）淋巴结穿刺用品

1）穿刺包：包括消毒手术孔巾、弯盘、组织钳、手术刀片。

2）穿刺针：20~22G 针头（对应 7~9 号针头），5ml、10ml 注射器。

3）消毒麻醉物品：络合碘、棉签、2% 利多卡因，无菌敷料。

4）10ml 无菌生理盐水，急救药品。

（2）标本收集物品

1）病理制片：载玻片、组织标本固定液（10% 甲醛溶液或 95% 乙醇溶液）。

2）病原学检测：无菌试管、培养基。

3）流式细胞学、基因测序：标本管。

备注：标本盒、标本管上须标记患者姓名、门诊号或住院号、采集标本名称等信息。

（3）检查申请单填写

1）填写病理检查申请单。

2）如需送病原学培养、流式细胞学或分子生物学、基因检测等检查，开具相应检查申请单。

3. 操作者的准备

(1)患者信息核对

1)核对患者姓名、性别、年龄、门诊/住院号、主诉。

2)询问患者有无淋巴结穿刺禁忌证:有无出血表现,近期有无服用抗血小板药物(如阿司匹林、氯吡格雷、替格瑞洛、替罗非班等)、抗凝药物(如肝素、华法林、利伐沙班、达比加群等),或使用具有抗凝作用的中药(如丹参、三七、红花等)。

3)询问患者有无麻醉药物过敏史。

4)询问患者有无严重咳嗽、哮喘发作,以及是否能无法配合颈部淋巴结活检。

5)确认患者禁食、禁饮时间。

6)查看患者血常规、凝血功能、淋巴结超声、淋巴结穿刺部位 CT 等检查结果。

(2)术前医患沟通

1)沟通淋巴结穿刺活检的必要性与局限性、风险与优缺点;讲明穿刺失败、需多次穿刺、或者改为淋巴结手术切除可能性。

2)术前向患者及其家属进行充分解释、说明,减轻患者紧张情绪,明确如何配合穿刺操作。

3)确定患者已签署淋巴结穿刺检查知情同意书。

(3)拟穿刺淋巴结情况核查

1)定位拟穿刺淋巴结:通过浅表淋巴结体格检查、淋巴结影像检查结果,结合淋巴结局部皮肤情况,选定合适的淋巴结进行穿刺。

2)预先确定穿刺进针点、穿刺方向、路径。根据待穿刺淋巴结大小、深度、长径方向、液化区域、毗邻血管神经位置、表面皮肤情况等,选择合适进针的穿刺点、穿刺方向;若是淋巴结结核穿刺抽液,尽量选择从淋巴结上方进针。

(4)确认标本送检目的

1)根据淋巴结穿刺送检目的,预计需采集的样本量、进针次数。

2)根据目的,核对相应标本收集物品,如载玻片、固定液、标本管、培养瓶等。

(5)操作环境准备:选择相对无菌操作环境、操作者术前手卫生,穿工作服,佩戴帽子、口罩。

(四)操作步骤

1. 确认拟穿刺的肿大淋巴结。

2. 消毒

(1)穿刺点消毒:充分暴露手术区,以穿刺点为中心,由内向外用络合碘消毒穿刺部位,直径超过 15cm,消毒 3 遍。

(2)操作者打开穿刺包,戴无菌手套,铺无菌孔巾。

3. 麻醉 操作者左手拇指和示指固定淋巴结,以 5ml 注射器抽取 2% 利多卡因 2ml,于穿刺点表面行局部浸润麻醉。

4. 穿刺

(1)操作者左手拇指和示指固定淋巴结,右手持更换 20~22G 针头的 10ml 注射器,针头以垂直方向或成 45° 角刺入皮肤,沿淋巴结长轴方向刺入淋巴结中心(深度根据淋巴结大小而定)。

（2）左手固定针头和针筒,右手拉针筒活塞至 5ml 刻度处,形成负压,然后边拔针边用力抽吸数次,利用负压将淋巴结内的液体和细胞成分吸出。

（3）变动针头方向,再次负压抽吸数次,尽量避免出血。

（4）放松活塞,去除负压后拔出针头(注意:抽吸细胞时控制负压力度,使抽吸物尽量留在穿刺针头中,避免进入注射器内,否则会使细胞黏附于注射器管壁而无法制备涂片或者切片)。

（5）如未见任何抽出物,可取下注射器,吸取生理盐水 0.5ml 左右,将其注入淋巴结内再行抽吸。

5. 涂片

（1）每针抽取物至少准备涂片 2 张,一张用于细胞质染色,另一张用于细胞核染色。

（2）如果抽出物很少,可将注射器与针头分离,抽吸空气再套上针头前推推杆,这样可使针头内抽出物喷射于清洁干燥载玻片上,然后进行涂片染色。

（3）若抽出量较多,也可注入 10% 甲醛固定液内进行浓缩切片病理检查。

6. 穿刺局部的处理　抽取完毕后,局部络合碘消毒,无菌纱布覆盖并按压片刻,待无活动性出血后,更换无菌纱布,胶布固定。

7. 术后观察　术后观察 1 小时以上,若无特殊不适,患者可回家休息。

8. 标本送检

（1）病理检查:抽取淋巴结内细胞直接涂片,吸取的淋巴结细胞固定、浓缩切片,或者制备细胞石蜡包埋切片。

（2）病原学检查:细胞悬液可进行细菌培养,或送病原学测序。

（3）若抽吸获取细胞标本较多,对于怀疑淋巴瘤等情况者,建议进一步送检流式细胞学、分子生物学、基因检测,这有助于明确诊断、判断分型及疾病危险分层。

（五）并发症及处理

1. 麻醉意外　操作过程中可能出现过敏反应、呼吸困难,甚至出现意识障碍乃至死亡。

预防措施:术前询问是否存在麻醉药物过敏,术中术后监测生命体征。

处理方法:一旦出现麻醉药物过敏,应立即给予抗过敏治疗。

2. 感染　穿刺局部皮肤炎症反应,穿刺点愈合不良、感染、一过性菌血症、器械清洗消毒不严引起的医源性感染等。

预防措施:选择合适穿刺点、操作人员手部消毒、严格无菌操作。

处理方法:根据感染情况,给予局部或全身用抗感染治疗。

3. 出血　穿刺部位持续渗血,尤易发生于血小板严重减少或凝血功能障碍患者。

预防措施:术前检查血常规、凝血功能,询问患者是否近期服用抗血小板聚集、抗凝药物;术前进行淋巴结超声检查,避开大血管。

处理方法:当发生出血时,首先局部压迫止血;若出血且持续时,给予止血药物治疗,酌情输注血小板或补充凝血因子。

4. 周围组织血管损伤　当淋巴结周围邻近大血管且淋巴结直径较小时,穿刺进针过深或位置不当,可损伤周围组织、血管或神经。

预防措施:熟悉淋巴结周围解剖,术前超声检查或术中超声引导;注意控制进针方向及深度。

5. 穿刺失败　淋巴结穿刺未能获得细胞标本,或因取材原因,获取的标本与临床可疑诊断不符。

预防措施:术前选择穿刺成功概率较大的淋巴结。

处理方法:穿刺过程中注意保持负压;为增加取材量,需要多方向穿刺抽吸,可调整针头方向、反复进行抽吸;若无标本吸出,抽取 0.5ml 少量生理盐水注入淋巴结内再抽吸;若仍穿刺失败,建议创造条件取完整淋巴结活检。

（六）操作注意事项

1. 操作前,需学习有关淋巴结解剖、淋巴结穿刺的相关理论,包括适应证、禁忌证;熟悉淋巴结活检穿刺流程及常见问题的处理方法。

2. 最好在患者饭前穿刺,以免抽出物中含脂质过多,影响染色。

3. 穿刺淋巴结选择　注意选择易于固定部位,不宜过小,最好是远离大血管的淋巴结;一般不选用腹股沟淋巴结。

4. 穿刺靠近大血管的淋巴结时应该尽量避开大血管。

5. 淋巴结局部有明显炎症反应或即将溃烂者,不宜穿刺。具有轻度炎症反应而必须穿刺者,可由侧面健康皮肤处潜行进针,以防瘘管形成。

6. 怀疑淋巴结结核时,应该避开淋巴结中央坏死区,尽量在边缘部位取材。

7. 活检进针深度　应根据病灶大小以及周围器官的解剖关系,选择不同深度。

8. 淋巴结穿刺取材量少,每个淋巴结最好多点多方向穿刺 3 针以上。

9. 若未能获得抽出物时,可将针头再由原穿刺点刺入,并可在不同方向连续穿刺,抽吸数次,只要不发生出血,可直到取得抽出物为止。

10. 涂片请注意抽出物性状,一般炎性抽出液色微黄;结核病变呈黄绿色或污灰色黏稠液体,可见干酪样物质。

（七）相关知识

组织活检病理学检查是诊断浅表淋巴结肿大的重要方法,常用的活检方法包括细针穿刺活检、粗针穿刺活检和完整淋巴结切除活检三种,三种方法各有优缺点。

全身多处淋巴结肿大时,选择活检淋巴结部位的优先顺序:首选颈部淋巴结,其次选择腋窝淋巴结。腹股沟淋巴结容易受肛门、会阴及下肢慢性炎症影响,不宜作为首选活检部位。为保证取材效果,建议选择最大的淋巴结进行活检。

症状和体征可作为选择淋巴结活检方式的重要参考依据,如淋巴结回流区组织器官近期有急慢性感染史、单个淋巴结肿大、质地软或韧、有压痛、表面红肿、拟诊急性或慢性淋巴结炎,可选择简单易行的淋巴结细针穿刺。淋巴结转移癌,多发生于有肿瘤病史的年长患者,细针穿刺活检可定性、粗针穿刺可代替完整淋巴结手术活检。而淋巴瘤和淋巴系统增殖性疾病,细针和粗针穿刺常难以确诊,应尽可能选择完整淋巴结手术活检;但对于无手术切除条件的部分患者,仍不得不选择淋巴结穿刺活检,少量细胞的标本很难进行病理诊断。

随着细针穿刺技术的改进,可采用持笔式持续负压细针,其能自动保持足够的针管内负压,可在短时间内增加提插穿刺针取样的次数,吸取更多的穿刺样本。病理学者将穿刺样本加入蛋清作为细胞支架(也有学者使用琼脂、血浆和凝血酶),待聚集成块,再浸入乙醇、甲醛中固定,石蜡包埋,将细针穿刺活检获取的细胞样本制备成细胞蜡块,以进行肿瘤的分型诊断和相关分子检测,在某种程度上达到粗针穿刺活检的效果。

临床常用的淋巴结穿刺活检术,除了浅表淋巴结细针穿刺可徒手进行,其他如浅表淋巴结粗针穿刺和较小淋巴结的细针穿刺,以及深部淋巴结穿刺、内镜下深部淋巴结穿刺,更多是在超声或 CT 引导下进行;主要由影像、介入、内镜科室医生在相应设备辅助下完成。

三、淋巴结细针穿刺活检术规范检查表

淋巴结细针穿刺活检术规范核查见表 5-2-1;淋巴结细针穿刺活检术规范评估见表 5-2-2。

表 5-2-1 淋巴结细针穿刺活检术规范核查表

项目	内容	是	部分	否
操作前准备	核对患者信息:包括患者姓名、性别、年龄、主诉			
	核对肿大淋巴结部位、大小、表面皮肤情况等			
	询问禁食、禁饮情况			
	询问患者有无出血表现,近期有无服用抗血小板药物、抗凝药物			
	询问患者目前有无明显咳嗽或哮喘发作			
	询问患者有无麻醉药物过敏史			
	查看患者血常规、凝血功能、心电图及淋巴结超声或 CT 检查结果			
	术前与患者沟通,消除患者恐惧,告知如何配合操作			
	确定患者已签署淋巴结穿刺检查同意书			
	物品(器械)准备:淋巴结穿刺用品、标本收集物品、标本送检申请单,氧气及急救药品准备妥当			
	患者采取合适体位			
消毒麻醉	充分暴露穿刺淋巴结的部位			
	以穿刺点为中心,消毒 3 次,消毒范围直径大于 15cm			
	操作者戴无菌手套,铺孔巾			
	核对药品后,5ml 注射器抽吸 2% 利多卡因			
	操作者左手固定待穿刺淋巴结			
	穿刺点局部浸润麻醉			
穿刺	右手持注射器,针头以垂直方向或 45° 方向沿淋巴结长轴方向,刺入淋巴结中心(深度根据淋巴结大小而定)			
	左手固定针头和针筒,右手拉针筒活塞至 5ml 刻度,形成负压,用力抽取内容物 2~3 次(边拔针边用力抽吸,利用负压将淋巴结内的液体和细胞成分吸出)			
	放松活塞,拔出针头,勿使抽吸物进入注射器针筒内			
	若未见任何抽出物,可取下注射器,吸取生理盐水 0.5ml 左右,将其注入淋巴结内再行抽吸			
	拔出针头,按压片刻、局部消毒,无菌纱布覆盖			

续表

项目	内容	是	部分	否
标本处理	病理：涂片至少2张；取材较多时，进行细胞固定、制备石蜡切片			
	病原学：标本置于培养瓶或培养皿；或无菌试管收集，送病原学二代测序			
	流式细胞学：获取标本较多时，送检			
	分子生物学：获取标本较多时，送检			
操作后处置	术后观察1小时			
	交代患者术后预防局部皮肤感染，注意观察有无出血、渗液情况			
	垃圾分类处理			
	操作者洗手、书写穿刺记录			

表5-2-2　淋巴结细针穿刺活检术规范评估表

项目	好(5分)	一般(3分)	差(1分)
操作过程流畅度			
操作检查熟练度			
人文关怀			

评分标准：

好：操作过程清晰流畅，检查熟练；进针部位、角度、深度、负压抽吸方法正确；人文关怀到位，有术前交流、术中安慰及术后注意事项的交代。

一般：操作过程能整体完成；检查进针、抽吸中方法基本正确，反复变换穿刺针方向、反复抽吸次数<4；人文关怀不足，但能有部分的术前交流、术中安慰及术后注意事项的交代。

差：操作流程不熟悉；解剖部位不清晰，进针位置不当，进针角度、深度不当，抽吸操作粗暴；缺乏人文关怀。

四、常见操作错误及分析

1. 进针点选择　进针点是整个穿刺取样的重要因素之一。淋巴结肿块过小、活动度较大、淋巴结内有大片组织坏死和出血时，会降低取材质量，进而影响病理诊断。所以需要选择肿大明显、相对固定的淋巴结，同时增加穿刺次数，改变穿刺角度和部位，尽量多点、多方向穿刺。

2. 抽吸操作不当　淋巴结穿刺抽吸时，若操作者不熟练，力度保持不当，负压过低，则不足以获取标本；若负压过度，则抽吸的少量细胞全部进入针筒，黏附于注射器内壁，影响标本收集送检。正确的抽吸方法是进针后，形成适度负压并保持，根据肿块大小和硬度，使针筒活塞保持在1~5ml刻度范围内。

3. 淋巴结穿刺出血较多　淋巴结穿刺前注意确认患者血常规、凝血功能检查结果，以及应用抗凝抗栓药物史、毗邻血管与淋巴结解剖关系。对于高出血风险患者，应在降低出血风险后，再行有创操作；穿刺中注意进针深度及方向。

4. 对送检目的准备不足、穿刺获得标本过少　操作者对于送检目的预判不足,获取的细胞标本仅够送涂片检查,不能满足临床诊断需求。尤其对于临床考虑淋巴瘤、需要进一步行免疫组化分型检查的病例,应尽可能多针穿刺、多量取材,搜集标本时,除常规制备涂片,剩余细胞置于细胞固定液、离心后制备细胞蜡块,可反复切片、行免疫组化、免疫甚至分子学检查,以充分利用标本、满足诊断需要。

五、目前常用训练方法简介

(一) 模型训练

目前有淋巴结穿刺训练考核模型(图 5-2-1),以及气胸穿刺与淋巴结穿刺仿真模型(图 5-2-2)。

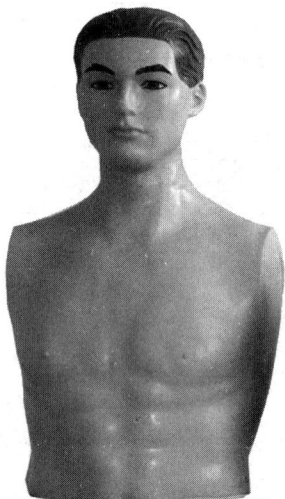

图 5-2-1　淋巴结穿刺训练
考核模型

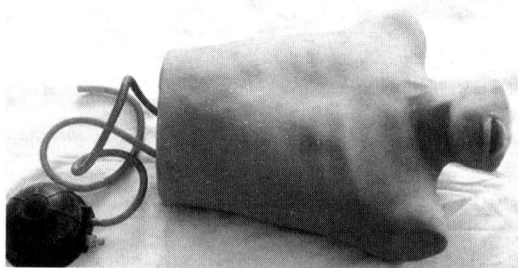

图 5-2-2　气胸穿刺与淋巴结穿刺仿真模型

1. 淋巴结穿刺训练考核模型　其设有 9 个肿大淋巴结:左右颈部各 2 个、左右锁骨上各 2 个淋巴结、颌下 1 个淋巴结,可进行淋巴结穿刺训练。
2. 气胸穿刺与淋巴结穿刺仿真模型　可进行颈部淋巴结穿刺训练。

上述 2 种模型中的模拟淋巴结均可更换。训练模型的优点是可进行淋巴结穿刺流程和基本操作手法的训练,缺点是其淋巴结的触觉、质感、性质与真实淋巴结存在差异,无法模拟出真实淋巴结穿刺中负压抽吸、吸取组织细胞的手感。

(二) 其他

在符合实验动物伦理要求的前提下,可使用活体动物模型来进行淋巴结穿刺训练。

六、相关知识测试题

1. 患者,男,23 岁,因"午后低热、发现颈部包块"就诊。体格检查发现左侧颈部淋巴结增大,表面局部皮肤红肿,触诊肿大淋巴结内似有波动感。为明确淋巴结病变性质,下列处理中正确的是

　　A. 淋巴结手术切除排脓

　　B. 以皮肤红肿明显处进针行淋巴结穿刺

　　C. 由颈部淋巴结上方相对正常皮肤处进针行淋巴结穿刺

　　D. 淋巴结超声检查即可诊断

　　E. 淋巴结 CT 检查进行诊断

　　2. 患者,男,53 岁,因"发现左侧腋窝淋巴结进行性肿大 3 个月"就诊。伴有盗汗,体重减轻 10kg。为明确诊断,下列检查中应首选

　　A. 血常规检查

　　B. 结核相关检查

　　C. 淋巴结手术切除活检

　　D. 淋巴结细针穿刺活检

　　E. 肿瘤标志物检测

　　3. 患者,女,46 岁,因"出现发热、腹腔淋巴结增大"就诊。浅表仅左侧锁骨上淋巴结扪及肿大,皮肤散在瘀斑。行淋巴结活检前,需要完善的处理是

　　A. 血常规

　　B. 凝血功能

　　C. 询问患者用药史

　　D. 淋巴结超声检查

　　E. 以上都是

　　4. 患者,女,26 岁,因"无意中扪及颈部淋巴结肿大 2 年"就诊,体格检查:颈部扪及一直径约 0.5cm 的小淋巴结,质软,活动度好,无压痛。下列处理中,**不正确**的是

　　A. 颈部淋巴结超声检查

　　B. 签署知情同意书后立即颈部淋巴结穿刺活检

　　C. 询问口腔、头面部、肺部慢性炎症病史

　　D. 血常规检查

　　E. 建议动态观察

　　5. 患者,男,31 岁,因"颈部巨大淋巴结肿块"就诊。该肿块与周围组织、血管粘连,无法行手术切除,为明确诊断,患者行颈部淋巴结细针穿刺。穿刺物送检项目中**不必要**的项目是

　　A. 细胞涂片

　　B. 细菌培养

　　C. 结核培养

　　D. 流式细胞学

　　E. 分子生物学

　　答案:1. C　2. C　3. E　4. B　5. B

（王二华　蒋铁斌　吕 奔）

第三节　造血干细胞移植采集术和红细胞去除术、血浆去除术

一、概述

造血干细胞移植(hematopoietic stem cell transplantation,HSCT)是目前治疗多种疾病,尤其是恶性血液病的有效治疗手段,HSCT成功与否受多方面因素的影响,其中供者造血干细胞能否采集成功是主要因素之一。

HSCT中,干细胞来源有脐带血干细胞、骨髓干细胞、外周血干细胞,其中脐带血干细胞通过收集脐带血后进行分离储存;外周血干细胞通过血细胞分离机自动/半自动采集供者的外周血干细胞;骨髓干细胞需要医生在手术室内对供者进行骨髓采集(骨髓采集量较大)及处理,获得骨髓干细胞。后者因为其有创性的特点,部分供者难以接受,故现在部分移植中心已经全部采用外周血干细胞采集取代骨髓干细胞采集,来采集供者的造血干细胞用于移植。

HSCT分为自体HSCT,以及异基因HSCT,其中异基因HSCT根据供者来源又分为同胞全合、非血缘、单倍体异基因HSCT。骨髓干细胞采集术多用于单倍体异基因HSCT中。

在异基因HSCT过程中,常常存在供受者ABO血型不合的情况,为避免受者在输注骨髓干细胞后出现严重的急性溶血,就需要根据不同的供受者血型不一致情况,对供者干细胞采集液进行红细胞去除和/或血浆去除。

二、操作规范程序

(一) 适应证

1. 骨髓采集术　主要用于亲缘人类白细胞抗原(human leucocyte antigen,HLA)不全相合异基因HSCT,尤其是单倍体异基因HSCT。非血缘HLA全相合或不全相合的异基因HSCT主要采用外周血造血干细胞采集术。

2. 红细胞去除术　在进行骨髓来源的HSCT时,当供、受者ABO血型主侧不合(亦称血型主要不合或大不合,如供者血型为A、B或AB型,受者血型为O型;供者血型为AB型,受者血型为A或B型)时,采集的供者骨髓液直接输注就可能发生严重的急性溶血,甚至出现溶血危象,故需要去除骨髓采集物中的供者红细胞。外周血造血干细胞采集物中仅混杂很少的红细胞,且最终体积仅有200ml左右,可以直接输注,不需行红细胞去除术。

3. 血浆去除术　在进行骨髓来源的HSCT时,当供、受者ABO血型次侧不合(亦称血型次要不合或小不合,如供者血型为A、B或O型,受者血型为AB型;或供者血型为O型,受者血型为A或B型),且供者血型抗体滴度高于1:256时,可能导致不同程度的溶血,故需要去除骨髓采集物中的血浆。外周血造血干细胞采集物因最终体积仅有200ml左右,所含凝集素同样很少,故可以直接输注,不需去除血浆。

4. 其他　骨髓来源的HSCT时,若供、受者ABO血型主侧、次侧均不合,则需要同时去

除骨髓采集物中的红细胞和血浆。

(二) 禁忌证

1. 供髓者有凝血功能障碍。

2. 供髓者采集骨髓的局部(如髂后上棘)有感染、皮肤破损。

3. 麻醉药物过敏。

4. 红细胞去除和血浆去除没有禁忌证。

(三) 操作前的准备

1. 骨髓采集术

(1) 物品准备:有效期内的无菌手术包 1 个,一次性骨髓采集针 2 个(可备用 1 个),450ml 容量的一次性使用三联塑料血袋 4 个,肝素注射液 5 支(共 62 500U),500ml 生理盐水 4 瓶,20ml 和 10ml 注射器若干,弹力腹带 1 根,热合机 1 台,一次性三通 5~10 个。

(2) 供髓者准备:①供髓者于采髓前 1 周完善各项血生化检验及检查,并于采髓前 6 天入院;皮下注射粒细胞集落刺激因子,做好供髓者造血干细胞动员。②采髓前一天完善术前准备,如穿刺处常规备皮,备皮范围前面为肚脐到膝盖处(包括剃阴毛),后面为肩胛下至腘窝,注意勿剃破皮肤。术前一天晚间供髓者沐浴,要求全身清洗干净,20:00 起禁食禁饮,手术当天晨起空腹解大小便,更换手术服,由手术室工作人员接入手术室。③采骨髓当天复查血常规、凝血常规。

(3) 手术人员准备:麻醉师 1 名,负责供髓者麻醉(硬膜外麻醉或者全身麻醉,术前要完善麻醉评估);采集骨髓的手术者由 2 位医生担任;器械护士 2 名,负责将器械预先浸泡到肝素抗凝液中、抽吸肝素抗凝液至 20ml 注射器 5ml 刻度处,以及骨髓采集液的过滤;技术员 1 名,负责骨髓采集液有核细胞计数、红细胞去除和血浆去除;其他人员负责手术巡回、供髓者自体血输注、采髓与输髓间的联系及传送骨髓采集物。

2. 红细胞去除术 物品准备:6% 羟乙基淀粉 250~500ml,450ml 容量一次性使用三联塑料血袋 4 个,热合机 1 台(或无菌止血钳数个)。

3. 血浆去除术 物品准备:低温离心机 1 个,压浆机 1 个,热合机 1 台,生理盐水 500~1 000ml 备用。

(四) 操作步骤

1. 骨髓采集术

(1) 为供髓者建立静脉通路并保留导尿。

(2) 麻醉师对供髓者常规进行硬膜外麻醉或者全身麻醉。

(3) 充分暴露穿刺部位:供髓者全身放松取俯卧位,调整手术床抬高后臀部至适当高度,必要时垫软枕于患者两侧骨盆处,避免供髓者骨盆及阴部被压。

(4) 术前消毒:骨髓采集穿刺部位一般选为髂后上棘(穿刺点亦可选择髂前上棘)。取络合碘常规消毒术野三遍,消毒范围包括腰背部及会阴部,上至肩胛下平面,下至大腿上 1/3 平面,两侧过腋中线。待干后铺孔巾及手术单,建立无菌区及器械台。

(5) 器械护士消毒双手,穿手术衣,戴无菌手套,在器械台上将无菌手术包打开,取出治疗碗 2 个备用。将 2 瓶 500ml 的生理盐水倒入治疗碗并加入 5 支(共 62 500U)肝素制成骨髓肝素抗凝液(即每 1ml 抗凝液含有 62.5U 肝素),将一次性骨髓采集针用肝素抗凝液冲洗。根据预计骨髓采集量取 20ml 注射器若干,每支 20ml 注射器抽取肝素抗凝液 5ml,排尽空气置于器械台供采髓术者备用;取 10ml 注射器,弃去针管保留针头置肝素抗凝液中浸泡备用。一次性三通置于肝素抗凝液中浸泡备用。取一次性使用三联塑料血袋 4 个,倒去袋内枸橼酸钠抗凝液备用。计算需采集的骨髓液总量,要按体积平均分别保存在 4 个一次性使用三联塑料血袋中。

(6)采集骨髓术者消毒双手,穿手术衣、戴无菌手套后,开始准备骨髓采集。取一次性骨髓采集针(采集针事先用肝素抗凝液浸泡过),套好针芯,再次确认髂后上棘穿刺点位置,左手示指、拇指固定皮肤,右手持骨髓采集针垂直进针直至有突破感后,将骨髓采集针固定,拔出针芯,连接已经抽吸好肝素抗凝液 5ml 的 20ml 注射器,抽吸骨髓至 20ml 刻度处。器械护士接过抽有骨髓液注射器上下颠倒数次,以利于骨髓液与肝素抗凝液充分混匀,通过浸泡过肝素抗凝液的 10ml 注射器针头注入到三联血袋中,即二次针头过滤法(先用 12 号针头过滤,然后经 9 号针头二次过滤直接注入三联血袋),通过针头过滤后注入三联血袋中保存。如此反复抽吸骨髓液,直至采集到预定的骨髓量。骨髓采集量不超过 15ml/kg(供髓者)。

(7)采集够预定骨髓量后,插入针芯,握住手柄旋转拔出骨髓采集针,络合碘消毒穿刺点,无菌敷料覆盖伤口,胶布固定,并用弹力绷带或腹带加压包扎,协助供髓者穿好无菌衣裤。硬膜外麻醉供髓者者送入病房,全身麻醉供髓者先送麻醉复苏室复苏后转送病房。与器械护士一同清点用物,医疗垃圾分类处置。

2. 红细胞去除术　操作需要在洁净操作台上进行:

(1)洁净操作台先用 75% 乙醇溶液擦拭,然后紫外线灯照射 30 分钟。

(2)核对骨髓采集液血袋上患者和供者的住院号、姓名和血型、骨髓液的量。

(3)6% 羟乙基淀粉:骨髓液按 1:3(北京大学人民医院为 1:4)的比例加入,每袋加入 6% 羟乙基淀粉(分子量 450 000)后摇匀,并用热合机热合好注射羟乙基淀粉的管道(或用止血钳夹闭管道),悬挂静置 30 分钟以上。

(4)待可见明显分层后,将下层沉降好的红细胞放入一次性三联塑料血袋中的另一个空袋,再进行管道热合,计算放出的红细胞总量。去除红细胞后的骨髓采集液放入 4~8℃ 的冰箱保存,遵医嘱再进行输注。

3. 血浆去除术

(1)干细胞准备:骨髓液采集物最好等体积分装于 4 个一次性三联塑料血袋中,排出袋内多余空气,标注好患者姓名、采集序号及采集量。

(2)离心准备:低温离心机开机预热,设置好离心温度、转速及离心时间:离心温度 4℃,转速 1 500 转/min,时间 10 分钟。

(3)离心固定:整理好血袋及管路,同样的血袋和等体积干细胞不需要称重,若血袋不同则需要称重配平。配平选用袋装生理盐水,通过注射器抽吸生理盐水来补足所需重量。骨髓液血袋放入离心机离心位,骨髓液血袋及空白血袋整理放好,两侧用泡沫海绵填塞。填塞需注意以下三点:①尽可能塞紧,使骨髓液血袋在离心过程中少发生形变。②骨髓液血袋上方的注射口需要往下折叠,管线也要塞进去。③全部塞紧以后,把离心转子水平翻转,并确认是否所有管线和袋子在离心过程中不会卡到转子。

(4)离心:时间 10 分钟。

(5)取出:离心完毕以后小心地取出骨髓液血袋,先取出两边固定的泡沫海绵,注意动作要轻、慢,取出的时候尽量避免血袋受到震动。整理管路及空白血袋,锁闭除了排出血浆要用的袋子以外的通路。

(6) 去除血浆准备:整理好骨髓液血袋,上夹板置于压浆机上,夹板上缘距血袋顶端约1cm,血袋通路上用止血钳夹闭,打开干细胞血袋主出口内置的封口。过程注意动作要轻、慢,减少震动。

(7) 去除血浆:手持压浆机夹板缓慢挤压血袋,同时松开止血钳,密切观察白细胞层,红细胞层上升到距血袋出口约1cm处迅速夹闭止血钳。离心分层效果较好的骨髓液采集物血袋可以适当排出更多血浆;分层效果不好、血浆不够清澈的骨髓液采集物血袋则需要保留多一些血浆,避免损失干细胞。

(8) 分离:热合管路,取下去除血浆的血浆袋,标记编号,把血浆放出到量筒测量和记录排出血浆的体积。

(9) 计数(实验室技术员负责):将各袋排出的血浆混匀后,对血浆中残留的白细胞进行细胞计数。连同体积结果一起回报临床。

(五) 并发症及处理

1. 手术区域疼痛 因骨髓采集术为侵入性操作,采集骨髓量比单纯骨髓检查多很多,供髓者行骨髓采集术后常出现局部疼痛。

处理方法:可先观察,如果疼痛明显,可适当给与止痛治疗。

2. 穿刺部位出血 穿刺部位按压或止血没严格执行可能会有出血。

处理方法:穿刺部位出血时多采用压迫止血,可以用无菌纱布或无菌棉垫压迫局部止血。出血严重时,可适当给予止血药物治疗。

3. 低血压 低血压常常与短时间内血循环血量减少有关,注意采髓速度不宜过快,可加快输液速度、输注预先储存的自体血纠正低血压。注意在采集骨髓的过程中监测生命体征。

(六) 操作注意事项

1. 骨髓采集术需在百级空气无菌层流手术室进行。

2. 注意整个操作过程严格执行无菌操作,保证骨髓液不被污染,尽量缩短骨髓在外部环境中暴露的时间或者不暴露在外部环境中,避免不必要的操作。

3. 严格配制肝素抗凝液,准确抽取抗凝液,所有骨髓采集用器械、物品,包括骨髓采集针、注射器及注射器针头、一次性三通必须经抗凝液冲洗;抽髓过程中注意及时将骨髓液与肝素抗凝液混合均匀,密切观察骨髓液是否有凝固现象。注意过滤针头是否通畅,若发现有积聚血凝块、脂肪组织或骨碎片,应及时更换注射器及针头。

4. 骨髓采集时,因为一次性骨髓采集针头处有多个侧孔,可适当旋转穿刺针以利采集到更多的骨髓液和造血干细胞。当一个部位采集出现困难时,可仍在原髂后上棘处更换位置后重新穿刺抽吸骨髓。采髓速度不宜太快,采髓500ml时间不少于30分钟。采集完后清点注射器,明确采集量。采髓过程中注意观察供髓者血压及生命征,采髓开始即可输注供髓者事先保存的自体血。

5. 采髓过程需避免骨髓液暴露在外部环境中,原则上骨髓抽取后应尽快输注,当血型不相合时,应尽快处理,尽量保证骨髓采集液能在采集后6小时之内输入受者体内。

6. 红细胞去除术和血浆去除术操作时应尽量轻、慢,避免因搅动使已经分层的细胞出现混淆。

(七) 相关知识

1. 造血干细胞移植　是指将他人或者自身的造血干细胞移植到体内,起到重建造血及免疫系统,用于治疗疾病的一种治疗方法。HSCT 可根据干细胞来源分为三类:造血干细胞来自患者自身的为自体 HSCT,来自同卵双生的同胞供者为同基因 HSCT,来自非同卵双生的其他供者为异基因 HSCT。

2. 外周血造血干细胞采集　是利用血细胞分离机将患者的外周血分离成不同组分,采集其中的单个核细胞层,这层细胞中富含动员的外周血造血干细胞。

三、骨髓采集术规范检查表

骨髓采集术规范核查见表 5-3-1;骨髓采集术规范评估见表 5-3-2。

表 5-3-1　骨髓采集术规范核查表

项目	内容	是	部分	否
操作前准备	核对患者信息:包括患者姓名、性别、年龄、血型			
	询问是否进食,以及食物的情况(采用全身麻醉时)			
	询问患者既往有无高血压,心、肺、脑疾病等病史			
	询问有无服用抗血小板药物、抗凝药物(如阿司匹林、氯吡格雷等);有无出凝血异常疾病史			
	询问有无麻醉药物过敏史			
	查看患者血常规、凝血功能、心电图等检查结果			
	明确患者有无骨髓穿刺禁忌证			
	确定患者已签署麻醉知情同意书、骨髓采集知情同意书			
	物品(器械)准备:无菌性手术包,一次性骨髓采集针 2 个,一次性三联塑料血袋 4 个,肝素注射液 5 支(共 62 500U),500ml 生理盐水 2 瓶,20ml、10ml 注射器若干,监护设备、氧气及急救药品准备妥当			
手术操作过程	供髓者选择适当体位			
	操作者准备:戴口罩、帽子、洗手、穿无菌手术衣、戴无菌手套			
	常规手术野皮肤消毒(以髂后上棘穿刺点为例)			
	麻醉方式:硬膜外麻醉或全身麻醉			
	取一次性骨髓采集针,检查穿刺针,肝素抗凝液浸泡穿刺针			
	用乙醇溶液在穿刺点局部脱碘,操作者左手拇指和示指将穿刺部位皮肤压紧固定			
	右手持骨髓采集针手柄以旋转进针至骨质一定深度后,拔出针芯			
	在针座后端连接上已经抽好肝素抗凝液的 20ml 注射器,抽取骨髓液至 20ml 刻度处			
	反复抽取骨髓液至预定采集剂量			

续表

项目	内容	是	部分	否
手术操作过程	采集骨髓液过程中,若出现采集不顺利,可仍在原髂后上棘处更换穿刺点,重新穿刺继续采集骨髓液			
	采集骨髓时注意采集速度不宜太快,采集开始后即可输注供者事先保存的自体血,术中监测生命体征			
	插入针芯旋转退出骨髓采集针			
	干棉球压迫止血,2% 络合碘棉球消毒穿刺部位,敷以消毒纱布并固定,腹带加压包扎			
	操作过程中询问患者是否有不适症状(硬膜外麻醉时),与麻醉师沟通患者生命征情况			
操作后处置	向患者简要介绍手术情况			
	手术操作结束后交代患者术后注意事项,如操作结束后嘱咐患者平卧休息,穿刺部位 24~48 小时内保持局部干燥			
	操作结束后,整理手术操作台,垃圾分类放置			

表 5-3-2　骨髓采集术规范评估表

项目	好(5分)	一般(3分)	差(1分)
操作过程流畅度			
操作检查熟练度			
人文关怀			

评分标准:

好:操作过程清晰流畅;骨髓采集针的进针部位、角度、深度正确,操作熟练;人文关怀到位,有术前交流、术中安慰及术后饮食及注意事项的交代。

一般:操作过程能整体完成;骨髓采集针的进针部位、角度、深度欠佳,操作欠熟练;人文关怀不足,但能有部分的术前交流、术中安慰及术后饮食及注意事项的交代。

差:操作过程不熟练,操作粗暴;缺乏人文关怀。

四、常见操作错误及分析

1. 穿刺部位定位不准确,导致骨髓采集不到足够量,需重新定位。

2. 未按手术消毒野进行消毒,消毒范围太窄。

3. 穿刺时,当抽取骨髓液出现困难时,没有更换穿刺点,导致采集的造血干细胞数量减低。

4. 穿刺器具未用肝素抗凝液浸泡或注射器中未抽取到足够抗凝液,出现骨髓采集液凝固;采集骨髓后未与肝素抗凝液混匀,导致出现凝固。

5. 去除红细胞时,悬挂使红细胞沉降的时间不够,导致红细胞沉降不好。

6. 去除血浆时,动作幅度过大,导致白细胞层被挤出而造成造血干细胞损失。

五、常见训练方法及培训要点介绍

通常为模型训练,可利用现有的骨髓穿刺仿真模型(图 5-3-1)。操作者可选用髂前上棘、胸骨骨髓穿刺模型来训练。此类仿真标准化患者模型取平卧位,质地柔软,触感真实,外观形象逼真。

解剖标志准确:胸骨上切迹、胸骨柄上缘、髂前上棘等可明显触知,便于穿刺定位。操作者可进行髂前上棘穿刺术、胸骨柄穿刺术训练,刺透模拟骨髓腔有明显落空感,抽取出红色骨髓液才算操作成功,训练时还要求进行骨髓涂片。

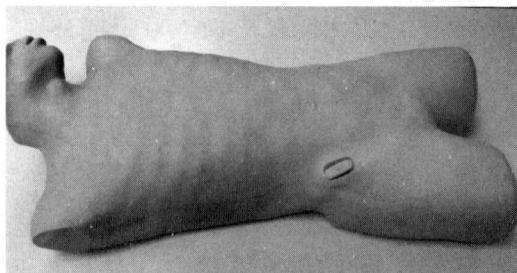

图 5-3-1 临床技能中心骨髓穿刺仿真模型

六、相关知识测试题

1. 造血干细胞移植常见干细胞来源有
   A. 脐带造血干细胞
   B. 骨髓造血干细胞
   C. 外周血造血干细胞
   D. 胚胎组织造血干细胞
   E. 脂肪干细胞

2. 造血干细胞移植分类包括
   A. 自体造血干细胞移植
   B. 非血缘全合异基因造血干细胞移植
   C. 同胞全合异基因造血干细胞移植
   D. 同胞不全合异基因造血干细胞移植
   E. 脐带血造血干细胞移植

3. 下列情况中,**不适合**立即行造血干细胞移植的是
   A. 严重的活动性感染
   B. 脓毒血症,感染性休克
   C. 严重的心功能不全未纠正
   D. 严重肺功能不全未纠正
   E. 严重电解质紊乱未纠正

4. 造血干细胞移植中,供、受者血型**大不合**是指
   A. 供者 A 型血,受者 O 型血
   B. 供者 B 型血,受者 O 型血
   C. 供者 AB 型血,受者 O 型血

D. 供者 O 型血,受者 A、B 型血

E. 供者 AB 型血,受者 A、B 型血

5. 造血干细胞移植在采集骨髓时,应采用的器械是

A. 一次性骨髓采集针   B. 骨髓穿刺针

C. 骨髓活检针   D. 组织活检针

答案:1. ABC   2. ABCDE   3. ABCDE   4. ABCE   5. AB

（蒋铁斌 吕 奔）

第六章

内分泌专科技能培训

第一节　血糖监测技术

一、概述

血糖监测,即对血糖值的定期检查,在临床中应用广泛也非常重要,其有助于评估糖尿病患者糖代谢紊乱的程度、制订合理的降糖方案、反映降糖治疗的效果、指导治疗方案的调整等。血糖监测常用方法分别是:毛细血管血糖监测、动态血糖监测(continuous glucose monitor,CGM)及糖化血红蛋白(glycosylated hemoglobin,HbA1c)测定。毛细血管血糖监测包括:患者自我血糖监测(self monitoring blood glucose,SMBG)与医院内床边快速血糖监测(point of care testing,POCT)。

1. 自我血糖监测(SMBG)　是患者居家开展的毛细血管血糖检测,采用便携式血糖仪进行,用于了解血糖控制的水平和波动。

2. 医院内床边快速血糖监测(POCT)　是院内在患者近旁,由未接受实验室学科训练的临床人员使用便携式血糖仪进行的血糖检验,不需要标本处理和准备;通常标本来源是全血,其操作简便,能快速报告结果,有助于缩短检测周期、提高医疗效率。

便携式血糖仪进入医疗机构并正式应用于临床前,须进行必要的方法学评价,以评估其是否满足 POCT 规范对于血糖仪的要求。常用评价包括是否符合国家标准,并经国家药品监督管理局登记注册后,准入临床应用;其精密度、准确度、可检测范围、红细胞比容范围、测试血样多样性、抗干扰性能,及信息化要求等均需满足标准。

3. 动态血糖监测(CGM)　又称为持续葡萄糖监测,是一种通过葡萄糖传感器监测皮下组织间液的葡萄糖浓度变化的技术。与 POCT 相比,CGM 可以提供更全面的血糖信息,了解全天血糖波动的趋势,发现不易被传统监测方法所检测到的高血糖和低血糖。POCT 如"快照",即时反映某点的血糖状况;而 CGM 则如同"录像",反映血糖的连续变化。目前根据 CGM 技术在使用过程中能否即时显示监测结果,可分为回顾性 CGM 和实时 CGM。

(1)回顾性 CGM:相当于葡萄糖监测的"Holter"(即动态心电图),佩戴结束后才能获得监测结果。回顾性 CGM 由于是"盲测",需下载后进行回顾性分析,采用"大事件"功能记录血糖相关性事件。

(2)实时性 CGM:时效性强,能实时显示葡萄糖监测,具有高 / 低葡萄糖报警功能,数据可储存,可供下载进行回顾性分析,也具有"大事件"功能来记录血糖相关性事件,某些机型可与持续皮下胰岛素输注系统整合为一体,但对患者的教育要求较高。

4. 糖化血红蛋白(HbA1c) 反映最近 2~3 个月的平均血糖水平,是血糖控制的宏观监测指标,其正常参考范围为 4%~6%,因不同的检测系统存在差异,可能会有一些偏差。

二、血糖仪血糖监测操作规范流程

(一) 适应证

1. 糖尿病患者进行床旁血糖监测。
2. 对怀疑血糖异常的患者进行快速血糖检测。
3. 社区等人群体检筛查血糖情况。

(二) 禁忌证

1. 全身皮肤烧伤患者。
2. 循环衰竭、休克或是肢体末梢血运极差的患者不适宜使用。
3. 采血部位的皮肤有水肿、溃疡或瘢痕等。

(三) 操作前的准备

1. 患者的准备

(1)测量空腹血糖时,一般需禁食 8 小时以上;测量餐后 2 小时血糖时,需记录进餐时间。

(2)按时服用降糖药物,尤其是餐前使用的降糖药,注意服药时间点。

(3)血糖监测前注意清洁双手。

2. 物品的准备

(1)血糖仪:检查血糖仪功能状态,质控结果。

(2)血糖试纸:检查试纸与血糖仪是否同一品牌、试纸有效期、试纸与血糖仪内号码是否一致。

(3)一次性采血针、消毒棉签、医用乙醇溶液,以及托盘、弯盘、锐器盒。

(4)血糖数值登记册。

3. 操作者的准备

(1)核对患者信息:包括姓名、性别、年龄、床号、ID 号。

(2)询问患者进餐时间及降糖药物使用情况。

(3)检查患者采血部位有无水肿、感染、瘢痕等情况。

(4)告知患者准备进行床旁血糖测量并嘱其清洁手指。

(四) 操作步骤

1. 操作者佩戴口罩,按"七步洗手法"洗好手。
2. 检查用物齐全。
3. 予以医用乙醇溶液消毒采血部位 2 遍,待干。
4. 确认血糖试纸在有效期内,将试纸插入测试区,确认试纸与血糖仪内号码是否一致。
5. 捏住患者手指指腹,使用一次性采血针于指尖侧面快速穿刺皮肤,轻压使血液自然流出,使用干棉签擦拭掉第一滴血。
6. 待血糖仪显示屏出现滴血标志时,将第二滴血滴入或吸入测试区(根据血糖仪的类别决定)。

7. 采血后用干棉签按压采血部位,等待测试时间,读取显示屏上的血糖值并告知患者。

8. 分类整理用物。

9. 在血糖登记表上记录对应患者的血糖值。

10. 根据血糖情况(依照是否为空腹,或餐后 2 小时,或随机,判断是否达标)对患者进行糖尿病健康教育。

(五) 操作注意事项

1. 操作者应进行床旁血糖仪使用前的培训:①便携式血糖仪的检测原理;②便携式血糖仪的操作流程;③标本采集流程;④仪器的质控流程;⑤血糖试纸及相关物品的储存条件;⑥血糖监测结果的解读等。

2. 选用合适的穿刺深度,穿刺皮肤后勿过度用力挤压,以免组织液混入血样影响检测结果。

3. 血糖试纸收集血样时若吸血不满或过满,均可影响血糖仪测量;若出现"错误"的故障代码,需丢弃已沾血的试纸,采用新试纸重新测量。

三、床旁血糖监测(血糖仪)规范检查表

床旁血糖监测(血糖仪)规范核查见表 6-1-1;床旁血糖监测(血糖仪)规范评估见表 6-1-2。

表 6-1-1　床旁血糖监测(血糖仪)规范核查表

项目	内容	是	部分	否
操作前准备	核对患者信息:包括姓名、性别、年龄、床号、ID 号			
	询问患者进餐时间及降糖药物使用情况			
	检查患者采血部位有无水肿、感染、瘢痕等情况			
	告知患者准备进行床旁血糖测量并嘱其清洁手指			
	物品准备			
操作过程	操作者佩戴口罩,按"七步洗手法"洗好手			
	检查用物齐全			
	予以医用乙醇溶液消毒采血部位 2 遍,待干			
	将血糖试纸插入测试区,确认试纸与血糖仪内号码是否一致			
	捏住患者手指指腹,使用一次性采血针于指尖侧面快速穿刺皮肤,轻压使血液自然流出,使用干棉签擦拭掉第一滴血			
	待血糖仪显示屏出现滴血标志时,将第二滴血滴入或吸入测试区(根据血糖仪的类别决定)			
	采血后用干棉签按压采血部位,等待测试时间,读取显示屏上的血糖值并告知患者			
	分类整理用物			
	在血糖登记表上记录对应患者的血糖值			
	根据血糖情况(依照是否为空腹,或餐后 2 小时,或随机,判断是否达标)对患者进行糖尿病健康教育			

表 6-1-2　床旁血糖监测(血糖仪)规范评估表

项目	好(5分)	一般(3分)	差(1分)
操作过程流畅度			
操作检查熟练度			
人文关怀			

评分标准:
好:操作过程清晰流畅;检查熟练,操作方法正确;人文关怀到位。
一般:操作过程能整体完成;人文关怀不足,但有部分与患者的交流。
差:操作过程不流畅,有多次停顿(次数 ≥4),操作粗暴;缺乏人文关怀。

四、动态血糖监测操作规范流程

(一) 适应证

1. 回顾性 CGM

(1)1 型糖尿病。

(2)需要胰岛素强化治疗(每天 3 次及以上的皮下胰岛素注射治疗或胰岛素泵强化治疗)的 2 型糖尿病患者。

(3)在 SMBG 的指导下使用降糖治疗的 2 型糖尿病患者仍出现下列情况之一。

1)无法解释的严重低血糖或反复低血糖、无症状性低血糖、夜间低血糖。

2)无法解释的高血糖,特别是空腹高血糖。

3)血糖波动大。

4)出于对低血糖的恐惧,刻意保持高血糖状态的患者。

(4)妊娠糖尿病或糖尿病合并妊娠。

(5)患者教育:CGM 可以帮助患者了解饮食、运动、饮酒、应激、睡眠、降糖药物等导致的血糖变化,因此可以促使患者选择健康的生活方式,提高患者依从性,促进医患双方更有效地沟通。

(6)其他特殊情况,如合并胃轻瘫的糖尿病患者、特殊类型糖尿病、伴有血糖变化的内分泌疾病等。

2. 实时性 CGM

(1)HbA1c <7% 的儿童和青少年 1 型糖尿病患者,使用实时 CGM 可辅助患者 HbA1c 水平持续达标,且不增加低血糖发生风险。

(2)HbA1c ≥7% 的儿童和青少年 1 型糖尿病患者中,有能力每天使用和操作仪器者。

(3)有能力日常使用仪器的成人 1 型糖尿病患者。

(4)非重症监护室使用胰岛素治疗的住院 2 型糖尿病患者,使用实时 CGM 可以减少血糖波动,使血糖更快、更平稳达标,同时不增加低血糖风险。

(5)围手术期的 2 型糖尿病患者,使用实时 CGM 可以帮助患者更好地控制血糖。

(二) 禁忌证

1. 全身皮肤烧伤患者。

2. 糖尿病酮症酸中毒、高渗性高血糖状态、严重循环衰竭、休克或是肢体末梢血运极差的患者不适宜使用。

3. 安装部位的皮肤有水肿、溃疡或瘢痕等。

4. 实时性 CGM 不适用于伴有抑郁症或焦虑症的糖尿病患者。

5. 无法遵从医嘱的患者,如无人看护的儿童。

6. 听力不佳且感觉障碍,无法及时发现报警且无监护人的患者。

（三）操作前的准备

1. 物品的准备

（1）动态血糖监测设备检查:动态血糖仪电量充足、状态正常,血糖仪探头室温下复温 30 分钟备用,检查探头有效期及批号,准备透明贴膜,已充好电的发送器。

（2）血糖仪:检查血糖仪功能状态。

（3）血糖试纸:检查试纸与血糖仪是否同一品牌,试纸有效期,确认试纸与血糖仪内号码是否一致。

（4）一次性采血针、消毒棉签、医用乙醇溶液,以及托盘、弯盘、锐器盒。

2. 操作者及患者的准备

（1）核对患者信息:包括姓名、性别、年龄、床号、ID 号。

（2）检查患者动态血糖感应器安装部位有无水肿、感染、瘢痕等情况。

（3）确定患者已签署动态血糖仪使用知情同意书。

（四）操作步骤

1. 操作者佩戴口罩,按"七步洗手法"洗好手。

2. 检查用物齐全。

3. 打开探头包装,将探头安装在助针器上,取下探头前端的胶布衬纸。

4. 帮助患者取舒适体位,清洁患者植入部位的皮肤(一般选择腹部,孕妇可选择手臂外上侧)。

5. 选择植入部位,注意避开脐周 5cm、胰岛素注射部位 7.5cm 范围,避开瘢痕硬结;需戴手套进行操作。

6. 乙醇溶液消毒皮肤 3 次,待其挥发干后取下针尖保护套。

7. 探头植入　将探头以 45°~60° 角,平行于腰带,一只手扶住助针器两脚,按动助针器末端白色按钮植入;一只手双指固定住探头,轻轻向后退出助针器,撕下探头后端胶布的白色衬纸,以粘贴固定探头;固定住探头,按植入的角度向后拔出引导针,注意不要旋转引导针;之后等待 10~15 分钟,以便探头充分浸润。

8. 在动态血糖仪上进行参数设置(不同型号的动态血糖仪安装及参数设置稍有不同,请注意查看配套的使用说明)启动动态血糖仪,并设置好发送器的 ID 号码、日期和时间。

9. 连接并观察发送器,连接成功后粘贴胶布。

10. 在动态血糖仪上,启动探头初始化。

11. 约 2 小时后初始化结束,仪器上会出现提示,然后测定一个指血值并在 5 分钟内输入(测指血时避免血糖波动大的时候,如避免餐后、剧烈运动后等)。

12. 6 小时内输入第二个指血值,之后每天输入 3~4 次指血值校正,2 次指血值输入间隔不超过 12 小时。

13. 分类整理用物,脱手套、洗手、脱口罩。

14. 健康教育 告知患者要随身携带动态血糖仪,动态血糖仪和发送器要确保在一米的范围内;若血糖仪发生报警,要及时通知护士处理;患者行特殊检查和治疗前(如 MRI、CT、PET-CT、高压氧等),需要拆下动态血糖仪,避免造成仪器毁损。动态血糖监测知情同意书要在患者签名后与病历一同存档。

15. 拆除动态血糖仪:连续动态血糖监测完成后,垃圾分类处理、洗手;需把动态血糖仪传感器关闭;发射器充电备用;取下的动态血糖仪和发送器应当放入专用保护袋中备用。

(五) 操作注意事项

1. 在实际应用过程中,CGM 监测结果的质量受诸多因素(如传感器是否有效、操作是否无菌、仪器有无故障等)的影响。因此,在 CGM 临床操作、护理过程中,应安排专职人员负责 CGM 管理,规范临床应用的流程和操作,及时进行报警障碍的排除等,以确保 CGM 的结果准确有效。

2. CGM 期间的毛细血管血糖监测 目前大多数 CGM 系统要求每天至少进行 1~4 次的毛细血管血糖监测以进行校准,需注意如下要点。

(1)应使用同一台血糖仪及同一批试纸。

(2)毛细血管血糖监测应分散在全天不同时段,最好选择血糖相对较稳定的时间段进行(如三餐前及睡前等)。

(3)如果使用需要按时输入毛细血管血糖的 CGM 系统,应该在进行毛细血管血糖检测后,立即将血糖值输入 CGM 记录器。

(4)如果在血糖输入时发生错误,应立即输入正确的血糖值进行更正。

3. 患者在 CGM 监测期间,应翔实记录饮食、运动、治疗等事件。

4. 佩戴 CGM 期间须远离强磁场,不能进行磁共振成像(magnetic resonance imaging,MRI)及 X 线、CT 等影像学检查,以防干扰。部分 CGM 系统忌盆浴或把仪器浸泡于水中。使用手机不影响 CGM 仪器的工作。

5. 实时 CGM 数据有效性的判断标准

(1)实时 CGM 应至少已经佩戴 12 小时以上,因为在最初 12 小时,有时其准确性欠佳。

(2)已按要求进行校正,且最近一次的毛细血管血糖值与实时 CGM 系统的监测值匹配良好(差异小于 15%)。

(3)无错误报警。

(六) 相关知识

1. 动态血糖谱分析常用参数

(1)血糖波动:是指血糖水平在其高峰和低谷之间变化的不稳定状态,是重要的血糖控制评价内容。通过 CGM 计算得到的葡萄糖参数可更准确、全面地反映血糖波动。CGM 参数可反映血糖水平和血糖波动 2 方面。常用参数如下:

1)平均葡萄糖(MG)水平:CGM 测定值的评价水平,可反映总体的血糖水平。

2)餐前 1 小时 MG:三餐前 1~60 分钟的平均葡萄糖,反映餐前血糖的特征。

3)餐后 3 小时 MG:三餐后 1~180 分钟的平均葡萄糖,反映餐后血糖特征,即进餐对血糖的影响。

4)葡萄糖的时间百分率:葡萄糖值高于、低于和处于目标范围的比例,反映血糖变化的时间特点,该参数比较直观,适用临床应用。

5）血糖在目标范围的时间,又称为 TIR：指个体在其目标血糖范围内(通常3.9~10.0mmol/L)所持续的时间,能提供关于高/低血糖的频率和持续时间是否随着时间的推移有所改善的信息。

6）葡萄糖的曲线下面积:CGM 监测的曲线和目标葡萄糖曲线之间的面积,可用于分析血糖变化的时间和幅度的统计学方法。

（2）中国成人持续葡萄糖监测的正常参考值（表 6-1-3）

表 6-1-3　中国成人持续葡萄糖监测的正常参考值

参数类型	参数名称	正常参考值
葡萄糖水平	平均葡萄糖水平	<6.6mmol/L
	≥7.8mmol/L 的比例及时间	<17%(4 小时)
	≤3.9mmol/L 的比例及时间	<12%(3 小时)
葡萄糖波动	葡萄糖标准差	<1.4mmol/L
	平均葡萄糖波动幅度	<3.9mmol/L

2. 血糖控制目标　不同人群需要按照其临床特点遵循个体化原则,综合评估,合理设置血糖控制标准(表 6-1-4、表 6-1-5),以达到获益/风险比值的最大化。

表 6-1-4　住院患者血糖控制目标分层　　　　　　　　　　单位:mmol/L

测量状态	严格	一般	宽松
空腹或餐前	4.4~6.1	6.1~7.8	7.8~10.0
餐后 2 小时或随机	6.1~7.8	7.8~10.0	7.8~13.9

表 6-1-5　因不同疾病住院患者的血糖控制目标

疾病分类	适用人群		控制目标
内分泌及其他内科	新诊断、非老年、无并发症及伴发疾病,降糖治疗无低血糖风险		严格
	低血糖高危人群		宽松
	心脑血管疾病高危人群,同时伴有稳定心脑血管疾病		一般
	因心脑血管疾病入院		宽松
	特殊群体	糖皮质激素治疗	一般
		精神或智力障碍	宽松
		中重度肝肾功能不全	宽松
		75 岁以上老年患者	宽松
		预期寿命<5 年(如癌症)	宽松

续表

疾病分类	适用人群		控制目标
外科手术	择期手术(术前、术中、术后)	大、中、小手术	一般
		器官移植手术	一般
		精细手术(如整形)	严格
	急诊手术(术中、术后)	大、中、小手术	宽松
		器官移植手术	一般
		精细手术(如整形)	严格
重症监护室	胃肠内或外营养		宽松
	外科 ICU		一般
	内科 ICU		宽松

ICU,重症监护室。

(七) 动态血糖监测规范检查表

动态血糖监测规范检查核查见表 6-1-6；动态血糖监测规范检查评估见表 6-1-7。

表 6-1-6　动态血糖监测规范检查核查表

项目	内容	是	部分	否
操作前准备	核对患者信息:包括姓名、性别、年龄、床号、ID 号			
	检查患者动态血糖感应器安装部位有无水肿、感染、瘢痕等情况			
	确定患者已签署动态血糖仪使用知情同意书			
	物品准备齐全			
操作过程	操作者佩戴口罩,洗手			
	检查用物齐全			
	打开探头包装,将探头安装在助针器上			
	取下探头前端胶布的透明衬纸			
	帮助患者取舒适体位,清洁患者拟植入装置部位的皮肤(一般选择腹部),孕妇可选择手臂外上侧			
	选择植入部位:注意避开脐周 5cm、胰岛素注射部位 7.5cm,避开瘢痕硬结,戴手套			
	乙醇溶液消毒皮肤 3 次,待其挥发干后取下针尖保护套			
	探头植入角度、方法正确			
	固定住探头,正确拔出引导针,等待 10~15 分钟			
	在动态血糖仪上进行参数设置,设置要准确			
	检查并设置日期、时间			
	连接并观察发送器,成功后粘贴胶布			

续表

项目	内容	是	部分	否
操作过程	在动态血糖仪上,启动探头初始化			
	稍候观察胰岛素泵屏幕,确认连接成功			
	约 2 小时,初始化结束,出现相应提示,测定一个指血值并在 5 分钟内输入			
	6 小时内输入第二次指血,之后每天输入 3~4 次指血值校正,2 次指血值输入间隔不超过 12 小时			
	分类整理用物,脱手套、洗手、脱口罩			
	对使用动态血糖监测系统患者进行健康教育。动态血糖知情同意书患者签名后病历存档			
	拆除动态血糖仪;发射器充电备用			
	取下的动态血糖仪和发送器应当放入专用保护袋中备用			

表 6-1-7　动态血糖监测规范检查评估表

项目	好(5分)	一般(3分)	差(1分)
操作过程流畅度			
操作检查熟练度			
人文关怀			

评分标准:

好:操作过程清晰流畅,无卡顿;检查熟练,操作方法正确;人文关怀到位。

一般:操作过程能整体完成,有卡顿(次数 <2);人文关怀不足,但有部分与患者的交流。

差:操作过程有卡顿(次数 >4),操作粗暴;缺乏人文关怀。

五、常见操作错误及分析

(一)由于操作不规范所致的常见问题

1. 取血部位消毒不规范,如指尖消毒时错误地使用了碘酒、碘伏等含有碘成分的消毒剂。

2. 用乙醇溶液消毒后未待手指完全干燥即采血。

3. 采血部位不当,如手指指腹正中,引起明显疼痛。

4. 采血深度不够致血样量不够。

5. 采血时过分挤压使得血样被过多细胞间液稀释。

(二)仪器操作方法不正确

1. 环境温度不在血糖仪正常工作温度范围内。

2. 使用了静脉血加样或提示音响后继续加样。

3. 在血糖仪加样血滴符号出现前加样。

4. 试纸未插入测试部位底部。

5. 测试前未核对试纸批号及调码,使结果产生较大误差。

6. 未能定期对血糖仪进行保养清洁剂校准。

六、相关知识测试题

1. 下面关于血糖仪监测血糖说法中,正确的是

　　A. 血糖试纸要求在干燥、2~5℃环境下放置

　　B. 对手指过分挤压会挤出组织液,使测量值假性偏低

　　C. 测试前手指的皮肤准备只能用乙醇溶液棉签消毒

　　D. 有时也可采用含碘消毒剂(如碘伏、碘酒)消毒皮肤

　　E. 当血糖仪有血渍时,应立即将血糖仪用水冲洗

2. 下面关于血糖仪监测血糖说法中,正确的是

　　A. 血糖测量结果出现危急值(>25mmol/L 或 <2.8mmol/L)时,应采集静脉血送检验科检测复查

　　B. 快速血糖仪可作为家庭用药的简易监控,也能代替实验室血糖的结果

　　C. 血滴过多会污染血糖仪,但是结果不受影响

　　D. 打开一筒新血糖试纸后,尽量在 2 个月内用完

　　E. 血脂异常一般不影响血糖监测结果

3. 下面关于血糖监测说法中,正确的是

　　A. 毛细血管血糖适用于血糖控制指标监测,也可作为诊断依据

　　B. OGTT 试验使用的是一分子结晶水葡萄糖75g

　　C. 进食后动脉及毛细血管血糖值比静脉血糖值约高8%

　　D. 口服糖皮质激素的患者也可以行 OGTT 确诊是否有糖尿病

　　E. OGTT 前禁食碳水化合物,停用避孕药、利尿剂、β 肾上腺素受体阻滞剂、苯妥英钠等 3~7 天

4. 患者男,27 岁,身高 174cm,体重 55kg。出现多尿、口干、多饮、多食,体重下降,发现血糖升高 1 年,目前予以胰岛素治疗,血糖控制尚可,今早突然晕倒。最有可能的诊断是

　　A. 糖尿病酮症酸中毒　　　　　　　　B. 高渗性高血糖状态

　　C. 糖尿病乳酸酸中毒　　　　　　　　D. 低血糖昏迷

　　E. 脑血管意外

5. 患者,中老年男性,54 岁,身高 166cm,体重 75kg,腹围 93cm,体质指数 27.22kg/m²。体检发现血糖升高 3 年,诊断为 2 型糖尿病,一直服用二甲双胍及格列齐特缓释片治疗,现行糖尿病复诊检查。下列回报检查指标中,达标的是

　　A. 空腹血糖 7.1mmol/L　　　　　　　B. 餐后 2 小时血糖 10.7mmol/L

　　C. 血清总胆固醇 5.6mmol/L　　　　　D. 低密度脂蛋白 3.2mmol/L

　　E. 血压 130/80mmHg

答案: 1. B　2. A　3. C　4. D　5. E

（肖　袁　吴　静）

第二节　胰岛素泵的使用及血糖调控技术

一、概述

胰岛素泵治疗是采用人工智能控制的胰岛素输入装置(图 6-2-1),通过持续皮下胰岛素输注的方式,模拟胰岛素的生理性分泌模式来控制高血糖的一种胰岛素治疗方法。自 1974 年胰岛素泵治疗作为强化降糖方案的一种问世以来,其经历不断发展,从体积庞大,到便携小巧,并不断更精准地实现胰岛素的输注,从而更好地实现糖尿病患者的血糖控制,是目前最准确、简捷及方便的胰岛素输注系统。

胰岛素泵的工作原理是模拟胰岛素生理状态下的分泌。按照与进餐的关系,生理状态下胰岛素分泌可大致分为 2 部分:①不依赖于进餐的持续微量分泌,即基础胰岛素分泌,此时胰岛素以间隔 8~13 分钟的脉冲形式分泌;②由进餐后高血糖刺激引起的大量胰岛素分泌。胰岛素泵通过人工智能控制,以可调节的脉冲式皮下输注方式,模拟体内基础胰岛素分泌;同时在进餐时,根据食物种类和总量,设定餐前胰岛素及输注模式以控制餐后血糖。

除此之外,胰岛素泵结合血糖调控技术还可以根据活动量大小、饮食情况及其他药物因素,随时调整胰岛素用量应对高血糖和低血糖,而不是只能刻板执行预先固定的某种模式,从而更加充分地发挥胰岛素泵精细控量的特点,做到及时、安全、有效降低血糖。其能使糖尿病的管理更为有效,从而提高患者的治疗依从性及满意度。

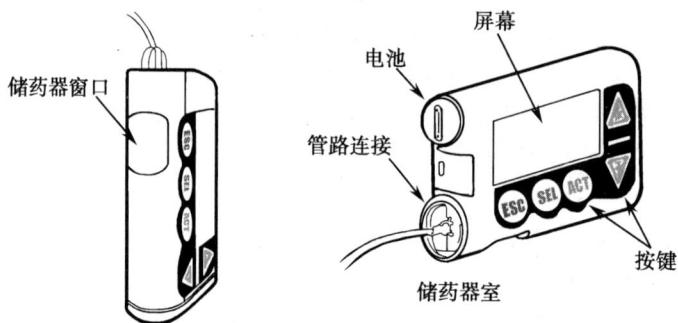

图 6-2-1　胰岛素泵示意图

二、胰岛素泵操作规范程序

(一) 适应证

1. 短期胰岛素泵治疗的适应证

(1)1 型糖尿病患者及需要长期胰岛素强化治疗的 2 型糖尿病患者住院期间。

(2)需要短期胰岛素强化治疗的新确诊或已确诊的 2 型糖尿病患者。

(3)2 型糖尿病患者伴应激状态。

(4)妊娠糖尿病、糖尿病合并妊娠,以及糖尿病患者孕前准备。

(5)糖尿病患者的围手术期血糖控制。

2. 长期胰岛素泵治疗的适应证

(1) 1 型糖尿病患者。

(2) 需要长期胰岛素治疗的 2 型糖尿病患者,特别是:①血糖波动大或反复发生糖尿病酮症,虽采用多次胰岛素皮下注射方案治疗,血糖仍无法得到平稳控制者;②黎明现象严重,导致血糖总体控制不佳者;③频发低血糖,尤其是夜间低血糖、无感知低血糖和严重低血糖者;④作息时间不规律,不能按时就餐者;⑤不愿接受胰岛素每天多次注射,要求提高生活质量者;⑥胃轻瘫或进食时间长的患者。

(3) 需要长期胰岛素替代治疗的其他类型糖尿病(如胰腺切除术后等)。

(4) 青少年、儿童、竞技运动员等特殊人群;要求提高生活质量者;严重胰岛素抵抗,需超大剂量胰岛素者可使用高浓度胰岛素(500U/ml)。

(二) 禁忌证

1. 不需要胰岛素治疗的糖尿病患者。

2. 糖尿病酮症酸中毒急性期、高渗性昏迷急性期。

3. 伴有严重循环障碍的高血糖患者。

4. 对皮下输液管或胶布过敏的糖尿病患者。

5. 不愿长期皮下埋置输液管或长期佩戴泵,心理不接受胰岛素泵治疗的患者。

6. 患者及其家属缺乏相关知识,接受培训后仍无法正确掌握使用。

7. 有严重的心理障碍或精神异常的糖尿病患者。

8. 生活无法自理,且无监护人的年幼或年长的糖尿病患者。

(三) 操作前的准备

1. 评估患者病情 糖尿病分型(1 型糖尿病、2 型糖尿病、妊娠糖尿病、特殊类型糖尿病),糖化血红蛋白、胰岛功能、体型、体重、血糖指数。

2. 沟通讲解 医护人员解释胰岛素泵治疗的目的意义及血糖控制相关知识,消除患者紧张的心理状态,提高合作程度。

3. 卫生指导 沐浴、更衣。

4. 医嘱 医生开医嘱以及医护核对医嘱。

5. 准备胰岛素 装泵前 1 小时将待装胰岛素从冰箱中取出,放在室温下(约 25℃)复温,并检查胰岛素的生产日期和保质期。

6. 参数设置 设置胰岛素基础量及餐前大剂量的参数(具体见本节下文的"血糖调控相关知识"),注意请第二人核对。

(四) 操作步骤

胰岛素泵的安装应严格遵循所选用胰岛素泵的说明书进行,一般操作步骤如下。

1. 准备药品与材料放置在清洁的地方,包括胰岛素泵、导管、储药器、电池、胶布、75% 乙醇溶液、棉签等。

2. 严格执行无菌操作,按"七步洗手法"洗好手,戴无菌手套,戴口罩,防止交叉感染。

3. 乙醇溶液棉签消毒胰岛素注射液抽取口。

4. 抽取胰岛素填充储药器并排净气泡。一般是将连接螺管的塑料部分插入储药器活塞上的槽内,拉动活塞抽取所需的胰岛素量,然后排气。

5. 连接输液管,将填充好药的储药器与输注管路连接,确保无漏液。注意部分型号胰岛素泵的此步骤在储药器安装进入胰岛素泵后操作。

6. 马达复位(部分型号胰岛素泵需要)及安装。

7. 充盈管路及排气,根据所选用的胰岛素泵,使胰岛素充满输注管路,确保管路中没有空气。

8. 埋置皮下输入装置,腹部首选(包括消毒、植入及固定)。①消毒皮肤:用75%乙醇溶液,消毒范围直径应 ≥5cm,消毒3遍,自然待干;②植入:将输注管路的针头埋入皮下,包括手动植入和助针器植入2种方式(植入软针后需拔除引导针);③固定:抚平敷贴,必要时加用透明贴膜覆盖加强固定。

9. 开启胰岛素泵并合理放置胰岛素泵主机(图6-2-2)。

(五) 并发症及处理

1. 扎针部位出现瘙痒,红肿　一般是皮肤敏感者比较容易出现这种情况,患者对导管上面的钢针或者胶布过敏;此时可以联系护理人员或代理服务商,要求更换无胶布的导管或者是软针,从而避免过敏现象的发生。

2. 导管内靠近针头处出现回血　护理人员应立刻拔出针头,并进行"输注餐前大量"操作;如果针管中血液还没有凝固就可以被冲出来,同时有胰岛素滴出,此时仅需换部位重新扎针;如果血液已经凝固,针头将没有胰岛素滴出,需立刻更换新的导管。

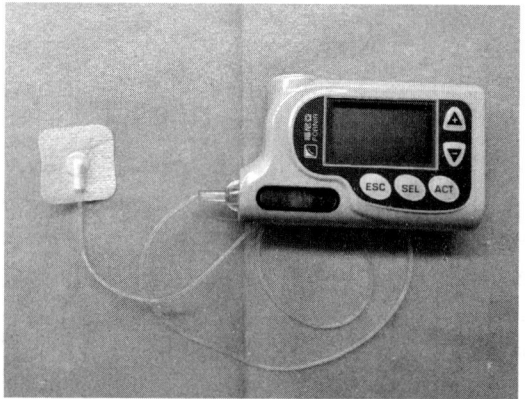

图 6-2-2　胰岛素泵

3. 其他　埋置部位感染造成针头阻塞,或针头扎在皮下硬结内,吸收不良。应经常更换输注部位,如2~3天更换一次,这有利于药物的吸收,也不容易形成皮下硬结。

(六) 操作注意事项

1. 胰岛素泵耗材使用及护理规范　胰岛素泵需及时更换耗材,各种品牌胰岛素泵零配件不同,应根据情况选择更换。

(1)电池:平均寿命1~2个月。

(2)螺旋活塞杆:1~2年。

(3)转换接头:1~2个月,如有渗裂应及时更换。

(4)防水塞:如塞柄断裂,应及时更换转换接头并更换新的防水塞。

(5)储药器:用完即换。

(6)输液管:根据使用说明书在规定的时间内使用,通常为3天,当储药器内胰岛素用完后,应更换新的储药器与新的输液管。

(7)探头:通常使用寿命为3天。

2. 胰岛素泵的日常护理

(1)每天进行自我血糖监测至少4次,其中包括睡前血糖。

(2)必要时每天01:00~03:00监测血糖或进行动态血糖监测。

(3)定期检查储药器内胰岛素剩余量。

(4)每天检查管道系统至少3次。

(5)注射部位应经常轮换,建议 3~5 天轮换 1 次,如有硬结或疼痛,要及时变更注射部位。

(6)注意每次更换输液管时,必须先清洗双手,再消毒清洁皮肤,严格执行无菌操作并选择合适的注射部位。

(7)每天检查注射部位周围皮肤是否有皮肤改变,如红肿、皮下脂肪萎缩、硬结等。

(8)通过注射针头视窗观察注射部位皮肤。

(9)检查输液管路有无裂缝或连接松动,胰岛素有无溢漏。

(10)探头植入后,要经常注意观察植入局部有无发红、出血、疼痛及脱出的情况。

(11)定期清洁胰岛素泵,用软布清洁。

(12)胰岛素泵需避免静电、浸水、撞击和磁场。

(13)定期监测并记录体重变化。

(14)不断更新胰岛素泵的应用知识。

(七) 血糖调控相关知识

1. 胰岛素泵血糖控制目标个体化的设定

(1)普通糖尿病患者的血糖控制目标(表 6-2-1)。

表 6-2-1 普通糖尿病患者的血糖控制目标

控制项目	场景	理想	良好	差
血糖 /(mmol·L^{-1})	空腹 / 餐前	4.4~6.1	≤ 7.0	> 7.0
	非空腹	4.4~8.0	≤ 10.0	> 10.0
糖化血红蛋白(HbA1c)/%	—	<6.5	6.5~7.5	> 7.5

(2)计划妊娠及妊娠期间的糖尿病妇女血糖控制目标(表 6-2-2)。

表 6-2-2 计划妊娠及妊娠期间的糖尿病妇女血糖控制目标

控制项目	计划妊娠	妊娠期间
空腹血糖 /(mmol·L^{-1})	3.9~5.6	<5.6
餐后血糖 /(mmol·L^{-1})	5.0~7.8	≤ 6.7
糖化血红蛋白(HbA1c)/%	<7.0	<6.0

(3)儿童青少年 1 型糖尿病患者的血糖控制目标(表 6-2-3)。

表 6-2-3 儿童青少年 1 型糖尿病患者的血糖控制目标

年龄 / 岁	餐前血糖 /(mmol·L^{-1})	睡前和午夜血糖 /(mmol·L^{-1})	糖化血红蛋白(HbA1c)/%
0~6	5.6~10.0	6.1~11.1	7.5~8.5
7~12	5.0~10.0	5.6~10.0	<8.0
13~19	5.0~7.2	5.0~8.3	<7.5

（4）儿童青少年 2 型糖尿病患者的血糖控制目标：保持正常生长发育，避免肥胖或超体重；空腹血糖 <7.0mmol/L，HbA1c <7.0%。

（5）老年糖尿病患者的血糖控制目标（表 6-2-4）

表 6-2-4 老年糖尿病患者的血糖控制目标

对象	目标值
身体功能健全，神志清楚，期望寿命超过 15 年的老年人	空腹血糖 4.4~7.0mmol/L 餐后血糖 <10.0mmol/L HbA1c<7.0%
合并其他脏器疾病，身体状况尚可，低血糖较少发生，预期寿命为 5~15 年者	HbA1c<8.0%
合并重要脏器功能不全，期望寿命<5 年，且有严重或无感知低血糖现象者	HbA1c<9.0%
使用胰岛素的老年人	空腹血糖<8mmol/L 餐后血糖<12mmol/L

HbA1c. 糖化血红蛋白。

（6）住院糖尿病患者的血糖控制目标（表 6-2-5）。

表 6-2-5 住院糖尿病患者的血糖控制目标　　　　　　　　　　　单位：mmol/L

状态	目标值
病情稳定，无生命威胁	空腹血糖<7.8 随机血糖<10.0
病情较重，存在生命威胁时（如监护病房）	任何时间点的血糖 7.8~10.0

（7）成人围手术期住院患者高血糖管理目标（表 6-2-6）。

表 6-2-6 成人围手术期住院患者高血糖管理目标

手术类别	目标值
择期手术（术前、术中、术后）	
大、中、小手术	空腹血糖或餐前血糖：8~10mmol/L 餐后 2 小时血糖或不能进食时的任意时点血糖：8~12mmol/L 特殊情况血糖可放宽至 13.9mmol/L，或术前 HbA1c<8.5%
精细手术（如整形）	空腹血糖：4.4~6.0mmol/L 特殊情况可放宽至 13.9mmol/L
器官移植手术	空腹血糖或餐前血糖：6~8mmol/L 餐后 2 小时血糖或不能进食时任意时点血糖：8~10mmol/L

续表

手术类别	目标值
急诊手术（术中、术后）	
大、中、小手术	空腹血糖或餐前血糖：8~10mmol/L
	餐后 2 小时血糖或不能进食时的任意时点血糖：8~12mmol/L
	特殊情况血糖可放宽至 13.9mmol/L
精细手术（如整形）	空腹血糖或餐前血糖：4.4~6.0mmol/L
	餐后 2 小时血糖或不能进食时任意时点血糖水平：6~8mmol/L
器官移植手术	空腹血糖或餐前血糖：6~8mmol/L
	餐后 2 小时血糖或不能进食时任意时点血糖：8~10mmol/L

2. 胰岛素泵使用的胰岛素类型　速效人胰岛素类似物或短效人胰岛素，速效胰岛素类似物效果更佳，常规浓度为 100U/ml。特殊情况下可使用浓度为 40U/ml 的低浓度胰岛素，但要注意换算并核实胰岛素泵有无与低浓度胰岛素相关的功能。选用胰岛素时，应遵循胰岛素说明书。中、长效、预混胰岛素不能用于胰岛素泵治疗。

3. 胰岛素泵的初始剂量设定

（1）每天胰岛素剂量

1）未接受过胰岛素治疗的患者胰岛素剂量的计算：

1 型糖尿病：一天总量（U）= 体重（kg）×（0.4~0.5）

2 型糖尿病：一天总量（U）= 体重（kg）×（0.5~1.0）

2）已接受胰岛素治疗的患者可根据胰岛素泵治疗前的胰岛素用量计算，并在使用过程中根据血糖监测水平进行个性化剂量调整。

1 型糖尿病：一天总量（U）= 用泵前胰岛素用量（U）×（70%~100%）

2 型糖尿病：一天总量（U）= 用泵前胰岛素用量（U）×（80%~100%）

（2）剂量分配

1）每天基础输注量和餐前大剂量的分配：

每天基础输注量（U）= 全天胰岛素总量（U）×（40%~60%）

初始设定的餐前大剂量总量一般按照三餐各 1/3 分配。

2）基础输注量和基础输注率的设定：基础输注量是指维持机体基础血糖代谢所需的胰岛素量。基础输注率是指胰岛素泵提供基础胰岛素的速度，一般以胰岛素用量"U/h"表示。基础输注率的设定模式较多，可根据糖尿病类型、生活方式、血糖控制的需要，以及个体差异分为一个或多个时间段设置。2 型糖尿病根据夜间血糖、黎明现象、餐前血糖监测情况和运动强度，临床大多分为 3~6 个时间段。在初始治疗阶段，1 型糖尿病可能需要多个时间段基础输注率的设定；应采用较小剂量的起始基础输注率以及多个时间分段设定；常规地分为 12 或 6 个时间段来设定则可以涵盖三餐进餐情况和日间血糖波动；在运动或某些特殊情况（如腹泻、呕吐）时，可相应地设定临时基础输注率。

3）餐前大剂量的设定：①常规餐前大剂量，初始设定的餐前大剂量总量一般为初始全天胰岛素用量的 50%，按照三餐各 1/3 来分配。②特殊类型餐前大剂量，方波餐前大剂量（餐前大剂量总量不变，在 30 分钟到 8 小时内均匀输注一个餐前大剂量）；双波餐前大剂量

（餐前大剂量总量不变，分割成一个常规餐前大剂量和随后的一个方波餐前大剂量）。

4）妊娠期胰岛素泵治疗方案推荐（表6-2-7）。

表6-2-7 妊娠期胰岛素总量设定（基础和餐时剂量各50%）

妊娠期/周	设定量/(U·kg⁻¹)
妊娠前	0.6
妊娠早期(1~12)	0.7
妊娠中期(13~25)	0.8
妊娠晚期(26~38)	0.9
足月妊娠(>38)	1.0

注：妊娠中期之后应选择其他安全部位置泵，如臀部上方、上臂外侧等。

4. 胰岛素泵输入胰岛素剂量的调整 血糖精细调整原则：先调基础率，再调大剂量。

（1）胰岛素剂量调整的时机：①初始胰岛素治疗时；②有血糖剧烈波动时；③有低血糖发生时；④患其他疾病、发热、应激状态（如创伤、精神打击、悲伤、恐惧、惊吓、劳累过度等）而引起血糖升高时；⑤妇女月经前后；⑥妊娠期；⑦血糖未达标时；⑧饮食和运动等生活方式发生改变时。

（2）调整的方法

1）基础率调整（30原则）：餐前/睡前与前一餐后2小时相比（也适用于空腹与03:00、03:00与睡前相比），血糖升高超过30mg/dl（1.7mmol/L）则增加基础率，降低超过30mg/dl则减少基础率。

2）餐前大剂量调整（50原则）：同一餐前后相比，餐后血糖升高超过50mg/dl（2.8mmol/L）则增加餐前大剂量，降低超过50mg/dl（2.8mmol/L）则减少餐前大剂量。

3）降糖药物的洗脱期：降糖药物间作用的重叠可增加低血糖发生的危险性。根据开始胰岛素泵治疗前使用的降糖药物种类，考虑不同的洗脱期。若在开始胰岛素泵治疗之前没有停用中效、长效胰岛素或口服降糖药，可设置一个临时基础输注率，在前12~24小时输注低于计算剂量50%的胰岛素。

4）临时基础率调整：临时基础率用于短时异常活动或情况时控制血糖水平，如生病、计划外运动等。在进行临时基础率调整的期间，其他所有基础率都被临时取代，可以通过临时性调整基础率的注射，应对生活中的突发事件；在设定胰岛素泵剂量的初期，也可以使用临时基础率来应对应用泵治疗前的药物洗脱期。

（3）短期胰岛素泵治疗后向多次皮下注射胰岛素方案的转换方法：改为多次皮下注射需增加10%~20%的胰岛素剂量。

1）3次餐前短效胰岛素加1次睡前中效胰岛素方案：①早餐前皮下注射胰岛素剂量=胰岛素泵早餐前大剂量+早餐前至午餐前的基础输注量总和；②午餐前皮下注射胰岛素剂量=胰岛素泵午餐前大剂量+午餐前至晚餐前的基础输注量总和；③晚餐前皮下注射胰岛素剂量=胰岛素泵晚餐前大剂量+晚餐前至睡前的基础输注量总和；④睡前皮下注射中效胰岛素剂量=睡前至次日早餐前的基础输注量总和。

2）3次餐前速效胰岛素加1次睡前长效胰岛素类似物方案：①早餐前皮下注射胰岛素剂量＝胰岛素泵早餐前大剂量；②午餐前皮下注射胰岛素剂量＝胰岛素泵午餐前大剂量；③晚餐前皮下注射胰岛素剂量＝胰岛素泵晚餐前大剂量；④睡前皮下长效胰岛素注射剂量＝全天基础输注量。

3）长期调整：其目的是通过实时动态监测的提示，及时进行高、低血糖的报警，使患者更好地执行自我血糖管理，控制严重低血糖的发生，降低HbA1c。

三、胰岛素泵使用规范检查表

胰岛素泵使用规范核查见表6-2-8；胰岛素泵使用规范评估见表6-2-9。

表6-2-8　胰岛素泵规范操作核查表

项目	内容	是	部分	否
操作前评估	评估患者年龄、病情、意识状态、配合情况			
	评估患者腹部皮肤的洁净情况及完整性（有无瘢痕、炎症、硬结等）			
	评估患者的认知能力，操作能力			
	确认患者对胰岛素泵治疗目的、意义及注意事项的了解程度			
	确认患者对此操作的心理反应，如是否会存在紧张、恐惧等心理			
操作前准备	医护人员着装整齐，按"七步洗手法"洗好手，戴无菌手套，戴口罩			
	物品准备齐全			
	环境清洁、舒适，光线充足			
	患者取舒适体位，能配合医护人员的指导与治疗，并进行适当的饮食控制及活动			
	医护核对医嘱、患者信息，胰岛素种类及剂量			
	提前1小时从冰箱取出胰岛素，使其复温至室温（约25℃）			
	给胰岛素泵安装电池			
安装储药器及输注管路	从包装中取出检查，确保储药器无破损			
	抽取胰岛素，消毒胰岛素瓶口，将针头套在储药器乳头部刺入，拉活塞填充药室			
	排出气泡，取下移液罩			
	逆时针转动活塞，使其脱离储药器			
	将输注管路接头接在储药器乳头部，拧紧接头			
	将胰岛素泵进行马达复位（更换储药器时）			
	将储药器放入胰岛素泵内，按照屏幕提示，进行手动充盈，使胰岛素充满输注管路，至针头滴出胰岛素液体，确保管路中无空气，将储药器放入泵内，按住ACT进行手动充盈，直至针尖露出液滴为止			

续表

项目	内容	是	部分	否
胰岛素泵安装	再次核对医嘱,做好"三查七对"			
	按医嘱设置胰岛素泵的各项参数			
	充分解释、说明安装胰岛素泵的步骤、目的和配合事项			
	稳定患者情绪			
	协助患者取得舒适体位			
	选择注射部位			
	消毒皮肤,消毒直径>5cm			
	注射和固定			
	定量充盈管路前段小软管			
	交代注意事项及整理物品			
操作后观察	观察注射部位有无疼痛、出血、肿块、瘀斑等			
	观察安装针头部位是否固定良好			
	观察输注管路是否连接良好通畅			
	记录胰岛素泵的型号、安装时间、基础率、更换时间、更换注射部位时间和剩余量			

表 6-2-9　胰岛素泵使用规范评估表

项目	好(5分)	一般(3分)	差(1分)
操作过程流畅度			
操作检查熟练度			
人文关怀			

评分标准:

好:准备工作充分,操作过程流畅清晰;血糖调整知识熟练掌握,向患者解释沟通充分,输注及排气方法正确;人文关怀到位,有操作中交流,操作中有安慰及注意事项交代。

一般:准备工作较好,操作过程能整体完成;操作过程中有注意无菌操作及正确连接,并完成管道排气,掌握基本血糖调控知识;人文关怀不足,但操作中有部分交流及注意事项交代。

差:准备工作不充分,无菌操作细节不到位;操作过程不流畅,管道连接及储药器检查不充分,排气时间短;缺乏人文关怀。

四、常见操作错误及分析

(一)操作错误导致意外高血糖(与胰岛素泵相关原因)

1. 泵处于"停机"状态　可能为暂停、电池没电、故障。

解决办法:如果是忘记解除泵的"暂停"状态,应立刻解除;电池没电的,应及时更换电池;若为原因不明的故障,联系厂家或代理商售后。

2. 输注系统　装药后未排气;导管与储药器接口处未拧紧、发生漏药、导管本身瑕疵。

解决办法:按照正确的操作方法进行排气操作,拧紧导管与储药器接头,并重新排气;若是导管问题则应更换导管。

3. 针头　用力不当、由于胶布脱落而导致针头脱落、针头与导管连接处断裂、针头太短。

解决办法:将针头消毒后重新扎入皮下并用胶布固定好;如果是导管断裂,应立即更换导管;若是针头太短,应更换 6.5mm 或更长针头的导管。

4. 储药器　气泡阻塞出口,储药器橡皮环破裂导致漏药。

解决办法:有气泡的拔出导管重新排气;若发现储药器漏药,应立刻更换新的。

5. 气泡　胰岛素未提前从冰箱取出。

解决办法:请于换药前 0.5~1.0 小时把胰岛素从冰箱里取出,让其自然恢复到室温(约 25℃)。

6. 胰岛素结晶沉淀　过期,储存不当导致胰岛素失效,或是导管重复使用所致。

解决办法:检查胰岛素的生产日期,如过期及时更换,并注意胰岛素的储存方式;输注导管切勿重复使用,及时更换新的导管。

(二) 操作错误导致低血糖

血糖下降后未及时减量;输注大剂量胰岛素后未进餐或进餐量(特别是主食)比平时少得多;泵基础率太低,反复输注大剂量胰岛素;应激状态消失后未及时调整减量;追加量时未考虑体内未代谢完的胰岛素;未监测血糖,没能及时发现低血糖。

解决办法:立刻进食含糖较高的食物,如糖块、巧克力、饼干、糖水等,至低血糖反应消失,同时监测血糖。

五、常见训练方法及培训要点介绍

不同厂家胰岛素泵均提供有可供反复训练的模拟泵(各部分除了马达与真泵无差别),可用于操作界面的熟悉与演练,以及胰岛素泵日常维护及护理训练。部分胰岛素泵还并发有操作模拟器应用软件,可以在电脑上模拟胰岛素泵开启及输入界面操作和调控练习。

六、相关知识测试题

1. 胰岛素泵模拟生理状态下胰岛素分泌形式,按与进餐的关系可大致分为 2 部分,它们是

　　A. 不依赖于进餐的持续微量分泌,即基础胰岛素分泌

　　B. 由进餐后高血糖刺激引起的大量胰岛素分泌

　　C. 依赖于进餐的持续微量分泌,即基础胰岛素分泌

　　D. 由黎明现象所致高血糖刺激引起的大量胰岛素分泌

2. 胰岛素泵使用的胰岛素类型为

　　A. 门冬胰岛素　　　　　　　　　　B. 甘精胰岛素

　　C. 门冬 30 胰岛素　　　　　　　　D. 赖脯胰岛素

3. 戴胰岛素泵患者发生低血糖症状时,正确处理包括

　　A. 怀疑低血糖时,立即测定血糖(≤3.9mmol/L)以确诊

B. 了解发生低血糖原因

C. 服用含糖食物或静脉推注高糖溶液

D. 如需要,可暂停泵治疗

4. 胰岛素泵植入的部位要

A. 距离肚脐 5cm 以上

B. 选择皮下脂肪比较丰富的地方

C. 避开经常活动的地方

D. 避开腰带的位置

5. 胰岛素泵注射部位出现疼痛,此时应该

A. 检查有无感染,注射部位有无红肿、渗出

B. 更换管路

C. 更换注射部位(当确定疼痛不是由于衣服,皮带的摩擦引起时)

D. 如需要,应更换不同种类的皮下软管

答案:1. AB　2. AD　3. ABCD　4. ABCD　5. ABC

(郭　敏　吴　静)

第三节　甲状腺细针活检术

一、概述

甲状腺细针穿刺活检是一项可于门诊完成的低风险、低花费的检查方法。超声引导下甲状腺细针穿刺活检技术是甲状腺结节评估诊断的"金标准"。通过超声检查能够更好地确定结节的大小和位置,从而更好地选择穿刺针的长度以及口径。对患有多发结节的患者进行检查时,超声检查可以更好地帮助操作者选择那些具有恶性肿瘤相关超声表现(低回声、形态不规则、边界不清、微钙化)的结节进行穿刺。临床医生将超声技术和甲状腺细针活检技术有机结合起来,可以极大地提高细针穿刺的准确性以及减少诊断性的甲状腺手术。因此这种技术已经成为管理和评估甲状腺结节的高效手段。

二、甲状腺细针穿刺活检术操作规范流程

(一) 适应证

1. 直径 >1cm 且超声检查发现具有恶性征象的结节应考虑行穿刺活检。

2. 直径 <1cm 的结节,通常不推荐常规行穿刺活检;但如果存在以下情况,推荐行甲状腺穿刺活检。

(1)超声检查提示有恶性征象的结节。

(2)超声提示颈部淋巴结的影像异常或有癌转移可能。

(3)有甲状腺癌家族史或甲状腺癌综合征病史。

(4)童年期有颈部放射线照射史或辐射污染接触史。

(5)血清降钙素水平和癌胚抗原水平异常升高。

（二）禁忌证

1. 绝对禁忌证

（1）具有出血倾向,出、凝血时间显著延长,凝血酶原活动度明显减低的患者。

（2）穿刺针途径可能损伤邻近重要器官。

（3）长期口服抗凝药物,如阿司匹林、氯吡格雷、华法林、双嘧达莫（潘生丁）等药物的患者。

（4）精神病、癫痫发作期,频繁咳嗽、吞咽,以及焦虑等难以配合的患者。

（5）拒绝有创检查的患者。

（6）穿刺部位感染,需处理感染后才可穿刺。

2. 相对禁忌证　女性经期为相对禁忌证。

（三）操作前的准备

1. 患者的准备

（1）患者在操作前完善凝血功能、血常规、甲状腺彩色超声等相关检查。

（2）穿刺当天穿无领或低领的衣服,不需要空腹,不要佩戴项链,梳理好头发。

（3）在家属的陪同下按照医生的要求签署甲状腺细针穿刺活检知情同意书。

2. 物品（器械）的准备

（1）超声装置,一次性口罩、帽子,锐器盒,小号黄色垃圾袋,卫生纸巾,铅笔,标本玻片,95% 乙醇溶液,小冰袋,装标本的玻璃缸（标本玻片、95% 乙醇溶液、装标本的玻璃缸由病理科提供）。

（2）一次性换药包、无菌剪刀、一次性无菌手套、无菌巾、一次性中单、2.5ml 注射器、20ml 注射器、一次性使用穿刺针、无菌盘。

（3）放标本的玻璃缸,须倾倒 95% 乙醇溶液,倾倒的位置以漫过标本架为宜。

（4）准备好去除外包装的 2.5ml 注射器,并拉开针栓,抽吸空气至 1ml 刻度处。

3. 操作者的准备

（1）核对患者信息：包括患者姓名、性别、年龄、主诉。

（2）询问患者既往有无高血压,心、肺、脑疾病等病史；有无服用抗血小板药物、抗凝药物（如阿司匹林、氯吡格雷等）；有无出凝血异常疾病史。

（3）询问有无麻醉药物过敏史。

（4）查看患者血常规、凝血功能、甲状腺彩色超声检查结果。再次确认患者需要穿刺结节的位置、大小、形态。

（5）明确患者有无甲状腺细针穿刺活检禁忌证。

（6）确定患者已签署甲状腺细针穿刺活检知情同意书。

（7）于穿刺检查前 30 分钟将 2.4% 利多卡因喷雾剂喷至颈部进行接触麻醉,可提高患者在穿刺活检时的舒适度。

（8）操作前应向患者及其家属进行充分解释、说明,以消除患者的恐惧感；嘱其平静呼吸、操作过程中不要频繁作吞咽动作,避免影响到医生操作。

（四）操作步骤

1. 患者准备及超声定位

（1）操作者位于患者头侧。患者仰卧于检查床上,颈部尽量后仰,将

甲状腺细针活检术（视频）

柔软的枕头垫在肩膀下方,充分暴露颈部;需要穿刺颈侧区淋巴结时,可让患者头偏向一侧;已知患者有某些颈部疾病,导致头部不能伸展或者是偏向一侧时,可将一额外的枕头垫在患者头部后方。

(2)颈部常规消毒,铺上无菌洞巾。

(3)将超声耦合剂涂在超声探头的表面,再将超声探头用一次性橡胶手套或一次性输液贴包裹密封。将超声探头无菌化并避免探头和患者的血液接触。

(4)使用高分辨率超声检查评估和定位结节,并和彩色超声结果进行对比,确定甲状腺结节的部位、数目、大小、形态、纵横比、边界、边缘、回声水平、回声均匀性、钙化、后方回声及结节和周围组织的关系等。同时评估颈部区域有无异常的淋巴结,以及淋巴结的大小、形态、囊实性、有无钙化等。

2. 超声引导下细针穿刺

(1)平行探头穿刺法:操作者一手持超声探头,一手持25G或27G穿刺针。结节尽量靠近准备进针的一侧,穿刺针与探头需要保持在同一个平面上。一旦穿刺针穿破皮肤,针尖就会显示在屏幕的右上或者是左上角。建议先将穿刺针插入皮肤后并前进一段距离(约5mm),再抬头看超声监视器。超声引导下将穿刺针小心插入目标结节,这个过程中,操作者应能实时观察到针尖在颈部、甲状腺,以及结节内的位置和路径。如果穿刺针向探头的侧方偏离,哪怕只有几度,穿刺针的影像都会从屏幕上消失,所以要注意超声探头与穿刺针需始终保持在同一水平面。

(2)细针抽吸活检:穿刺针以一定的速度在甲状腺内对结节进行快速的多角度、多位点穿刺取材。目前临床上甲状腺细针活检术可以分为细针抽吸活检和无负压细针活检2种类型,这2种方法均推荐在超声引导下进行穿刺,其可使穿刺目标更加明确,可以极大地提高取材的成功率以及细胞学检查的质量,同时有利于穿刺过程中对重要组织结构的保护。研究证实二者在获取细胞的量上并无统计学差异,后者的血液成分更少,更加有利于细胞学诊断。

1)传统的细针抽吸活检:在穿刺时将注射器的活塞回抽1~2ml,穿刺过程中可以保持一定的负压以帮助抽吸细胞。超声引导下穿刺针在结节内以3~4次/s的频率在结节内来回提插,持续4~6秒。

2)无负压细针活检:采用特制的穿刺针利用虹吸作用使更加多的细胞成分进入针头。超声引导下穿刺针在结节内以2次/s的频率伴随着轻微的旋转在结节内提插,约穿刺6~8次。这使得在获取组织细胞的同时,虹吸作用时间较短,从而避免过多的血液进入穿刺针。

(3)退出针头,连接注射器,将标本喷至载玻片上,观察标本是否满足细胞学诊断的要求。备注好患者信息以及结节的左、右侧信息,将涂好的玻片放入酒精缸中。

(4)再次检查患者颈部有无血肿形成,并用无菌纱布和冰袋加压观察30分钟。

(5)冻结图像并记录患者信息以及结节特点。

(五)并发症及处理

1. 血肿　细针穿刺出血发生率较低,出血多发生在腺体表面,极少在腺体内和囊内;穿刺时伤及皮下血管时若压迫不当可引起皮肤瘀斑或颈部肿胀。出血原因可能为反复穿刺导致针道渗血或误穿血管,穿刺进针时应注意避开血管。血肿形成时超声检查可显示低回声区或液性暗区。

处理方法：局部压迫可阻止出血进一步发展。可酌情加压包扎、冰敷止血以防止再次出血。

2. 疼痛　虽然在穿刺之前对患者进行了局部麻醉，部分患者仍有轻微痛感或放射痛，多可耐受，穿刺后多逐渐消失。

处理方法：若患者持续疼痛可口服止疼药对症处理。

3. 穿刺部位感染　操作时颈部外伤感染、器械消毒不严格引起的医源性感染等。

预防措施：保持轻柔操作，注意无菌原则，适时抽吸，严格执行器械消毒。

(六) 操作注意事项

1. 在学习甲状腺细针穿刺活检技术前，需学习有关甲状腺细针穿刺的相关理论，包括甲状腺细针穿刺活检操作的适应证、禁忌证；同时应熟悉颈部解剖结构，掌握超声下甲状腺结节以及颈部淋巴结的恶性征象。

2. 操作过程中，穿刺针应该和探头时刻保持在同一个平面，握持探头的手稳定。

3. 超声引导下穿刺针在结节内提插伴随着轻微的旋转，这种方法能够最大程度上使用穿刺针的斜面切割，获取更多的组织细胞。

4. 穿刺之前应该设计好最短的穿刺路径以及合适的穿刺角度。

5. 术后处理　嘱患者使用冰袋按压穿刺点30分钟，如无不适，归还冰袋后方可离开。

(七) 相关知识

1. 超声探头上一般有一侧会有窦状突起、指示灯、凹槽等可供识别的标志。有标记的一侧朝向患者的左侧，屏幕上的声像图左侧为患者颈部的左侧，反之亦然。超声常规检查的时候，两侧颈总动脉以及颈内静脉可以作为扫查的标志。习惯上通常从左侧面开始扫查，从甲状腺上极扫查到甲状腺下极。从颈中央区到颈侧区淋巴结的扫查。

2. 以下超声征象提示甲状腺癌的可能性大

(1) 实性低回声，或者囊实性结节中的实性成分显示低回声的结节。

(2) 同时具有以下1项或多项超声特征：①边缘不规则(浸润性、小分叶或毛刺)；②微钙化；③纵横比>1；④边缘钙化中断，低回声突出钙化外；⑤甲状腺被膜受侵；⑥同时伴有颈部淋巴结超声影像异常，如内部出现微钙化、囊性改变、强回声团、周边血流等。

三、甲状腺细针穿刺活检术规范检查表

甲状腺细针穿刺活检术规范核查见表6-3-1；甲状腺细针穿刺活检术规范评估见表6-3-2。

表6-3-1　甲状腺细针穿刺活检术规范核查表

项目	内容	是	部分	否
操作前准备	核对患者信息：包括患者姓名、性别、年龄、主诉			
	询问有无服用抗血小板药物、抗凝药物(如阿司匹林、氯吡格雷等)；有无出凝血异常疾病史以及有无麻醉药物过敏史			
	查看患者血常规、凝血功能、甲状腺彩超及既往结果			
	明确患者有无甲状腺细针穿刺活检禁忌证			
	确定患者已签署甲状腺细针穿刺活检知情同意书			
	物品(器械)准备：确定超声相关设备正常，包括图像采集系统及图文报告系统操作正常。确认穿刺过程中所需用物准备齐全			

续表

项目	内容	是	部分	否
操作过程	协助患者摆好体位			
	超声顺利定位到甲状腺结节			
	常规消毒,铺上无菌洞巾			
	涂抹耦合剂,并进行超声探头的无菌化处理			
	超声顺利定位到甲状腺结节并描述			
	穿刺针穿破皮肤,屏幕上看到针尖			
	用穿刺针对甲状腺结节进行多角度,多位点提插			
	标本的涂片固定,观察标本是否满足细胞学诊断要求			
	再次检查患者颈部有无血肿形成			
	穿刺完毕,盖上无菌敷料,并用冰袋加压观察30分钟			
	冻结图像并记录患者信息以及结节特点			
	交代患者术后注意事项,如不要剧烈运动;若发现颈部肿胀应及时就医,若有其他不适,也应及时就诊			

表6-3-2　甲状腺细针穿刺活检术规范评估表

项目	好(5分)	一般(3分)	差(1分)
操作过程流畅度			
操作检查熟练度			
人文关怀			

评分标准:

好:操作过程清晰流畅,无卡顿;检查熟练,超声使用熟练,进针方法正确,进针后能看到完整的针尖运动轨迹以及针道全程,可以对甲状腺结节进行多角度、多位点穿刺;人文关怀到位,有术前交流、术中安慰及术后注意事项的交代。

一般:操作过程能整体完成,有卡顿(次数<3);进针及穿刺方法基本正确,进针后能断断续续看到针尖运动轨迹以及针道全程,能顺利在甲状腺结节内取到足够的细胞;人文关怀不足,但有部分的术前交流、术中安慰及术后注意事项的交代。

差:操作过程中超声使用不熟练;完全找不到针尖和针道,穿刺无法进行;整个过程缺乏人文关怀。

四、常见操作错误及分析

1. 进针后发现针从屏幕上消失　穿刺针应该和探头时刻保持在同一个平面,握持探头的手应稳定。如果穿刺针向探头的侧方偏离,哪怕只有几度,穿刺针的影像都会从屏幕上消失。如果针在屏幕上消失,可以轻微移动超声探头寻找针,而不是移动穿刺针。

2. 取材量不足　可在甲状腺结节内反复快速的提插时应稍微旋转穿刺针,利用穿刺针尖的切割作用尽可能多取细胞。

3. 活检后不观察出血情况　由于操作者操作不规范,退针后直接覆盖敷料。

五、目前常用训练方法简介

目前穿刺训练常用训练模型有:明胶模型和猪肝模型。模型包括猪肝或者果冻,在超声下可以操作定位。优点是用相对真实的穿刺针和超声系统进行训练,穿刺反馈,超声下表现与真实操作相近;但不足是相对操作变化较少,不能完全模拟真人的皮肤活动度、呼吸,以及吞咽的状态。仅适合基本流程和基本操作手法的训练。

六、相关知识测试题

1. 鉴别亚急性甲状腺炎与甲状腺癌最有价值的检查是

A. T_3 抑制试验　　　　　　　　　　B. 甲状腺摄碘率

C. 基础代谢率　　　　　　　　　　　D. 甲状腺肿大程度

E. 甲状腺细针穿刺细胞学检查

2. 患者,女,32 岁,发现颈前肿大 2 年,无甲状腺功能亢进症状,FT_3,FT_4 正常,甲状腺 II 度肿大,右侧稍小于左侧,表面似有小结节,无压痛。下列检查中,对明确结节良恶性帮助最大的是

A. T_3 抑制试验　　　　　　　　　　B. 甲状腺摄碘率

C. TRH 兴奋试验　　　　　　　　　　D. 甲状腺自身抗体测定

E. 甲状腺细针穿刺细胞学检查

3. 患者,女,26 岁,甲状腺右侧叶可扪及一个 0.5cm×0.7cm 结节,质地硬,无触痛。下列检查中,可以明确结节性质的是

A. 甲状腺超声　　　　　　　　　　　B. 甲状腺 CT 扫描

C. 甲状腺 MRI　　　　　　　　　　　D. 甲状腺细针穿刺

E. 甲状腺同位素扫描

4. 患者,女,34 岁,因"颈部增粗 10 年余,自觉呼吸困难近 1 个月"来诊。患者无怕热、多汗、心悸、消瘦等不适。家族史:其姐妹、母亲均有颈部不同程度增粗。体格检查:体温 36.2℃,脉搏 72 次 /min;无突眼,甲状腺 III 度肿大,边界清楚,表面光滑,质软,无压痛,未闻及血管杂音;双手平伸未见细震颤。下列检查中,**不必要**的是

A. 甲状腺超声　　　　　　　　　　　B. 甲状腺 CT 扫描

C. 甲状腺 MRI　　　　　　　　　　　D. 甲状腺同位素扫描

E. 甲状腺细针穿刺

5. 能够明确甲状腺单发结节性质的最可靠方法是

A. ECT　　　　　　　　　　　　　　B. 颈部 X 线摄片

C. 细针穿刺细胞学检查　　　　　　　D. 甲状腺超声检查

E. 颈部 CT

答案:1. E　2. E　3. D　4. E　5. C

（张哲嘉　吴　静）

第七章

感染内科技能培训

第一节 血浆置换

一、概述

血浆置换（plasma exchange，PE）是临床最常应用的人工肝治疗模式。PE 分为离心式（centrifugal）和膜性（membrane）2 类，后者更为常用。膜性 PE 采用中空纤维膜分离技术，将血液中含有毒素的血浆成分滤出膜外丢弃，同时将等量的新鲜血浆或新鲜冰冻血浆与膜内保留的血液有形成分一起回输体内，达到治疗的目的。PE 主要清除与白蛋白结合的大分子物质以及血浆内的毒素，并补充白蛋白、凝血因子等生物活性物质，对水电解质及酸碱平衡等内环境紊乱的调节作用较小，也无法有效清除中小分子的水溶性溶质。

1914 年，Abel 首次进行了血浆除去术；1959 年，Waldenstom 将其应用于疾病治疗；1967 年，Lepore 和 Martel 提出 PE 治疗肝昏迷；1978 年，Tamai 等首次提出膜式分离法，技术上更加简化。随着 PE 技术的不断发展，计算机自动化控制设备和不同类型血浆分离器的应用，使 PE 治疗更安全、简单和普及，临床应用范围迅速拓展。在 2019 年美国血浆置换学会（American Society for Apheresis，ASFA）发布的 PE 指南中，PE 已被应用于 84 种疾病的治疗。2020 年，包括 PE 在内的人工肝技术在重症、危重症新型冠状病毒肺炎患者的抢救治疗中也取得了良好疗效。

二、血浆置换操作规范流程

（一）适应证

1. 风湿免疫性疾病　系统性红斑狼疮、难治性类风湿关节炎、系统性硬化症、抗磷脂抗体综合征等。

2. 免疫性神经系统疾病　重症肌无力、急慢性炎症性脱髓鞘性多发性神经病、肌无力综合征、多发性硬化病、高脂血症等。

3. 消化系统疾病　肝衰竭、肝性脑病、胆汁淤积性肝病、高胆红素血症等。

4. 血液系统疾病　多发性骨髓瘤、高丙种球蛋白血症、冷球蛋白血症、高黏滞综合征、血栓性微血管病（血栓性血小板减少性紫癜、溶血性尿毒综合征）、新生儿溶血性疾病、白血病、淋巴瘤、重度血型不合的妊娠、自身免疫性血友病 A 等。

5. 肾脏疾病　抗肾小球基底膜病、急进性肾小球肾炎、难治性局灶节段性肾小球硬化症、系统性小血管炎、重症狼疮性肾炎等。

6. 器官移植　器官移植前去除抗体（ABO 血型不兼容移植、免疫高致敏受体移植等）、器官移植后排斥反应。

7. 自身免疫性皮肤疾病　大疱性皮肤病、天疱疮、类天疱疮、中毒性表皮坏死松解症、坏疽性脓皮病等。

8. 代谢性疾病　纯合子或半纯合子型家族性高胆固醇血症。

9. 药物中毒　药物过量、与蛋白结合率高的毒物中毒。

10. 其他　浸润性突眼病等自身免疫性甲状腺疾病、多脏器衰竭等。

(二) 禁忌证

1. 绝对禁忌证　无绝对禁忌证。

2. 相对禁忌证

(1) 严重活动性出血或弥散性血管内凝血（disseminated intravascular coagulation，DIC）患者。

(2) 对吸附器膜、管道、血浆、白蛋白、肝素和鱼精蛋白等有严重过敏史者。

(3) 严重低血压或休克、未稳定的急慢性心功能不全、严重心律失常患者。

(4) 急性脑血管意外或严重颅脑损伤患者。

(5) 严重感染。

(6) 精神障碍不能配合者。

(三) 操作前的准备

1. 患者的准备

(1) 术前患者完善凝血功能、血常规、肝功能、血糖、电解质、血型、交叉合血等相关检查。

(2) 术前分别签署深静脉置管、输血治疗、血浆置换治疗知情同意书。

(3) 术前与患者充分沟通，消除患者的恐惧感，告知置管及血浆置换过程中的注意事项。

2. 物品（器械）的准备

(1) 治疗室环境和仪器消毒。

(2) 治疗药物和物品准备

1) 血浆置换机开机检测并选择模式。

2) 装机用物准备：PE 血浆分离器、PE 体外循环血路、肝素注射液（12 500U）、0.9% 氯化钠注射液、10% 葡萄糖酸钙注射液。

3) 置管用物准备：置换穿刺包 1 个、一次性无菌血液透析导管及附件 1 套；血管钳、废液桶、手术用橡胶手套、无菌橡胶手套、无菌纱布、络合碘、棉签、5ml、10ml、20ml 注射器若干；肝素帽、生理盐水、肝素注射液、2% 利多卡因注射液。

4) 准备血浆与置换液。

5) 上心电监护、氧气，准备急救药品和设备。

3. 操作者的准备

(1) 进入治疗室穿工作服，按需选择防护隔离装备。

(2) 严格执行无菌操作。

(3) 查对患者基本信息：包括姓名、性别、出生年月、住院号、病室、床号、血型、既往史、过敏史、输血史。核对制订的个体化治疗模式。

(4)评估病情:包括主诉、症状和体征、实验室检查项目(血常规、凝血功能、肝功能及血型等);进行跌倒坠床风险评估、日常生活活动能力评估、穿刺部位评估、心理状态评估。

(5)核查患者有无血浆置换禁忌证。

(6)确定患者已签署各项治疗知情同意书。

(四)操作步骤

1. 上机前再次核查和评估。

2. 心电监护,监测血糖,留置一条以上外周静脉通道,必要时给予吸氧。

3. 常规消毒。

4. 建立体外血液循环通路,将单针双腔或静脉留置针根据具体情况选择置于颈内静脉、锁骨下静脉、股静脉,建立体外血液循环通道。此外,也可以选择桡动脉、肘动脉及肘静脉来穿刺置管。

5. 深静脉置管

(1)打开深静脉穿刺包,戴无菌手套,冲洗穿刺针、导丝、2根扩管、双腔导管,并关闭红色端备用。

(2)消毒,铺无菌孔巾,穿刺部位局部麻醉。

(3)深静脉穿刺,依次送入导丝,扩管,然后置入导管,缝线固定。

(4)穿刺部位覆盖纱布,固定管路在床旁,告知患者穿刺侧肢体制动。

6. 按治疗模式设置参数,建立体外循环,进行血浆置换

(1)计算血浆置换量:

$$血浆容量(ml)=[1-血细胞比容(\%)]×\{b+[c×体重(kg)]\}$$

b 值:男性为 1 530,女性为 864;c 值:男性为 41,女性为 47.2。

$$血浆容量(ml)=0.065×体重(kg)×[1-血细胞比容(\%)]$$

(2)抗凝方案(依据患者的凝血状态行个体化调整)

1)普通肝素:一般首剂量 0.5~1.0mg/kg,追加剂量 10~20mg/h,结束前 30 分钟停止追加。

2)低分子肝素:一般选择 60~80U/kg,治疗前 20~30 分钟静脉注射,一般无须追加剂量。

(3)装机操作:仪器开机进行自检,选择 PE 模式,安装体外循环管路及分离器,管路预冲。

(4)血浆置换:体外循环管路与血管通路连接,开始血浆置换,全程注意全血流速、血浆流速、动脉压、静脉压、跨膜压的变化。

(5)下机操作:进入回收程序(注意缓慢回血),封管,关机。

7. 监测生命体征,及时处理并发症。

8. 治疗结束后,送患者返回病房。

9. 按医院感染管理标准处理一次性耗材和污水污物,清洁并消毒治疗室及治疗仪器。

10. 完成血浆置换术记录。

(五)并发症及处理

1. 出血　进行 PE 的患者多有凝血功能障碍,加上抗凝药物的使用,出血风险大;常见出血点为置管处、消化道、皮肤黏膜、颅内等部位。

（1）置管处出血

临床表现：置管处渗血、皮下出血或血肿形成。

预防及处理措施：及时压迫止血并加压包扎，影响循环时需积极扩容及止血治疗，必要时拔除导管。

（2）消化道出血

临床表现：呕血、鲜血便、黑便及失血性休克表现。

预防及处理措施：有出血倾向的患者，术前使用抑酸护胃药，术中少用或不用肝素，或者体外肝素化处理。发生消化道大出血时，立即停止血浆置换，回输管路中血液，并及时予以消化道大出血抢救措施。

（3）其他部位出血

临床表现：鼻衄、皮肤瘀点、瘀斑等。颅内出血直接危及生命，需请神经科协助紧急处理。

预防及处理措施：有出血倾向的患者，术中少用或不用肝素，或体外肝素化处理。

2. 凝血

（1）血浆分离器、灌流器等凝血

临床表现：跨膜压急剧升高，机械性破坏血细胞，导致术后血细胞数量明显下降，尤其是血小板数量。

预防及处理措施：及时采用等渗氯化钠溶液冲洗血浆分离器，加大肝素用量，必要时更换血浆分离器。

（2）静脉留置管凝血

临床表现：血浆置换时血液引出不畅，与封管液肝素浓度不足或患者凝血功能障碍有关。

预防及处理措施：封管液剂量合适，必要时重新置管。

（3）留置管深静脉血栓形成

临床表现：多见于股静脉置管，表现为患者腿围增粗，甚至下肢肿胀疼痛，患侧肢体深静脉超声提示见少量附壁血栓。

预防及处理措施：患者卧床休息、抬高患肢，避免久站或久坐。必要时拔除深静脉留置管，但如果存在较大血栓，有脱落致肺栓塞风险时，拔管前应请血管外科医生协助处理。

3. 血压不稳

临床表现：血压过高或过低。

预防及处理措施：

（1）轻度血压变化可能与迷走神经综合征有关，可密切观察，但暂不予处理。

（2）低蛋白血症患者在术前和术中输血浆、白蛋白等胶体溶液，维持血浆渗透压，纠正贫血。

（3）有过敏史者预先进行抗过敏处理；无过敏史但出现过敏表现者，应及时给予抗过敏治疗。

（4）纠正酸碱失衡、水电解质紊乱，维持内环境稳定。

（5）非心源性因素引起的低血压，应及时补液扩容，必要时使用血管活性药物；心源性原因引起时,应请心血管内科医生协助治疗。

4. 继发感染

临床表现:静脉置管处出现局部感染表现,甚至畏寒发热。

预防及处理措施:血培养和局部分泌物培养,及时拔除留置管,同时进行导管尖端培养。培养结果报告前,根据所在医疗机构的细菌流行情况进行经验性抗菌治疗。

5. 过敏反应　对血浆、肝素、鱼精蛋白、血浆代用品等过敏。

临床表现:皮肤反应(荨麻疹)、全身症状(畏寒、发热)、呼吸系统症状(气促甚至窒息)、胃肠道症状(恶心、呕吐、腹痛)、心血管系统症状(心动过速、低血压甚至休克)等。

预防及处理措施:抗过敏药物对症治疗,较严重者停止输注血浆等致敏药物;患者出现低血压、休克和支气管痉挛等症状时,应及时有效地组织抢救:扩容、纠正缺氧,以及合理使用糖皮质激素、肾上腺素、去甲肾上腺素、氨茶碱等药物,必要时行机械通气、心肺复苏处理。

6. 高枸橼酸血症　血浆中含有抗凝药物枸橼酸盐。

临床表现:低钙血症、抽搐、手脚麻木等。

预防及处理措施:补充钙剂,或将血浆置换和血液滤过、血液透析滤过等方法联合应用。

7. 钾离子紊乱

临床表现:高钾血症,低钾血症。

预防及处理措施:血浆中含有大量钾离子,可引起高钾血症,置换后予以排钾利尿剂有助于改善。白蛋白中不含钾,可引起低钾血症,易导致心律失常,应监测血钾水平,酌情补钾有助于改善。

8. 水钠潴留

临床表现:术后躯体水肿、腹水增加、肝性脑病加重。

预防及处理措施:术后可补充白蛋白 10~20g,酌情使用利尿剂,可联合血液滤过适当脱水,维持酸碱平衡和水电解质平衡。

9. 药物清除

临床表现:血药浓度下降。

预防及处理措施:PE 过程中可清除与血浆蛋白结合的药物,结合率越高、分布容积越小,则药物清除率越高。置换后再使用药物有助于改善。

(六) 操作注意事项

1. 在操作前,学习有关血浆置换的相关理论知识,熟悉深静脉置管操作流程,掌握血浆置换的不良反应及处理原则。

2. 除急救药物外,当天的治疗药物推迟到术后。

3. 治疗过程中要密切监护,及时处理。

4. 严格无菌操作,注重隔离防护,积极防治医院感染。

5. 及时准确地做好相关记录。

6. 术后观察30分钟送返病房,和病室医护人员交接要详尽,包括术中情况、当前生命体征、维持药物、穿刺部位的压迫、有无出血及血肿等。

7. 多数患者病情危重,治疗操作多,费用高,容易出现心理问题,故应注重医患沟通,及时解决出现的伦理学和心理学问题。

（七）相关知识

1. 血浆置换的参数控制

（1）血流速度控制在 80~120ml/min。

（2）血浆分离速度根据红细胞比容控制在血流速度的 20%~25%。

（3）跨膜压 ≤50mmHg，吸附器入口压 ≤510mmHg。

2. 常见非生物型人工肝的治疗方法和原理

（1）血浆置换/选择性血浆置换（PE/fractional plasma exchange，FPE）

1）血浆置换（PE）：膜性 PE 采用大孔径（∅=0.30μm）中空纤维膜分离技术，将血液中含有毒素的血浆成分（主要为蛋白结合毒素）滤出膜外丢弃，同时将等量的新鲜血浆或新鲜冰冻血浆与膜内扣留的血液有形成分一起回输体内。

2）选择性血浆置换（FPE）：是利用蛋白筛选系数为 0.87 的血浆分离器，在清除白蛋白结合毒素的同时，保留相对分子质量更大的凝血因子、肝细胞生长因子，减少白蛋白的丢失，每次可以减少约 20% 的血浆用量。

（2）血液灌流（hemoperfusion，HP）和血浆灌流（plasma perfusion，PP）：HP 或 PP 是血液或血浆流经填充吸附剂的灌流器，利用活性炭、树脂等吸附介质的吸附性，清除相关的毒素或病理产物，但对水、电解质及酸碱平衡无调节作用。HP 可清除芳香族氨基酸、短链脂肪酸、γ-氨基丁酸、Na^+-K^+-ATP 酶抑制物等致肝昏迷的物质。PP 利用了血浆分离技术滤出血浆，再经灌流器吸附，从而避免了 HP 对血细胞的破坏。

（3）血液滤过（hemofiltration，HF）：依靠膜两侧液体的压力差作为跨膜压，以对流的方式使血液中的毒素随着水分清除，主要清除中分子及部分大分子物质，包括内毒素、细胞因子、炎症介质及某些致昏迷物质。可以纠正水电解质及酸碱失衡。

（4）血液透析（hemodialysis，HD）：用小孔径（∅ <0.10μm）的中空纤维膜，小分子溶质按膜两侧浓度梯度弥散，可析出血液中相对分子质量在 15 000 以下的水溶性溶质，纠正水电解质紊乱和酸碱失衡。

（5）血浆透析滤过（plasma diafiltration，PDF）：是将血浆置换、透析、滤过技术整合的治疗方法，可清除向血管内移动较慢的物质，以及小分子和中分子溶质，包括胆红素、肌酐等，从而维持水电解质的平衡和血流动力学的稳定。其可设定脱水量，控制体内水分的量。

（6）血浆置换联合血液滤过（plasma exchange with hemofiltration）：2 种治疗方法联用（并联、串联和序贯 3 种方式），既有清除大分子物质的作用，又可以清除中分子物质及调节水电解质和酸碱平衡。

（7）配对血浆置换吸附滤过（coupled plasma exchange filtration adsorption，CPEFA）：分为有机偶联血浆分离、选择性血浆置换、吸附、滤过四个功能单元，能够提高循环效能和疗效。可清除中小分子毒物，也可清除循环中过多的炎症介质以恢复机体正常的免疫功能，同时纠正水电解质、酸碱失衡。

（8）分子吸附再循环系统（molecular adsorbent recirculating system，MARS）：血液通过被白蛋白包被的高通量滤过器，富含蛋白的透析液在滤过器中与血液逆流，血液中的有害代谢产物被转移到透析液中，随后透析液通过活性炭或离子交换树脂的吸附柱，其中的有害代谢产物被清除，透析液重新回到滤过器中再次与血液进行交换。MARS 能有效清除蛋白结合毒素和水溶性毒素，并纠正水电解质、酸碱失衡。

（9）连续白蛋白净化治疗（continue albumin purification system,CAPS）：基于 MARS 的原理，采用高通量聚砜膜血滤器替代 MARS 的主透析器，在白蛋白透析液循环回路中，采用血浆灌流器作为净化白蛋白的吸附介质，从而降低成本，并有效清除白蛋白结合毒素和水溶性毒素，并纠正水电解质、酸碱失衡。

（10）其他：成分血浆分离吸附系统（fractional plasma separation and absorption,FPSA）、单次白蛋白通过透析（single-pass albumin dialysis,SPAD）、生物透析吸附治疗系统（Biologic detoxification,Biologic-DT）与生物透析吸附血浆滤过治疗系统（Biologic detoxification plasma filtration,Biologic-DTPF）等。

三、血浆置换术规范检查表

为规范血浆置换术的操作流程，设立血浆置换术规范核查表（表 7-1-1），练习者可以在操作前和操作中据此表进行核查并及时纠正，操作后反思总结；同时，核查表也可用于考核。为进一步评估练习者的学习质量，设立血浆置换术规范评估表（表 7-1-2），分别对操作的流畅性、熟练度和人文关怀进行评估。

表 7-1-1　血浆置换术规范核查表

项目	内容	是	部分	否
操作前准备	核对患者信息：包括患者姓名、性别、年龄、住院号、血型			
	询问患者有无食物、药物过敏史、有无输血及过敏史			
	询问患者既往有无高血压，心、肺、脑疾病等病史			
	查看患者血常规、凝血功能、肝功能、血糖、电解质、血型及交叉合血等结果			
	确认有无血浆置换禁忌证			
	确定患者或家属已签署深静脉置管、输血治疗、血浆置换治疗知情同意书			
	物品（器械）准备：确定血浆置换相关设备正常，包括治疗模式选择正确；确认血浆分离器、血液净化装置的体外循环回路在有效期内；监护设备、氧气及急救药品准备妥当			
操作过程	**置管过程**			
	选择合适血管、穿刺部位清洁、备皮			
	根据所选血管，正确摆体位			
	络合碘消毒穿刺部位皮肤			
	打开穿刺包、肝素盐水预冲导管及附件			
	2% 利多卡因进行局部麻醉			
	穿刺成功后送入导丝			
	拔注射器并使用扩皮器扩管			
	送入双腔导管并退导丝			

续表

项目	内容	是	部分	否
操作过程	妥善固定导管			
	装机操作			
	开机,仪器进行自检			
	选择 PE 模式			
	安装体外循环管路及分离器			
	1 000ml 生理盐水进行管路预冲			
	1 000ml 肝素生理盐水进行管路预冲			
	血浆置换			
	体外循环管路与血管通路连接			
	开始血浆置换			
	全程注意全血流速、血浆流速、动脉压、静脉压、跨膜压变化			
	下机操作			
	进入回收程序(注意缓慢回血)			
	封管			
	关机			
操作后处置	术后监测生命体征,及时处理并发症			
	术后复查血常规、肝功能、肾功能、电解质、凝血功能			
	向患者及家属简要介绍治疗情况			
	交代患者及家属术后注意事项,如静脉置管注意事项,观察是否有皮疹、瘙痒等			
	完成血浆置换术记录			

表 7-1-2　血浆置换术规范评估表

项目	好(5分)	一般(3分)	差(1分)
操作过程流畅度			
操作检查熟练度			
人文关怀			

评分标准:

好:操作过程清晰流畅,无卡顿;检查熟练,方法正确;人文关怀到位,有术前交流、术中安慰及术后饮食及注意事项的交代。

一般:操作过程能整体完成,有卡顿(次数 <3);方法基本正确;人文关怀不足,但能有部分的术前交流、术中安慰及术后饮食及注意事项的交代。

差:操作过程有卡顿(次数 >6),操作粗暴,无菌操作执行不到位;缺乏人文关怀。

四、常见操作错误及分析

1. 置管穿刺时误入动脉　穿刺点的选择要根据患者的实际情况、操作者的穿刺经验等因素来决定,从风险的角度来说,锁骨下静脉 > 颈内静脉 > 股静脉 > 桡静脉、肘静脉,操作者在穿刺时要量力而行。误入动脉时要及时退出,按压 30 分钟,另找血管进行穿刺。

2. 置管时导丝打折　在送入导丝的过程中可能会出现阻力,应先退出,调整穿刺针角度,再缓慢送入导丝。

3. 血浆分离器破膜　血浆分离器是由高分子材料制成的中空纤维管腔组成,有一定的韧性和脆性,能承受一定范围内的压力,应根据说明书要求,限制在允许最大流速范围内。血浆分离器破膜的常见原因如下。

(1)血液流出受阻:流出血路管径过小,流出不畅,形成抽吸。

(2)血液回流受阻:血浆中的沉淀物阻塞滤过膜,或肝素化剂量不足导致血凝块形成,堵塞管腔,使血浆分离器及管路内压力过高。

(3)负压吸引泵的泵速超过血浆分离器的安全范围:预防血浆分离器破膜的关键在于治疗过程中认真观察、及时处理。若肝素化剂量不足,应及时追加,已有较大的血块阻塞管路时应更换管路。仔细检查血浆,沉淀物多的血浆不能应用。发生血浆分离器破膜时应立即停止治疗,更换血浆分离器,并根据血细胞丢失量,决定是否补充全血或血液有形成分。

五、目前常用训练方法简介

(一)模型训练

1. 深静脉置管　常见的模型涵盖了锁骨、锁骨下静脉、颈内静脉等部位,可以直接使用注射器进行练习。优点是模型模拟了真实的深静脉置管过程,触觉反馈和立体感与真实操作相近;但缺点是操作选择相对较少,适合于流程和基本操作手法的训练。常用的仿真模型如下。

(1)股静脉穿刺模拟人(成年男性)(图 7-1-1)。

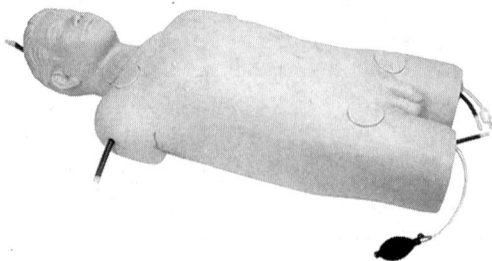

图 7-1-1　股静脉穿刺模拟人(成年男性)

(2)股静脉与股动脉穿刺训练模型(儿童)(图 7-1-2)。

(3)深静脉穿刺模型(颈内静脉,锁骨下静脉)(图 7-1-3)。

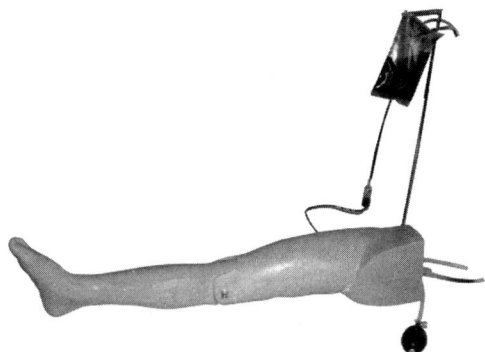

图 7-1-2　股静脉与股动脉穿刺训练模型(儿童)

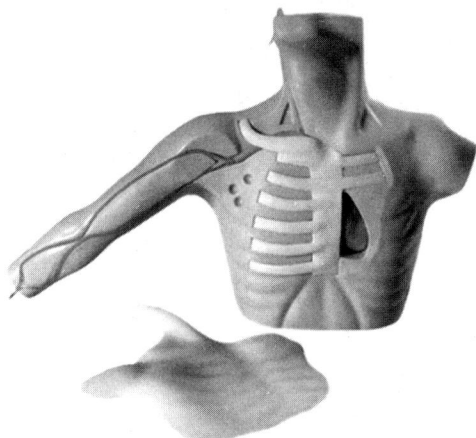

图 7-1-3　深静脉穿刺模型(颈内静脉,锁骨下静脉)

(4)其他:还有全功能静脉穿刺仿真标准化患者。外周穿刺、中心静脉导管插入模型;中心静脉穿刺模型等。

2. 血浆置换术　训练模型:实体仪器训练,使用专用管路装机进行模拟教学练习。

(二)虚拟训练

1. 深静脉置管　静脉穿刺虚拟系统使用逼真的三维视觉效果和先进的压力反馈装置,通过用户界面与实验硬件系统的交互,准确模拟接触和穿刺的感觉,体验真实。系统还设置了多种教学和练习单元,练习者可根据病例的不同情况来选取适合的穿刺部位和穿刺用具,以利于训练临床思维和决策能力。

2. 虚拟仿真训练模块　目前虚拟仿真训练有下列模块:静脉穿刺虚拟训练系统(成人版,教师机)、静脉穿刺虚拟训练系统(成人版,学生机)、静脉穿刺虚拟训练系统(成人版,情境化)。通过这种训练模型,操作者可以根据上述操作流程或者通过虚拟仿真系统模块,模拟整个静脉穿刺全过程(图 7-1-4)。

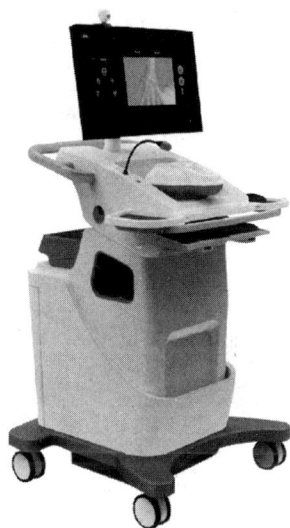

图 7-1-4　静脉穿刺虚拟训练系统

六、相关知识测试题

1. PE 的基本原理是
   A. 以新鲜的正常人血浆或血浆替代物取代患者体内成分异常的血浆,以此来达到去除体内毒素、净化血液的目的。
   B. 通过有机偶联血浆分离、选择性血浆置换、吸附、滤过四个功能单元,提高循环效能和疗效。
   C. 用小孔径(Ø<0.10μm)中空纤维膜,小分子溶质按照膜两侧浓度梯度弥散,可析出血液中相对分子质量在 15 000 以下的水溶性溶质,纠正水电解质紊乱和酸碱失调。
   D. 血液通过被白蛋白包被的高通量滤过器,富含蛋白的透析液在滤过器中与血液逆流,血液中的有害代谢产物被转移到透析液中,随后透析液通过活性炭或离子交换树脂的吸附柱,其中的有害代谢产物被清除,透析液重新回到滤过器中再次与血液进行交换。

E. 血液或血浆流经填充吸附剂的灌流器,利用活性炭、树脂等吸附介质的吸附性,清除相关的毒素或病理产物。

2. 下列选项中,**不是**血浆置换相对禁忌证的是

　　A. 严重活动性出血或 DIC 患者

　　B. 肝衰竭患者

　　C. 严重低血压或休克、未稳定的急慢性心功能不全、严重心律失常患者

　　D. 急性脑血管意外或严重颅脑损伤患者

　　E. 严重感染

3. 下列选项中,**不属于**血浆置换并发症的是

　　A. 过敏反应

　　B. 高枸橼酸血症

　　C. 高钾血症

　　D. 凝血酶原活动度下降

　　E. 低钾血症

4. 血浆置换过程中出现血压下降,下列处理措施中,**不合适**的是

　　A. 轻度血压变化可能与迷走神经综合征有关,可密切观察,暂不处理

　　B. 低蛋白血症患者在术前和术中输血浆、白蛋白等胶体溶液,维持血浆渗透压,纠正贫血

　　C. 提高血流速度,加快血浆分离速度

　　D. 纠正酸碱失衡、水电解质紊乱,维持内环境稳定

　　E. 非心源性因素引起的低血压,应及时补液扩容,必要时使用血管活性药物

5. 血浆置换术后躯体水肿、腹水增加,且肝性脑病加重。以下处理措施中,**不合适**的是

　　A. 术后可补充白蛋白 10~20g　　　　　B. 酌情使用利尿剂

　　C. 可联合血液滤过适当脱水　　　　　D. 维持酸碱平衡和水电解质平衡

　　E. 积极使用抗生素预防感染

答案:1. A　2. B　3. D　4. C　5. E

（张　磐　蒋铁斌　吕　奔）

第二节　血浆吸附

一、概述

血浆吸附是将血液引出体外后,首先进入血浆分离器,将血液中的有形成分(血细胞、血小板)和无形成分(血浆)分开,有形成分输回患者体内,血浆则通过吸附装置,将病理性蛋白质吸附除去,经过吸附后再回输至患者体内。

血浆吸附是在血浆置换的基础上发展而来的,与常规血浆置换相比,该方法因为只清除致病因子,没有去掉血浆,因此治疗中不需要补充置换液,避免了一些血源性传染病的风险;并减少了凝血因子的丢失,不影响同时进行的药物治疗。同时,亦可针对疾病选择相应的吸附器进行治疗,目前已有几种吸附器可用于特异性吸附,如胆红素吸附器可用于治疗肝衰竭、手术后高胆红素血症、原发性胆汁性肝硬化;无敷层活性炭吸附器可治疗肝性脑病和药物中毒;免疫吸附器可治疗系统性红斑狼疮、恶性类风湿性关节炎、重症肌无力、多发性神经炎等。

血液灌流由于血细胞和血小板直接进入吸附器与吸附材料相接触,对血细胞和血小板数量与功能的影响有时比较明显且常见;与之相比,血浆吸附由于血细胞、血小板未进入吸附器而是直接回流至患者体内,因此血细胞和血小板,尤其是血小板的损伤较全血吸附更为轻微。

血浆吸附在人工肝治疗中常见的吸附模式为血浆灌流、特异性胆红素吸附、双重血浆分子吸附系统。

二、血浆吸附术操作规范流程

(一)适应证

1. 肝性脑病　该病死亡率很高,其发病可能与高氨血症、假性神经介质、芳香氨基酸增高,以及支链氨基酸/芳香氨基酸比例失调等因素有关。有报道称,应用血液灌流技术治疗肝性脑病可提高患者的存活率,应用无敷层活性炭吸附器也可治疗肝性脑病。

2. 药物或毒物中毒导致的肝损害　①临床上常见有药物过量中毒或服用某些具有明显肝毒性的药物而致药物性肝损害,如对乙酰氨基酚、四环素、利福平,以及中药的雷公藤、斑蝥等;②误食某些食物、植物造成的食物中毒,如鱼胆中毒、毒蘑菇中毒等,均可导致严重的肝损害。应用血浆灌流可以吸附导致中毒的毒物、大量代谢毒素。

3. 高胆红素血症　各种肝衰竭、胆管梗阻时均伴有高胆红素血症,严重的高胆红素血症可导致胆汁性肝硬化、顽固性皮肤瘙痒,以及心脏和其他系统的损害。胆红素为中分子物质,血浆吸附疗法可对胆红素有较好的吸附性,特别是特异性胆红素吸附剂;一些单纯胆红素升高又不宜使用血浆的患者,或者缺乏血浆的情况可采用这一方法。

4. 免疫相关性疾病　血浆吸附术可应用于各种免疫相关性疾病,如重症系统性红斑狼疮、重症肌无力、吉兰-巴雷综合征、抗肾小球基底膜病(包括肺出血-肾炎综合征)、重症抗中性粒细胞胞质抗体相关性血管炎、免疫性肝病。

5. 血脂代谢紊乱　可应用于严重家族性高胆固醇血症、高甘油三酯血症、脂蛋白性肾病,以及严重的或药物治疗不能有效控制的高胆固醇血症、高甘油三酯血症。

6. 其他疾病　银屑病、慢性肾衰竭合并 β_2 微球蛋白相关性腕管综合征、原发性血小板减少性紫癜、血栓性血小板减少性紫癜、冷球蛋白血症、类风湿性关节炎、甲亢危象等。

(二)禁忌证

1. 各种肝脏病伴有严重凝血功能障碍、DIC 状态者、血小板低于 $50 \times 10^9/L$ 时应慎重采取此种方法治疗。

2. 如患者有活动性出血时,不宜进行血浆吸附治疗,在活动性出血有效控制后方可考虑应用。

3. 疾病晚期、出现难以逆转的呼吸衰竭、重度脑水肿伴有脑疝等濒危症状者。

4. 伴有严重全身循环功能衰竭。

5. 脑梗死非稳定期患者。

6. 对治疗中所用药品,如肝素、鱼精蛋白及所用的血浆分离器、吸附器的膜或管道有过敏反应。

7. 妊娠晚期的患者应谨慎进行血浆吸附治疗,应尽可能先终止妊娠,创造机会再行血浆吸附治疗。

(三) 操作前的准备

1. 患者的准备

(1)由有资质的感染专科医生综合评估患者适应证和禁忌证,确定患者是否应进行血浆吸附术。

(2)术前患者完善凝血功能、血常规、肝功能、血糖、电解质等相关检查。

(3)术前签署深静脉置管知情同意书、血浆吸附治疗知情同意书。

(4)术前与患者充分沟通,消除患者的恐惧感,告知患者置管及血浆吸附过程中的注意事项。

2. 物品(器械)的准备

(1)治疗室环境和仪器消毒。

(2)治疗药物和物品准备

1)开机检测并选择模式。

2)装机用物准备:准备血浆分离器、血浆吸附器、体外循环管路;准备 0.9% 氯化钠注射液、肝素注射液(12 500U)、配制含有抗凝药物的生理盐水;准备体外循环用的必需物品:止血钳、注射器、手套等;常规准备地塞米松、鱼精蛋白、阿米卡星等药品。

3)深静脉置管用物准备:置管穿刺包 1 个、一次性无菌血液透析导管及附件 1 套,血管钳、废液桶、手术用橡胶手套、无菌橡胶手套、无菌纱布、络合碘、棉签;5ml、10ml、20ml 注射器若干;肝素帽、生理盐水、肝素注射液,2% 利多卡因注射液。

4)准备心电监护、氧气,以及急救药品和设备。

3. 操作者的准备

(1)进入治疗室穿工作服,按需选择防护隔离装备。

(2)严格执行无菌操作。

(3)查对患者基本信息:包括姓名、性别、出生年月、住院号、病室、床号、血型,以及既往史、过敏史、输血史和拟定的个体化治疗模式。

(4)评估病情:包括主诉、症状和体征、实验室检查项目(血常规、凝血功能、肝功能及血型等),以及跌倒坠床风险评估、日常生活活动能力评估、穿刺部位评估、心理状态评估。

(5)核查患者有无血浆吸附禁忌证。

(6)确定患者已签署各项治疗知情同意书。

(四) 操作步骤

1. 上机前再次核查和评估。

2. 心电监护,监测血糖,留置一条以上外周静脉通道,必要时吸氧。

3. 深静脉置管(参见本章"第一节　血浆置换术"相应内容)。

4. 按治疗模式设置参数,建立体外循环管路,进行血浆吸附。

（1）抗凝方案（依据患者的凝血状态进行个体化调整）

1）普通肝素:一般首剂量 0.5~1.0mg/kg,追加剂量 10~20mg/h。因个体差异,故肝素剂量应视患者个体情况而定,推荐采用 ACT 或 APTT 进行监测。要求治疗过程中从血液净化管路静脉端采样的 ACT 或 APTT 维持于治疗前的 1.5~2.5 倍,治疗结束时基本恢复治疗前水平。

2）低分子肝素:首剂 3 000~4 000U,维持量为 750U 或单剂 5 000U,可维持 4 小时治疗不发生凝血。若应用低分子肝素前后 APTT 和 ACT 变化不明显,宜用血浆抗 Xa 因子活性来监测低分子肝素的抗凝疗效,一般血浆抗 Xa 因子活性控制在 0.4~0.5U/ml 为宜,有出血倾向患者宜控制在 0.2~0.3U/ml。当行免疫吸附治疗时,考虑到吸附剂对低分子肝素的吸附作用,一般不推荐用低分子肝素。

（2）上机

1）安装连接体外循环管路。

2）常规预冲洗体外循环管路。

3）与患者管路连接。

4）预防性应用抗过敏药:地塞米松 5mg 静脉注射。抗凝药物的使用:给予首剂肝素 20mg 或低分子肝素。

5）调节泵速:血液泵的速度取决于三个条件。①患者血流的循环速度（插管的位置决定血流是否充足）;②血浆分离器的膜面积（0.5m^2 的膜面积允许的最大血流速度为 235ml/min）;③患者的凝血功能状态。血液泵一般可调至 100~120ml/min。

血浆泵的流量取决于血液泵的流量,一般相当于血液流速的 1/3 或 1/4,通常调至 10~30ml/min,如跨膜压过高,就需调低血浆泵流速。设定各种报警参数。

（3）血浆吸附治疗

1）先建立血液循环通路,稳定后,再开动血浆泵,开放血浆循环通路。待净化后的血浆充满回血浆管时,再将回血浆管与静脉血路管的静脉壶连接,使净化后的血浆与血浆分离器分离出的血液一起,返回到患者体内。

2）密切观察机器运行,包括全血流速、血浆流速、静脉压、跨膜压变化。密切观察各种滤器情况、血浆颜色,注意有无溶血的发生,如有破膜,应及时更换相应滤器。密切观察患者生命体征,包括每 30 分钟测血压、心率等;观察患者病情变化尤其是对吸附器和管道有无过敏反应等。

（4）下机

1）治疗持续时间为 2~3 小时开始回血,选择回路键。

2）方法:体外循环动脉管路（动脉端）连接生理盐水,采用生理盐水与空气相结合的回血法,使血液循环通路的血液回到患者体内。

3）若有必要可更换一只吸附器继续吸附或定时、定期再进行吸附,具体疗程可根据患者的病情和治疗情况评定。

（5）封管

1）治疗结束,用硫酸鱼精蛋白对抗肝素,剂量为肝素总量的一半（最大不超过 50mg）,封管。

2）封管方法：取稀肝素液（稀肝素液配制比：生理盐水 23ml＋肝素 2ml）6~8ml＋阿米卡星 2ml 混合液，分别在人工肝置管动静脉管端各封管 4~5ml，夹闭管道。

5. 监测生命体征，及时处理并发症。

6. 治疗结束后，送患者安返病房。

7. 按医院感染管理标准处理一次性耗材和污水污物，清洁并消毒治疗室及治疗仪器。

8. 完成血浆吸附术记录。

（五）并发症及处理

1. 颗粒栓塞　多见于吸附器中的炭粒脱落，由于目前吸附器中炭粒采用的包裹技术及滤网技术的提高，此种并发症较之以前少见。

预防措施：治疗前应严格检查吸附器有无破损，应用足量的生理盐水充分冲洗，应用静脉回路中带有微滤网的正规血路管。

处理方法：一旦出现颗粒栓塞，应立即停止治疗，并给予吸氧、高压氧疗及其他对症治疗。

2. 发热　可能与透析液中致热源、药物、吸附器过敏或操作未遵循无菌原则等有关。

预防措施：选用有包膜、且血液相容性较好的吸附器；血路管必须一次性应用，严禁复用，治疗前对所应用的血路管、吸附器进行充分的冲洗，并避免受到致热源污染，严格按照无菌原则进行操作。

处理方法：在治疗中一旦出现寒战高热反应，可以用肾上腺皮质激素或抗组胺药，如异丙嗪等静脉注射；对于寒战高热反应严重者，应立即停止治疗，并进行对症处理；临时采用抗菌药物预防性用药。

3. 血压下降　主要为体外循环导致的血容量不足或原发病所致；或者是治疗过程中，因白细胞和血小板被吸附及损伤，释放出多种血管活性物质，使外周血管扩张导致血压下降。

预防措施：治疗开始放血时，应根据患者的血压情况缓慢放血，或保留预冲液，直接接上静脉回流端，以保持血容量的平衡，必要时还可适量补充血浆、白蛋白、代血浆（6% 羟乙基淀粉）、生理盐水等液体补充血容量，维持血容量的平衡。

处理方法：治疗中严密监测患者的血压，一旦发生低血压，应减慢血流速度，调整患者体位，取头低足高位，适当补充血容量，必要时可加用升压药物，或加用前列环素；若患者伴有其他脏器功能不全，应给予对症处理；如血压太低，且经采用各种方法无改善，应立即停止治疗，改用其他方法。

4. 空气栓塞　在进行血浆吸附治疗时，由于应用不同类型的仪器操作技术的差异等因素，时有发生空气进入血管内的情况，如果在短时间内有大量空气进入体内，可以导致空气栓塞而使患者死亡。

预防措施：如有条件应采用带有各种监测功能的标准设备进行治疗，并将各种监测功能合理充分的应用；在进行预冲时，应充分将血路管及吸附器内的气体排净；在治疗中最好不要与临床用药输液同时进行，或不要利用体外循环管路进行输液，以免一时疏忽而致空气进入体内；治疗结束进行空气回血时要严密监视，一旦回血结束，应立即关闭血泵，夹闭静脉血路管。

5. 凝血　抗凝不足、血液高凝状态。

预防措施:合理应用抗凝药物;合理设置和调整血液泵和血浆泵的流速。

处理方法:治疗中严密观察循环血路动脉压、静脉压的变化,如在治疗中出现动脉压升高或静脉压下降,应警惕发生吸附器凝血,必要时可追加肝素或应用肝素生理盐水冲洗管路;如果体外循环发生全部凝固,应立即终止治疗。如需继续治疗,可更换血路管和吸附器,但要注意,由于已发生凝血而导致一定量的血液损失,造成血容量减少,可能出现低血压、贫血等,必要时应补充适量的血液后再继续治疗。

6. 出血　肝衰竭患者均存在凝血功能障碍,进行人工肝治疗时,部分患者会出现出血并发症,如插管处出血、消化道出血、皮肤黏膜出血、颅内出血等。

预防措施:对有活动性出血的患者应禁止行血浆吸附治疗,如必须采用血浆吸附治疗,应尽可能将活动性出血控制后再进行治疗;治疗中抗凝药物的应用要合理,既要达到抗凝的效果,又不要应用过量,有条件的应根据凝血功能的指标调整抗凝药物的用量;治疗后应给予适量的鱼精蛋白,将体内剩余肝素中和;如血小板太低,应尽可能补充适量的血小板;治疗后可适量的补充凝血因子,如凝血酶原复合物,新鲜冰冻血浆等。

7. 溶血　常见原因主要包括:①血管通路不理想,治疗中血流量不充分而血液泵、血浆泵仍按原设定速率运行;②血液泵与血浆泵的比例不合适;③血浆分离器已发生凝血却未能及时发现,血液泵仍继续运转,导致分离器内压力过高,造成红细胞破坏而出现溶血;④吸附器发生凝血,而血浆泵仍继续运转血浆致红细胞破碎溶血。

(六) 操作注意事项

1. 血浆吸附前一定要完善血常规、出凝血功能、肝肾功能等相关检查。

2. 血浆吸附时应严格遵守无菌操作原则,以防污染。

3. 正确安装血浆分离器、吸附器和管道并复查。

4. 治疗过程中密切观察患者血压、脉搏、体温、呼吸等生命体征,以及患者治疗过程中的反应;并根据各项情况,如低血压、过敏反应、溶血、凝血、肌肉痉挛、空气栓塞、失衡综合征等,来调整治疗处方。

5. 治疗过程监护,确保静脉回路通畅,防止静脉压高引起分离器破膜;跨膜压过高时可以给予每次 0.9% 生理盐水 100ml 冲洗血浆分离器或追加肝素。

6. 抗凝药物的应用上,个体差异较大,应根据 ACT、APTT 来调节。

7. 回血,尤其是用空气回血时,要密切观察循环管路,以防空气进入患者体内。

8. 血浆吸附治疗持续时间以 2~3 小时为宜,延长治疗时间(大于 3 小时)是不必要的,也往往是无效的。这是因为此时吸附剂表面已近饱和,血浆清除率降低,而有可能已被吸附的许多物质,又开始被分解吸收,即从吸附剂表面被洗脱置换下来,除非更换吸附器,否则效果不佳。

9. 治疗后可能引起血浆白蛋白下降,应根据白蛋白水平,适当补充白蛋白或新鲜血浆。

(七) 相关知识

目前临床常用的吸附器为中性树脂血浆吸附和阴离子树脂血浆吸附。

1. 中性树脂吸附　中性树脂可吸附相对分子量为 500~30 000 的物质,除吸附致肝性脑病的物质外,对内毒素细胞因子等炎症介质也有较强的吸附作用,亦能吸附部分胆红素。

2. 阴离子树脂胆红素吸附　使用对胆红素有特异性吸附作用的吸附器,以吸附胆红素和少量的胆汁酸,但对其他代谢毒素则无作用或吸附作用很小。

3. 双重血浆分子吸附系统　在血浆胆红素吸附治疗的基础上,增加了一个可以吸附中、大分子毒素的广谱吸附剂,因此其不仅能够吸附胆红素,还能够清除炎症介质;不耗费血浆,同时又弥补了特异性吸附胆红素的不足。但要注意使用该系统会出现白蛋白丢失及 PT 延长的不良反应。

血浆吸附可与其他类型非生物型人工肝联合,如与血浆置换联合可用于治疗肝衰竭伴随的肝性脑病、药物或毒物诱发的肝衰竭、自身免疫性疾病等。胆红素吸附与血浆置换、血液滤过等联合使用,可用于治疗肝衰竭,也可治疗伴有全身炎症反应综合征及水电解质、酸碱失衡的危重疾病,包括严重脓毒症及感染性休克(脓毒症休克)、挤压综合征、急性出血性坏死性胰腺炎等。

三、血浆吸附术规范检查表

血浆吸附术规范核查见表 7-2-1;血浆吸附术规范评估见表 7-2-2。

表 7-2-1　血浆吸附术规范核查表

项目	内容	是	部分	否
操作前准备	核对患者信息:包括患者姓名、性别、年龄、住院号、血型			
	询问患者有无食物、药物及其他过敏史			
	询问患者既往有无高血压,心、肺、脑疾病等病史			
	查看患者血常规、凝血功能、肝功能、血糖、电解质等检查结果			
	确认有无血浆吸附禁忌证			
	确定患者或家属已签署深静脉置管、血浆吸附治疗知情同意书			
	物品(器械)准备:确定血浆吸附相关设备正常、治疗模式选择正确;血浆分离器、血液净化装置的体外循环回路在有效期内;监护设备、氧气及急救药品准备妥当			
操作过程	**置管过程**			
	选择合适血管,穿刺部位清洁、备皮			
	根据所选血管,正确摆体位			
	络合碘消毒穿刺部位皮肤			
	打开穿刺包、肝素盐水预冲导管及附件			
	2% 利多卡因进行局部麻醉			
	穿刺成功后送入导丝			
	拔注射器并使用扩皮器扩管			
	送入双腔导管并退导丝			
	妥善固定导管			
	装机操作			
	开机,仪器进行自检			

续表

项目	内容	是	部分	否
操作过程	选择 PE 模式			
	安装体外循环管路及分离器			
	管路预冲			
	血浆吸附			
	体外循环管路与血管通路连接			
	开始血浆吸附			
	全程注意全血流速、血浆流速、动脉压、静脉压、跨膜压变化			
	下机操作			
	进入回收程序(注意缓慢回血)			
	封管			
	关机			
操作后处置	术后监测生命体征,及时处理并发症			
	术后复查血常规、肝功能、肾功能、电解质、凝血功能			
	向患者及家属简要介绍治疗情况			
	交代患者及家属术后注意事项,如静脉置管注意事项,观察是否有皮疹、瘙痒等			
	完成血浆吸附操作记录			

表 7-2-2 血浆吸附术规范评估表

项目	好(5分)	一般(3分)	差(1分)
操作过程流畅度			
操作检查熟练度			
人文关怀			

评分标准:

好:操作过程清晰流畅,无卡顿;检查熟练,方法正确;人文关怀到位,有术前交流、术中安慰及术后饮食及注意事项的交代。

一般:操作过程能整体完成,有卡顿(次数 <3);方法基本正确;人文关怀不足,但能有部分的术前交流、术中安慰及术后饮食及注意事项的交代。

差:操作过程有卡顿(次数 >6);操作粗暴,无菌原则不强;缺乏人文关怀。

四、常见操作错误及分析

1. 管路连接错误 人工肝管路较多,人工肝置管动静脉端、人工肝体外循环动静脉管路及其进出口端易混淆导致连接错误。

2. 机器反复报警　对人工肝机器及其各项参数不熟悉,以及对常见报警原因及处理不熟悉。

3. 凝血　分为体外循环管路凝血和人工肝置管凝血。体外循环管路凝血主要原因为抗凝不足或跨膜压过高而未及时调整血浆泵流速;人工肝置管凝血主要为未予肝素封管或肝素剂量不足。

4. 空气入血　回血时未注意管路情况或回血时速度过快。

5. 治疗结束后未抽血复查各项指标及交代术后注意事项。

五、相关知识测试题

1. 单纯血浆吸附术一般**不应用**于下列哪类疾病

　　A. 肝性脑病　　　　　　　　　　B. 高胆红素血症

　　C. 高脂血症　　　　　　　　　　D. 尿毒症

　　E. 急性肝衰竭

2. 血浆吸附治疗过程中出现轻微皮肤瘙痒,体温正常,血压 102/76mmHg,无胸闷气促。下列处理中,最合适的是

　　A. 立即终止治疗　　　　　　　　B. 抗过敏治疗

　　C. 追加肝素　　　　　　　　　　D. 鱼精蛋白对抗

　　E. 补液

3. 相较于血浆置换术,下列选项中,**不属于**血浆吸附术优点的是

　　A. 对血浆的依赖小　　　　　　　B. 减少凝血因子的损耗

　　C. 不需要补充置换液　　　　　　D. 减少血源性传染病的感染

　　E. 费用更低

4. 患者,男,因"皮肤巩膜黄染并进行性加重 1 周"入院,拟行血浆吸附治疗。术前必须完善的检查中**不包括**

　　A. 告知血浆吸附术治疗目的及风险,患者或家属签字后进行

　　B. 心电图检查

　　C. 测量血压

　　D. 术前完善血常规、肝功能和凝血功能

　　E. 术前予以升血小板治疗

5. 患者行血浆吸附治疗后,需交代患者注意事项,其中**不包括**

　　A. 交代患者减少患肢活动

　　B. 交代患者注意饮食

　　C. 注意有无出血

　　D. 注意有无发热

　　E. 注意人工肝管路是否通畅

　　答案:1. D　2. B　3. E　4. E　5. E

(周扬梅　蒋铁斌　吕 奔)

第三节 肝穿刺活检术

一、概述

肝穿刺活检术是肝穿刺活体组织检查术的简称,即用肝穿刺针吸取肝脏组织进行病理学检查的一种手段。临床常用方法为经皮肝穿刺,系利用负压吸引的原理,采用快速穿刺的方法,自肝内抽取少量肝组织,再于显微镜(光学显微镜和/或电子显微镜)下观察其组织形态,以得出相应判断。但由于所得肝组织量少,难以完全反映肝脏全部病变,相对更适用于肝脏弥漫性病变,对局灶性病变的诊断则有一定的局限性。

该技术出现于19世纪80年代,是评价肝脏损伤程度的决定性方法,自超声、CT等影像技术问世后,肝穿刺由"盲穿"逐渐转向为影像技术引导下穿刺,大大提高了穿刺成功率并减少了并发症的发生,从而得以进一步推广,现已成为临床肝脏病学领域常用的一种检查技术,是各类肝脏疾病诊断、鉴别诊断、治疗方案选择及疗效评价的重要工具。

二、肝穿刺活检操作规范流程

(一) 适应证

1. 肝弥漫性病变,需要进行组织病理学诊断者。
2. 慢性肝炎,需判断炎症和肝纤维化程度者。
3. 原因不明的黄疸。
4. 肝功能异常原因不明或慢性肝病,包括肝硬化原因不明者。
5. 肝移植后排斥反应或不明原因的肝功能损害者。
6. 腹水原因不明且怀疑与肝脏疾病相关者。
7. 肝大伴或不伴发热原因不明者。
8. 肝占位原因不明者。
9. 脾大或门静脉高压原因不明者。

(二) 禁忌证

1. 一般情况差(包括生命体征不平稳,未能控制的心力衰竭、哮喘等),不能耐受穿刺,呼吸无法配合者。
2. 有明显出血倾向及凝血功能障碍者(PT ≥ 正常对照值3~5秒、血小板计数 $<50 \times 10^9$/L、出血时间 ≥10分钟)。
3. 经期女性,术前服用抗凝药物,停药时间未达到术前准备要求者,以及不能停用抗凝药物的患者。
4. 严重肝硬化及大量腹水者。
5. 胆系、膈肌周围或穿刺路径上腹壁感染等,穿刺后易发生继发感染者。
6. 严重肝外阻塞性黄疸者。
7. 患者不合作或肝昏迷。
8. 明显肝淤血、多发性/海绵状肝血管瘤、肝包虫病。

9. 肝脏淀粉样病变(肝活检穿刺常并发出血甚至肝破裂)。

(三)操作前的准备

1. 患者的准备

(1)完善血常规、凝血功能、血型、心电图等检查。

(2)超声预先检查,明确是否可行引导下穿刺。

(3)向患者及家属介绍操作的目的、过程、风险等,签署肝穿刺活检知情同意书。

(4)对有明显出血倾向及凝血功能障碍的患者

1)询问有无使用抗凝药物史,服用者须于穿刺前停药(肝素停用 24 小时以上,华法林停用 5 天以上)。

2)予以预防性处理,如血小板减少者输血小板、凝血酶原时间延长者静脉输注新鲜血浆或冷沉淀等,以使上述指标达到可操作范围。

(5)术前向患者进行充分解释、告知,交代围术期注意事项,取得其配合(包括练习屏气、术前排便、过度紧张者给予适当镇静等)。

(6)术前禁食、禁饮 4~6 小时。

2. 物品及药品的准备

(1)无菌活检装置,包括活检枪和活检针。

(2)无菌活检包。

(3)超声仪器及探头等。

(4)超声探头无菌隔离套。

(5)承载标本的滤纸片及盛放标本的标本盒。

(6)标本固定液:乙醇、甲醛溶液或电镜固定液等。

(7)麻醉药、抗过敏药物及常规抢救药物等。

(8)监护设备、氧气等抢救设施。

(9)腹带、沙袋(500g 左右)。

(10)其他:胶布、棉签、注射器等。

3. 操作者的准备

(1)与超声科医生充分沟通协调。

(2)核对患者信息:包括患者姓名、性别、年龄、住院号等。

(3)明确患者有无肝穿刺活检禁忌证。

(4)询问患者既往有无高血压病,心、肺、脑疾病及出凝血异常疾病等病史,有无服用抗血小板药物、抗凝药物史。

(5)查看患者近一周内的血常规、凝血功能、心电图及既往检查结果。

(6)确认禁食、禁饮时间。

(7)确定患者已签署肝穿刺活检知情同意书。

(8)麻醉前询问有无麻醉药物过敏史。

(四)操作步骤

1. 患者取仰卧位,由超声科医生超声下再次检查肝脏,重点评估穿刺部位有无大血管走行及有无肝内胆管扩张。

2. 超声引导下选择穿刺路径,避开大血管、胆管、胆囊、膈肌、肠管等重要器官,一般选择右肝穿刺;患者取左侧卧位,右手臂上抬弯曲置于枕后以充分暴露肋间隙;常规以腋前线第8肋间或腋中线第9肋间为穿刺点。

3. 患者充分暴露肝区,常规消毒、铺巾,超声科医生以无菌塑料套包住探头再次确认穿刺点及进针路径。

4. 穿刺方法根据穿刺部位、设备、操作熟练度等选择

(1)支架引导穿刺法

1)取消毒好的引导架或一次性使用穿刺引导架,安装于超声探头上,测量引导架至靶病灶或拟穿刺部位的距离(患者如无具体病灶,需为入肝内至少1cm;若有肝硬化背景,则入肝1.5cm)。

2)术者以2%利多卡因局部逐层浸润麻醉皮肤、皮下、肌层至肝包膜。

3)嘱患者平静呼吸,将肝活检针经引导架针槽穿刺入腹壁各层,到达肝包膜外缘时,嘱患者屏气,迅速推送活检针直至针尖到达靶病灶或拟穿刺点部位边缘,触发活检枪扳机,实时观察穿刺针弹射过程,迅速退针。

(2)徒手穿刺法

1)超声测量皮肤至肝包膜距离。

2)局部麻醉(方法同上)。

3)嘱患者平静呼吸,超声引导下,术者持"枪式切割式穿刺针"于选定的穿刺点穿透皮肤、肌层,进至肝包膜时,嘱患者屏气,快速推动切割式针芯进入肝实质,瞬时触发活检枪,套管针自动前行切割肝组织并快速拔针。

5. 推出活检针针芯,将组织标本置于滤纸片上,根据获取的标本的长度、色泽、质地等外观性状,决定穿刺次数,如需重复穿刺,需选取不同区域进行2~3次穿刺取材。

6. 整个穿刺过程均需在超声全程引导、可视下完成。

7. 根据临床检查需要,将标本进行相应处理,如置于甲醛溶液或95%乙醇溶液,或置于电镜固定液中;行基因检测者则不需要固定,直接送检新鲜标本。

8. 穿刺后适当压迫穿刺部位,再覆盖无菌纱布,腹带及沙袋适当加压包扎。

9. 术后平卧4~6小时,监测血压、心率。

(五) 并发症及处理

1. 出血 超声引导下肝穿刺活检出血发生率很低,造成出血的原因如下。

(1)穿刺针误伤大血管。

(2)病灶本身由异常血管构成或病灶本身充血坏死程度较重。

(3)患者凝血功能异常。

(4)术后局部压迫止血不当:临床上可能出血的部位有肝脏、腹腔、胸腔及胆道。一般出血量少,采用局部充分压迫即可止血。出血严重时,需请外科或介入科室干预治疗,并加强对症支持治疗。

2. 疼痛 一般为钝痛,疼痛程度多能忍受,通常于穿刺当天疼痛感稍明显,多在24小时后减轻;少数患者疼痛较重,需止痛药物干预。如有疼痛剧烈或日渐加重者,需高度重视,密切监测,动态复查。

3. 感染 操作时无菌观念不强或器械消毒不合格者,可能导致医源性感染,可见肝脓肿、腹腔脓肿、膈下脓肿等,甚至发生败血症、脓毒血症。如有发生需积极抗感染

治疗。

4. 胆汁性腹膜炎　少见,多因划破高度梗阻性黄疸的肝脏或损伤位置变异的胆囊所致,应及时外科手术治疗。

5. 气胸　少见,多因穿刺点位置过高,或由于深吸气状态下穿刺致肺底损伤所致。轻度气胸不需要特殊处理,中、重度气胸需穿刺抽气或放置胸管闭式引流。

(六) 操作注意事项

1. 术前严格掌握适应证和禁忌证。

2. 术前与超声科医生充分沟通,取得其配合。

3. 术前检查器械是否配套及使用情况。

4. 进针前需在超声引导下全面了解穿刺部位及周围血管、胆管的走行,在超声科医生的指引下尽量选择最短路径,以减少出血等并发症发生。

5. 位于肝包膜下的肿块穿刺,应避免直接穿刺肿块,选择从侧方路径进入,经过部分正常肝组织,以减少出血风险。

6. 对于明显肿大的肝脏,可在肋缘下穿刺,选择肿大或有结节的部位穿刺。对于缩小的肝脏,穿刺点有可能需要上移,此时必须在超声引导下根据肝脏大小调整穿刺位置。

7. 选用徒手穿刺法时,注意要保持穿刺针与超声扫查切面平行并位于超声扫查切面内。

8. 术前训练患者屏气,确保在患者完全屏气的前提下进针,并避免深呼吸、咳嗽等情况发生,以免因呼吸运动导致肝脏表面或其他器官被穿刺针划伤。

9. 调整穿刺针角度时不能在肝表面进行。

10. 同一穿刺点穿刺不可超过 3 次,以免出现针道闭合不良等并发症。

11. 选择合适穿刺针,内径相对较粗的穿刺针获取的标本满意率更高,但出血风险相对增加。

12. 术后嘱患者平卧,不可过早下床活动,以减少出血风险。

13. 根据检查目的提前备好标本固定液。

(七) 相关知识

1. 经皮肝活检有 3 种方式,分别为夹式针肝活检、吸式针肝活检和切割式针肝活检。

(1)夹式针肝活检:因操作步骤较复杂、损伤面较大,现临床上已少用。

(2)吸式针肝活检:临床应用同样较少,使用器械相对简易,将穿刺针与 20ml 注射器连接即可进行穿刺,但容易被结缔组织、脂肪组织堵塞针头。

(3)切割式针肝活检:为目前常用方法,分为手动式及枪式 2 种,具有操作时间短、取出标本长且不易破碎、成功率高等优点。

2. 肝活检的方式除了经皮肝活检外,还有经颈静脉肝活检、腹腔镜肝活检、剖腹肝活检等方式。

三、肝穿刺活检术规范检查表

肝穿刺活检术规范核查见表 7-3-1;肝穿刺活检术规范评估见表 7-3-2。

表 7-3-1 肝穿刺活检术规范核查表

项目	内容	是	部分	否
术前准备	与超声科医生充分沟通协调			
	核对患者信息:包括患者姓名、性别、年龄、住院号/诊疗号、主诉等			
	询问有无服用抗血小板药物、抗凝药物(如阿司匹林、氯吡格雷等);有无出凝血异常疾病史			
	查看患者血常规、凝血功能、血型、心电图等检查及既往结果			
	明确患者有无肝穿刺活检禁忌证			
	确定患者已签署肝穿刺活检手术知情同意书			
	物品(器械)准备:确认监护设备、氧气及急救药品准备妥当			
	请超声科医生超声下评估后确定进针路径			
进针前操作	体位			
	患者充分暴露肝区,常规消毒、铺巾			
	超声科医生再次确认穿刺点及进针路径			
	局部麻醉			
进针	穿刺针穿透皮肤、肌层			
	穿刺针进至肝包膜			
	穿刺针进入肝实质			
	触发活检枪,套管针自动前行切割肝组织			
	如需重复穿刺,需选取不同区域进行 2~3 次穿刺取材			
穿刺成功后处理	快速拔针			
	根据临床检查需要,将标本予以相应方式处理并送检			
	适当压迫穿刺部位,再覆盖无菌纱布,加压包扎			
术后	向患者交代注意事项,包括平卧 4~6 小时、不可过早活动、观察有无剧烈疼痛等,并监测生命体征 24 小时			

表 7-3-2 肝穿刺活检术规范评估表

项目	好(5分)	一般(3分)	差(1分)
操作过程流畅度			
无菌观念			
穿刺手法			
标本获取及满意度			
人文关怀			

评分标准:

好:操作过程流畅;无菌观念强;进针、退针方法正确,同一穿刺部位穿刺 1 次即成功;获取标本且满意度高;人文关怀到位,有术前交流、术中安慰,以及术后起居、饮食和注意事项的交代。

一般:操作过程能整体完成;无菌观念较强;进针、退针方法基本正确,同一穿刺部位多次穿刺(次数 <3);获取标本且满意度尚可;人文关怀不足,但能有部分的术前交流、术中安慰,以及术后起居、饮食和注意事项的交代。

差:操作过程不熟练;无菌观念不强;动作粗暴,同一穿刺部位反复穿刺(次数 ≥3);标本满意度差,甚至未能获取标本;缺乏人文关怀。

四、常见操作错误及分析

1. 进针或拔针时未嘱患者屏气，可能导致肝脏随呼吸移动而被穿刺针划伤表面，严重者可能导致出血。

2. 较大的肿块可能合并坏死，如果术前未能明确，有可能穿刺到肿块坏死部位，造成取材不当，病理学检查无法诊断。

3. 穿刺路径不当，如未选择最短路径、穿刺路径上无正常肝组织等，不利于针道闭合。

五、目前常用训练方法简介

1. 模型训练　初学者可采用水槽进行训练，具体方法：在盛满水的小水桶底部放置一块吸声材料板，其上放置一直径约为 8mm 的小橡皮块作为穿刺目标，操作时保持超声探头表面距离小橡皮块约 6cm。超声探头对水下进行扫查，发现目标后使超声仪屏幕上的穿刺引导线穿过目标中心，再迅速将穿刺针沿引导架刺入水中目标。

日常练习还可考虑选用肝脓肿穿刺模型替代（具体参见“第七章第五节”相应内容）。缺点为无法营造真实肝脏超声影像，对路径选择无指导意义，且肝实质的穿刺与脓肿穿刺手感不一致，体验感不足。此外，目前已有少数肝肿瘤穿刺模型申报专利，但市面上尚未正式供应。

2. 虚拟训练　超声模拟器由具有真实感的人体模型和逼真模拟的解剖学、生理学和病理学模块组成，可提供合理的步骤化过程指导，以及各种虚拟的患者病例。临床医生可在超声科的协助引导下，采用虚拟导航技术进行肝穿刺活检的模拟训练，提高穿刺路径认知能力、手眼协调能力和操作能力等。

3. 其他　初学者还可以用离体动物模型（如猪肝等）来进行训练。

六、相关知识测试题

1. 肝穿刺活检术的注意事项有
　　A. 穿刺针应在呼气末屏气时刺入　　　B. 局部麻醉应达肝包膜
　　C. A、B 两项均是　　　　　　　　　D. A、B 两项均不是

2. 患者，男，43 岁，因“黄疸半个月”入院。下列检查中，**不合适**的是
　　A. 乙肝两对半　　　　　　　　　　B. 肝脾超声
　　C. 肝活检　　　　　　　　　　　　D. 凝血功能

3. 患者，女，因“体检发现肝硬化 4 年”入院，常规慢性肝病检查均为阴性。下一步处理应该选择
　　A. 肝活检取肝组织送检光学显微镜检查
　　B. 肝活检取肝组织送检电子显微镜检查
　　C. 全外显子基因测序排查遗传代谢性疾病
　　D. A、B、C 选项全部进行

4. 患者，男，行肝穿刺活检后觉局部疼痛。下列处理中**不正确**的是
　　A. 直接给予吗啡止痛
　　B. 根据疼痛程度判断，如一般疼痛可暂时观察

C. 排除胆汁性腹膜炎等并发症后,可暂时予以止痛药物,并密切观察

D. 必要时复查腹部超声

5. 肝衰竭患者,近日出现肝昏迷表现,但其病因一直未能明确。下列处理中,**不正确**的是

A. 积极抗肝昏迷处理

B. 肝活检明确病因以期针对病因用药

C. 去除肝昏迷诱因如感染、低钾、出血等

D. 积极补充血清白蛋白与血浆

6. 下列选项中,确诊肝硬化最可靠的证据是

A. 食管钡餐检查发现静脉曲张　　　　B. 腹壁有"水母头"状静脉怒张

C. 肝穿刺活检示假小叶形成　　　　　D. 血浆清蛋白 / 球蛋白比例倒置

答案:1. C　2. C　3. D　4. A　5. B　6. C

(张浩晔　蒋铁斌　吕　奔)

第四节　肝脓肿穿刺及引流术

一、概述

肝脓肿穿刺及引流术是针对细菌或溶组织阿米巴原虫等多种微生物引起的肝脏化脓性病变的一种治疗手段。1972 年,Rubinstain 等首次采用超声引导下经皮针刺抽吸方法治疗细菌性肝脓肿获得成功。后由于经皮针刺抽吸法需反复多次进行,逐渐被经皮穿刺置管引流取代。目前常在超声或 CT 引导下进行经皮经肝穿刺脓肿病灶并置入引流管引流,本节主要介绍超声引导下的经皮经肝脓肿穿刺引流。

二、肝脓肿穿刺引流术操作规范流程

(一) 适应证

1. 超声显示肝内脓肿已经液化充分者。

2. 有安全的穿刺和 / 或置管路径者。

3. 高危患者不能耐受手术引流者。

4. 多个脓肿者,一般选取较大脓肿进行置管引流,小脓肿予以单纯穿刺抽吸或仅予以抗感染治疗。

(二) 禁忌证

1. 严重出血倾向者。

2. 脓肿尚未液化者。

3. 穿刺路径无法避开重要血管或重要器官者。

4. 合并大量腹水者。

5. 恶性肿瘤合并感染者。

6. 怀疑血管瘤合并感染者。

7. 脓肿巨大、疼痛剧烈,临床考虑脓肿即将破溃者。

8. 多发小脓肿(直径 <2cm)。

(三) 操作前的准备

1. 患者的准备

(1)术前常规准备:完善血常规、凝血功能、血型、心电图等检查。

(2)术前超声检查明确脓肿大小、位置及与周围组织的关系等,从而评估穿刺引流的可行性,初步设计穿刺点及穿刺路径。

(3)告知患者脓肿穿刺的必要性、风险及大致流程,充分告知、解释后签署手术知情同意书。

(4)对有明显出血倾向及凝血功能障碍的患者

1)询问有无使用抗凝药物史,服用者须于穿刺前停药(肝素停用 24 小时以上,华法林停用 5 天以上)。

2)予以预防性处理,如血小板减少者输血小板,PT 延长者静脉输注新鲜血浆或冷沉淀等,以使上述指标达到可操作范围。

(5)术前禁食、禁饮 4~6 小时。

2. 物品及药品的准备

(1)穿刺针:经皮肝穿刺胆道引流术(percutaneous transhepatic cholangial drainage,PTCD)引流套管针,或长度 15~30cm 的 16~18G 经皮经肝胆管造影(percutaneous transhepatic cholangiography,PTC)穿刺针。

(2)导丝:首选直径 0.09cm、前端柔软呈"J"形的导丝。

(3)引流管及无菌引流袋,引流管需选用前端带多个侧孔的猪尾导管(8F~10F)或中心静脉导管(8F~10F)。

(4)无菌穿刺包:弯盘、无菌刀片、缝线、弯针、无菌纱布等。

(5)超声仪器及探头,以及无菌隔离套。

(6)麻醉药、抗过敏药物及常规抢救药物等。

(7)监护设备、氧气等抢救设施。

(8)其他:胶布、注射器、引流袋、腹带等。

3. 操作者的准备

(1)与超声科医生充分沟通协调。

(2)核对患者信息:包括患者姓名、性别、年龄、住院号等。

(3)明确患者有无肝脓肿穿刺禁忌证。

(4)确认禁食、禁饮时间。

(5)询问患者既往有无高血压病,心、肺、脑疾病,以及出凝血异常疾病等病史;有无服用抗血小板药物、抗凝药物史。

(6)查看患者近一周内血常规、凝血功能、心电图等检查及既往结果。

(7)确定患者已签署肝脓肿穿刺知情同意书。

(8)麻醉前询问有无麻醉药物过敏史。

(四) 操作步骤

1. 患者取仰卧位或左侧卧位,充分暴露肝区,常规消毒铺巾。

2. 超声科医生用无菌探头引导,再次确认穿刺点及穿刺路径。

3. 2% 利多卡因局部浸润麻醉穿刺点局部皮肤、皮下、肌层,直至肝包膜。

4. 尖刀片于穿刺点皮肤上划一小切口。

5. 嘱患者平静呼吸下屏气,术者将穿刺针刺入皮肤、皮下、肝实质直至脓腔中心(不同引流方法选用穿刺针不一,具体见本节下文相应内容)。

6. 如脓肿较小(直径 <3cm)或脓腔孤立且液化完全,多采用直接抽吸:PTC 穿刺针进入脓腔后,拔出针芯,连接注射器进行抽吸,一次性抽净脓液,再用甲硝唑等药物或生理盐水冲洗脓腔,然后拔针。

7. 如脓肿较大(直径 ≥3cm)或经穿刺抽吸 2 次以上仍有脓液积聚者,以及与胆道相通者,则需考虑放置引流管,置管方法如下。

(1)一步法置入猪尾导管:将 PTCD 引流套管针刺入脓腔后,退出针芯,回抽见脓液流出后,固定引流管内支撑针,推送引流管至脓腔内,退出内支撑针,将引流管以缝线固定于皮肤,局部覆盖无菌纱布,引流管外端连接无菌引流袋。

(2)Seldinger 穿刺法:将 18G 或 16G PTC 穿刺针刺入脓腔后,拔出针芯,待脓液流出后,将导丝由针芯顺利送入脓腔足够长度,固定导丝,小心退出穿刺针,注意防止导丝脱出。用扩张管沿导丝推进以扩张针道(必要时可沿导丝做 1~2mm 皮肤小切口)。然后术者一手固定导丝,另一手拔出扩张管,再在超声探头引导下将引流管经导丝送入直达脓腔。然后拔出导丝,用注射器连接引流管抽吸确认有无脓液流出,确认无误后,将引流管以缝线固定于皮肤,局部覆盖无菌纱布,引流管外端连接无菌引流袋。

8. 整个穿刺及引流过程均需在超声全程引导、可视下完成。

9. 术后将获取脓液分送常规、生化、培养与药敏及其他相关检查,并动态观察患者临床症状(发热、腹痛、引流液颜色及引流量等)变化。

10. 积极抗感染治疗,根据培养结果随时调整治疗方案。

(五) 并发症及处理

1. 出血 较少见。少量出血不需要处理,大多是由于未能避开大血管、操作不熟练或粗暴而划伤肝脏,以及粗针穿刺等因素所致,需给予止血治疗,必要时需要外科手术干预。

2. 感染 如冲洗脓腔液体过多,可能导致脓腔内压力过大,使细菌进入血液,从而导致菌血症或者败血症。需注意冲洗时的液体用量并给予积极抗感染治疗。

3. 气胸、脓胸、膈肌损伤 对于位置靠近膈面的肝脓肿进行穿刺时,可能因进针位置过高而误伤胸膜或肺组织,导致气胸或脓胸,或者损伤膈肌甚至导致穿孔。因此,对于此类脓肿需慎重选择进针点及进针路径,并在穿刺过程中严密监视穿刺针的针尖位置。

(六) 操作注意事项

1. 冲洗脓腔时,注意注入液体量要小于抽吸出的脓液量,以免腔内压力过高,从而导致细菌在压力作用下入血并通过血流途径播散。

2. 穿刺时尽量避开肋膈角和肋膈窦,以免引起脓胸或化脓性心包炎。

3. 对位于肝脏表面的脓肿,进针时需经过部分肝组织,避免不经肝脏直接穿刺脓肿,使脓液外漏导致污染腹腔。

4. 对于多发小脓肿,或脓肿有多个分隔,或合并窦道、瘘管等的复杂脓肿,经抗感染治疗及穿刺引流不佳者,应尽早采用外科手术治疗。

5. 肝左叶脓肿穿刺易损伤心包,需慎重选用经皮穿刺术,尽量选择外科手术治疗。

（七）相关知识

1. 肝脓肿引流分为手术引流和经皮引流，后者分为经皮针刺抽吸和经皮置管引流 2 种方法。

2. Seldinger 法由瑞典放射医生 Seldinger 于 1953 年首创，最初应用于经皮股动脉穿刺，成为现今介入操作的基本技术，现广泛应用于临床，包括深静脉置管、肾盂穿刺引流、脓肿穿刺引流、心包穿刺引流、腹腔穿刺引流等。

3. 对于经积极抗感染及充分引流后仍无效的肝脓肿、合并腹内需要手术处理的原发病的肝脓肿、破溃至胸腹腔或心包腔的肝脓肿、脓腔巨大伴疼痛剧烈提示脓肿即将破裂的肝脓肿，均应采用手术方式引流。

4. 经抗感染及充分引流后仍迁延不愈的慢性厚壁肝脓肿需采用外科手术切除方式治疗。

三、肝脓肿穿刺术规范检查表

肝脓肿穿刺术规范核查见表 7-4-1；肝脓肿穿刺术规范评估见表 7-4-2。

表 7-4-1 肝脓肿穿刺术规范核查表

项目	内容	是	部分	否
术前准备	与超声科医生充分沟通协调			
	核对患者信息：包括患者姓名、性别、年龄、住院号／诊疗号、主诉等			
	询问有无服用抗血小板药物、抗凝药物等；有无出凝血异常疾病史			
	查看患者血常规、凝血功能、血型、心电图等检查及既往结果			
	明确患者有无肝脓肿穿刺禁忌证			
	确定患者已签署肝脓肿穿刺手术知情同意书			
	物品（器械）准备：监护设备、氧气及急救药品准备妥当			
	请超声科医生超声下评估后确定进针路径			
进针前操作	体位			
	常规消毒、铺巾			
	超声科医生再次确认穿刺点及进针路径			
	局部麻醉			
进针	嘱患者平静呼吸，操作者持 18G 或 16G PTC 穿刺针于选定的穿刺点穿透皮肤、肌层			
	穿刺针进至肝包膜时，令患者呼气后屏气			
	快速推动穿刺针（或套管针）进入肝实质，并直达脓腔中心			

项目	内容	是	部分	否
一次性穿刺抽吸	适用于脓肿较小或脓腔孤立且液化完全者			
	拔针芯,一次性抽净脓液			
	冲洗脓腔			
置管引流	适用于脓肿较大或经穿刺抽吸2次以上仍有脓液积聚者,以及与胆道相通者			
	一步法置管			
	引流套管针刺入脓腔后退出针芯			
	固定内支撑针			
	推送引流管至脓腔内			
	退出内支撑针			
	固定引流管			
	连接引流袋			
	Seldinger 法放置引流管			
	穿刺针入脓腔后退出针芯			
	扩张针道			
	送入引流管			
	拔除导丝			
	固定引流管			
	连接引流袋			
穿刺成功后处理	适当压迫穿刺部位			
	伤口处理			
	脓液送检			
术后	向患者交代术后相关注意事项			
	积极抗感染治疗,根据培养及药敏结果及时调整方案			
	动态观察患者临床症状(发热、腹痛、引流液颜色及引流量等)变化,及时复查相关指标			

表 7-4-2　肝穿刺活检术规范评估表

项目	好(5分)	一般(3分)	差(1分)
操作过程流畅度			
无菌观念			
穿刺手法			
标本获取及满意度			
人文关怀			

评分标准：

好：操作过程流畅；无菌观念强；进针、退针方法正确；穿刺1次即到达脓腔中心，顺利并一次性将脓液抽吸干净，或顺利置入引流管并成功引流出脓液；人文关怀到位，有术前交流、术中安慰及术后注意事项的交代。

一般：操作过程能整体完成；无菌观念较强；进针、退针方法基本正确；多次穿刺(次数<3)抽吸到脓液，或置入引流管过程中多次受阻，但最终成功并引流出脓液；人文关怀不足，但能有部分的术前交流、术中安慰及术后注意事项的交代。

差：操作过程不熟练；无菌观念不强；动作粗暴，反复穿刺(次数 ≥3 次)仍未能抽吸到脓液，或未能置入引流管；缺乏人文关怀等。

四、常见操作错误及分析

1. 冲洗脓腔液体用量过多或冲洗时速度过快，导致腔内压力过高，细菌在压力作用下经脓腔壁入血，导致菌血症、败血症甚至脓毒血症。

2. 进针或退针经过肝包膜时未嘱患者屏气，可能导致肝脏表面因呼吸运动被针尖划伤，严重者可导致出血。

3. 针对脓肿较表浅者进针时，未先经过肝实质或经过肝实质过少，可能导致脓液外漏入腹腔，导致腹膜炎。

4. 脓液过于黏稠者，如果引流管管腔过细，易导致引流不畅，需选用内径更大型号引流管。

五、目前常用训练方法简介

1. 模型训练　常用训练模型有肝脓肿穿刺与胸腔穿刺训练模型(图 7-4-1,图 7-4-2)。此类模型形象逼真、质地柔软、触感真实，可在体表找到压痛点并在按压下有语音提示；解剖位置准确，锁骨、胸骨、腋窝、肋骨、肋间隙等标志可明显触及，方便穿刺定位；穿刺成功时有突破感，可抽吸到模拟脓液，穿刺错误时有语音提示。缺点为无法营造真实世界超声下影像，对路径选择指导意义不强。

2. 虚拟训练　同"第七章　第三节"相应内容。

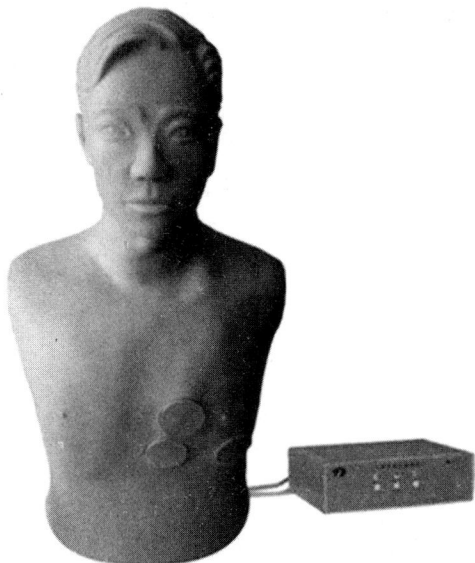

图 7-4-1　肝脓肿穿刺与胸腔穿刺训练模型

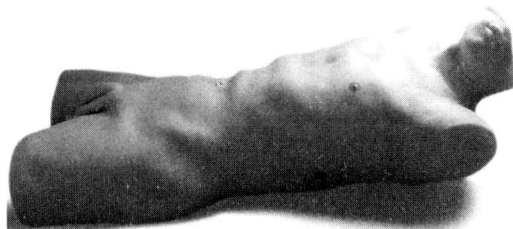

图 7-4-2　肝脓肿穿刺模型

六、相关知识测试题

1. 肝脓肿患者,拟行穿刺术,术前明确穿刺路径首选方法为
   A. 超声
   B. CT
   C. MRI
   D. CTA

2. 细菌进入肝脏形成肝脓肿最常见的途径是
   A. 肝动脉
   B. 门静脉
   C. 胆道
   D. 淋巴管

3. 以下关于肝脓肿特点的描述中,正确的是
   A. 细菌性肝脓肿多为单发,脓腔较大
   B. 阿米巴肝脓肿起病较急,多伴有寒战、高热
   C. 阿米巴肝脓肿常为多发,脓腔较小
   D. 阿米巴肝脓肿引流液多为"果酱"样,有腥臭味

4. 下列关于肝脓肿经皮穿刺引流的说法中,**错误**的是
   A. 穿刺引流成功后也应给与抗感染治疗
   B. 冲洗脓腔时应采取低压力、高流量的方法
   C. 脓腔未闭合前,不宜过早拔出引流管
   D. 引流后短期内脓腔缩小,引流管后退,因窦道尚未完整形成,应适时更换为少侧孔的引流管

5. 肝脓肿巨大,疼痛剧烈,并伴有可疑腹膜刺激征者,应首选的治疗方案是

　　A. 超声引导下穿刺,将脓液一次性抽吸干净

　　B. 超声引导下穿刺,放置引流管

　　C. CT 引导下穿刺引流

　　D. 外科手术引流

答案:1. A　2. C　3. D　4. B　5. D

(张浩晔　蒋铁斌　吕　奔)

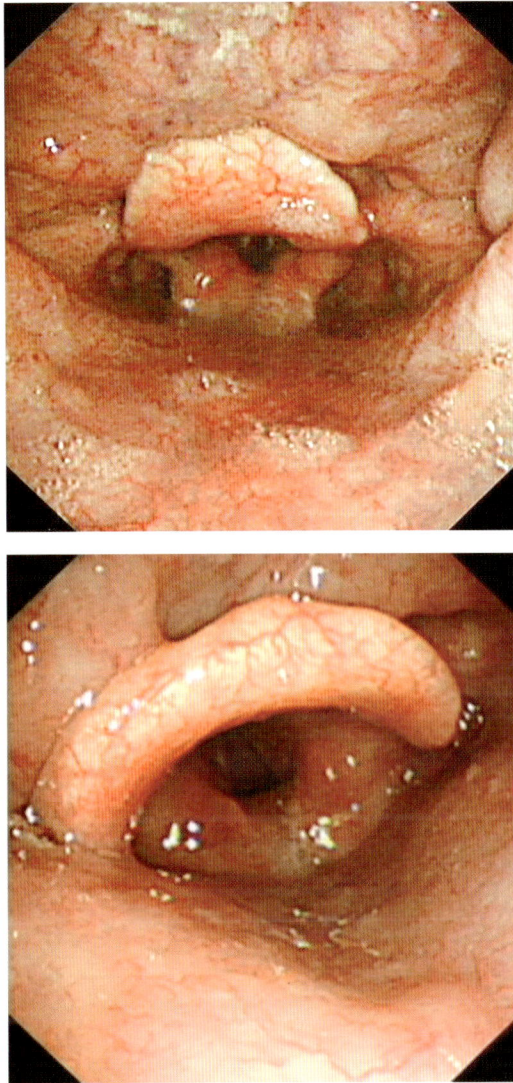

彩图 1-4-2　会厌及声门

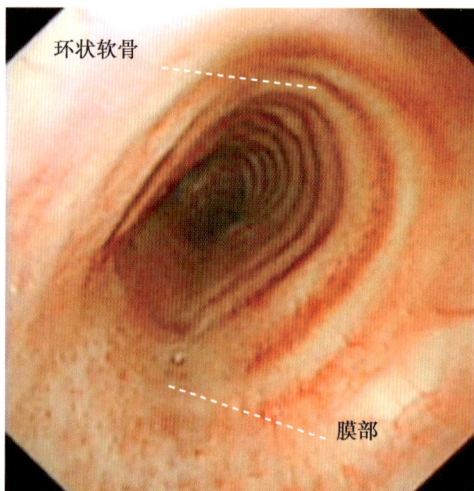

气管

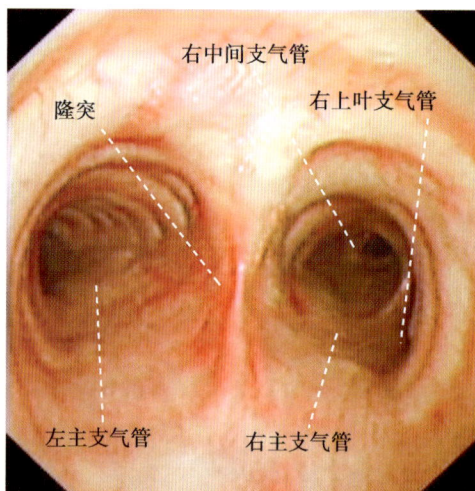

隆突

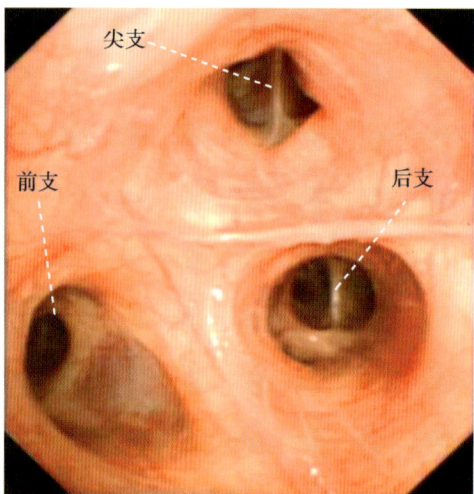

右上叶

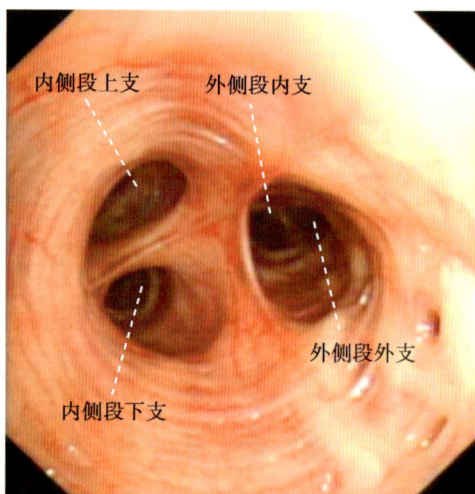

右中叶

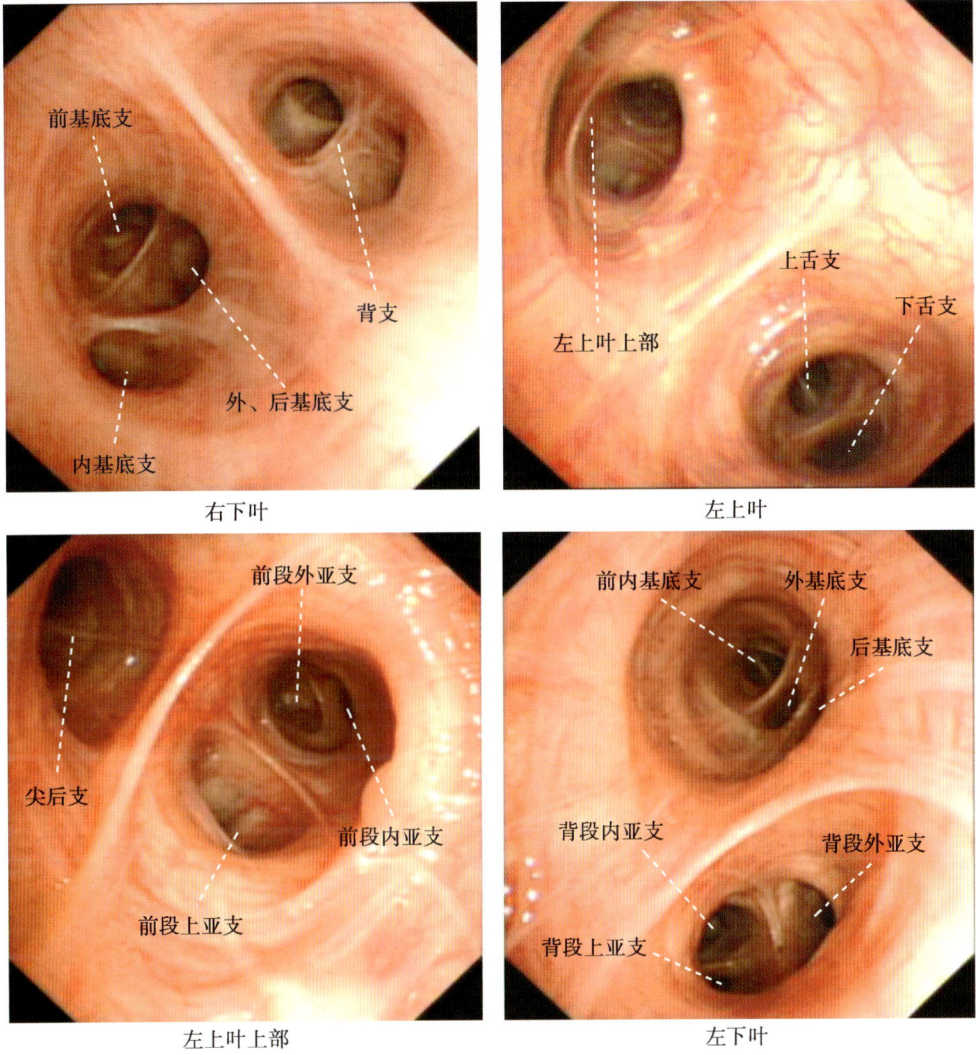

前基底支

背支

外、后基底支

内基底支

右下叶

左上叶上部

上舌支

下舌支

左上叶

前段外亚支

尖后支

前段内亚支

前段上亚支

左上叶上部

前内基底支

外基底支

后基底支

背段内亚支

背段外亚支

背段上亚支

左下叶

彩图 1-4-3 支气管镜检查顺序

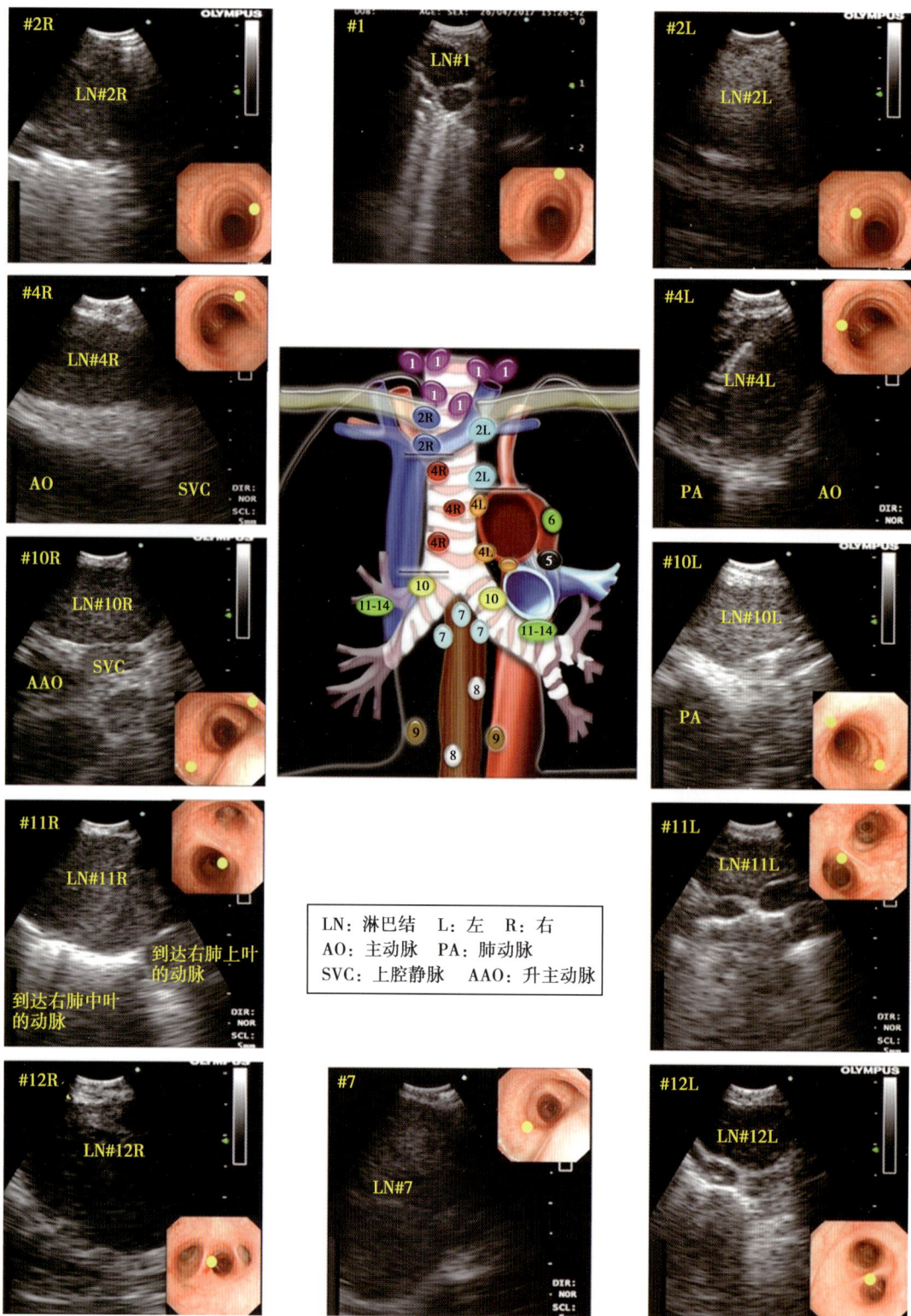

彩图 1-6-2 EBUS 可探查到的各组淋巴结及图像

LN：淋巴结 L：左 R：右
AO：主动脉 PA：肺动脉
SVC：上腔静脉 AAO：升主动脉

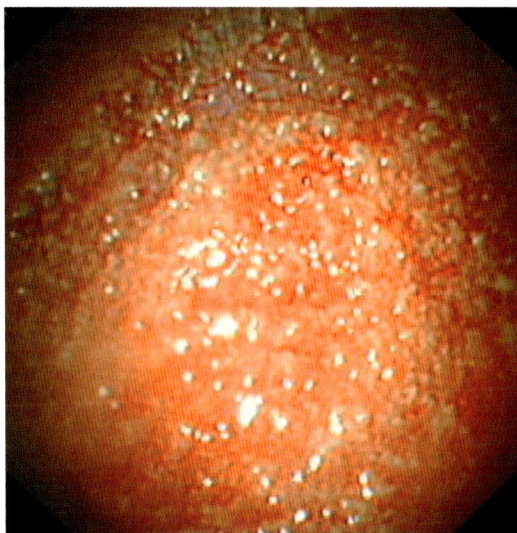

彩图 1-7-3　胸膜弥漫性粟粒样小结节

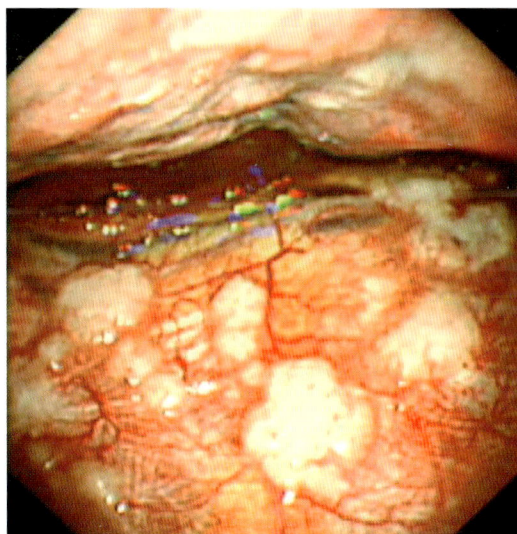

彩图 1-7-4　胸膜恶性结节

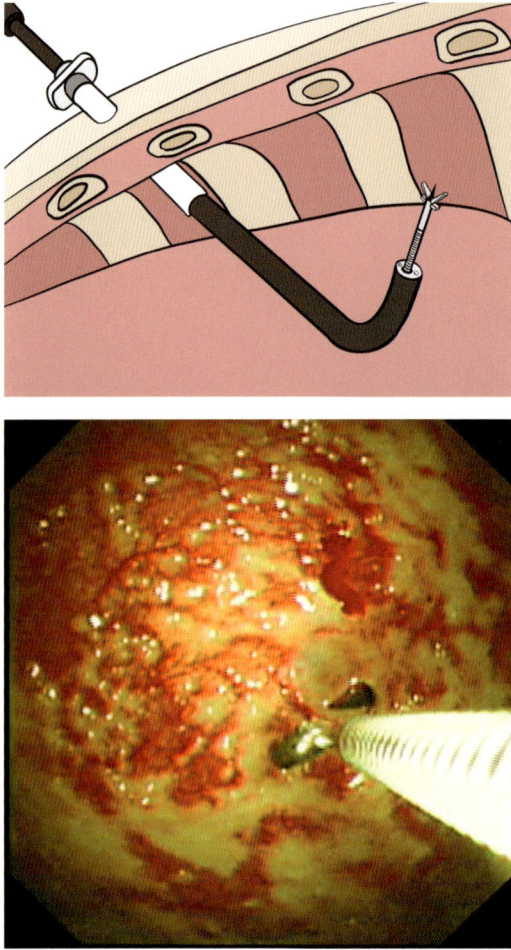

彩图 1-7-5　内科胸腔镜下壁层胸膜活检

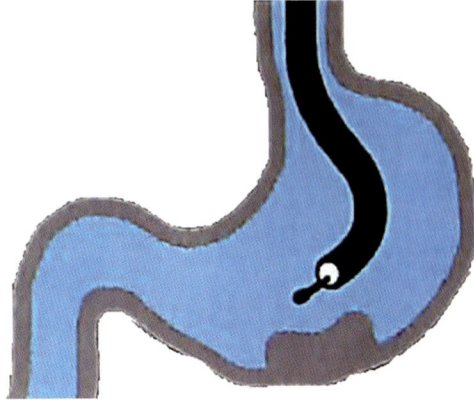

彩图 3-4-1 水浸法
蓝色部分为浸泡用水。

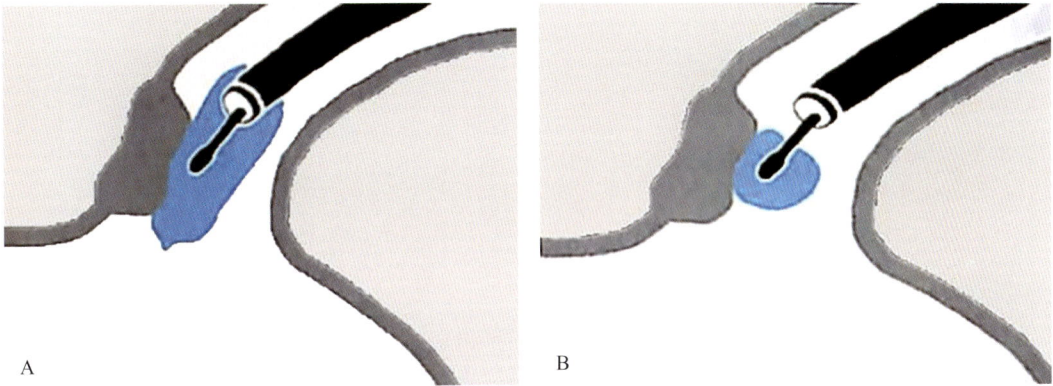

A

B

彩图 3-4-2 水囊法
A. 水囊裹住内镜前端;B. 自带水囊的超声探头。

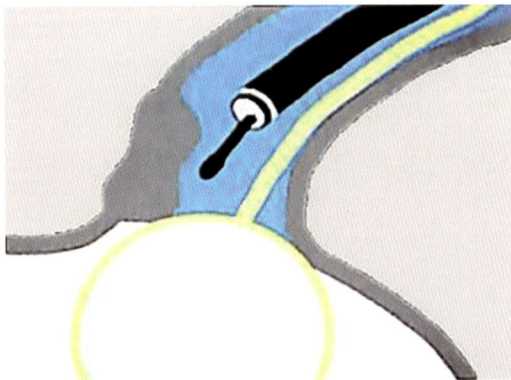

彩图 3-4-3 水囊法加浸泡法
蓝色部分为浸泡用水,黄色部分为球囊。